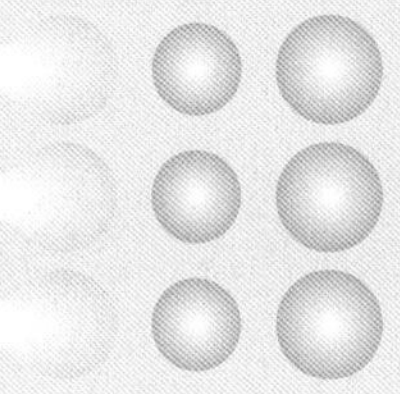

# 呼吸支持技术

主　编　王　辰　陈荣昌
副主编　詹庆元　梁宗安　黎毅敏
　　　　解立新　肖　毅　夏金根

# Respiratory Support Technologies

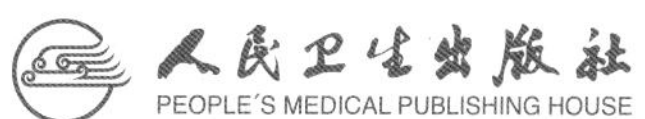

**图书在版编目（CIP）数据**

呼吸支持技术 / 王辰，陈荣昌主编 .—北京：人民卫生出版社，2018

ISBN 978-7-117-26062-6

Ⅰ. ①呼… Ⅱ. ①王…②陈… Ⅲ. ①呼吸系统疾病 - 诊疗 Ⅳ. ① R56

中国版本图书馆 CIP 数据核字（2018）第 021202 号



**呼吸支持技术**

**主　　编：**王　辰　陈荣昌
**出版发行：**人民卫生出版社（中继线 010-59780011）
**地　　址：**北京市朝阳区潘家园南里 19 号
**邮　　编：**100021
**E - mail：**pmph @ pmph.com
**购书热线：**010-59787592　010-59787584　010-65264830
**印　　刷：**三河市宏达印刷有限公司（胜利）
**经　　销：**新华书店
**开　　本：**787 × 1092　1/16　　**印张：**30
**字　　数：**730 千字
**版　　次：**2018 年 3 月第 1 版　2020 年 11 月第 1 版第 4 次印刷
**标准书号：**ISBN 978-7-117-26062-6/R · 26063
**定　　价：**228.00 元
**打击盗版举报电话：010-59787491　E-mail：WQ @ pmph.com**
（凡属印装质量问题请与本社市场营销中心联系退换）

## 编著者名单

（以姓氏笔画为序）

王　辰　中日医院呼吸与危重症医学科

王京岚　北京协和医院呼吸内科

王胜昱　西安医学院第一附属医院呼吸与危重症医学科

代　冰　中国医科大学附属第一医院呼吸与危重症医学科

冯莹莹　中日医院呼吸与危重症医学科

邢丽华　郑州大学第一附属医院呼吸与危重症医学科

朱光发　首都医科大学附属北京安贞医院呼吸与危重症医学科

刘　妮　广州医科大学附属第一医院 广州呼吸健康研究院呼吸与危重症医学科

刘晓青　广州医科大学附属第一医院 广州呼吸健康研究院呼吸与危重症医学科

刘嘉琳　上海交通大学医学院附属瑞金医院重症医学科

孙　兵　首都医科大学附属北京朝阳医院呼吸与危重症医学科

孙建国　广州医科大学附属第一医院 广州呼吸健康研究院呼吸与危重症医学科

孙辉明　解放军南京总医院呼吸与危重症医学科

李　洁　芝加哥 Rush 大学呼吸治疗科

李　敏　中日医院呼吸与危重症医学科

李正东　中日医院呼吸与危重症医学科

李绪言　首都医科大学附属北京朝阳医院呼吸与危重症医学科

何婉媚　中山大学附属第一医院内科 ICU

杨　峰　首都医科大学附属北京安贞医院成人心脏危重症中心

杨　晶　首都医科大学附属北京朝阳医院高压氧医学科

肖　坤　中国人民解放军总医院呼吸与危重症医学科

肖　毅　北京协和医院呼吸内科

何德华　上海交通大学医学院附属瑞金医院呼吸与危重症医学科

余　荷　四川大学华西医院呼吸与危重症医学科

宋元林　复旦大学附属中山医院呼吸与危重症医学科

宋立强　空军军医大学（第四军医大学）西京医院呼吸与危重症医学科

张　伟　上海长海医院呼吸与危重症医学科

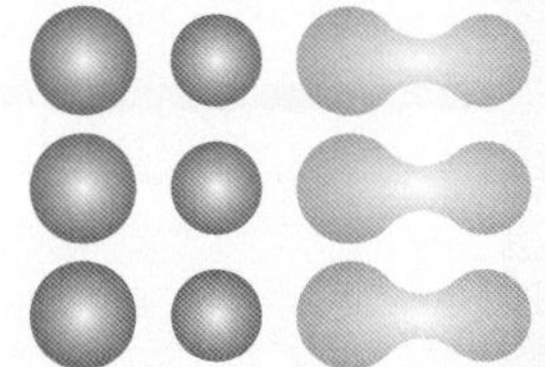

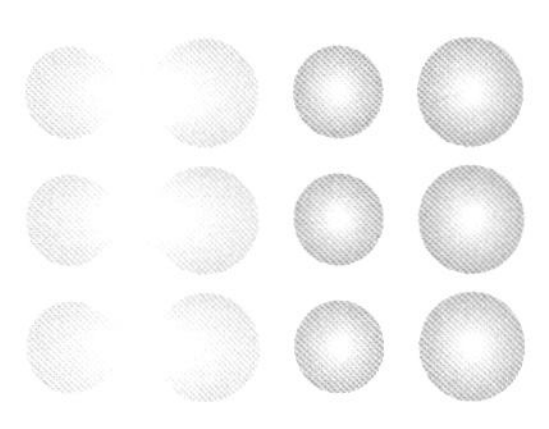

张　晗　中南大学湘雅二医院呼吸与危重症医学科

陆蓉莉　中南大学湘雅医院呼吸与危重症医学科

陈光强　首都医科大学附属北京天坛医院重症医学科

陈荣昌　广州医科大学附属第一医院　广州呼吸健康研究院呼吸与危重症医学科

陈淑靖　复旦大学附属中山医院呼吸与危重症医学科

林　勇　东南大学附属南京胸科医院呼吸内科

罗　红　中南大学湘雅二医院呼吸与危重症医学科

罗　群　广州医科大学附属第一医院　广州呼吸健康研究院呼吸与危重症医学科

周庆涛　北京大学第三医院呼吸与危重症医学科

周建新　首都医科大学附属北京天坛医院重症医学科

周露茜　广州医科大学附属第一医院　广州呼吸健康研究院呼吸与危重症医学科

郑则广　广州医科大学附属第一医院　广州呼吸健康研究院呼吸与危重症医学科

赵红梅　中日医院呼吸与危重症医学科

赵洪文　中国医科大学附属第一医院呼吸与危重症医学科

赵蓓蕾　解放军南京总医院呼吸与危重症医学科

胡杰英　广州医科大学附属第一医院　广州呼吸健康研究院呼吸与危重症医学科

段　军　中日医院外科重症医学科

段　均　重庆医科大学附属第一医院呼吸与危重症医学科

段生琛　首都医科大学附属北京安贞医院呼吸与危重症医学科

侯东妮　复旦大学附属中山医院呼吸与危重症医学科

侯晓彤　首都医科大学附属北京安贞医院成人心脏危重症中心

侯海佳　中国医科大学附属第一医院呼吸与危重症医学科

施熠炜　山西医科大学第一医院呼吸与危重症医学科

贺航咏　首都医科大学附属北京朝阳医院呼吸与危重症医学科

袁月华　浙江大学医学院附属邵逸夫医院呼吸治疗科

夏金根　中日医院呼吸与危重症医学科

顾思超　中日医院呼吸与危重症医学科

徐思成　新疆医科大学第一附属医院呼吸与危重症医学中心RICU 病区

郭　强　苏州大学附属第一医院急诊科

浦其斌　浙江大学医学院附属第一医院呼吸治疗科

黄　絮　中日医院呼吸与危重症医学科

黄　蓉　北京协和医院呼吸内科

梁宗安　四川大学华西医院呼吸与危重症医学科

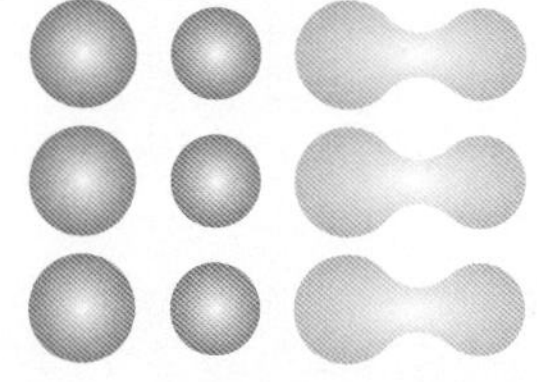

葛慧青　浙江大学医学院附属邵逸夫医院呼吸治疗科

蒋进军　复旦大学附属中山医院呼吸与危重症医学科

韩小彤　湖南省人民医院急诊医学科  呼吸治疗科

喻鹏鸣　四川大学华西医院康复医学科

曾　勉　中山大学附属第一医院内科 ICU

谢　菲　中国人民解放军总医院呼吸与危重症医学科

詹庆元　中日医院呼吸与危重症医学科

解立新　中国人民解放军总医院呼吸与危重症医学科

黎毅敏　广州医科大学附属第一医院  广州呼吸健康研究院呼吸与危重症医学科

潘频华　中南大学湘雅医院呼吸与危重症医学科

**学术秘书**　蔡　莹　中日医院呼吸与危重症医学科

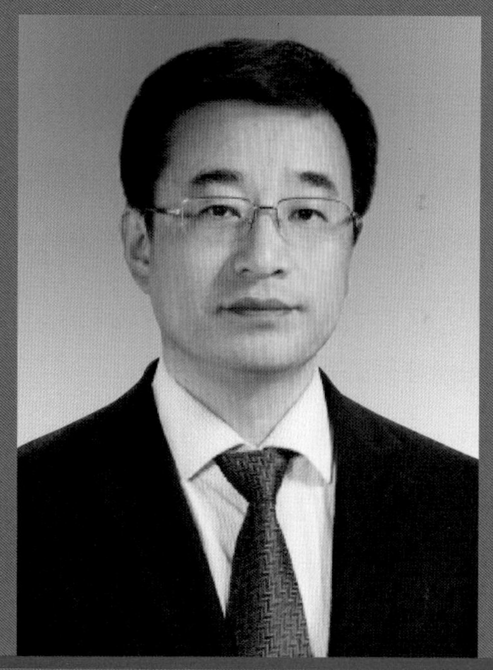

王　辰

呼吸病学与危重症医学专家。中国工程院院士。中国医学科学院 北京协和医学院院校长，中日医院呼吸中心主任，国家呼吸临床研究中心主任。国家呼吸病学重点学科带头人，科技部呼吸与肺循环研究创新团队带头人，中国医师协会呼吸医师分会会长，中华医学会呼吸病学分会荣誉主任委员，中国医院协会副会长。伦敦帝国理工学院医学部荣授院士。*Chinese Medical Journal* 总编辑，*Clinical Respiratory Journal* 主编。

## 主编简介

长期从事肺栓塞与肺动脉高压、呼吸衰竭与呼吸支持技术、新发呼吸道传染病、慢性阻塞性肺疾病、烟草病学等领域的医教研工作。取得肺栓塞半量溶栓疗法、序贯机械通气疗法等多项重要创新并进入国际诊疗指南。大力推动国家控制吸烟工作。承担多项国家重点科研课题和国际研究项目。在《新英格兰医学杂志》《柳叶刀》等国际权威医学期刊发表论著 100 余篇。获国家科技进步奖一等奖 1 项，国家科技进步奖二等奖 3 项。获世界卫生组织控烟杰出贡献奖，何梁何利基金科学与技术进步奖。

具有北京朝阳医院、北京医院和中日医院 3 家大型综合医院和北京呼吸疾病研究所的领导和管理工作经验，在学科建设和医院发展上取得显著业绩。曾主持原卫生部和国家卫生计生委科技教育司工作，推动建立国家住院医师规范化培训制度和专科医师规范化培训制度，倡导国家临床医学研究体系建设和能力提升。

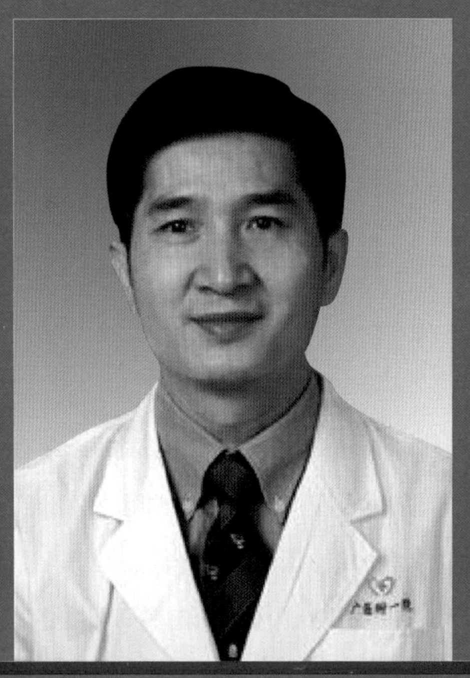

**陈荣昌**

广州呼吸健康研究院（原广州呼吸疾病研究所）院长，教授，博士研究生导师，中华医学会呼吸病学分会主任委员，慢阻肺学组组长，GOLD 理事会成员（2014—现在），《中华结核和呼吸杂志》《中华生物医学工程杂志》、*Clinical Respiratory Journal*、*Journal of Thoracic Diseases* 和 *Chest* 中文版的副总编辑。

## 主编简介

主要研究领域：呼吸力学与机械通气、慢阻肺和哮喘等。发表论文共 100 多篇，曾获国家科技进步奖二等奖 3 项、三等奖 1 项，获广东省抗非一等功、全国抗击 SARS 先进个人、卫生部有突出贡献中青年专家、中国呼吸医师奖（2009 年度）、卫生部吴杨医学奖、全国优秀科技工作者（2014）、全国医德标兵奖（2015）、全国卫生计生系统先进工作者（2017），享受国务院特殊津贴。

# 呼吸支持技术

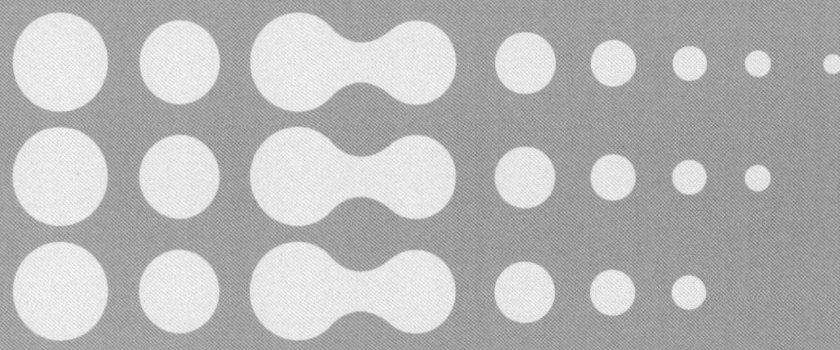

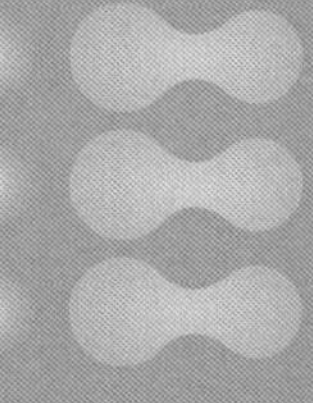

# 前言

呼吸衰竭是临床最为常见的危重症，在多脏器功能衰竭的病理生理学转归中往往起到主导作用，亦是影响危重症患者临床结局的关键因素。2009 年美国因呼吸衰竭住院的患者约有 1，917，910 例，其中 20.6% 的患者死于住院期间。我国尚缺乏全面的统计资料，估计仅急性呼吸窘迫综合征（ARDS）的患者每年近 70 万例，总体住院病死率为 34%，慢性阻塞性肺疾病年死亡 128 万例，均与呼吸衰竭有直接或者间接关系。

呼吸支持技术是救治呼吸衰竭最重要的治疗手段，该项技术涉及的治疗和监测手段多、技术难度大，是最关键的、最专业和最复杂的生命支持技术。在我国，呼吸支持技术的应用与研究尚存在诸多问题：大多数医院未能建立完备的呼吸支持技术体系，不规范的临床应用与操作十分普遍，地区间、医院间、人员间应用水平差异巨大，总体研究水平明显落后于国际水平，缺乏规范的人员培训、考核和认证体系。此外，随着对呼吸衰竭病理生理认识的深化及生物医学工程技术的进步，呼吸支持技术近年来取得了长足的进步，热点与难点问题层出不穷。为了规范与推广呼吸支持技术在我国的临床应用，并推动相关研究，我们组织了全国在呼吸支持技术领域有丰富临床应用经验及较高水准的专家编写了本专著。

本书共分七篇，包括呼吸支持技术概论、呼吸衰竭、氧疗、气道建立与管理、正压机械通气技术、体外生命支持技术和呼吸支持技术相关临床问题，对整个呼吸支持技术体系进行了系统介绍。其次，将呼吸衰竭单独设为一篇，并以较大的篇幅介绍正压通气的生理学效应与并发症，强调了呼吸生理在呼吸支持技术中的重要地位。此外，全书的内容强调实用性，在讲述各种呼吸支持技术原理的同时，对其应用指征及操作细节进行了详细的阐述，对呼吸支持技术相关临床问题，如镇静、镇痛与肌松剂、营养支持、肺康复、床旁超声检查、危重症患者的转运等也均有全面介绍。对目前重要的技术进展，如高流量氧疗技术、体外生命支持技术等也进行了深入而全面的介绍，体现了本书的先进性。

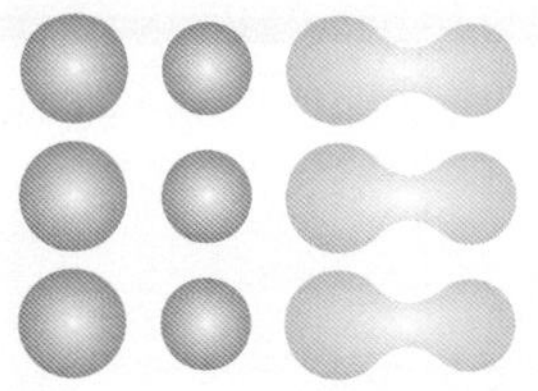

本书是集全国近 70 名专家的智慧和经验撰写而成，在此对全体作者的辛劳表示感谢和敬意。限于学识水平，本书不妥之处，期待同道们的指正。

王　辰　陈荣昌

2018 年 2 月

# 目 录

## 第一篇　呼吸支持技术概论



## 第二篇　呼吸衰竭

## 第三篇　氧疗



## 第四篇　气道维护、建立与管理

## 第五篇　正压机械通气技术

## 第七篇　呼吸支持技术相关临床问题

# 呼吸支持技术

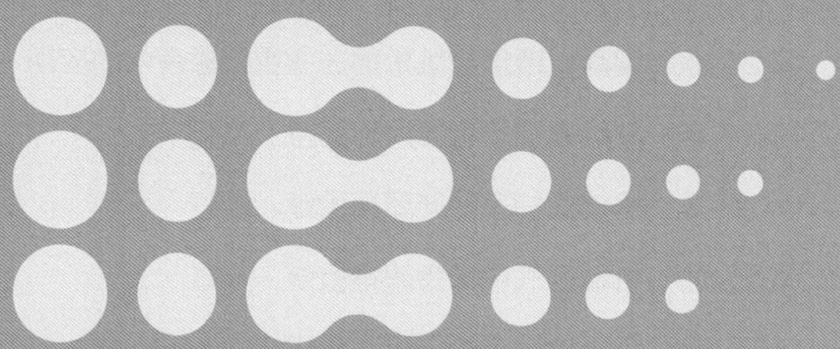

第一篇

# 呼吸支持技术概论



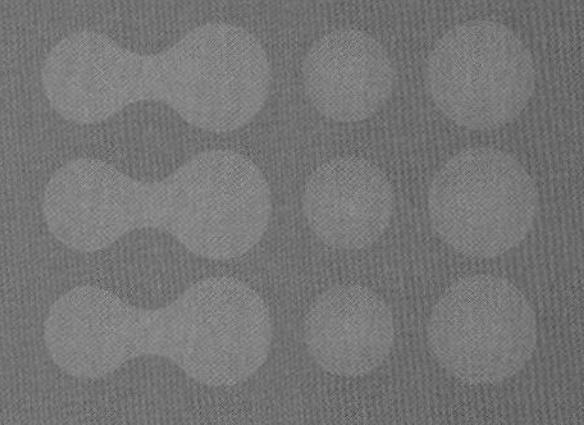

呼吸支持技术是 ICU 中最常应用的脏器功能支持手段。构建完整的、规范的呼吸支持体系是救治不同程度呼吸衰竭的关键，亦体现了不同医疗单位在呼吸危重症患者诊治方面的水平差异。本篇主要详细介绍以下两部分内容：第一部分介绍呼吸支持技术的历史，这对于我们了解呼吸支持技术，尤其是机械通气和体外生命支持等技术的发展历程及其治疗呼吸衰竭的病理生理学机制具有重要的作用；第二部分主要介绍呼吸支持技术体系的重要构成内容以及目前应用现状，以帮助读者熟悉该技术体系的构成，指导临床工作的开展。

# 第1章 呼吸支持技术历史

呼吸支持技术是最重要的生命支持技术之一，是指以维持呼吸功能不全或衰竭患者的基本通气和氧合状态为主要目的的一系列治疗和监测技术的统称。呼吸支持技术的具体内容请见本书第2章。机械通气是呼吸支持技术中最重要的一种通气方式，并不代表所有的呼吸支持技术，但其发展涉及解剖学、生理学、化学、物理学、工程学和伦理学等多个医学相关领域的研究成果，历史最为久远，因而最能体现呼吸支持技术的临床应用历程。另外，体外膜式氧合是呼吸支持技术中的终极手段，对极危重症患者的救治起到了非常重要的作用，虽然自20世纪70年代已开始应用于成人患者，但直到近年来才证实了其临床疗效。因此，本章将重点介绍机械通气和体外膜式氧合技术的发展历史，以提高我们对呼吸支持技术的深入理解，并为未来呼吸支持技术的发展提供重要的线索。

## 第一节 机械通气

### 一、机械通气的早期起源：呼吸生理的认识和复苏技术的发展

人们对机械通气的探索，最早来自对呼吸生理认识的深入，尤其发现了肺通气在维持生命方面的重要性。公元2世纪，古希腊医学家Galen首次描述了肺通气的过程：“当通过芦苇对死亡动物的喉部吹气时，你会发现它的胸部会逐渐扩张起来”。此外，Galen还发现动物在胸廓被打开后会因气胸而出现心脏停搏，这在当时严重影响了他对心脏功能的研究工作。直到16世纪中期，比利时医学家Andreas Vesalius才发现肺通气对维持心脏功能的重要作用。他在解剖动物尸体时发现，一旦打开胸腔，肺脏会完全塌陷，同时心脏会停止跳动，但将一根芦苇插入气管并对肺吹气后心脏又开始跳动。在同个年代，Paracelsus通过相似的技术成功复苏了一名即将死亡的患者，即利用风箱通过插入患者嘴巴里的管子进行人工通气。1664年，英国哲学家Robert Hook在Vesalius通气技术基础之上利用两个风箱对置入动物气管内的导管持续吹气，结果再次证实该种人工通气方式

能维持心脏的跳动，一旦停止动物会很快死亡，从而得出维持肺脏开放并输入新鲜气体是维持动物生命活动的关键。随后，英国科学家 Lower 发现这种人工通气能使动物的血液在尸体解剖时呈红色。由此可见，Vesalius 的通气技术其实就是现代机械通气的原型，即通过气管插管或气管切开实施正压通气，但该发现随后广泛应用于临床却经历了几个世纪。

通过风箱和气管内导管进行人工通气的方法早期主要应用于动物实验，直到 18 世纪中期才应用于人类。在 18 世纪初，欧洲出现了大量的溺水患者，当时多个国家成立了溺水患者救治协会以提高患者复苏的成功率。当时协会推荐的救治方法包括口对口人工呼吸、复温、按压胸廓和腹部、直肠处烟熏、放血疗法和催吐等，其中口对口人工呼吸是最重要的救治措施。1774 年，Tossach 首次采用口对口人工呼吸成功复苏了一例因火灾窒息的患者。随后，Forthergill 建议若口对口人工呼吸无效时可以使用风箱通气。1776 年，Hunter 设计了使用两个风箱的人工通气技术，一个风箱进行肺通气，另一个风箱的作用是吸出肺内气体。此后，很多学者又设计了不同种类的气管内插管，以便连接风箱对溺水患者施救。除了气管内插管的辅助设备，Chaussier 还设计了一个含有单向阀的面罩和球囊进行人工通气，其设计即类似于现在临床中广泛使用的简易呼吸器。当这些复苏技术在溺水患者中得到广泛应用后，人们开始关心这种人工通气方式的有效性。1827 年，Leroy 在动物模型中发现，过大的风箱通气会出现致命的气胸（气压伤），虽然人们已认识到可能与风箱通气压力过大有关，但最后欧洲多个国家仍放弃了这项人工通气技术。正压通气技术就结束在了早期的“婴儿”阶段，直到 20 世纪中期才再次等到临床的认可和广泛应用。

## 二、负压通气（19 世纪晚期 ~20 世纪中期）

19 世纪晚期，人们对呼吸生理的认识逐渐加深，并根据正常人呼吸的负压通气原理设计另一种人工通气方式，通过降低患者体表压力替代或增强呼吸肌肉做功以完成肺通气，即负压通气。第一台负压呼吸机出现在 1832 年的英格兰，由 Dalziel 设计，当时命名为“Tank respirator”。患者坐在一个箱体里面，颈部及以下身体密闭在箱体内，通过风箱使箱体内空间周期性出现负压以达到肺通气的目的（图 1-1A）。1864 年，Alfred Jones 在美国设计了另一款经典的 Tank respirator，但它是通过箱体外的一个大活塞产生负压，拔起活塞时实现负压吸气，下压活塞时使箱体内产生正压而促进气体的排出。此后学者设计了多种类似的负压呼吸机，但他们都很少关注这种通气方式的生理学效应。1876 年，Woillez 设计了另一款负压呼吸机，命名为“Spirophore”（图 1-1B），类似于后期出现的“铁肺”，主要用于救治溺水患者。与既往 Tank respirator 不同的地方在于患者躺在箱体内，而且在患者胸部放置了一根木棒用于观察胸壁的活动度（潮气量）。此后学者对负压通气进行了改进，出现了胸甲式负压通气（图 1-1C），负压仅作用于患者的胸部和上腹部，这样极大地方便了患者的护理，而且这种方式目前仍在临床中应用。

尽管如此，在临床中大规模成功应用的负压通气是 1928 年由 Drinker 和 Shaw 设计的“铁肺（iron lung）”（图 1-2）。在 20 世纪 30 年代至 20 世纪 60 年代世界范围内暴发了脊髓灰质炎的大流行，使得该装置的使用达到了顶峰（图 1-3），并挽救了很多患者的生命。

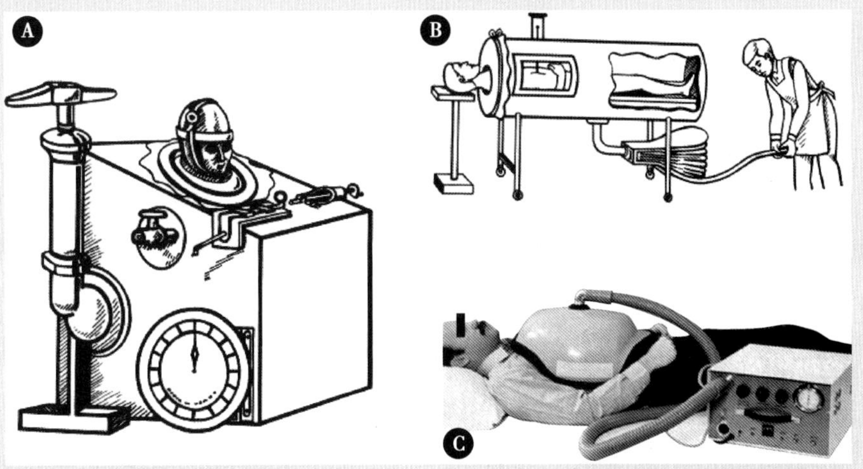

图 1–1　早期的负压呼吸机

A：1832 年 Dalziel 设计的 Tank respirator；B：Woillez 设计的 Spirophore 呼吸机；C：胸甲式负压呼吸机

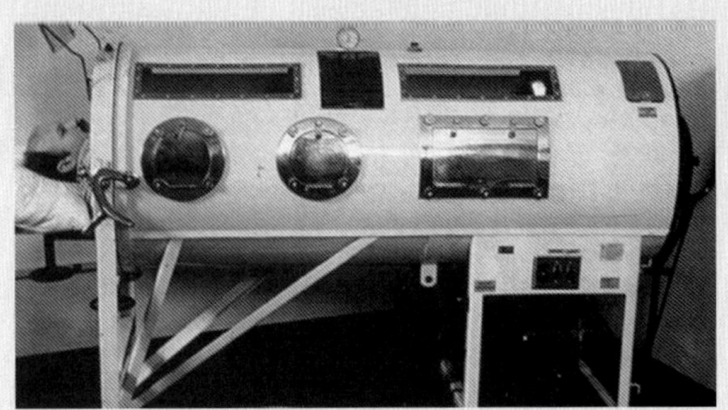
图 1–2　“铁肺”（iron lung）

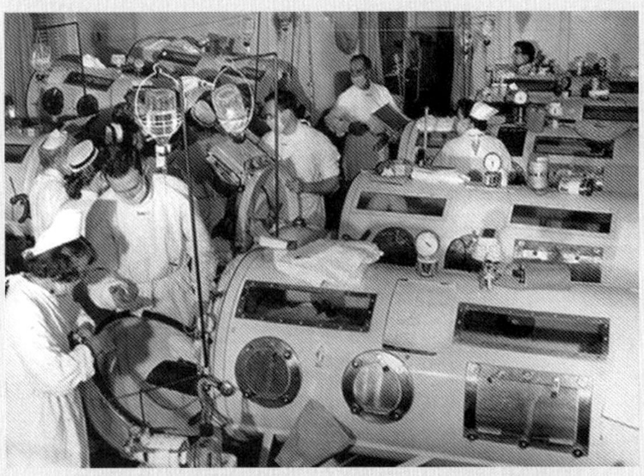
图 1–3　脊髓灰质炎暴发流行时铁肺应用的场景

随着临床应用的逐渐增加，人们发现应用该装置时护理患者是一个很大的问题。为解决这个问题，Peter Lord 设计了一个负压通气房间，除患者头部外，身体其他部位在负压房间内，通过一个巨大的负压产生装置调节房间内负压，这样医务人员可以进入房间内进行床旁护理和操作。因为这样的房间造价很高，Wilson 设计了一个可以同时容纳多名患者的负压通气房间（图 1-4），并在波士顿儿童医院得到成功应用。

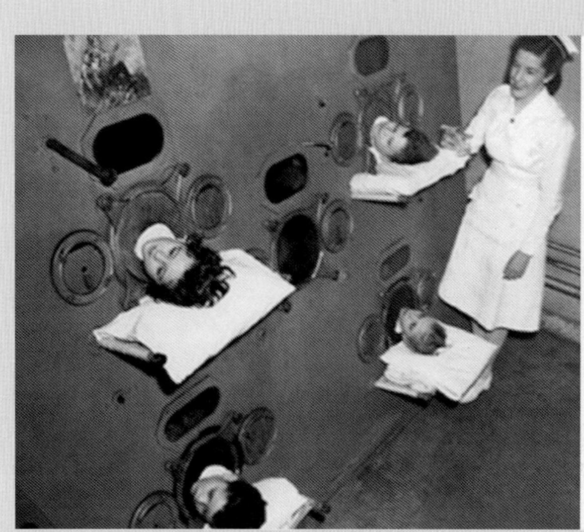
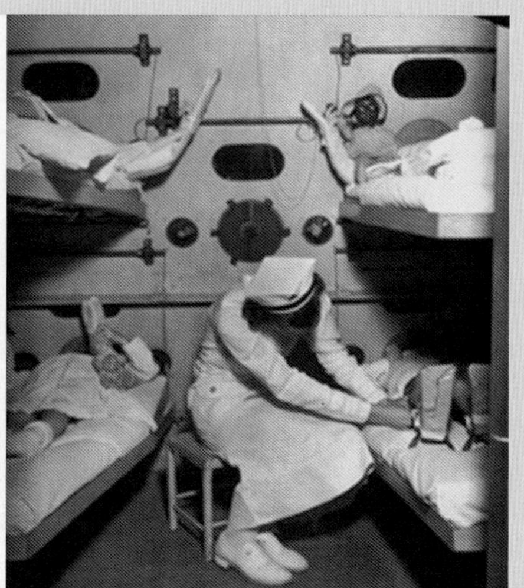

图 1-4 **可以同时容纳多人的负压房间**

虽然“铁肺”在世界范围内挽救了很多脊髓灰质炎患者的生命，但临床应用仍存在诸多问题，如笨重、不便于护理、消毒问题、气道维护困难和不适用于低血容量的患者等，而且在 20 世纪 50 年代哥本哈根脊髓灰质炎大暴发流行时，还暴露出该技术在改善通气有效性方面的弊端。

## 三、正压通气（20 世纪中期至今）

虽然 19 世纪中期利用风箱的人工正压通气技术未能在临床中常规应用，但正压通气技术在生理学动物研究中的应用却越来越广泛，如 Hering 和 Breuer 通过正压通气提出了著名的“黑伯反射”。正压通气技术再次回归到临床主要发生在两个不同的时期，一个时期是 19 世纪末期和 20 世纪初期该技术在手术室中的应用，而最重要的历史转折是在 20 世纪中期哥本哈根脊髓灰质炎暴发流行时期。

**1. 正压通气在手术室中的应用** 虽然 Vesalius 很早就发现正压通气可以通过复张肺脏使胸廓开放的动物存活，但该发现一直未在临床中进行验证。直到 1896 年，Quenu 和 Longuet 才意识到维持肺泡内与外界环境间的压力梯度是保障胸科手术成功的关键。在此后 10~15 年内，外科医生主要通过以下两种方式增大该压力梯度：一是降低外界环境的压力，保持肺泡内压力不变，如在 1904 年德国外科医生 Sauerbruch 设计一个小型的负压手术室，外科医生和患者身体密闭在手术室，患者的头部伸出到房间外面，通过一个机械泵维持手术室内压力在 -10cm$H_2O$，从而保证手术过程中肺脏的扩张和患者的生命安全；另一种方式就是增加肺泡内压力，实施正压通气。当时尝试增加肺泡内压力的方法主要有两种：一种方法是通过气管切开或经喉气管插管的有创方式实现正压通气（有创正压通气）；另外一种方法是采用无创性方式，如将患者头部放在一个正压柜子里（图 1-5），或者通过面罩或头盔连接正压通气（类似于现在的无创正压通气）。负压手术室太大、昂贵，不利于开展，而通过正压柜或面罩方式的正压通气方式不能保证通气的效果，使用不方便。经喉气管插管便于使用和携带、操作简单和创伤小，因此，在胸部手术中经喉气管插管渐成为外科医生实施麻醉和正压通气的首选。

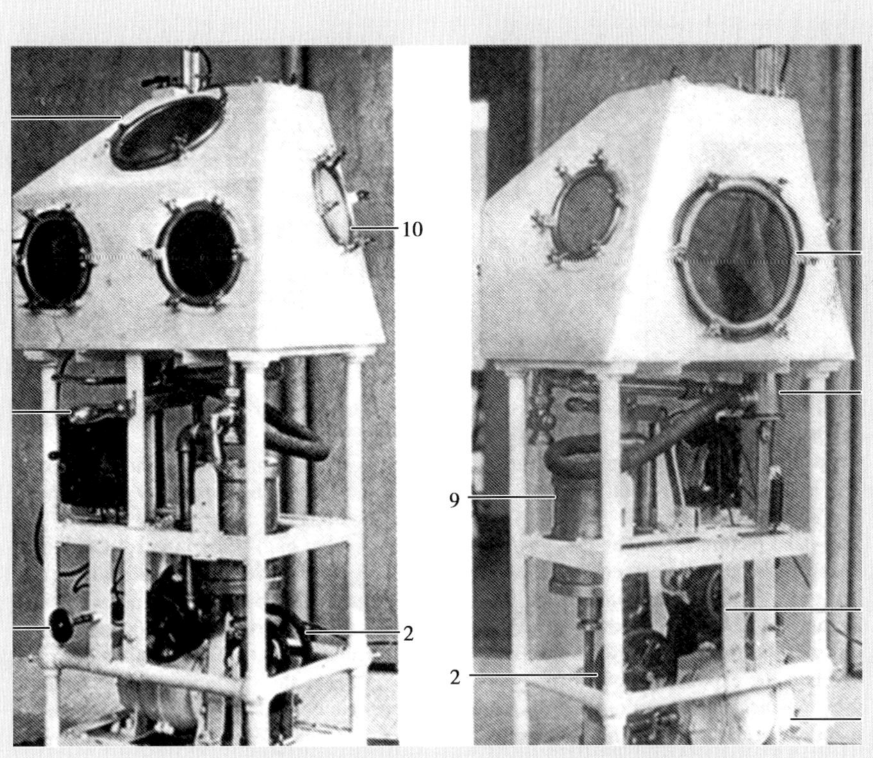

图 1-5　Green 和 Janeway 设计的正压柜子，通气时将患者头部放入柜子内部

人工气道是保证手术中患者通气安全的关键。在人工气道建立方面，气管切开是最早成熟起来的技术，其起源可追溯到公元前 2000 年至公元前 1000 年，开始常规应用于临床大概发生在公元前 100 年，主要管理患者上气道梗阻的情况。到 19 世纪末期，随着经喉（经口或经鼻）气管插管技术和设备的改进，Macewen 首次成功应用经喉气管插管替代气管切开解决上气道梗阻问题。1895 年，Janeway 发明了喉镜，极大地方便了经喉气管插管。此后通过喉气管插管实施正压通气技术在手术室中逐渐得到了广泛应用。经喉气管插管应用

逐渐增多的另一个重要推动因素来自对患者术后并发症和病死率显著增加原因的认识，即肺内分泌物潴留。1928年首次描述由于支气管内黏稠分泌物和咳嗽抑制导致的术后肺不张。支气管镜引流是早期清除气道内分泌物的常用方式，但对一些病情复杂患者却需要频繁进行支气管内吸痰，增加了临床治疗的难度。气管切开是最早在1932年提出的解决此类问题的方案，多应用于脊髓灰质炎患者。不久后，医生发现经喉气管插管亦可以达到与气管切开相同的痰液引流效果，而且创伤小，因而在临床中被广泛应用。此外，为提高该导管的安全性，在经喉气管插管的末端设计了“Murphy eye”的侧孔，以减少黏膜堵塞导管末端的风险。

2. 正压通气在非手术室中的应用

（1）脊髓灰质炎：1952年，哥本哈根脊髓灰质炎的暴发流行是机械通气历史中的一个重要分水岭，是机械通气技术由负压通气时代转变为正压通气时代的转折点。在这年夏天，哥本哈根暴发了大规模脊髓灰质炎，在高峰期Blegdams医院每天收治近50例患者，并均伴有呼吸肌肉麻痹。在最初31例患者中，27例在入院后的3天内死亡，病死率高达85%。为此，医院首席医生Lassen寻求麻醉医生Bjorn Ibsen的帮助。当时大部分临床医生认为患者的主要死因是由于难以控制的病毒血症导致的肾脏衰竭，但Ibsen在分析死亡患者的病例和尸检结果后认为，通气不足导致的呼吸性酸中毒是导致死亡的首要原因，建议放弃负压通气，立即气管切开接受正压通气治疗。当时普遍认为负压通气（“铁肺”）是一种可靠的通气技术，虽然Lassen开始没有赞成，但最后还是决定尝试Ibsen的方法。因此，在第32例患者入院时，Ibsen首先让外科医生对该名12岁小女孩实施了气管切开，痰液引流后开始手动正压通气，结果患者很快好转，也证明了Ibsen的方法是正确的。采用这种方法后，患者的病死率迅速由85%下降至40%。该方法的唯一问题是没有足够的人工通气设备，为此，医院决定将所有患者集中到同一个病区，并鼓励约1500名医学生24小时轮班为患者实施球囊人工通气。随后哥本哈根的成功经验逐渐延伸到全球其他国家。

哥本哈根成功救治经验推动了呼吸衰竭患者临床救治措施的改革，具有重要的历史意义。首先，它明确了正压通气的有效性和价值，也显示了临床对正压呼吸机的大量需求；其次，集中危重患者统一管理，并组织加强对此类患者的医疗照护，形成了早期重症监护病房的理念；此外，Ibsen还建议组建一支擅长气管插管或气管切开的转运团队及时抢救偏远地区的危重患者，待其插管稳定后转至特定的医疗中心继续救治。很显然，该转运救治模式就是当代急救医疗系统的前身。

（2）其他具有通气不足特点的疾病：虽然有创正压通气治疗脊髓灰质炎所致的呼吸衰竭效果显著，但在其他疾病中的应用进程却非常缓慢。斯堪的纳维亚人（Scandinavian）首先尝试应用正压通气治疗其他疾病导致的通气不足。研究发现，肺气肿和慢性支气管炎患者发生通气衰竭时常伴有高碳酸血症和低氧血症，氧疗会加重此类患者的病情，人们开始间断尝试应用正压通气改善病情。直到1961年，Munck等共收集了42例发生呼吸衰竭的慢性阻塞性肺疾病急性加重患者，结果发现联合气管切开和正压通气能使患者存活率达到74%。作者认为，对于弥漫性慢性肺部疾病患者，机械通气的目的是帮助患者挺过危及生命的呼吸衰竭急性期，为患者的康复提供了重要的保障。因此，在20世纪60年代至20世纪70年代早期，医生普遍认为对于伴有昏迷或血气指标恶化的严重的慢性阻塞性肺疾病急性加重患者，经保守治疗无效时有创正压通气是最佳的治疗方式。此外，学者们随后还发现了正压机械通气在其他种类患者中的成功应用经验，包括巴比妥酸盐中毒、预防心肺功能不全患者的术后肺不张、肺水肿、肺炎、肺挫裂伤、破伤风和肾脏衰竭等。

**3. 无创正压通气的发展历史** 自20世纪80年代末期开始，无创正压通气技术的发展是机械通气历史上的重要事件。最早的无创正压通气技术可追溯到1780年，Chaussier利用面罩和球囊正压通气技术对溺水患者进行复苏。1911年，Drager公司设计了一款的高压气体驱动的自动正压无创呼吸机（图1-6），使用时与面罩连接，主要应用于火灾患者的复苏。到20世纪40年代末期，临床中出现了连接无创面罩的间歇正压呼吸（IPPB）（图1-7），用于治疗肺炎、肺水肿、溺水、吉兰-巴雷综合征和急性哮喘患者，但随着气管插管有创正压通气技术的发展，IPPB在临床中的应用逐渐减少。在20世纪70年代，IPPB在医院内又开始大量使用，但大量临床研究发现IPPB在改善气溶胶药物沉积和预治肺不张等方面并不优于其他常规方式，因此最终在临床中的应用逐渐减少。1981年，Sullivan成功应用了一款自己设计的鼻面罩与持续气道内正压通气（CPAP）技术联用治疗阻塞性睡眠呼吸暂停患者。此后，学者们尝试应用此鼻面罩联合正压通气技术治疗需要长期通气支持的患者。该方式最先在肌肉萎缩症患者中获得了成功应用的经验，此后在一些由于限制性肺部疾病导致的慢性呼吸衰竭患者中开始常规应用，包括神经肌肉疾病、胸廓畸形和肥胖低通气等，从此开启了无创正压通气在临床中应用的新时期。

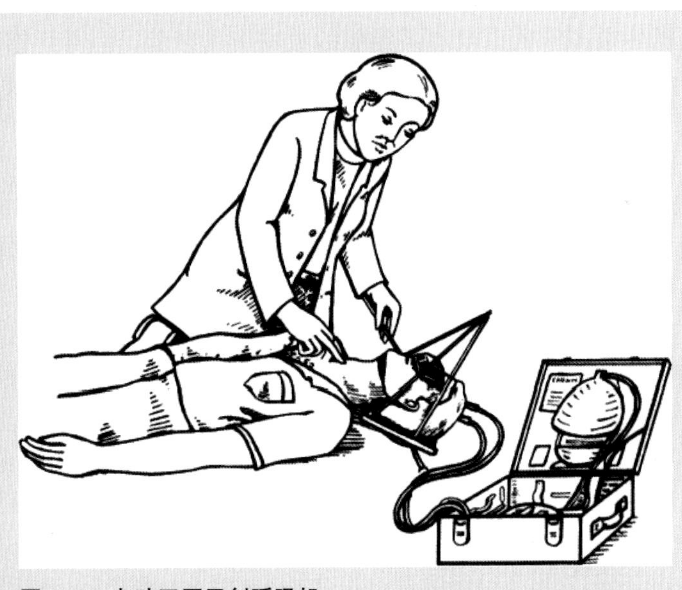

图1-6 自动正压无创呼吸机

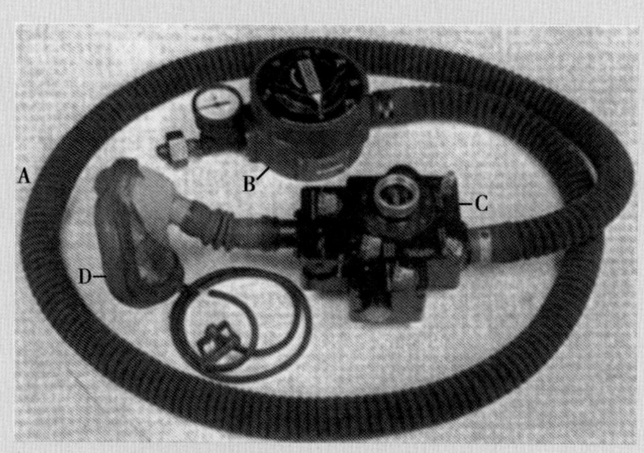


图 1-7 连接无创面罩的间歇正压呼吸（IPPB）

A：橡胶材质的呼吸回路；B：压力调节阀；C：Bennett X-2 呼吸机；D：Bennett 面罩

受到无创正压通气治疗慢性呼吸衰竭成功经验的影响，以及随着无创人机界面的改进和对有创通气严重并发症认识的加深，尤其呼吸机相关肺炎的发生，临床医生开始尝试应用无创正压通气治疗急性呼吸衰竭。其中值得一提的是，1989 年 Meduri 等观察了 10 例应用无创正压通气治疗的急性呼吸衰竭患者，结果发现该通气方式使 8 例患者避免了气管插管。虽然随后很多学者也报道了类似的成功应用经验，但真正推动应用无创正压通气治疗急性呼吸衰竭的事件是出现了具有双水平正压通气的无创呼吸机，典型产品是 Respironics BiPAP ST（图 1-8），而且此后大量研究发现，无创正压通气治疗急性呼吸衰竭疗效最佳的疾病是慢性阻塞性肺疾病急性加重，能够显著降低患者气管插管率、住院时间和病死率。近年来，随着无创正压通气技术和无创连接界面的持续改进以及学者在其他呼吸疾病中的探索，无创正压通气现已成为各类急性和慢性呼吸衰竭患者的一个常规治疗手段。

**4. 呼吸机的研发** 机械通气应用的器械是通气机（ventilator），现在临床习惯称之为呼吸机。随着对疾病病理生理学认识的加深以及机械工程和电子信息等技术的发展，呼吸机的发展也经历了不同时期。

最早的有创呼吸机（第一代呼吸机）出现在 20 世纪 40 年代到 20 世纪 50 年代，早期有创呼吸机仅能给予容量通气，而且大部分呼吸机不允许患者触发呼吸机，通气模式也仅为完全控制通气。具有代表性的呼吸机品牌有 Morch、Bird Mark7、Emerson 和 Engstrom 等。自 1967 年 Ashbaugh 提出急性呼吸窘迫综合征（ARDS）概念后，呼吸末正压（PEEP）开始逐渐常规应用于机械通气患者，但第一代呼吸机并没有整合 PEEP 功能，此时期 PEEP 的设置是通过将呼吸机回路的呼气支放入水中，水下放置的深度即为 PEEP 水平（图 1-9）。

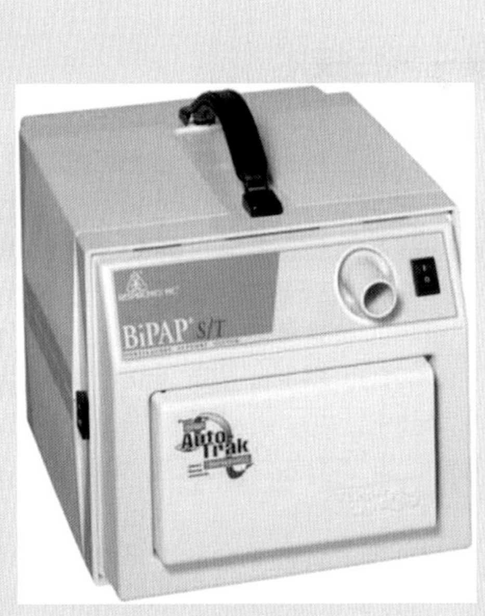

图 1-8　Respironics BiPAP ST 呼吸机

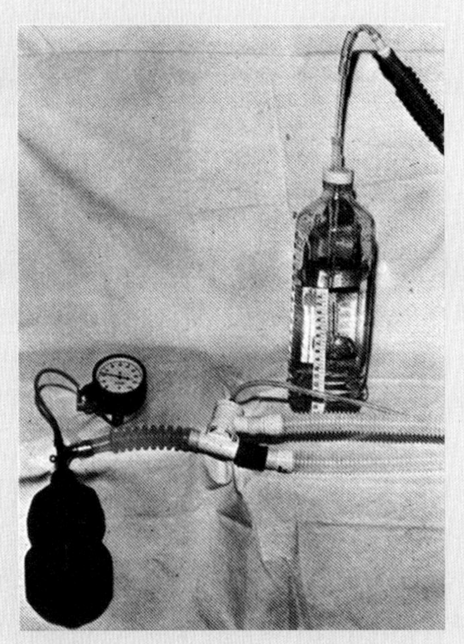
图 1-9　产生呼气末正压（PEEP）的早期方式

20 世纪 70 年代中期到 20 世纪 80 年代早期，出现了第二代有创呼吸机，其主要特点是患者能触发呼吸机，出现了辅助型通气模式，如间歇指令通气（IMV）（1971 年）和同步间歇指令通气模式（SIMV）（1975 年）。1977 年，Hewlett 提出了机械通气历史上首个闭环通气的概念，由此设计了指令分钟通气量（MMV）模式。此前大多数呼吸机仍仅能进行容量通气，直到 20 世纪 80 年代，Servo 900C 呼吸机研发出了压力支持（PSV）和压力控制通气（PCV）模式。此时期的呼吸机开始加入一些简单的报警功能，如高气道压力、高呼吸频率和低潮气量报警等。具有代表性的呼吸机型号包括 Puritan Bennett MA-1、Siemens Servo 900C 和 Ohio 560 等。

从 20 世纪 80 年代早期到 20 世纪 90 年代后期，出现了第三代有创呼吸机，其最主要特点是微处理器在呼吸机中的应用，在气体输送方式和数据监测方面有了很大的改进。此外，几乎所有有创呼吸机都标配容量目标型和压力目标型的通气模式，并出现了气道压力释放通气（APRV）模式，而且报警和监测功能得到了很大的改进。具有代表性的呼吸机型号包括 Puritan Bennett 7200、Bear 1000、Hamilton Veolar 和 Servo 300 等。

从 20 世纪 90 年代末期到现在，临床中使用的大部分是第四代有创呼吸机，这代呼吸机变得更加精密智能，最显著的特点是大量通气模式的出现，尤其智能通气模式的应用，如适应性支持通气（ASV）、SmartCare、成比例辅助通气（PAV）和神经调节通气辅助（NAVA）等。此外，这一代有创呼吸机还标配无创通气模式，呼吸监测功能也更加完善。具有代表性的呼吸机包括 PB840、Maquet servoi、Drager Evita XL、Carefusion Avea 等。

## 第二节 体外膜式氧合技术

体外膜式氧合（extracorporeal membrane oxygenation，ECMO）是近年发展迅速的一种终极呼吸支持技术，应用于重症呼吸衰竭的治疗已有 40 多年的历史。它的产生是建立在心肺转流（cardiopulmonary bypass，CPB）技术的发展基础之上。20 世纪 50 年代，CPB 首次成功应用于心脏手术患者，到 20 世纪 70 年代，随着氧合器技术的进步，才逐渐作为一种呼吸支持技术应用于呼吸衰竭患者的治疗，此时该技术才被称为 ECMO。到了 20 世纪 80 年代，美国密西根大学的研究者们提出了体外生命支持（extracorporeal life support，ECLS）的概念，泛指各类体外辅助技术，包括氧合技术、$CO_2$ 清除技术、循环支持技术以及肝脏和肾脏支持技术等。尽管如此，目前 ECMO 常作为以改善气体交换为目的的各类体外生命支持技术的统称。

ECMO 的主要原理是将静脉血引出体外，经过体外氧合器氧合后用驱动泵重新输回体内。ECMO 的主要目的是部分或完全替代患者心肺功能，让其充分休息，为原发病的治疗争取时间，并最大限度地降低呼吸机支持水平，预防和减少呼吸机相关肺损伤的发生。本节主要针对 ECMO 硬件技术的发展以及医务人员对 ECMO 临床应用经验的探讨来阐述 ECMO 的发展历史。

### 一、ECMO 硬件技术的发展历史

ECMO 在临床中的广泛应用离不开相关硬件技术水平的提高。早期 ECMO 采用的是鼓泡氧合器，仅可以满足短时间（几个小时）心脏手术的要求，一旦应用时间延长即会出现很多严重的并发症，如血栓、出血、血细胞破坏等，这主要与血液与氧气的直接接触相关。随后出现了膜式氧合器，早期是聚乙烯膜和硅胶膜，最近均被更利于气血交换的多孔中空纤维膜替代，它能够极大地改善氧合器的气体交换效率。在 ECMO 的动力部件上，现在离心泵替代了以往的滚压血泵，也显著提高了设备的稳定性和降低了机械相关并发症的发生风险。此外，经特殊材料聚甲基戊烯及肝素表面处理的体外循环管路显著改善了氧合器的渗漏情况和管壁表面的生物反应性，降低了体外循环中凝血激活而产生的并发症。中空纤维氧合器与离心泵的组合大幅度地简化了 ECMO 设备的构造和缩短体外管路的长度，提高了 ECMO 的安全性。为便于危重症患者的远程救治和转运，部分厂家设计了更小巧的 ECMO 设备，如 Maquet Cardiohelp 系统。

随着 ECMO 相关技术的不断发展，体外二氧化碳清除（extracorporeal carbon dioxide removal，$ECCO_2R$）技术在临床中应用亦逐渐增多。它是通过体外循环方式清除体内二氧化碳，主要达到改善通气和降低呼吸机支持水平的目的。临床中使用的 $ECCO_2R$ 技术主要有两种方式：无泵的动静脉体外肺辅助系统（pump-less arteriovenous extracorporeal lung assist system，pECLA）和有泵的静脉—静脉方式二氧化碳清除技术（venous-venous $ECCO_2R$），其中，pECLA 是目前最常用的 $ECCO_2R$ 技术。pECLA 概念最早由 Ohtake 等在 1983 年提出，开始应用于临床是在 1996 年。它利用患者自身的股动静脉压差将动脉血泵入低阻力的中空纤维气体交换膜内，进行气体交换后在动静脉压差作用下重新流回体内。

venous-venous $ECCO_2R$ 最早在 1977 年由 Kolobow 和 Gattinoni 首先提出，利用双腔导管引出静脉血后，经体外膜肺清除 $CO_2$ 后再经双腔导管输入体内。目前 $ECCO_2R$ 的临床疗效仍在进一步的研究中。

## 二、ECMO 治疗重度呼吸衰竭的临床应用历史

急性呼吸窘迫综合征（ARDS）是 ECMO 治疗的最主要适应证。目前认为，在重症 ARDS 患者的早期实施 ECMO，能降低呼吸机相关肺损伤的发生，促进肺功能的修复，延缓疾病的进展和改善预后。虽然现在 ECMO 疗效在临床中得到广泛的认可，但实际上它的临床应用经历却比较坎坷。

1972 年，Hill 等首次报道了 ECMO 救治 1 例 22 岁 ARDS 患者的成功经验。此后，很多学者报道了关于此技术在成人 ARDS 患者中成功应用的病例。随后在 1979 年发表了第一篇关于 ECMO 治疗成人 ARDS 的随机对照试验（RCT）。90 例重症 ARDS 患者随机接受传统通气治疗和 ECMO 治疗，结果却未显示两组间病死率的差异（90% 对 92%）；而实际上因为出现了极高的病死率，该研究在纳入计划病例数的 1/3 时就终止了试验。研究者认为该试验的失败可能与各中心 ECMO 经验不足、ECMO 技术培训不充分、出血发生率高和病例选择不合适等因素有关。该试验最终失败，在一定程度上也阻碍了 ECMO 的临床应用，但提醒了研究者们在应用 ECMO 时应注意病例选择、加强使用前的培训和促进相关技术的改进。在 1979 年，Gattinoni 等发明了另一项体外肺辅助技术，即 $ECCO_2R$。这再次引起了学者们的兴趣，1994 年 Morris 等对 $ECCO_2R$ 技术进行了临床评估，这是第二篇关于 ECMO 治疗成人重症 ARDS 的 RCT，但也未能得出阳性结果。

由于前期研究均未能显示 ECMO 治疗 ARDS 的疗效，因此，之后关于危重患者呼吸支持技术的研究就主要集中在传统的治疗方式上，如肺保护性通气策略、俯卧位和 NO 吸入治疗等。随着医疗技术的发展，虽然危重症患者的整体诊治水平显著提高，但除小潮气量通气外，其他的呼吸支持方式均未能被证实可以明显改善 ARDS 患者的预后。此后，随着 ECMO 技术在新生儿患者中的成功应用以及 ECMO 技术的不断发展和人们对机械通气病理生理学认识的加深，在 20 世纪 80 年代晚期至 20 世纪 90 年代早期，临床医生又开始尝试应用 ECMO 治疗成人 ARDS 患者。开始仅为一些小样本的临床研究，直到 2009 年发表的一项大规模 RCT（CESAR 研究）才最终证实了 ECMO 治疗重症 ARDS 患者的疗效。该研究共入选 180 例重症 ARDS 患者，ECMO 组和对照组各 90 例。结果发现，ECMO 能显著改善患者 6 个月存活率（63% 对 47%，$P$=0.03）。但应注意的是，该研究中 ECMO 的实施均是集中在一家具有丰富临床 ECMO 治疗经验的单位内进行的，故该研究不能支持 ECMO 作为重症 ARDS 患者的标准治疗措施。

另外，促进 ECMO 大量临床应用的另一个重要事件是 2009 年世界范围内新型甲型 H1N1 流感病毒性肺炎的暴发流行。这类重症患者极易进展为重度 ARDS，常规正压机械通气难以维持患者的基本通气和氧合功能。结果研究证实 ECMO 是治疗这类重症患者最行之有效的呼吸支持方式，挽救了 70%~80% 重症患者的生命。由于目前仍缺乏高质量的证据支持，而且 ECMO 技术具有操作复杂、人员水平要求高、需多学科合作、并发症多且严重、费用高等特点，ECMO 是否可以常规应用于 ARDS 患者仍需进一步探讨。

（夏金根　王　辰）

## 参考文献

[1] Kacmarek RM, Wehrman SF, Heuer AJ. Egan's fundamentals of respiratory care. 11th Ed. St Louis MO: Mosby, 2017.

[2] Tobin M. Principles and practice of mechanical ventilation. 2nd Edition. New York : McGraw-Hill Professional, 2006.

[3] Slutsky AS. History of mechanical ventilation. from vesalius to ventilator-induced lung injury. Am J Respir Crit Care Med, 2015, 191(10): 1106-1115.

[4] Kacmarek RM. The mechanical ventilator: past, present, and future. Respir Care, 2011, 56(8): 1170-1180.

[5] Gregory A. Schmidt. Extracorporeal life support for adult. New York: Humana Press, 2016.

[6] Annich GM, William R. Lynch, MacLaren G, et al. ECMO extracorporeal cardiopulmonary support in critical care. 4th Ed. Michigan: Extracorporeal Life Support Organization, 2012.

[7] Lassen HC. A preliminary report on the 1952 epidemic of poliomyelitis in copenhagen with special reference to the treatment of acute respiratory insufficiency. Lancet, 1953, 261: 37-41.

[8] Baker AB. Artificial respiration, the history of an idea. Med Hist, 1971, 15: 336-351.

# 第2章 呼吸支持技术体系

广义的呼吸支持技术体系由呼吸支持技术、呼吸支持相关辅助技术和呼吸功能监测技术组成。建立完善的呼吸支持技术体系是提高呼吸衰竭诊治水平的前提和关键。

## 第一节 呼吸支持技术

呼吸支持技术主要包括氧气疗法、经鼻高流量吸氧、气道维护、正压机械通气和体外生命支持等技术。自 20 世纪 50 年代正压机械通气开始应用于临床，学者们对呼吸支持技术进行了大量而系统的科学研究，为这些技术的临床规范化应用提供了有力的循证医学证据。本节主要对各类呼吸支持技术的基本概念以及最新进展作系统阐述。

### 一、氧气疗法

氧气疗法（氧疗）主要通过不同吸氧装置增加肺泡内氧分压以纠正机体的低氧血症，缓解低氧血症引起的临床症状和心肺负担。临床常用的氧疗装置主要分为低流量及高流量吸氧两类。

**1. 低流量吸氧装置** 因提供的气体流量（一般低于 15L/min）低于患者的流量需求，患者吸入氧气浓度易受空气的稀释作用而出现不恒定的特点。这类装置主要包括鼻导管（$FiO_2$ 24% ~50%）、普通面罩（$FiO_2$ 40% ~60%）和非重复呼吸储氧面罩（$FiO_2$ 60% ~90%）等。

**2. 高流量吸氧装置** 因提供的气体流量高于患者的流量需求，无空气的稀释作用，它最大的特点是患者吸入氧气浓度恒定，因此对于需要精确控制氧气浓度的患者最为合适，如慢性阻塞性肺疾病急性加重患者。这类装置主要包括文丘里面罩、空氧混合器等。

氧气也是一种药物，机体氧气含量过低或过高（氧中毒）都会导致患者死亡。虽然针对不同患者的氧疗目标仍不明确，但最近研究发现，50%危重症患者存在高氧血症（$PaO_2$>120mmHg），而且已证实高氧血症会显著增加患者的脏器损伤风险和病死率。这些数据提示临床应严格控制氧疗的目标，避免氧疗不当对患者的危害。为规范氧疗的临床应用，2017年英国胸科协会发表的一篇氧疗指南推荐：对于无高碳酸血症风险的急性患者，氧疗目标建议维持 $SpO_2$ 94%~98%；存在高碳酸血症风险的急性患者，氧疗目标建议维持 $SpO_2$ 88%~92%，如慢性阻塞性肺疾病急性加重等慢性气道疾病患者。

## 二、经鼻高流量吸氧

经鼻高流量吸氧（high flow nasal cannula，HFNC）是近年来出现的一种新型的呼吸支持技术。该技术最早成功应用于新生儿和儿童以替代经鼻CPAP治疗，近15年来才开始大量应用于成人。该系统主要由三个部分组成：高流量产生装置、加温湿化装置和高流量鼻塞。HFNC可以实现气体流量和氧气浓度单独调节，一般要求输送的最大流量至少达到60L/min，$FiO_2$ 调节范围0.21~1.0。该系统的主要生理学效应包括：①吸入氧气浓度更加稳定。②产生一定水平的气道内正压（2~7$cmH_2O$），每增加10L/min的气体流量，气道内压力在张口呼吸条件下平均增加0.35$cmH_2O$，在闭口呼吸情况下平均增加0.69$cmH_2O$。因此，临床研究可见HFNC能增加呼气末肺容积、改善气体交换和降低呼吸功耗。③减低生理无效腔，改善通气效率。④加强气道湿化，促进纤毛黏液系统的痰液清除能力和改善患者治疗的耐受性。⑤促进气体分布的均一性。

HFNC是近年来呼吸支持领域中的研究热点，大量研究已初步显示了它在多种临床情况中的潜在优势。目前认为HFNC治疗效果最佳的临床情况是低氧性呼吸衰竭，能显著降低这类患者的气管插管率和病死率。其次，在预防ICU和外科术后患者的拔管失败方面，HFNC明显优于其他普通氧疗方式，而且效果不亚于无创正压通气。在其他临床情况方面，HFNC亦有大量成功应用的报道，如气管插管前的辅助、免疫抑制患者的呼吸衰竭、辅助支气管镜检查和心衰等。尽管HFNC的临床应用越来越普遍，但仍需大规模临床研究进一步明确其在呼吸支持领域中的地位。

## 三、气道维护

气道维护是呼吸支持技术体系中的重要组成部分，是保证气道通畅和通气效果的关键。无论患者是否建立人工气道，医务人员都应时刻关注患者的气道维护问题，以避免出现危及患者生命安全的气道问题。气道维护主要包括以下内容。

**1. 气道内分泌物的清除** 及时清除气道内分泌物是保证气道通畅的关键，尤其对于咳嗽能力明显受损的患者。清除气道内分泌物的方法，也称为气道廓清治疗。主要包括吸痰技术、纤维支气管镜的应用、胸部物理治疗、咳嗽辅助技术（手法辅助和机械辅助）、气道内振荡技术、高频胸壁振荡和早期活动等。

**2. 人工气道的建立** 当患者自然气道不能维持其正常功能（如气道通畅和痰液引流等）或需要进行有创通气时，即需建立人工气道。人工气道的种类很多，临床常用的类型包括：咽部气道，如口咽通气道和鼻咽通气道；气管内气道，如气管插管和气管切开等；喉罩和食管内插管等。

**3. 人工气道的管理** 一旦建立人工气道，预防人工气道相关的并发症是气道管理的重点内容，尤其呼吸机相关肺炎的发生。具体内容包括：维持气囊内压力25~30$cmH_2O$；及时清除口咽部、气囊上滞留物和气道内分泌物；吸入气体的加温湿化；预防人工气道堵塞；

人工气道位置的维持和尽早拔管等。

**4. 气道湿化治疗** 不仅人工气道患者需要气道湿化治疗，对于痰液增多黏稠、气道黏膜功能受损或咳痰无力的普通患者亦需要加强气道湿化治疗，维持气道的物理和化学特性，改善纤毛黏液系统的功能。主动型加温湿化器是首选的气道湿化方式，避免气道内滴水等不规范操作的发生。

**5. 雾化吸入治疗** 雾化吸入治疗是呼吸疾病患者的基础治疗措施之一，具有起效快、副作用小等优点。临床常用的雾化装置有定量气雾吸入器、小剂量雾化器和振动筛孔雾化器等。常见的雾化药物种类主要包括吸入性糖皮质激素、支气管舒张剂、抗生素和祛痰药。规范的临床操作是保证雾化吸入治疗效果的前提。

## 四、正压机械通气

**1. 无创正压通气** 无创正压通气（non-invasive positive pressure ventilation，NPPV）是指通过鼻面罩、口鼻面罩或全面罩等无创性连接方式为患者提供正压通气辅助的一种呼吸支持方式。因无人工气道，NPPV 能够避免呼吸机相关肺炎（VAP）的发生和减少镇静肌松等药物的使用；另外，无创特性使其具有易“上”易“下”、“收”“放”自如的特点，允许临床进行动态或试探性地把握 NPPV 应用时机。随着无创通气与无创性连接方式技术的进步以及学者在 NPPV 临床应用中的不断探索，NPPV 的临床指征不断拓宽，患者的应用比例亦在不断提高，现已成为很多急性和慢性呼吸衰竭患者的标准治疗，尤其Ⅱ型呼吸衰竭患者。对于Ⅰ型呼吸衰竭患者，由于其病因复杂、不均一，目前 NPPV 的临床疗效有待进一步明确。为提高治疗效果及安全性，最近国内外发表了多篇 NPPV 规范化临床应用的指南。

**2. 有创正压通气** 有创正压通气是严重呼吸衰竭患者最常用的呼吸支持手段。因为需要人工气道密闭呼吸回路，与无创正压通气相比，有创正压通气可以进行精细的通气管理和气道管理，更能保障患者通气和氧合功能。但随着对机械通气病理生理学认识的加深，如何预防有创正压通气相关的并发症，尤其呼吸机相关肺损伤的发生，是现代机械通气管理中的重点和难点问题，亦可能是如何进一步改善机械通气患者预后的突破口。虽然据此开展了大量的临床研究，但目前明确证实能降低患者病死率的通气策略仅有小潮气量通气，其他潜在的通气策略仍在进一步临床探索中，如俯卧位通气、肌松剂的使用和超保护性通气策略等。

**3. 高频振荡通气** 高频振荡通气（HFOV）是高频通气方式的一种，最早由 Lunkenheimer 等在 1972 年首先报道。它是一种完全迥异于传统机械通气的呼吸支持方式，气道内气体在设定的平均气道压力水平上进行高频振荡，从而产生小于解剖无效腔的潮气量（1~4ml/kg）和高通气频率（3~15Hz，即 180~900 次 / 分）。在理论上，HFOV 是一种理想的肺保护性通气策略，通过较高的平均气道压持续维持肺泡开放，改善氧合；同时因其潮气量很小，能避免肺泡过度牵张，减轻 VALI 的发生。虽然前期小样本的临床观察性研究和 RCT 均显示，HFOV 作为补救措施能显著改善传统机械通气方式失败的 ARDS 患者的氧合和降低呼吸机相关肺损伤的发生，但 2013 年发表的 2 项大样本 RCT（OSCILLATE 研究和 OSCAR 研究）却未发现它的优势，而且 OSCILLATE 研究在入选 548 例患者后因 HFOV 会增加病死率而提前终止（病死率 47% 对 35%）。此外，HFOV 还会增加患者镇静剂、神经肌肉阻滞剂、血管活性药物的使用。因此，目前学者推荐 HFOV 不能常规应用于 ARDS 患者。

## 五、体外生命支持技术

体外膜式氧合（ECMO）是体外生命支持技术中的一种，最早成功应用于新生儿，随着 ECMO 相关设备和技术的不断进步，现已逐渐延伸到成人患者的治疗，尤其急性呼吸窘迫综合征（ARDS）患者，并已初步显示了其潜在优势。ECMO 技术主要将患者静脉血引出体外后经氧合器进行充分的气体交换，然后再输入到患者的体内。按照治疗方式和目的，ECMO 可分为静脉 – 静脉方式 ECMO（VV–ECMO）和静脉 – 动脉方式 ECMO（VA–ECMO）两种。VV–ECMO 是指将经过体外氧合后的静脉血重新输回静脉，因此仅用于呼吸功能支持；而 VA–ECMO 是指将经过体外氧合后的静脉血输至动脉，因减少了回心血量，VA–ECMO 可以同时起到了呼吸和心脏功能支持的目的。因此，ECMO 是严重呼吸衰竭的终极呼吸支持方式，主要目的是部分或全部替代心肺功能，让其充分休息，减少呼吸机相关肺损伤的发生，为原发病的治疗争取更多的时间。虽然越来越多的数据支持 ECMO 治疗重症 ARDS，但由于该技术具有操作复杂、人员要求高、需要多学科的团队合作等特点，目前该技术仍不能常规应用于临床，建议首先在医疗综合水平较高的单位开展。

体外 $CO_2$ 清除技术（extracorporeal carbon dioxide removal，$ECCO_2R$）是近年来逐渐成熟起来的另一种体外生命支持技术，主要是通过体外循环排除体内 $CO_2$ 以降低呼吸频率和气道压力达到肺休息的目的，以降低肺损伤的发生风险。它主要包括无泵的动静脉体外肺辅助系统（pump–less arteriovenous extracorporeal lung assist system，pECLA），如 Novalung 等；有泵的静脉 – 静脉方式二氧化碳清除技术（venous–venous $ECCO_2R$），如 Alung 和 Decap 等。目前关于该技术的研究集中在以下 3 个方面：联合超低潮气量（<6ml/kg）实施超保护性通气策略；治疗重度慢性阻塞性肺疾病急性加重患者，减少有创通气的使用和作为等待肺移植患者的过渡治疗。

# 第二节 呼吸支持相关的辅助技术

为进一步改善呼吸支持技术的效果或降低相关并发症的发生，临床上常考虑联合使用一些辅助治疗技术，如体位治疗、肌松剂、肺复张手法和 NO 吸入治疗等技术。目前研究发现，这些辅助治疗技术不仅会改变肺组织的气体交换功能，甚至会显著影响患者的最终转归。因此，使用这些辅助治疗技术时应严格把握其适应证以及严格规范其临床操作。

## 一、体位疗法

关注危重症患者的体位是非常重要的，改变体位及早期活动不仅能够预防压疮、静脉血栓栓塞、肺不张和呼吸机相关肺炎等并发症的发生，还可以对患者的呼吸生理和病理生理学产生重要的影响，如肺局部的气体分布、通气血流比和分流等，甚至影响预后。

**1. 俯卧位通气治疗** 俯卧位通气是近年研究的热点，最早是由 Bryan 在 1974 年提出，主要目的是想通过改变胸膜腔内压力梯度和复张肺重力依赖区通气以减少 ARDS 患者肺不张的发生。近20年来，大量临床研究证实了该想法的重要性，发现俯卧位通气能显著增加背侧肺组织的通气，促进了通气/血流比的平衡及分流量的减少，能够使70%~80% ARDS患者的氧合得到显著改善。此外，由于肺内胸腔压梯度趋于均一，肺组织应力和应变的均衡分布减轻了呼吸机相关肺损伤的发生。虽然俯卧位通气的生理学效应显著，但早期多项RCT并未发现俯卧位通气能改善病死率。学者分析认为可能与ARDS病情的严重程度、俯卧位通气时间和是否应用肺保护性通气策略等因素相关。2013年，在吸取前期RCT关于俯卧位通气的经验后，PROSEVA研究组在一项共纳入466例ARDS的RCT中最终证实，规范的俯卧位通气能显著改善中重度ARDS患者（$PaO_2/FiO_2<150mmHg$）的28天病死率（16%对32.8%，$P<0.001$）和90天病死率（23.6%对41%，$P<0.001$）。因此，俯卧位通气现已逐渐成为机械通气的中重度ARDS患者的一项早期标准治疗，具体操作见第19章。

**2. 其他体位治疗** 抬高床头30°~45° 是所有危重症患者的基础治疗之一，不仅可以明显减少呼吸机相关肺炎的发生，而且利于膈肌通气效果的改善以及肺容积的增加和咳嗽能力的提高。另外，对于单侧肺疾病的患者，侧卧位会影响整个肺组织的通气血流比的平衡和闭合容积的大小，因此，除咯血和肺脓肿患者外，建议对单侧病变的患者尝试进行健侧卧位通气，以改善通气血流比。但不同个体间的侧卧位通气效果差异较大，因此应在临床操作中仔细地监测和评估。

## 二、肌松药的使用

对于中重度ARDS患者（$PaO_2/FiO_2<150mmHg$），研究发现早期短时（48h）应用肌松药可以显著改善患者的各项呼吸生理学指标，而且能够降低病死率。具体机制仍不清楚，推测可能与促进人机同步、减少机体氧耗和呼吸功以及降低呼吸机相关肺损伤的发生等因素有关。但同时需注意的是，肌松药的不合理应用亦会导致痰液引流障碍、肺不张、通气血流比失衡、呼吸机相关膈肌功能不全（VIDD）和ICU获得性衰弱等严重并发症的发生，因此，目前仍需大规模的临床研究进一步证实和规范肌松药在临床中的应用。

## 三、肺复张手法

肺复张手法（recruitment maneuver，RM）是指通过短暂地增加肺泡压和跨肺压以复张萎陷肺泡，并维持肺泡的开放状态，以达到改善氧合的目的。临床常用的RM方法有控制性肺膨胀（SI）/CPAP法、压力控制通气（PCV）法、间断PEEP递增法和叹气法等。虽然RM能显著改善ARDS患者的氧合，但前期研究并未发现RM与病死率间的关系。近期刚发表的一篇RCT却发现，常规RM的气道压力过大会明显增加气压伤和循环抑制的风险，甚至还导致28天和60天病死率的显著增加。因此，目前认为临床中不应该常规实施RM，但可作为重症ARDS患者氧合障碍的补救措施；另外，需注意的是，RM的最佳方法、压力水平和维持时间等参数目前也仍需进一步的验证。

## 四、一氧化氮（NO）吸入治疗

1987年首次报道NO具有舒张血管的作用。1993年首次将吸入NO用于ARDS患者，吸入$24mg/m^3$的NO可使肺动脉压下降7mmHg，肺内分流降低5%，$PaO_2/FiO_2$增加

47mmHg。虽然吸入 NO 能改善 ARDS 患者的氧合，但多项 RCT 研究表明，吸入 NO 并不改善患者住院和远期病死率。相反，有研究发现，长时间吸入 NO 治疗可能会增加患者肾损伤的发生，因此临床中不应常规使用 NO 吸入治疗技术。

### 五、其他辅助技术

除上述辅助治疗技术外，学者们仍不断地尝试通过其他方法改善呼吸支持的效果，如血管内氧合器、氦氧混合气体吸入、液体通气和气管内吹气等，但由于无严格的循证医学研究支持、价格昂贵、技术复杂或并发症较多等原因，目前仅有部分单位在研究，在临床中很少使用。

## 第三节 呼吸功能监测技术

呼吸功能监测技术是呼吸支持技术体系的另一重要组成部分，主要通过对患者呼吸功能及循环等相关功能的监测及时发现患者病情的变化，指导呼吸支持技术在临床中的规范应用，以提高呼吸支持技术的安全性和有效性。

### 一、临床体征

应重点注意口唇颜色、呼吸音、心率、血压和颈静脉怒张程度，尤其应注意呼吸形式，包括呼吸频率、节律和动度，可据此判断呼吸肌功能和呼吸中枢驱动情况。胸、腹部呼吸出现不同步或反常运动对呼吸肌疲劳有重要提示意义。

### 二、气体交换功能监测

**1. 动脉血气分析** 测定动脉血 pH、氧分压（$PaO_2$）、二氧化碳分压（$PaCO_2$）及 $HCO_3^-$ 等，反映气体经肺交换后在血中的最终状态。

**2. 肺动脉 / 混合静脉血液气体分析** 测定混合静脉血氧分压（$PvO_2$），二氧化碳分压（$PvCO_2$），氧饱和度（$SvO_2$）等。

**3. 吸 – 呼气体成分监测** 吸入及呼出气氧和二氧化碳浓度监测，包括吸入气中氧和二氧化碳浓度（$FiO_2$，$FiCO_2$）；呼出气中平均氧和二氧化碳浓度（$F_EO_2$，$F_ECO_2$）；呼气潮气末二氧化碳分压（$P_{ET}CO_2$）及呼吸二氧化碳图（capnography）。

**4. 由以上直测参数推算的指标**

（1）动脉血氧含量（$CaO_2$）$=1.34 \times SaO_2 \times Hb+0.0031 \times PaO_2$。

（2）氧消耗量（$VO_2$），二氧化碳产生量（$VCO_2$），呼吸商（RQ），反映体内气体代谢情况。$VO_2=(FiO_2-F_EO_2) \times V_E$，$VCO_2=(F_ECO_2-FiCO_2) \times V_E$，$RQ=VCO_2/VO_2$。

根据 $VO_2$、$VCO_2$ 和 RQ 可进而推算机体能量消耗量（EE）。

（3）肺泡气氧分压（$P_AO_2$）=（大气压 −47）$\times FiO_2-P_ACO_2/RQ$。

（4）肺泡气 – 动脉血氧分压（$A-aDO_2$）$=P_AO_2-PaO_2$，反映氧跨肺弥散能力和气体交换效率。

（5）氧合指数（$P_aO_2/FiO_2$）：此项指标计算简单，已成为衡量患者氧气交换能力最常用的指标。

（6）无效腔气量占通气量比例（$V_D/V_T$）=（$PaCO_2-P_ECO_2$）/$PaCO_2$，反映通气的效率。

**5. 无创连续性血氧和二氧化碳监测方法**

（1）脉搏容积血氧饱和度（$SpO_2$），为临床常用方法。

（2）经皮氧分压（$PtcO_2$）和二氧化碳分压（$PtcCO_2$），在成人中应用欠准确。

## 三、呼吸力学监测

压力、流速和容积是呼吸力学监测的三个要素：容积的变化由压差驱动所致，通过流速的变化来反映。其他呼吸力学指标可以通过这三类指标进行推算。

1. 气道压（$P_{aw}$）　包括气道峰压（$P_{peak}$）、平台压（$P_{plat}$）、呼气末正压（PEEP）、内源性呼气末正压（PEEPi）等。有条件时还可行胸腔压（Ppl）/ 食管压（Peso）、腹腔压（Pab）/ 胃内压（Pga）监测。

2. 流量（Flow）　如吸气峰流量（PIF），呼气峰流量（PEF）和平均吸气流速（$Vt/T_I$）等。

3. 肺容积　目前对肺容积的测量主要是通过计算流量对时间的积分获得。

（1）潮气量（Vt）、肺活量（VC）、第一秒时间肺活量（$FEV_{1.0}$）。

（2）分钟通气量（MV）、最大分钟通气量（MMV）。

（3）功能残气量（FRC）：目前已有呼吸机可通过氮气冲洗方法获得。

无效腔量（VD）：配置有容积 -$CO_2$ 曲线测定的呼吸机可以直接计算出生理无效腔及其组成部分的无效腔量大小。

4. 呼吸系统顺应性　包括静态顺应性（Cst）=Vt/（$P_{palt}$-PEEP）和动态顺应性（Cdyn）= Vt/（$P_{peak}$-PEEP）

5. 气道阻力（Raw）=（$P_{peak}-P_{plat}$）/Flow

6. 呼吸功（work of breathing，WOB）　为克服呼吸系统阻力（主要包括弹性阻力和黏滞阻力）和呼吸机管路阻力由呼吸机和（或）患者所做的机械功。计算公式：$WOB=\int Pdv$，为压力—容积曲线下的面积。监测呼吸功的意义：选择通气模式；调节呼吸支持水平；指导撤机；评价呼吸机管路对呼吸功的影响。患者呼吸功正常值为 0.3~0.6J/L，<0.75J/L 脱机多能成功。

7. 压力—时间乘积（pressure-time product，PTP）= 肌肉收缩时间 × 肌肉产生的压力变化。真实地反映了呼吸肌的努力（特别是在气道狭窄、阻塞时），与氧耗相关。

8. 呼吸动力

（1）呼吸中枢驱动力：吸气 0.1 秒末闭合气道压（P0.1）、膈肌肌电和 VT/TI。

（2）呼吸肌肌力：肺活量（VC）；最大吸气压（MIP），反映所有呼吸肌肌力的总和；跨膈压（Pdi）=Ppl-Pab=Peso-Pga，反映膈肌肌力。

（3）呼吸肌耐力：MV/MMV。

9. 呼吸力学曲线（环）　常用的有气道压力—时间、流速—时间、容积—时间曲线以及压力—容积环和流速—容积环。临床意义：判断触发灵敏度是否合适；推算指标（顺应性、呼吸功等）；气流受限和肺过度充气的判断；用于指导潮气量和 PEEP 的调节；人机协调的监测；气道分泌物过多的判断；支气管扩张药物治疗效果的判断以及呼吸机管道系统密闭性的判断等。

## 四、心肺交互作用：血流动力学监测

与呼吸力学监测类似，通过对压力和心排血量（类似流量）的直接测定，再推算出其他指标，以反映心肺交互作用。

**1. 体循环** 外周动脉腔内置管以连续监测体循环动脉收缩、舒张、平均压（ABPS、ABPD、ABPM）并可供采取血气标本。

**2. 肺循环** 采用Swan-Ganz导管进行下列指标的监测：

（1）血管—心脏腔内压测定：包括中心静脉压（CVP）/右房平均压（RAPM），右室收缩、舒张、平均压（RVPS、RVPD、RVPM），肺动脉收缩、舒张、平均压（PAPS、PAP、PAPM），肺毛细血管嵌顿压（PCWP）。

（2）热稀释法测定心排血量（CO）：以体表面积（BSA）指数化（CO/BSA）则为心排指数（CI）。

（3）根据以上指标可推算出肺血管阻力、体循环阻力和心脏做功的各类指标。

（4）从以上血流动力学参数可以推算出氧动力学指标，包括动脉—混合静脉氧含量差、氧输送公式、氧耗量、氧提取率和肺内分流率等。

**3. 脉波指示剂连续心排血量（PiCCO）** 利用经肺热稀释技术和脉搏波型轮廓分析技术进行血流动力学监测和指导进行容量管理。主要特征性指标包括：

（1）血容量参数：胸腔内血容积（ITBV）、全心舒张末容积（GEDV）、每搏量变异率（SVV）等。

（2）肺水相关参数：血管外肺水（EVLW）、肺血管通透性指数（PVPI）。

（3）心肌收缩力参数：左心室收缩力指数（dPmx）、全心射血分数（GEF）等。

## 五、组织氧合状态监测

应用呼吸支持技术的其中一个主要目的是增加组织的氧供，维持组织正常功能。临床可以从以下方面进行判断组织氧合状态。

1. $PvO_2$ 和 $SvO_2$ 测定对组织氧合状况有较大提示意义，但需注意不同水平的血液右向左分流对结果的影响和是否存在组织利用氧的障碍。
2. 血乳酸水平测定，提示缺氧所致无氧酵解发生。
3. 监测 $DO_2$ 与 $VO_2$ 关系，注意是否出现相关性变化。
4. 胃黏膜内pH（pHi）。

## 六、床旁胸部影像学监测

通过床旁胸部影像学监测可以了解肺部的形态学改变以及肺部病情的变化，对于指导呼吸支持参数的设置和调整具有重要的临床意义。常用的床旁胸部影像学技术包括床旁胸片、CT、EIT和床旁超声波检查等。近年来肺部床旁超声检查逐渐受到临床医生的青睐，不仅可用于肺部病情的评估，还便于膈肌功能的监测，但其实际价值还需进一步探讨。

**（夏金根　詹庆元　王　辰）**

## 参考文献


[1] O'Driscoll BR, Howard LS, Earis J, et al. BTS guideline for oxygen use in adults in healthcare and emergency settings. Thorax, 2017, 72: ii1–ii90.

[2] Eastwood G, Bellomo R, Bailey M, et al. Arterial oxygen tension and mortality in mechanically ventilated patients. Intensive Care Med, 2012, 38(1): 91–98.

[3] Suzuki S, Eastwood GM, Glassford NJ, et al. Conservative oxygen therapy in mechanically ventilated patients: a pilot before-and-after trial. Crit Care Med, 2014, 42(6): 1414–1422.

[4] Girardis M, Busani S, Damiani E, et al. Effect of conservative vs conventional oxygen therapy on mortality among patients in an intensive care unit: the oxygen-ICU randomized clinical trial. JAMA, 2016, 316(15): 1583–1589.

[5] Panwar R, Hardie M, Bellomo R, et al. Conservative versus liberal oxygenation targets for mechanically ventilated patients.a pilot multicenter randomized controlled trial. Am J Respir Crit Care Med, 2016, 193(1): 43–51.

[6] Austin MA, Wills KE, Blizzard L, et al. Effect of high flow oxygen on mortality in chronic obstructive pulmonary disease patients in prehospital setting: 20 randomised controlled trial. BMJ, 2010, 341: c5462.

[7] Frat JP, Thille AW, Mercat A, et al. High-flow oxygen through nasal cannula in acute hypoxemic respiratory failure. N Engl J Med, 2015, 372(23): 2185–2196.

[8] Stéphan F, Barrucand B, Petit P, et al. High-flow nasal oxygen vs noninvasive positive airway pressure in hypoxemic patients after cardiothoracic surgery: a randomized clinical trial. JAMA, 2015, 313(23): 2331–2339.

[9] Hernández G, Vaquero C, Colinas L, et al. Effect of postextubation high-flow nasal cannula vs noninvasive ventilation on reintubation and postextubation respiratory failure in high-risk patients: a randomized clinical trial. JAMA, 2016, 316(15): 1565–1574.

[10] Hernández G, Vaquero C, González P, et al. Effect of postextubation high-flow nasal cannula vs conventional oxygen therapy on reintubation in low-risk patients: a randomized clinical trial. JAMA, 2016, 315(13): 1354–1361.

[11] Ischaki E, Pantazopoulos I, Zakynthinos S. Nasal high flow therapy: a novel treatment rather than a more expensive oxygen device. Eur Respir Rev, 2017, 26(145): pii: 170028.

[12] Spoletini G, Alotaibi M, Blasi F, et al. Heated humidified high-flow nasal oxygen in adults: mechanisms of action and clinical implications. Chest, 2015, 148(1): 253–261.

[13] Kacmarek RM, Wehrman SF, Heuer AJ. Egan's fundamentals of respiratory care. 11th Ed. St Louis MO: Mosby, 2017.

[14] 中华医学会呼吸病学分会. 雾化吸入疗法在呼吸疾病中的应用专家共识. 中华医学杂志, 2016, 96(34): 2696–2708.

[15] 中华医学会呼吸病学分会呼吸危重症学组. 体外膜氧合治疗成人重症呼吸衰竭临床操作推荐意见. 中华结核和呼吸杂志, 2014, 37(8): 572–578.

[16] 中华医学会呼吸病学分会呼吸危重症学组. 急性呼吸窘迫综合征患者机械通气指南（试行）. 中华医

学杂志,2016,96(6):404-424.

[17] Goligher EC,Ferguson ND,Brochard LJ. Clinical challenges in mechanical ventilation. Lancet,2016,387(10030):1856-1866.

[18] The Acute Respiratory Distress Syndrome Network. Ventilation with lower tidal volumes as compared with traditional tidal volumes for acute lung injury and the acute respiratory distress syndrome . N Engl J Med,2000,342(18):1301-1308.

[19] Slutsky AS,Ranieri VM. Ventilator-induced lung injury. N Engl J Med,2013,369:2126-2136.

[20] Rochwerg B, Brochard L, Elliott MW. Official ERS/ATS clinical practice guidelines:noninvasive ventilation for acute respiratory failure. Eur Respir J, 2017,50(2):pii:1602426.

[21] British Thoracic Society Standards of Care Committee. Non-invasive ventilation in acute respiratory failure. Thorax,2002,57(3):192-211.

[22] Keenan SP1,Sinuff T,Burns KE,et al. Clinical practice guidelines for the use of noninvasive positive-pressure ventilation and noninvasive continuous positive airway pressure in the acute care setting. CMAJ, 2011,183(3):E195-214.

[23] 中华医学会呼吸病学分会呼吸生理与重症监护学组. 无创正压通气临床应用专家共识. 中华结核和呼吸杂志,2009,32(2):86-98.

[24] Ferguson ND,Cook DJ,Guyatt GH,et al. High-frequency oscillation in early acute respiratory distress syndrome. N Engl J Med,2013,368(9):795-805.

[25] Young D,Lamb SE,Shah S,et al. High-frequency oscillation for acute respiratory distress syndrome. N Engl J Med,2013,368(9):806-813.

[26] Vincent JL. High-Frequency Oscillation in acute respiratory distress syndrome. the end of the story? Am J Respir Crit Care Med,2017,196(6):670-671.

[27] Peek GJ,Mugford M,Tiruvoipati R,et al. Efficacy and economic assessment of conventional ventilatory support versus extracorporeal membrane oxygenation for severe adult respiratory failure(cesar): a multicentre randomised controlled trial. Lancet,2009,374(9698):1351-1363.

[28] Australia,New Zealand Extracorporeal Membrane Oxygenation Influenza I,Davies A,et al. Extracorporeal membrane oxygenation for 2009 influenza A(H1N1) acute respiratory distress syndrome. JAMA,2009, 302(17):1888-1895.

[29] Bein T,Weber-Carstens S,Goldmann A,et al. Lower tidal volume strategy(≈3 ml/kg) combined with extracorporeal CO2 removal versus "conventional" protective ventilation(6 ml/kg) in severe ARDS: the prospective randomized Xtravent-study[J]. Intensive Care Med,2013,39(5):847-856.

[30] Burki NK, Mani RK, Herth FJF. A novel extracorporeal CO(2) removal system:results of a pilot study of hypercapnic respiratory failure in patients with COPD. Chest,2013,143(3):678-686.

[31] Terragni PP,Del Sorbo L,Mascia L,et al. Tidal volume lower than 6 ml/kg enhances lung protection: role of extracorporeal carbon dioxide removal. Anesthesiology,2009,111(4):826-835.

[32] Scholten EL,Beitler JR,Prisk GK,et al. Treatment of ARDS with prone positioning. Chest,2017,151(1): 215-224.

[33] Gattinoni L,Taccone P,Carlesso E,et al. Prone position in acute respiratory distress syndrome. Rationale, indications,and limits. Am J Respir Crit Care Med,2013,188(11):1286-1293.

[34] Guerin C, Reignier J, Richard JC, et al. Prone positioning in severe acute respiratory distress syndrome. N Engl J Med, 2013, 368(23): 2159–2168.
[35] Murray MJ, Cowen J, DeBlock H, et al. Clinical practice guidelines for sustained neuromuscular blockade in the adult critically ill patient. Crit Care Med, 2002, 30(1): 142–156.
[36] Papazian L, Forel JM, Gacouin A, et al. Neuromuscular blockers in early acute respiratory distress syndrome. N Engl J Med, 2010, 363(12): 1107–1116.
[37] Sessler CN. Counterpoint: should paralytic agents be routinely used in severe ARDS? No. Chest, 2013, 144(5): 1442–1445.
[38] Hall JB. Point: Should paralytic agents be routinely used in severe ARDS? Yes. Chest, 2013, 144(5): 1440–1442.
[39] Writing Group for the Alveolar Recruitment for Acute Respiratory Distress Syndrome Trial (ART) Investigators. Effect of lung recruitment and titrated positive end-expiratory pressure (PEEP) vs low PEEP on mortality in patients with acute respiratory distress syndrome: a randomized clinical trial. JAMA, 2017, 318(14): 1335–1345.
[40] Suzumura EA, Figueiro M, Normilio-Silva K, et al. Effects of alveolar recruitment maneuvers on clinical outcomes in patients with acute respiratory distress syndrome: A systematic review and meta-analysis. Intensive Care Med, 2014, 40(9): 1227–1240.
[41] Ruan SY, Huang TM, Wu HY, et al. Inhaled nitric oxide therapy and risk of renal dysfunction: a systematic review and meta-analysis of randomized trials. Crit Care, 2015, 19: 137.
[42] Laurent Brochard, Greg S Martin, Lluis Blanch, et al. Clinical review: respiratory monitoring in the ICU – a consensus of 16. Critical Care, 2012, 16: 219.

# 呼吸支持技术

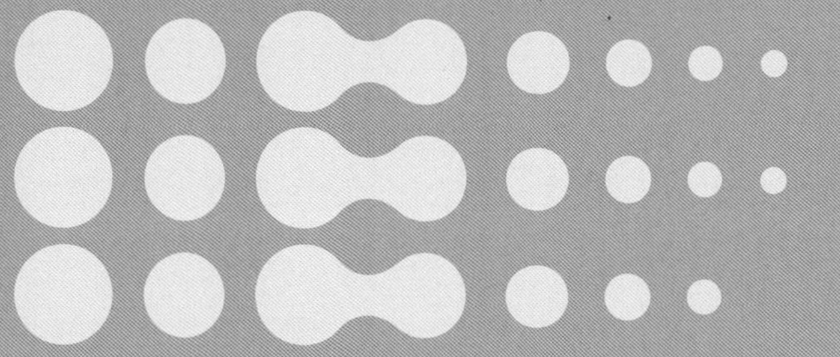

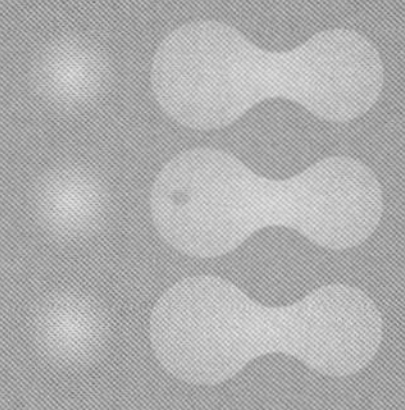

第二篇

# 呼吸衰竭

本篇主要内容包括呼吸衰竭的病因与病理生理机制、临床表现与诊断及处理原则。呼吸衰竭的病因既有中枢性因素，又有周围性因素，既有肺源性因素，也有心源性因素，或多种因素所致。在诊断方面，除了强调诊断意识与临床表现外，重点强调了呼吸衰竭病因的诊断思路流程，而对流程的理解是基于对呼吸衰竭病理生理的理解及对不同呼吸衰竭病因的理解。呼吸衰竭的处理原则包括开放气道、呼吸支持、病因的处理及其他脏器的监测与管理。

# 第3章 呼吸衰竭的病因与病理生理机制

呼吸衰竭（respiratory failure）是指各种原因引起的肺通气和（或）换气功能严重障碍，使静息状态下亦不能维持足够的气体交换，导致低氧血症伴（或不伴）高碳酸血症，进而引起一系列病理生理改变和相应临床表现的综合征。其临床表现缺乏特异性，明确诊断有赖于动脉血气分析：在海平面、静息状态、呼吸空气条件下，动脉血氧分压（$PaO_2$）<60mmHg，伴或不伴二氧化碳分压（$PaCO_2$）>50mmHg，可诊断为呼吸衰竭。$PaCO_2$ 正常或降低者称为Ⅰ型呼吸衰竭；若同时伴有 $PaCO_2$>50mmHg 称为Ⅱ型呼吸衰竭。因急性疾病在较短时间（数天或数周内）出现的呼吸衰竭称为急性呼吸衰竭。对于因慢性疾病经过较长时间发展为呼吸衰竭的称为慢性呼吸衰竭。早期虽有低氧血症或伴高碳酸血症，但机体通过代偿适应，生理功能障碍和代谢紊乱较轻，仍保持一定的生活活动能力，动脉血气分析 pH 在正常范围（7.35~7.45）。另一种临床较常见的情况是在慢性呼吸衰竭的基础上，因合并呼吸系统感染、气道痉挛或并发气胸等情况，病情急性加重，在短时间内出现 $PaO_2$ 显著下降和（或）$PaCO_2$ 显著升高，称为慢性呼吸衰竭急性加重，其病理生理学改变和临床表现兼有慢性和急性呼吸衰竭的特点，基本处理原则与急性呼吸衰竭类同。

## 第一节 呼吸衰竭的病因

### 一、气道阻塞性病变

气管—支气管的炎症、痉挛、肿瘤、异物、纤维化瘢痕等均可引起气道阻塞。如 COPD、哮喘急性加重时可引起气道痉挛、炎性水肿、分泌物阻塞气道等，导致肺通气不足或通气 / 血流比例失调，发生缺氧和（或）$CO_2$ 储留，甚至呼吸衰竭。

## 二、肺组织病变

各种累及肺泡和（或）肺间质的病变，如肺炎、肺气肿、严重肺结核、弥漫性肺纤维化、肺水肿、硅沉着病等，均可使有效弥散面积减少、肺顺应性降低、通气/血流比例失调，导致缺氧或合并 $CO_2$ 储留。

## 三、肺血管疾病

肺栓塞、肺血管炎等可引起通气/血流比例失调，或部分静脉血未经氧合直接流入肺静脉，导致呼吸衰竭。

## 四、胸廓与胸膜病变

胸部外伤所致的连枷胸、严重的自发性或外伤性气胸、严重的脊柱畸形、大量胸腔积液、胸膜肥厚与粘连、强直性脊柱炎等，均可限制胸廓活动和肺扩张，导致通气不足及吸入气体分布不均，从而发生呼吸衰竭。

## 五、中枢–神经肌肉疾病

脑血管疾病、颅脑外伤、脑炎以及镇静催眠剂中毒可直接或间接抑制呼吸中枢。脊髓颈段或高位胸段损伤（肿瘤或外伤）、脊髓灰质炎、多发性神经炎、重症肌无力、有机磷中毒、破伤风以及严重的钾代谢紊乱等均可累及呼吸肌，造成呼吸肌无力、疲劳、麻痹，因呼吸动力下降而发生肺通气不足。

## 六、心脏疾病

各种缺血性心脏疾病、严重心瓣膜疾病、心肌病、心包疾病等均可导致通气和换气功能障碍，从而导致缺氧和（或）$CO_2$ 储留。

# 第二节 发病机制和病理生理

## 一、低氧血症和高碳酸血症的发生机制

各种病因通过肺通气不足、弥散障碍、通气/血流比例失调、肺内动—静脉解剖分流增加、氧耗量增加五个主要机制，使通气和（或）换气过程发生障碍，导致呼吸衰竭。临床上单一机制引起的呼吸衰竭很少见，往往是多种机制并存或随着病情的发展先后参与发挥作用。

**1. 肺通气不足（hypoventilation）** 正常成人在静息状态下有效肺泡通气量约为 4L/min 才能维持正常的肺泡氧分压（$PaO_2$）和肺泡二氧化碳分压（$PaCO_2$）。肺泡通气量减少会引起 $PaO_2$ 下降和 $PaCO_2$ 上升，从而发生缺氧和 $CO_2$ 储留。呼吸空气条件下，$PaCO_2$ 与肺泡通气量（$V_A$）和 $CO_2$ 产生量（$VCO_2$）的关系可用下列公式反映：$PaCO_2=0.863\times VCO_2/V_A$。若 $VCO_2$ 是常数，$V_A$ 与 $PaCO_2$ 呈反比关系。$V_A$ 和 $PaCO_2$ 与肺泡通气量的关系请见图 3–1。

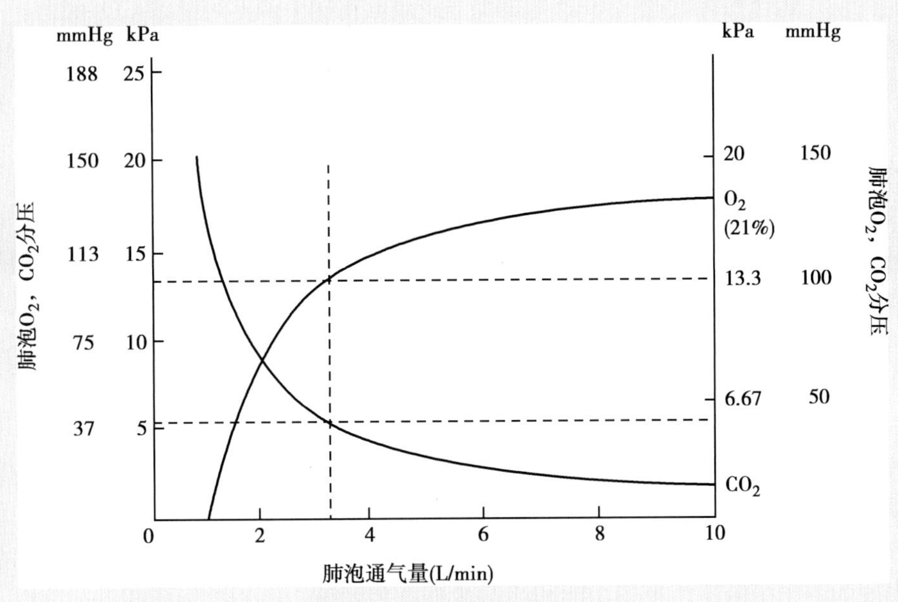


**图 3-1 肺泡氧分压和二氧化碳分压与肺泡通气量的关系**

引自：陆再英，钟南山．内科学．7版．北京：人民卫生出版社，2008：143，图 2-14-1

2. 弥散障碍（diffusion abnormality） 指 $O_2$、$CO_2$ 等气体通过肺泡膜进行交换的物理弥散过程发生障碍。气体弥散的速度取决于肺泡膜两侧气体压差，气体弥散系数，肺泡膜的弥散面积、厚度和通透性，同时气体弥散量还受血液与肺泡接触时间以及心排血量、血红蛋白含量、通气 / 血流比例的影响。静息状态时，流经肺泡壁毛细血管的血液与肺泡的接触时间约为 0.72s，而 $O_2$ 完成气体交换的时间为 0.25~0.3 秒，$CO_2$ 则只需 0.13 秒，并且 $O_2$ 的弥散能力仅为 $CO_2$ 的 1/20，故弥散障碍时常以低氧血症为主。需要注意的是，只有当肺部出现严重病变时才会影响氧合，弥散障碍很少作为独立因素单独影响氧合。

3. 通气 / 血流比例失调（ventilation-perfusion mismatch） 血液流经肺泡时能否保证血液动脉化，即得到充足的 $O_2$ 并充分排出 $CO_2$，除需有正常的肺通气功能和良好的肺泡膜弥散功能外，还取决于肺泡通气量与血流量之间的正常比例。正常成人静息状态下，通气 / 血流比值约为 0.8。肺泡通气 / 血流比例失调有两种主要形式。①部分肺泡通气不足：肺部病变，如肺泡萎陷、肺炎、肺不张、肺水肿等引起病变部位的肺泡通气不足，通气 / 血流比值变小，部分未经氧合或未经充分氧合的静脉血（肺动脉血）通过肺泡的毛细血管或短路流入动脉血（肺静脉血）中，故又称肺动—静脉样分流或功能性分流（functional shunt）。②部分肺泡血流不足：肺血管病变，如低心排及肺栓塞引起栓塞部位血流减少，通气 / 血流比值增大，肺泡通气不能被充分利用，又称无效腔样通气（dead space-like ventilation）。通气 / 血流比例失调通常仅导致低氧血症，而无 $CO_2$ 储留。其原因主要是：①动脉与混合静脉血的氧分压差为 59mmHg，比 $CO_2$ 分压差 5.9mmHg 大 10 倍；②氧解离曲线呈 S 形，正常肺泡毛细血管的血氧饱和度已处于曲线的平台段，无法携带更多的氧以代偿低 $PaO_2$ 区的血氧含量下降。而 $CO_2$ 解离曲线在生理范围内呈直线，有利于通气良好区对通气不足区的代偿，排出足够的 $CO_2$，不致出现 $CO_2$ 储留。然而，如果正常肺泡不能代偿（如合并有低通气），严重的通气 / 血流比例失调亦可导致 $CO_2$ 储留。

**4. 肺内动—静脉解剖分流增加** 肺动脉内的静脉血未经氧合直接流入肺静脉，导致 $PaO_2$ 降低，是通气 / 血流比例失调的特例，常见于肺动 — 静脉瘘。这种情况下，提高吸氧浓度并不能提高分流静脉血的血氧分压。分流量越大，吸氧后提高动脉血氧分压的效果越差；若分流量超过 30%，吸氧并不能明显提高 $PaO_2$。

**5. 氧耗量增加** 发热、寒战、呼吸困难和抽搐均增加氧耗量。寒战时耗氧量可达 500ml/min；严重哮喘时，呼吸肌做功增加，氧耗量可达正常的十几倍。氧耗量增加导致肺泡氧分压下降时，正常人可通过增加通气量来防止缺氧的发生。所以，若氧耗量增加的患者同时伴有通气功能障碍，则会出现严重的低氧血症。

## 二、低氧血症和高碳酸血症对机体的影响

低氧血症和高碳酸血症能够影响全身各系统脏器的代谢、功能甚至使组织结构发生变化。在呼吸衰竭的初始阶段，各系统脏器的功能和代谢可发生一系列代偿性反应，以改善组织供氧，调节酸碱平衡，适应内环境的变化。当呼吸衰竭进入严重阶段时，则出现代偿不全，表现为各系统脏器严重的功能和代谢紊乱直至衰竭。

**1. 对中枢神经系统的影响** 脑组织的耗氧量很大，占全身耗氧量的 1/5~1/4。大脑皮质的神经元细胞对缺氧最为敏感，通常完全停止供氧 4~5 分钟即可引起不可逆性脑损害。低氧对中枢神经系统影响的程度与缺氧发生的速度和程度有关。当 $PaO_2$ 降至 60mmHg 时，可出现注意力不集中、智力和视力轻度减退；当 $PaO_2$ 迅速降至 40~50mmHg 以下时，会引起一系列神经精神症状，如头痛、不安、定向力与记忆力障碍、精神错乱、嗜睡；低于 30mmHg 时，出现神志丧失乃至昏迷；$PaO_2$ 低于 20mmHg 时，只需数分钟即可造成神经细胞不可逆性损伤。

$CO_2$ 储留使脑脊液 $H^+$ 浓度增加，影响脑细胞代谢，降低脑细胞兴奋性，抑制皮质活动；但轻度 $CO_2$ 增加，对皮质下层刺激加强，可间接引起皮质兴奋。$CO_2$ 储留可引起头痛、头晕、烦躁不安、言语不清、精神错乱、扑翼样震颤、嗜睡、昏迷、抽搐和呼吸抑制等表现，这种由缺氧和 $CO_2$ 储留所致的神经精神障碍症候群称为肺性脑病（pulmonary encephalopathy），又称 $CO_2$ 麻醉（carbon dioxide narcosis）。肺性脑病早期患者往往有失眠、兴奋、烦躁不安等症状。除上述神经精神症状外，还可表现为木僵、视力障碍、球结膜水肿及发绀等。肺性脑病的发病机制尚未完全阐明，但目前认为低氧血症、$CO_2$ 储留和酸中毒三个因素共同损伤脑血管和脑细胞是最根本的发病机制。

缺氧和 $CO_2$ 储留均会使脑血管扩张、血流阻力降低、血流量增加以代偿脑缺氧。缺氧和酸中毒还能损伤血管内皮细胞使其通透性增高，导致脑间质水肿；缺氧使红细胞 ATP 生成减少，造成 $Na^+$–$K^+$ 泵功能障碍，引起细胞内 $Na^+$ 及水分增多，形成脑细胞水肿。以上情况均可引起脑组织充血、水肿和颅内压增高，压迫脑血管，进一步加重脑缺血、缺氧，形成恶性循环，严重时出现脑疝。另外，神经细胞内的酸中毒可引起抑制性神经递质 γ–氨基丁酸生成增多，加重中枢神经系统的功能和代谢障碍，也成为肺性脑病以及缺氧、休克等病理生理改变难以恢复的原因。

**2. 对循环系统的影响** 一定程度的 $PaO_2$ 降低和 $PaCO_2$ 升高，可使心率反射性增快、心肌收缩力增强、心排血量增加；缺氧和 $CO_2$ 储留时，交感神经兴奋使皮肤和腹腔脏器血

管收缩，而冠脉血管由于主要受局部代谢产物的影响发生扩张，其血流量是增加的。严重的缺氧和 $CO_2$ 储留可直接抑制心血管中枢，造成心脏活动抑制和血管扩张、血压下降、心律失常等严重后果。心肌对缺氧十分敏感，早期轻度缺氧即可有心电图的异常表现。急性严重缺氧可导致心室颤动或心脏骤停。长期慢性缺氧可导致心肌纤维化、心肌硬化。在呼吸衰竭的发病过程中，缺氧、肺动脉高压以及心肌受损等多种病理变化共同作用，最终导致肺源性心脏病（cor pulmonale）。

**3. 对呼吸系统的影响** 呼吸衰竭患者的呼吸变化受到 $PaO_2$ 降低和 $PaCO_2$ 升高所引起的反射活动及原发疾病的影响，因此实际的呼吸活动需要视诸多因素综合而定。

低氧血症对呼吸的影响远小于 $CO_2$ 储留。低 $PaO_2$（<60mmHg）作用于颈动脉体和主动脉体的化学感受器，可反射性兴奋呼吸中枢，增强呼吸运动，使呼吸频率增快甚至出现呼吸窘迫。当缺氧程度缓慢加重时，这种反射性兴奋呼吸中枢的作用将变得迟钝。缺氧对呼吸中枢的直接作用是抑制作用，当 $PaO_2$<30mmHg 时，此作用可大于反射性兴奋作用而使呼吸抑制。

$CO_2$ 是强有力的呼吸中枢兴奋剂。当 $PaCO_2$ 急骤升高时，呼吸加深加快；长时间严重的 $CO_2$ 储留，会造成中枢化学感受器对 $CO_2$ 的刺激作用发生适应；当 $PaCO_2$>80mmHg 时，会对呼吸中枢产生抑制和麻醉效应，此时呼吸运动主要靠低 $PaO_2$ 对外周化学感受器的刺激作用来维持。因此对这种患者进行氧疗时，如吸入高浓度氧，由于解除了低氧对呼吸中枢的刺激作用，可造成呼吸抑制，应注意避免。

**4. 对肾功能的影响** 呼吸衰竭的患者常常合并肾功能不全，若及时治疗，随着外呼吸功能的好转，肾功能可以恢复。

**5. 对消化系统的影响** 呼吸衰竭的患者常合并消化道功能障碍，表现为消化不良、食欲缺乏，甚至出现胃肠黏膜糜烂、坏死、溃疡和出血。缺氧可直接或间接损害肝细胞，使丙氨酸氨基转移酶升高，若缺氧能够得到及时纠正，肝功能可逐渐恢复正常。

**6. 呼吸性酸中毒及电解质紊乱** 呼吸功能障碍导致血 $PaCO_2$ 增高（>45mmHg）、pH 下降（<7.35）、$H^+$ 浓度升高（>45mmol/L），发生呼吸性酸中毒。早期可出现血压增高，中枢神经系统受累，表现为躁动、嗜睡、精神错乱、扑翼样震颤等。由于 pH 取决于 $HCO_3^-$ 与 $H_2CO_3$ 的比值，前者靠肾脏调节（需 1~3 天），而后者靠呼吸调节（仅需数小时），因此急性呼吸衰竭时 $CO_2$ 储留可使 pH 迅速下降。在持续或严重缺氧的患者体内，组织细胞能量代谢的中间过程，如三羧酸循环、氧化磷酸化和有关酶的活性受到抑制，使能量生成减少，体内乳酸和无机磷产生增多，导致代谢性酸中毒（实际碳酸氢盐 AB<22mmol/L）。此时患者表现为呼吸性酸中毒合并代谢性酸中毒，可出现意识障碍、血压下降、心律失常甚至心脏骤停。由于能量不足，体内转运离子的钠泵功能障碍，使细胞内 $K^+$ 转移至血液，而 $Na^+$ 和 $H^+$ 进入细胞内，造成细胞内酸中毒和高钾血症。

慢性呼吸衰竭时因 $CO_2$ 储留发展缓慢，肾脏可通过减少 $HCO_3^-$ 的排出来维持 pH 恒定。但当体内 $CO_2$ 长期增高时，$HCO_3^-$ 也持续维持在较高水平，导致呼吸性酸中毒合并代谢性碱中毒，此时 pH 可处于正常范围，称为代偿性呼吸性酸中毒合并代谢性碱中毒。因血中主要阴离子 $HCO_3^-$ 和 $Cl^-$ 之和相对恒定（电中性原理），当 $HCO_3^-$ 持续增加时血中 $Cl^-$ 相应降低，产生低氯血症。当呼吸衰竭恶化，$CO_2$ 储留进一步加重时，$HCO_3^-$ 已不能代偿，pH 低于正常范围（<7.35），则呈现失代偿性呼吸性酸中毒合并代谢性碱中毒。

（詹庆元　王　辰）

# 第4章

# 呼吸衰竭的临床表现与诊断

## 第一节 临床表现

**1. 呼吸困难** 呼吸困难是呼吸衰竭最早出现的症状。多数患者有明显的呼吸困难，可表现为频率、节律和幅度的改变。较早表现为呼吸频率增快，病情加重时出现呼吸困难，辅助呼吸肌活动加强，如三凹征。中枢性疾病或中枢神经抑制性药物所致的呼吸衰竭表现为呼吸节律改变，如潮式呼吸、比奥呼吸等。

**2. 发绀** 发绀是缺氧的典型表现，当动脉血氧饱和度低90%时，可在口唇、指甲等处出现发绀。另应注意，因发绀的程度与还原型血红蛋白含量相关，所以红细胞增多者发绀更明显，贫血者则不明显或不出现发绀。因严重休克等引起末梢循环障碍的患者，即使动脉血氧分压尚正常，也可出现发绀，称作外周性发绀；而真正由于动脉血氧饱和度降低引起的发绀，称作中央性发绀。发绀还受皮肤色素及心功能的影响。

**3. 精神神经症状** 急性缺氧可出现精神错乱、躁狂、昏迷、抽搐等症状。如合并急性$CO_2$储留，可出现嗜睡、淡漠、扑翼样震颤，甚至呼吸骤停。

**4. 循环系统表现** 多数患者有心动过速；严重低氧血症和酸中毒可导致心肌损害，亦可引起周围循环衰竭、血压下降、心律失常、心脏停搏。

**5. 消化和泌尿系统表现** 严重呼吸衰竭对肝、肾功能都有影响，部分病例可出现丙氨酸氨基转移酶与血浆尿素氮升高，个别病例尿中可出现蛋白、红细胞和管型。因胃肠道黏膜屏障功能受损，导致胃肠道黏膜充血水肿、糜烂渗血或发生应激性溃疡，引起上消化道出血。

## 第二节 辅助检查

除原发疾病、低氧血症及$CO_2$储留所致的临床表现外，呼吸衰竭的诊断主要依靠血气分析。而结合肺功能、胸部影像学和纤维支气管镜等检查对于明确呼吸衰竭的原因至关重要。

### （一）动脉血液气体分析

对判断呼吸衰竭和酸碱失衡的严重程度及指导治疗均具有重要意义。pH 可反映机体的代偿状况，有助于鉴别急性或慢性呼吸衰竭。当 $PaCO_2$ 升高、pH 正常时，称为代偿性呼吸性酸中毒；若 $PaCO_2$ 升高、pH<7.35，则称为失代偿性呼吸性酸中毒。需要指出，由于血气受年龄、海拔高度、氧疗等多种因素影响，具体分析时一定要结合临床情况。

### （二）肺功能检测

尽管在某些重症患者，肺功能检测受到限制，但我们能通过肺功能判断通气功能障碍的性质（阻塞性、限制性或混合性）及是否合并换气功能障碍，并对通气和换气功能障碍的严重程度进行判断。呼吸肌功能测试能够提示呼吸肌无力的原因和严重程度。

### （三）胸部影像学检查

包括 X 线平片、CT、放射性核素通气 / 灌注扫描和肺血管造影等，用于辅助诊断导致呼吸衰竭的病因。

### （四）纤维支气管镜检查

用于明确大气道内状况，取得下呼吸道分泌物或病理标本。

## 第三节 诊断原则

呼吸衰竭是临床常见危重症，如果发现患者有相关临床表现，如呼吸困难，即应考虑存在呼吸衰竭的可能性，此时积极行动脉血气分析，以明确呼吸衰竭的诊断。之后根据临床症状、体征和辅助检查结果，综合分析判断导致急性呼吸衰竭的原因。呼吸衰竭病因的诊断对原发病的治疗至为重要，图 4-1 为呼吸衰竭病因的诊断思路流程图。

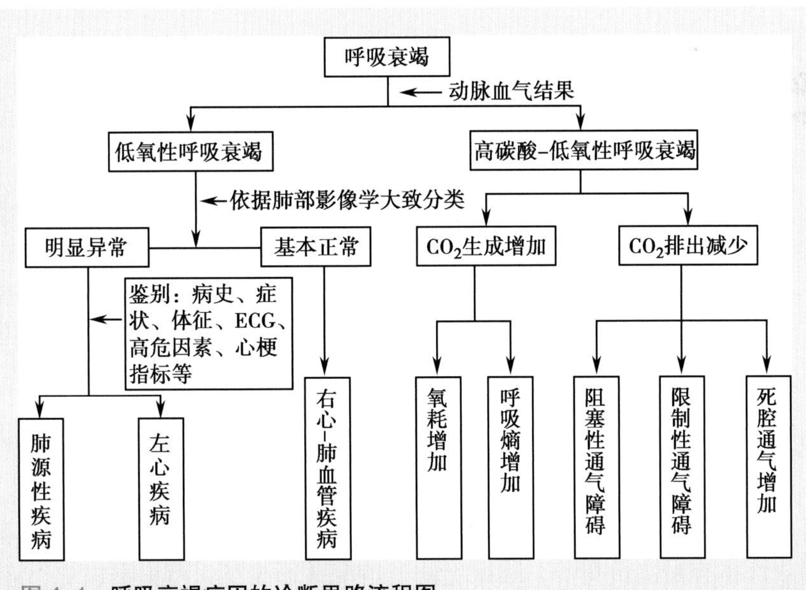


图 4-1 呼吸衰竭病因的诊断思路流程图

## 一、低氧性呼吸衰竭

以低氧血症为特征，以肺源性及心源性病变（包括左心与右心）所致换气功能障碍为主要发病机制，包括通气/血流比例失调、弥散障碍、分流增加等，而肺泡总通气量正常甚至增加。胸部影像学资料可为低氧原因的诊断提供重要思路（表4–1）。

**表4–1 根据胸部影像学表现对低氧性呼吸衰竭进行分类**

| 类型 | 病因分类 | | 临床情况或疾病 |
| --- | --- | --- | --- |
| 影像学明显异常 | 肺源性疾病 | 弥漫性双侧肺病变 | 肺炎（如病毒、PCP）<br>弥漫性肺泡出血<br>急性呼吸窘迫综合征<br>肺间质病变 |
| | | 单侧肺病变 | 主支气管插管<br>单侧肺不张<br>单侧肺水肿<br>单侧气胸<br>胸膜病变<br>吸入性肺炎 |
| | | 局灶或多发性肺病变 | 大叶性肺炎<br>肺叶或段不张<br>肺挫伤 |
| | 左心疾病 | | 液体容量高负荷<br>急性左心衰竭<br>心源性休克<br>心肌梗死<br>急性重症心肌炎<br>心脏瓣膜疾病 |
| 影像学基本正常 | 右心—肺血管疾病 | | 心内分流<br>肺血管分流<br>动静脉畸形<br>肺动脉血栓栓塞症<br>肺动脉高压<br>肝肺综合征 |

**1. 胸部影像明显异常** 考虑两类原因：一是肺部疾病所致低氧，包括分弥漫性双侧肺病变、单侧肺病变、局灶或多发性肺病等；二是左心系统因素所致严重低氧，通常是由于左心室泵血功能严重降低或失代偿导致心源性/静水压增高性肺水肿，如心肌梗死、急性左心衰竭或液体容量高负荷等，临床上此类情况并不少见，可根据病史、症状、体征、心电图、超声心动图及心肌梗死指标等资料重点排除左心系统疾病。

**2. 胸部影像基本正常** 如胸部影像基本正常，或低氧程度与胸部影像显示病变的严重程度不匹配，需重点考虑右心—肺血管疾病，如肺动脉高压、肺动脉血栓栓塞症等，心内分流、肝肺综合征等肺外疾病亦应予以考虑，动—静脉分流是此类呼吸衰竭的主要发病机制。

## 二、高碳酸—低氧性呼吸衰竭

以$CO_2$储留为主，与$CO_2$生成增加及通气功能障碍所致$CO_2$排出减少相关，包括气道、胸腔、腹腔、胸壁、呼吸肌、呼吸中枢以及后两者间的神经传导系统异常（表4-2）。

**表4-2 高碳酸—低氧性呼吸衰竭的病因分类**

| 类型 | 机制或分类 | 临床情况或疾病 | |
|---|---|---|---|
| $CO_2$生成增加 | 氧耗增加 | 发热、脓毒血症、烧伤、创伤、抽搐、癫痫 | |
| | 呼吸熵增加 | 大量糖类食物 | |
| $CO_2$排出减少（通气障碍） | 阻塞性通气障碍 | 上呼吸道梗阻 | 喉头水肿、会厌炎、气管软化、异物、气管肿瘤 |
| | | 下呼吸道梗阻 | 支气管哮喘、COPD急性加重期<br>支气管痉挛、气道分泌物增加 |
| | 限制性通气障碍 | 中枢神经系统疾病 | 颅脑损害：脑梗死、脑出血、肿瘤/外伤性损害<br>中毒性脑病：一氧化碳、药物等<br>中枢神经系统感染<br>药物中毒：阿片类、苯二氮䓬类、巴比妥类、乙醇等<br>肥胖性低通气综合征、原发性低通气综合征 |
| | | 神经—肌肉疾病 | 脊髓束损伤：颈髓损伤、脊髓炎、脊髓侧索硬化<br>感染性疾病：破伤风、脊髓灰质炎<br>药物中毒性损害：肌松药、激素、有机磷中毒等<br>周围神经病：吉兰—巴雷综合征<br>其他：周期性瘫痪、重症肌无力等 |
| | | 肌肉疾病 | 肌炎、失用性肌萎缩、膈肌功能障碍 |
| | | 胸壁顺应性降低 | 胸壁：脊柱畸形、胸廓成形术后、多发性肋骨骨折、肥胖<br>腹腔：大量腹水、腹腔高压、气腹 |
| | | 胸膜疾病 | 胸腔积液、气胸、胸膜增厚 |
| | | 其他 | 营养不良、低蛋白血症、电解质异常、疼痛 |
| | 无效腔通气增加 | 解剖无效腔增加 | 肺气肿、肺大疱、人工气道（包括呼吸机管路） |
| | | 肺泡无效腔增加（肺部低灌注） | 低血容量或心源性休克<br>心肺复苏<br>肺部过度通气（内源性PEEP、应用高水平PEEP）<br>肺动脉血栓栓塞症 |

**1. $CO_2$ 生成增加** 如氧耗增加（炎症、高代谢等）、呼吸熵增加（过多的糖类），但单纯因 $CO_2$ 生成增加导致Ⅱ型呼吸衰竭较为少见，一般同时合并通气障碍。

**2. $CO_2$ 排出减少** 包括通气量减少（阻塞性通气障碍和限制性通气障碍）和通气效率降低（无效腔通气增加）。患者的基础肺功能、有创机械通气后呼吸力学的监测有助于区分阻塞性或限制性通气障碍，呼气末二氧化碳的监测可初步评估无效腔通气的比例。

（1）阻塞性通气障碍：包括上呼吸道梗阻、下呼吸道梗阻（临床常见 COPD、哮喘等），肺功能可表现肺残气量增加、$FEV_1/FEV<70\%$ 等，有创机械通气后呼吸力学监测主要表现为气道阻力明显增加与呼气受限，而肺顺应性无明显异常。

（2）限制性通气障碍：此类疾病众多，病因不一。肺功能可表现为肺总量及肺活量明显降低、$FEV_1/FEV$ 大致正常，而呼吸力学提示呼吸道顺应性明显降低，气道阻力无明显异常，可与阻塞性通气障碍相鉴别。

（3）无效腔通气增加：由于各种因素（如肺泡结构破坏、人工气道、肺部低灌注等），导致 Vd/Vt 比例明显增加，有效肺泡通气量明显降低，不利于 $CO_2$ 的排出。

## 三、并发症的诊断

缺氧、二氧化碳储留可导致多系统损害，常见的有①循环系统：心动过速、心律失常、循环衰竭、心脏停搏等。②消化系统：肝脏损害导致转氨酶水平升高，胃肠黏膜损害导致应激性溃疡出血等。③泌尿系统：肾脏损害导致红细胞尿、蛋白尿、肾衰竭等。④内环境：二氧化碳储留导致呼吸性酸中毒，缺氧导致机体无氧酵解增加出现代谢性酸中毒，电解质紊乱等。⑤出凝血系统：血液处于高凝状态，血管内皮细胞损伤，易出现血栓。

**（詹庆元　王　辰）**

# 第 5 章 呼吸衰竭的处理原则

呼吸衰竭的总体治疗原则：加强呼吸支持，包括保持呼吸道通畅、纠正缺氧和改善通气等；呼吸衰竭病因和诱因的治疗；加强一般支持治疗以及对其他重要脏器功能的监测与支持。

## 第一节 保持呼吸道通畅

对任何类型的呼吸衰竭，保持呼吸道通畅是最基本、最重要的治疗措施。气道不畅使呼吸阻力增加，呼吸功耗增多，会加重呼吸肌疲劳；气道阻塞致分泌物排出困难将加重感染，同时也可能发生肺不张，使气体交换面积减少；气道如发生急性完全阻塞，会发生窒息，短时间内致患者死亡。

保持气道通畅的方法主要有①若患者昏迷，应使其处于仰卧位，头后仰，托起下颌并将口打开；②清除气道内分泌物及异物；③若以上方法不能奏效，必要时应建立人工气道。人工气道的建立一般有三种方法：简便人工气道、气管插管及气管切开，后两者属气管内导管。简便人工气道主要有口咽通气道、鼻咽通气道和喉罩，是气管内导管的临时替代方式，在病情危重不具备插管条件时应用，待病情允许后再行气管插管或气管切开。气管内导管是重建呼吸通道最可靠的方法。

若患者有支气管痉挛，需积极使用支气管扩张药物，可选用 $\beta_2$ 肾上腺素受体激动剂、抗胆碱药、糖皮质激素或茶碱类药物等。在急性呼吸衰竭时，主要经静脉给药。

## 第二节 氧　疗

通过增加吸入氧浓度来纠正患者缺氧状态的治疗方法即为氧疗。对于急性呼吸衰竭患者应给予氧疗。

## 一、吸氧浓度

确定吸氧浓度的原则是在保证 $PaO_2$ 迅速提高到 60mmHg 或脉搏容积血氧饱和度（$SpO_2$）达 90%以上的前提下，尽量降低吸氧浓度。

Ⅰ型呼吸衰竭的主要问题为氧合功能障碍而通气功能基本正常，较高浓度（>35%）给氧可以迅速缓解低氧血症而不会引起 $CO_2$ 储留。对于伴有高碳酸血症的急性呼吸衰竭，往往需要将给氧浓度设定为达到上述氧合目标的最低值。

## 二、吸氧装置

**1. 鼻导管或鼻塞** 主要优点为简单、方便，不影响患者咳痰、进食；缺点为氧浓度不恒定，易受患者呼吸的影响。高流量时对局部鼻黏膜有刺激，氧流量不能大于 7L/min。吸入氧浓度与氧流量的关系：吸入氧浓度（%）=21+4× 氧流量（L/min）。

**2. 面罩** 主要包括简单面罩、带储气囊无重复呼吸面罩和文丘里（Venturi）面罩。主要优点为吸氧浓度相对稳定，可按需调节，且对鼻黏膜刺激小；缺点为在一定程度上影响患者咳痰、进食。

**3. 经鼻高流量氧疗（high flow nasal cannula）** 该氧疗装置可提供 10~80L/min、高吸氧浓度、充分加温加湿的气源，并具有一定 PEEP 的作用，可有效减少无效腔通气，在急性Ⅰ型呼吸衰竭及部分Ⅱ型呼吸衰竭患者中取得了较好的临床疗效。

## 三、增加通气量、改善 $CO_2$ 储留

**1. 呼吸兴奋剂** 呼吸兴奋剂的使用原则：必须保持气道通畅，否则会促发呼吸肌疲劳，加重 $CO_2$ 储留；脑缺氧、脑水肿未纠正而出现频繁抽搐者慎用；患者呼吸肌功能基本正常；不可突然停药。主要适用于以中枢抑制为主、通气量不足引起的呼吸衰竭，不宜用于以肺换气功能障碍为主所致的呼吸衰竭。常用的药物有尼可刹米和洛贝林，用量过大可引起不良反应。近年来这两种药物在西方国家几乎已被淘汰，取而代之的有多沙普仑（doxapram），该药对于镇静催眠药过量引起的呼吸抑制和 COPD 并发急性呼吸衰竭者均有显著的呼吸兴奋效果。

**2. 机械通气** 当机体出现严重的通气和（或）换气功能障碍时，以人工辅助通气装置（有创或无创呼吸机）来改善通气和（或）换气功能，即为机械通气。呼吸衰竭时应用机械通气的主要目的包括：肺泡通气量，降低 $PaCO_2$；改善肺的气体交换效能；减少呼吸功耗，使呼吸肌得以休息。

气管插管的指征因病而异。当急性呼吸衰竭患者昏迷逐渐加深，呼吸不规则或出现暂停，呼吸道分泌物增多，咳嗽和吞咽反射明显减弱甚至消失时，应行气管插管使用机械通气。机械通气过程中应根据血气分析和临床资料调整呼吸机参数。机械通气的主要并发症包括：通气过度，造成呼吸性碱中毒；通气不足，加重原有的呼吸性酸中毒和低氧血症；血压下降、心排血量下降、脉搏增快等循环功能障碍；气道压力过高或潮气量过大导致气压伤，如气胸、纵隔气肿或间质性肺气肿；人工气道长期存在可并发呼吸机相关肺炎（ventilator associated pneumonia，VAP）。

近年来，无创正压通气（non-invasive positive pressure ventilation，NIPPV）用于急性

呼吸衰竭的治疗已取得了良好效果。经鼻 / 面罩行无创正压通气，毋需建立有创人工气道，简便易行，与机械通气相关的严重并发症发生率低。但患者应具备以下基本条件：清醒能够合作；血流动力学稳定；不需要气管插管保护（即患者无误吸、严重消化道出血、气道分泌物过多且排痰不利等情况）；无影响使用鼻 / 面罩的面部创伤；能够耐受鼻 / 面罩。

## 四、病因治疗

如前所述，引起急性呼吸衰竭的原发疾病多种多样，在解决呼吸衰竭本身所致危害的前提下，针对不同病因采取适当的治疗措施十分必要，也是治疗呼吸衰竭的根本所在。

## 五、一般支持疗法

电解质紊乱和酸碱平衡失调的存在可以进一步加重呼吸系统乃至其他系统脏器的功能障碍，并干扰呼吸衰竭的治疗效果，因此应及时加以纠正。加强液体管理，防止血容量不足和液体负荷过大，保证血细胞比容（Hct）在一定水平，对于维持氧输送能力和防止肺水过多具有重要意义。呼吸衰竭患者由于摄入不足或代谢失衡，往往存在营养不良，需保证充足的营养及热量供给。

## 六、其他重要脏器功能的监测与支持

呼吸衰竭往往会累及其他重要脏器，因此应及时将重症患者转入 ICU，加强对重要脏器功能的监测与支持，预防和治疗肺动脉高压、肺源性心脏病、肺性脑病、肾功能不全、消化道功能障碍和弥散性血管内凝血（DIC）等。特别要注意防治多脏器功能障碍综合征（MODS）。

（詹庆元　王　辰）

# 呼吸支持技术

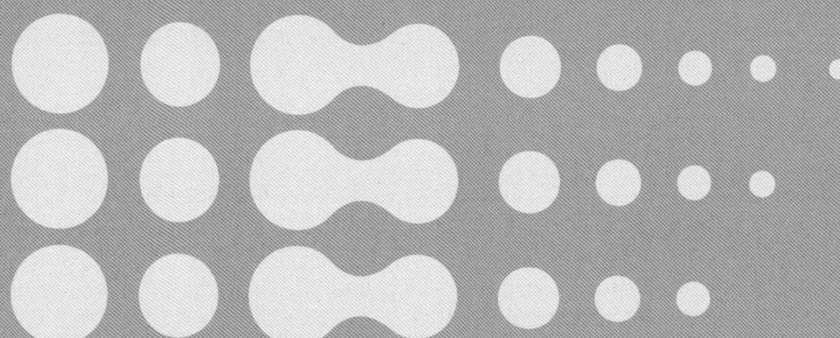

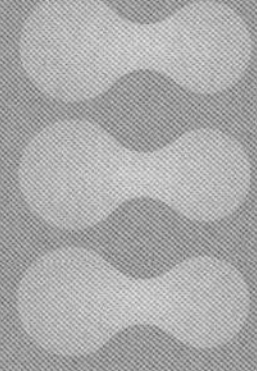

第三篇

# 氧 疗

医用气体治疗主要是指氧气治疗（氧疗），是纠正缺氧和低氧血症的治疗方法。氧疗是临床医生尤其是呼吸与危重症医学专科医生、呼吸治疗师和呼吸专科护士的基本功。本篇内容主要包括什么时候需要进行氧疗，氧疗需求的评估，氧疗相关的并发症和预防措施，选择与氧疗方案相匹配的氧疗装置，怎样评估和监测患者对氧疗的反应，怎样实施标准化氧疗，经鼻高流量吸氧，家庭氧疗，高压氧疗的适应证、禁忌证、并发症及相关临床问题。

# 第6章 氧疗的目的和适应证

氧气是维持人生命存在所必需的物质，但人体自身储备的氧极少，维系机体代谢所需的氧全靠呼吸系统不断地从外界摄取，并借助循环和血液系统运往全身各个器官系统。因此，氧气从外界交换、转运进入组织细胞内的整个过程是一个多环节的复杂过程，其中任何一个环节出现问题均会导致缺氧，从而引起体内的代谢异常和生理紊乱，严重者可致使重要脏器的组织损害和功能障碍，甚至细胞死亡，危及生命。

氧疗是各种原因引起的低氧血症患者常规和必不可少的治疗，有着纠正缺氧、缓解呼吸困难、保护重要生命器官的功能、利于疾病痊愈的重要作用。氧疗的原理在于提高吸入气的氧浓度，促进氧在肺的弥散，提高血氧含量，纠正和缓解缺氧状态。随着氧输送装置的改善，氧疗的临床意义得到确切证明，使得氧疗在临床上的应用更加广泛和频繁。然而，氧气本身作为一种药物，也有着药物的一切属性，既可有其有益的治疗作用，又可能带来不良反应甚至产生毒性，因此必须结合病情特点，根据其变化严格地把握其使用剂量，即吸入浓度与时间。同时，还应了解临床上各种氧疗装置的原理及特点，以便正确选择合适的吸入装置，以求更合理地进行氧疗。

## 一、氧疗的适应证

当外周组织不能得到充分的氧气供应，或者不能利用氧气来满足其代谢需要时，也即是机体内氧供减少和（或）氧耗量增大，造成机体处于缺氧状态。其中，氧耗量增大往往见于活动量增加、发热、疾病消耗等情况，但正常生理情况下机体内可以发生迅速变化以便适应其代谢增加的需要。然而，如果存在机体自身氧气供应障碍，则必将发生缺氧。

氧气从外界空气输送到组织细胞的这一供应过程需要呼吸、循环和血液系统的协同作用，气道开口与组织细胞间存在的氧分压差决定了氧在体内的转运方向，由肺从外界大气摄入，在肺泡与血液进行气体交换后，又通过血液循环输送到组织，其分压成梯级逐渐降低。因此，在氧的交换和转运过程中，任何原因在任何环节上所造成的氧分压差明显缩小都将导致缺氧，而氧疗的目的即在重建正常的氧分压差。

（一）外呼吸障碍

氧从空气中进入到肺泡，再从肺泡透过肺泡呼吸膜，最后进入流经肺泡的毛细血管内的血液之中的过程称为外呼吸，主要包括通气、弥散以及通气/血流比例匹配三个环节。外呼吸的功能正常与否直接影响到体内的氧合过程。

**1. 通气障碍** 通气是气流在气道内的出入运动，有赖于胸廓和肺的扩张和回缩为其提供动力。气体进出气道必须克服肺和胸廓的扩张产生的弹性阻力，气体在气道内流动时产生的摩擦力。呼吸肌收缩提供的原动力必须有效克服这些阻力，才能保证通气的正常进行。通气阻力过高和（或）呼吸肌收缩动力原发性或继发性地下降，将造成气体不能进入肺泡，即为通气功能障碍。

**2. 弥散障碍** 从氧摄取的角度来说，氧自气道进入肺泡后，通气即告完成。接着就是透过肺泡呼吸膜进入肺毛细血管的血液内，这一过程称为弥散。肺泡呼吸膜是氧气分子穿过的主要结构，由肺泡上皮及肺毛细血管内皮组成，其间含有一薄层间质液，在肺泡上皮的表面还覆盖一层含有表面活性物质的液层。氧气和二氧化碳穿过这一结构的动力都是弥散面两侧的压力差，两者弥散的规律都符合 Fick 定律：

$$Vgas=D\times A\times \triangle P/T$$

式中 Vgas 为某一气体的弥散量，D 为该气体的弥散系数，A 为弥散面积，△P 为该气体在膜两侧的分压差，T 为弥散距离。如 Fick 弥散定律所示，氧气和二氧化碳在单位时间内的弥散量与其自身的弥散系数、膜两侧（即肺泡内和肺毛细血管内）的压差、弥散的面积成正比，而与弥散距离成反比。其中，由于二氧化碳的弥散系数约为氧气的 20 倍，其跨膜弥散能力较大，一般情况下不会存在二氧化碳弥散障碍，弥散障碍也多指氧气的弥散障碍；有效弥散面积减少（如肺气肿、肺不张、肺实变等）也会影响氧气的弥散；弥散距离的增大可由肺泡扩大或呼吸膜增厚所致，肺气肿、肺大疱时，由于肺泡壁破坏，数个肺泡融合，形成气囊，使氧分子从中心到肺泡壁的弥散距离自然增大；而肺水肿、肺纤维化时，肺泡膜与毛细血管之间由漏出液或纤维组织所充填，造成呼吸膜增厚。这些情况所致的低氧血症，提高吸入氧浓度只能一定程度上改善。

关于膜两侧的氧分压差主要取决于肺泡内的氧分压，由于气道生理作用及气道内混合气体（如水蒸气、二氧化碳等）的相互作用，氧气作为吸入气体的一部分，其分压将发生一系列的变化。因此，氧气最终进入肺泡内的分压受到吸入气压力、氧浓度、肺泡二氧化碳分压、饱和水蒸气压等的影响。

$$PaO_2=(PB-P_{H_2O})\times FiO_2-PaCO_2$$

式中 $PaO_2$ 为肺泡氧分压，PB 为大气压，$P_{H_2O}$ 为饱和水蒸气压（一般为 47），$FiO_2$ 为吸入氧浓度，$PaCO_2$ 为肺泡二氧化碳分压。

由此可看出，在大气压降低的高原，提高吸入气体的氧浓度可以极为有效地提高肺泡氧分压，缓解缺氧症状。同时，也可看出，肺泡氧分压与二氧化碳分压是相互消长的，由于通气功能直接关系到肺泡二氧化碳分压的高低，因此肺泡通气也就会影响到肺泡氧分压的高低。

肺泡二氧化碳分压与肺泡通气量成反比，吸入氧浓度不变时，肺泡氧分压取决于二氧化碳分压的高低，故肺泡内氧分压与通气量成正比。

**3. 通气/血流失调** 有效的气体交换不仅需要有足够的通气和气体弥散能力，而且肺毛细血管内要有充分的血流，更重要的是两者必须保持合适的比例。如果两者不能良好匹配，将造成通气 / 血流比例失调，就会形成不同形式的缺氧。正常成人静息时的肺泡通气量为 4L/min，而心排血量为 5L/min，由于所有心排血量都得流经肺循环，肺循环血量就等于心排血量，也就是说，全肺的通气 / 血流比例为 0.8。然而，即使在生理情况下，无论通气还是血流在肺内的分布都是不均匀的。造成气体分布不均的原因主要是胸廓扩张幅度的差异，胸廓结构决定了其上下活动较左右活动幅度大，其下肺通气较上肺大。其次，由于重力作用，胸膜腔内压由上至下逐渐增大，跨肺压（肺内压—胸膜腔内压，决定肺泡充盈程度）减小，这就导致了呼气末上肺区肺泡充盈量较下肺区肺泡大，吸气后可扩张性就小，故通气量小。而血流分布不均主要是重力作用引起。因此肺内的通气及血流量都是自上而下地增加的。但是，两者递增的斜率并不相等，这就造成了肺泡通气与肺毛细血管血流量的比例自上而下递减。

不同的病理改变可造成不同形式的通气 / 血流失调。当肺动脉内的血减少或者根本未流经肺泡毛细血管进行气体交换，部分未充分氧合的血液进入肺静脉，称为肺内分流。其中，在肺动静脉瘘、严重创伤、烧伤致肺微循环障碍，肺内动静脉短路开放等所致的未经肺泡交换的血液直接进入左心，称为真性分流。在肺气肿、肺纤维化、肺水肿等由于有效肺泡通气量降低，通气 / 血流比例下降所致的分流样效应称为功能性分流。两者的区别在于对吸氧的反应上，前者肺泡通气原本正常，真正流经肺毛细血管的少量血氧含量已近饱和，即使吸纯氧也难使其血氧含量增加，而肺不张、肺实变等所致的真性分流因气体完全不能进入那些失去通气的肺泡，故其单纯提高氧浓度也无法改善。后者仅由于通气欠佳，通过提高吸氧浓度，增大通气不良肺泡内的氧分压，可在一定程度上改善缺氧。此外，在肺栓塞、弥散性血管内凝血（DIC）患者，由于肺毛细血管血流量减少，肺泡内通气 / 血流比例增大，产生无效腔样通气，此时其他肺区血流量加大，而通气量不变，提高吸氧浓度可一定程度上提高这些肺区的毛细血管血氧含量。由于不同的病理改变造成缺氧的直接机制也不同，因而吸氧对纠正低氧血症的效果不一样，了解这些机制对临床上不同病理情况所造成的缺氧进行氧疗的原则也会不同。

### （二）血液运输障碍

氧进入肺毛细血管后，在血液中以物理溶解和化学结合两种方式存在。其中，物理溶解的氧仅为血液中所含氧气的极小部分（约为 1.5%），即血氧分压；而血液内绝大部分的氧则是以血红蛋白化学结合的形式来转运至组织的（结合氧的血红蛋白在总的血红蛋白中的比例即血氧饱和度）。前者虽少，却是后者的先决条件，氧要与血红蛋白结合，就必须先溶解在血浆及红细胞胞浆内。血红蛋白与氧灵敏地结合与离解是由其自身结构决定的。每 1g 血红蛋白最多能与 4g 氧（1.34ml 氧气）结合，然而其实际结合量受血浆氧分压的影响。当血氧分压在 60mmHg 以上，即动脉内氧分压已较高时，较大幅度的氧分压变化并不伴有大幅度的氧饱和度变化，再增加肺泡内氧分压也不能增加血氧含量，此时进行氧疗意义不大；氧分压在 40~60mmHg 时，氧分压的变化会使得血红蛋白氧饱和度及血氧含量较大变化，故此时进行氧疗可显著改善氧供。除了血红蛋白本身的性质变化外，多种血浆及红细胞胞浆内的因素，如氧分压、二氧化碳分压、pH、温度以及红细胞内的有机磷化物等都会影响血红蛋白的氧合。当机体内二氧化碳分压、体温、2，3-DPG 升高，pH 降低时，血红蛋白与氧的亲和力下降，不利于与氧在肺部的结合，但有利于氧在组织的释放。

反之，则血红蛋白与氧的亲和力增加，不利于氧在组织的释放，而导致组织缺氧。因此碱中毒对组织缺氧的危害大于酸中毒，因而也有研究认为缺氧导致酸中毒是机体的保护性反应。同样，当血红蛋白结构异常时，如镰状红细胞贫血、亚硝酸盐中毒等均改变了血红蛋白的携氧能力，造成组织缺氧；一氧化碳中毒时，由于其与血红蛋白的亲和力大致为氧的200~300倍，结合后使血红蛋白失去携氧能力，也造成组织缺氧。因此，这类由血红蛋白的质和量所引起的缺氧，血氧分压及氧饱和度均正常，很难用一般氧疗来纠正。

**（三）循环供给障碍**

氧与血红蛋白结合后，须通过循环运送到各个器官组织，因此，心排血量以及外周循环同样也是决定全身组织氧供的重要因素。根据Fick定律，组织中的每分钟氧耗量等于流经该组织的动静脉血氧含量差与血流量的乘积；就全身组织而言，如无外周循环障碍，血流量即心排血量，故该定理可表达为

$$V_{O2}=CO\times C_{(a-v)}O_2$$

式中$V_{O2}$为每分钟组织耗氧量，CO为心排血量，$C_{(a-v)}O_2$为动—静脉血氧含量差（正常约为5ml/dl）。由此看出，当机体氧耗增加时，其自身动脉血氧含量的代偿性增加是有限的，心排血量增加是其氧耗增加时的主要代偿方式。同时，动静脉氧含量差也反映了心排血量是否满足组织氧耗量的增加。当心排血量不能满足时，或伴有外周血流减缓或障碍时，动静脉氧含量差将增大。提高吸氧浓度可在一定程度上增加动脉血氧含量，保证组织氧供，可起到减轻心血管负荷的作用，特别有益于已经因心肺疾病而处于功能不全临界状态的患者。

动脉血氧分压对缺氧原因的判断及对氧疗效果的评估是极为重要的依据，除真性分流外，绝大多数缺氧是能够以不同的氧疗方式改善的，从而为原发病的治疗及外呼吸功能的恢复提供机会。须注意的是，氧供的最终目的是运送氧至组织细胞以供其代谢，当血红蛋白与氧的结合异常、循环功能不稳定时，应积极地进行氧疗以避免组织缺氧的发生。

一般而言，氧疗的适应证：

（1）动脉血氧分压低：成人、儿童及出生大于28天的婴儿$PaO_2$<60mmHg或$SaO_2$<90%。新生儿$PaO_2$<50mmHg、$SaO_2$<88%或毛细血管氧分压<40mmHg。

（2）在急性状况下，强烈怀疑缺氧。

（3）严重外伤。

（4）急性心肌梗死。

（5）短期治疗（如麻醉恢复期）。

注意，当各种病因所致的肺内分流在30%以上时，其形成的低氧血症往往难以靠一般的氧疗予以纠正。临床上判断难治性低氧血症的主要依据有：吸入氧浓度在35%以上，动脉血氧分压仍在55mmHg以下者；若吸入氧浓度在35%以下，浓度提高20%，其动脉氧分压提高不足10mmHg者。

## 二、氧疗的目标和形式

氧疗的总目标是维持组织正常的氧供以减轻心肺的工作负荷，具体分为纠正怀疑或已证实的急性缺氧，减轻慢性缺氧所引起的症状，降低急慢性缺氧所增加的心肺系统的工作负荷。

急性缺氧患者在氧疗前须检查其气道是否开放。当出现呼吸心脏骤停或呼吸窘迫、严重低血压时，可先紧急开始经验性氧疗。同时，应尽快检查动脉血气以评价缺氧的程度以及酸碱平衡状态。氧在血的溶解度比较低，血所溶解的氧量仅能达到机体静息状态下代谢所需氧量的 1/3。因此尽快增加吸入氧浓度能提高动脉血氧分压，保障血红蛋白最大限度地结合氧，改善氧供。应积极纠正引起低氧的原发病，如心衰、贫血等（急性加重期开始氧疗的指征）。

急性状态开始氧疗的指征

（1）呼吸心脏骤停

（2）低氧血症（$PaO_2$<7.8kPa，$SaO_2$<90%）

（3）低血压（收缩压 <100mmHg）

（4）心排血量降低以及代谢性酸中毒（$HCO_3^-$<18mmol/L）

（5）呼吸窘迫（呼吸频率 >24 次 / 分）

急性情况下，氧疗的浓度是很关键的（表 6-1）。与高浓度吸氧可能造成的危害相比，氧供不足会引起更高的病死率和永久致残率。因此，在大多数紧急情况下，如呼吸心脏骤停、休克、呼吸衰竭、一氧化碳中毒、严重哮喘及肺栓塞等，在未开始针对性治疗前，短时间内吸入 60% ~100% 高浓度氧是十分必要的，此时可选用非重复呼吸储氧面罩、简易复苏器、呼吸机给氧。另外，严重一氧化碳中毒需应用高压氧治疗。然而，高浓度氧疗对于慢性阻塞性肺疾病急性加重合并Ⅱ型呼吸衰竭的患者来说却是不恰当的，因为吸入氧浓度过高会降低低氧对呼吸的刺激，从而加重通气 / 血流比例失调，对其氧疗的浓度最好从低浓度开始（24% ~28%），然后根据血气逐渐上调，在纠正 $PaO_2$>6.65kPa 的同时，尽量保证 pH 高于 7.26。由于严重缺氧会造成死亡，即使合并Ⅱ型呼吸衰竭，必要时也应给予高浓度氧疗以保证组织氧供，对于其所引起的二氧化碳储留加重，须行机械通气治疗。

**表 6-1 急性状态推荐开始氧疗的浓度**

| | |
|---|---|
| 呼吸心脏骤停 | 100% |
| 低氧血症合并 $PaCO_2$<5.3kPa | 40% ~60% |
| 低氧血症合并 $PaCO_2$>5.3kPa | 24% ~28% |

## 三、氧疗的监测

### （一）动脉血气监测

血气分析仪具有用血量少、测定准确、质量自动控制、结果迅速打印和设置方便等优点。血气分析通常需动脉穿刺采血。常用的穿刺部位是桡动脉、肱动脉或股动脉。

### （二）指脉氧计

无创伤性监测方法能连续地经皮监测血氧饱和度。其原理为流动的血红蛋白所传送的光与血液的氧饱和度直接成比例。通常用红外线光，光传感器安放在耳垂或手指尖端，在测出氧合血红蛋白含量的同时可测出脉搏。一般来说，$SaO_2$ 在 65% ~100% 时，耳血氧计测值与 $SaO_2$ 呈高度直线正相关。探测反应时间仅需 5~6 秒。可连续观察。

### （三）经皮氧分压测定（$TcPO_2$）

$TcPO_2$ 的测定是基于 Gerlack 的观察，即人体表面有定量的氧从皮肤逸出。经皮氧分压测定可大致反映 $PaO_2$ 的变化，但其测定结果明显受皮肤性质的影响，新生儿或婴幼儿的测定结果较准确，而成人的测定结果变异较大。此外，各种影响皮肤性质及微循环的因素均可影响其测值。

### （四）其他观察指标

氧疗期间，还应观察患者的神志与精神状态、发绀、呼吸、心率和血压等，以便随时调整氧疗方案及处理。

## 四、氧疗的副作用

### （一）通气抑制

当吸入中到高浓度氧气时，部分慢性阻塞性肺疾病患者和慢性高碳酸血症患者往往通气量下降，下降程度接近 20%，$PaCO_2$ 升高 20~23mmHg。原因主要是低氧对呼吸的驱动受到抑制。这些患者对高 $PaCO_2$ 的正常反应减弱，主要刺激呼吸的是缺氧刺激外周化学感受器。在增加血氧水平时，外周化学感受器被抑制，抑制通气驱动，升高了 $PaCO_2$。高血氧水平可能会打乱正常的通气 / 血流比例，并导致无效腔增加和 $PaCO_2$ 的上升。

尽管氧疗可能会导致一些患者发生通气抑制，但不应该停止对需要氧疗患者的治疗，防止缺氧始终是第一位的。

### （二）早产儿视网膜病变

早产儿视网膜病变又称为晶体后纤维增生，发生于接受氧疗的早产儿或低体重儿。高氧分压，引起视网膜血管收缩，导致血管坏死，新血管增生，引起视网膜后瘢痕，导致视网膜的剥离和失明，主要发生在从出生到 1 个月患儿。过高的氧，不是早产儿发生视网膜病变的唯一因素，其他如高碳酸血症、低二氧化碳血症、脑室出血、感染、乳酸中毒、贫血、低血钙和低体温等都有可能导致早产儿视网膜病变。国家规定早产儿氧疗的指征为临床上有呼吸窘迫的表现，在吸入空气时，动脉氧分压（$PaO_2$）<50mmHg 或经皮氧饱和度（$TcSO_2$）<85% 者，治疗的目标是维持 $PaO_2$ 50~80mmHg 或 $TcSO_2$ 90% ~95%。

### （三）氧中毒

氧气主要的毒性表现在呼吸与中枢神经系统，主要取决于氧分压及暴露于氧气的时间。氧分压越高，暴露于氧气的时间越长，损害就越大。中枢神经系统受损的主要表现为震颤、抽搐与惊厥等。发生于肺的损害，血管内皮细胞最先受损，组织间隙水肿，肺泡毛细血管膜变厚；接着损伤Ⅰ型肺泡细胞，并影响Ⅱ型细胞的生成，肺泡内充满渗出液，导致气体交换障碍、通气 / 血流比例失调、低血氧，最终导致肺泡区的透明膜形成、肺纤维化及肺动脉高压。

对于接受高浓度氧疗的肺疾病患者，目前临床上尚没有实用的诊断方法判断其是否发生了氧中毒。现一般认为吸氧浓度 $FiO_2$>60% 为高浓度氧，但需要强调的是，吸入高浓度氧，即使 $FiO_2$ 很高，若并无高 $PaO_2$，则组织损害也主要局限于肺。研究显示，成年人长期吸入 60% 浓度以上的氧气，没有较大的肺损害。因此，使用氧气的风险不是来自于高氧气浓度，而是高氧分压（$PaO_2$），因此，在保证组织足够氧供的前提下，应尽可能地降低氧浓度。一般而言，应避免 100% 的氧气连续使用时间超过 24 小时，70% 氧气勿超过 2 天，60% 氧气勿超过 5 天。

**（四）吸收性肺不张**

吸氧期间，通气 / 血流比例很低的肺单位中发生了吸收性的肺不张。在这样的单位中，氧从肺泡吸收入血液，肺泡气体的吸收速率超过了肺泡气体的再充速率。其产生依赖于通气 / 血流比例、通气类型（如叹气呼吸）、吸入氧浓度、吸氧时间、肺内在的稳定性（组织和表面活性物质因素等）、局部产生低氧性肺血管痉挛的程度。

**（五）火灾危险**

尽管有很多的预防措施，在高氧浓度的环境中，火灾还是会发生。火灾最有可能出现在手术室，而且与选择的氧疗途径有关。手术过程中，如气管切开术，电子手术刀及类似设备通常用于患者正在接受氧疗时。其他会增加火灾风险的相关情况，包括家庭护理的患者在接受低流量氧疗和采用铝制氧气调节器时吸烟。此外，高压氧治疗大大地增加了火灾的危险性。一些简单的措施可以被用来减少火灾的发生，关键是有效管理火灾三角链中的氧气、热源和燃料。最基本的是在临床情况中，尽可能使用最低的有效氧浓度。此外，使用清除系统尽量减少外科手术或气管切开时氧气在无菌铺巾下的聚集有助于降低火灾的风险。避免使用不当或陈旧的设备，如铝制气体调节器，指导临床医生、护理人员和患者安全的使用氧气也是重要的措施。此外，进行高压氧治疗时，应严格遵守防火协议。

（余　荷　梁宗安）

## 参考文献


[1] Albert Heuer. Medical gas therapy. In：Egan's fundamental of respiratory care 11th Ed. St. Louis：Elsevier Mosby,2017:905-936.

[2] 俞森洋 . 氧气疗法 . // 俞森洋 . 现代机械通气的理论与实践 . 北京：中国协和医科大学出版社,2000：683-708.

# 第 7 章
# 氧疗装置的种类和选择

## 一、氧疗装置

氧疗装置主要是氧气供应设备，一般根据其设计分为 3 种类型，即低流量装置、储存装置和高流量装置。密闭装置通常被视为第四种氧气供应设备，是围住患者的头和身体的一种储存装置。每一设计类型拥有共同的特点、功能和局限性。

虽然设备类型在其选择中起重要作用，但患者病情需要是最终确定如何选择氧疗装置的依据。使用者判断一个氧疗装置的性能需回答两个关键的问题：这种装置有多少氧气可以提供（氧浓度或氧浓度范围）？氧浓度保持不变还是不断变化来满足不同的患者需求？

根据氧浓度的范围，所有装置可大致分为提供一个低（<35%）、中（35%~60%）或高（>60%）氧浓度这几类。一些氧疗装置可以提供全范围浓度的氧气（21%~100%）。

氧疗设备提供固定的还是可变的氧浓度，取决于该装置提供给患者多少吸入气体。如果装置提供患者所有的吸入气，即使患者的需求在不断变化，氧浓度也保持稳定。如果装置仅提供一部分气体，剩余部分需要患者从周围空气中吸取，当呼吸次数多，更多的空气稀释提供氧气，氧浓度就会越低。用这种类型的装置时，如果呼吸次数少，较少的空气稀释氧气，氧浓度增加。提供一部分吸入气的氧供应装置往往提供一个可变的氧浓度，其氧浓度在每一分钟和每一次呼吸之间都可以有较大的变化。表 7-1 列出了目前常用氧疗装置的一般规格。

### （一）低流量装置

典型的低流量装置以 8L/min 或更小的流量直接传输氧气到气道。因为健康成人的吸气流量 >8L/min，通过一个低流量设备传输的氧气总是经过空气稀释后提供，其结果是低的和可变的氧浓度。低流量氧气传输系统包括鼻套管、鼻导管和气管导管。

**1. 鼻套管** 鼻套管是一次性塑料设备，有两个尖端或约 1cm 长的叉子连接到 1~2m 的小口径的氧气供气管。用户将尖端直接放入鼻前庭，同时将所述供应管道直接连接一个流量计或气泡加湿器。在大多数情况下，加湿器仅使用在输入流量大于 4L/min 时。即使有额外的湿度，流量大于 6~8L/min 仍可造成患者有不适感，包括鼻腔干燥出血。如果新生儿或婴儿的鼻腔堵塞，则不能使用鼻套管，且流量一般应小于 2L/min。

表 7-1 氧疗装置一览表

| 类型 | 设备 | 流量 | 氧浓度范围 | 氧浓度稳定性 | 优点 | 缺点 | 最佳利用 |
|---|---|---|---|---|---|---|---|
| 低流量装置 | 鼻套管 | 1/4~8L/min（成人），≤2L /min(婴儿) | 22%~40% | 可变 | 成年人，儿童，婴儿；使用方便；一次性；低成本；耐受性良好 | 不稳定，容易脱落；高流量不舒服；可引起干燥、出血、息肉、鼻中隔偏曲。张口呼吸可减少 $FiO_2$ | 病情稳定<br>需要较低的 $FiO_2$；家庭长期氧疗，饮食时需要从低浓度到中浓度 $FiO_2$ |
| | 鼻导管 | 1/4~8L/min | 22%~45% | 可变 | 成年人，儿童，婴儿；稳定；一次性；低成本 | 难以插入；高流量产生反冲压；需要定期更换；鼻息肉、鼻中隔偏曲可能会影响插入；可能引起呕吐、胃胀满、误吸 | 某些操作不能使用鼻套管时（如支气管镜检查）；婴儿的长期治疗 |
| | 气管内导管 | 1/4~4L/min | 22%~35% | 可变 | 低氧需求和成本；消除鼻腔和对皮肤的刺激；改善舒适性；增加运动量；增加流动性；外观美观降低可移动性 | 成本高；外科<br>并发症；感染；黏液堵塞 | 患者活动度增加或不能接受鼻腔吸氧的需要家庭治疗或门诊的患者 |
| | 储存套管 | 1/4~4L/min | 22%~35% | 可变 | 低氧需求和成本；活动度增加；低流量增加患者舒适度 | 依从性差；必须定期更换；呼吸模式影响性能 | 家庭护理或门诊的需要增加活动度的患者 |
| | 简单面罩 | 5~10L/min | 35%~50% | 可变 | 成人、儿童、婴儿均可使用，快速，简便，一次性，便宜 | 不舒适；吃饭时必须取下；妨碍散热；增加呕吐患者误吸风险 | 紧急情况；需要中等 $FiO_2$ 短期治疗 |

续表

| 类型 | 设备 | 流量 | 氧浓度范围 | 氧浓度稳定性 | 优点 | 缺点 | 最佳利用 |
|---|---|---|---|---|---|---|---|
| | 部分重复呼吸面罩 | 最少 10L/min（防止储存袋在吸气时塌陷） | 40%~70% | 不稳定 | 和简单面罩一样，中到高 $FiO_2$ | 和简单面罩一样，潜在的窒息危险 | 紧急情况；<br>需要中到高 $FiO_2$ 短期治疗的患者 |
| | 非重复呼吸储氧面罩 | 最少 10L/min（防止储存袋在吸气时塌陷） | 60%~80% | 可变 | 和简单面罩一样，中度到高 $FiO_2$ | 和简单面罩一样，潜在的窒息危险 | 紧急情况；需要中到高 $FiO_2$ 短期治疗的患者 |
| | 非重复呼吸回路 | 3VE（防止储存袋在吸气时塌陷） | 21%~100% | 固定 | 提供所有浓度的氧 | 潜在窒息的危险，需要 50 psi 的空气/氧，空氧混合器故障 | 需要任何精确氧浓度（21%~100%）的患者 |

续表

| 类型 | 设备 | 流量 | 氧浓度范围 | 氧浓度稳定性 | 优点 | 缺点 | 最佳利用 |
|---|---|---|---|---|---|---|---|
| 高流量 | 空气卷吸面罩 | 可变，应提供输出流量＞60L/min | 24%~50% | 固定 | 固定获得；<br>一次性的；<br>价格低廉；稳定、精确 $FiO_2$ | 限于成人使用；不舒服，噪声大；进食时需移除；难以保证 $FiO_2$>0.40；$FiO_2$ 随反冲压变化 | 病情不稳定且需精确氧浓度进行氧疗的 |
| | 空气卷吸型雾化器 | 10~15L/min 的输入流量，至少 60L/min 的输出流量 | 28%~100% | 固定 | 可提供温度<br>控制和额外的加湿 | 不能保证 $FiO_2$<0.28 或 >0.40；$FiO_2$ 随反冲压变化；高感染风险 | 有人工气道且需低到中氧流量的患者 |
| | 空氧混合器 | 输出流量至少 60L/min | 21%~100% | 固定 | 可提供任意氧浓度 | 需要空氧压力；混合故障，不精确 | 需要高氧浓度的高通气量患者 |
| | 高流量鼻套管 | 高达 40L/min | 35%~90% | 根据系统和流量，固定或可变 | 范围广的 $FiO_2$、相对 / 绝对湿度；成人、儿童、婴儿可使用 | $FiO_2$ 不绝对取决于对输入流量和患者呼吸模式；感染风险 | 所有高龄或通气量变化且需要氧疗、正压通气、湿化的患者 |
| 密闭装置 | 头罩 | ≥ 7L/min | 21% ~ 100% | 固定 | 任意浓度的氧 | 难以清洗，消毒 | 需要氧疗的婴儿 |
| | 保温箱 | 8~15L/min | 40% ~50% | 可变 | 提供温度<br>控制 | 价格昂贵，不稳定的 $FiO_2$（泄漏）；难以清洁、消毒；限制患者的活动；火灾风险 | 需要精确调节和氧疗的婴儿 |
| | 氧帐 | 12~15L/min | 40% ~50% | 可变 | 可进行气雾疗法 | 价格昂贵，不稳定的 $FiO_2$（泄漏）；需要冷却；难清洁、消毒；限制患者的活动；火灾风险 | 需要氧疗和气溶胶治疗的婴儿或儿童 |

**2. 鼻导管** 一般限于短期氧疗，如支气管镜检时。软塑料管尖端处有数个小孔。沿鼻通道轻轻地推进，可见其位于腭垂的后上方。一旦到达该位置即可将其固定在鼻背上。如果不能直接看到导管的位置，则可以进行盲插，插入的深度大约等于从鼻子到耳垂的距离。当导管放置过深，会增加引起呕吐反射或吞咽气体的可能性。当患者有颌面部外伤、颅底骨折、鼻塞和凝血问题时应尽量避免使用鼻导管。鼻导管不适用于新生儿患者。

**3. 气管内导管** 在第二三气管环之间经手术由导丝引导插入一根小的聚四氟乙烯导管，项链固定，可直接连接流量计和氧气。因为流量很低，所以不需要加湿器。

**（二）低流量装置的性能特点**

对经鼻低流量装置的研究表明，氧浓度范围从 1L/min 时的 22% 到 15L/min 时的 60%。由于低流量装置传输的氧是经过空气稀释的，所以氧浓度在一个范围内波动。空气稀释的量取决于患者和设备的变量。表 7-2 总结了这些关键变量，以及它们如何影响低流量装置提供的氧浓度。

**表 7-2 低流量氧疗装置中影响 $FiO_2$ 的变量**

| 增加 $FiO_2$ | 降低 $FiO_2$ |
|---|---|
| 氧气输出增加 | 氧气输出减少 |
| 闭口呼吸 | 张口呼吸 |
| 低吸气流速 | 高吸气流速 |
| 小潮气量 | 大潮气量 |
| 慢呼吸频率 | 快呼吸频率 |
| 小分钟通气量 | 大分钟通气量 |
| 长吸气时间 | 短吸气时间 |
| 高的 I:E | 低的 I:E |

**（三）低流量装置故障排除**

低流量装置的常见问题包括流量不准确、系统漏气和阻塞、装置的移位和皮肤刺激。当使用低流量表（≤ 3L/min）时，最容易出现流量不准确的问题。鉴于更倾向于评估氧疗的效果，通常不必要确保氧气输入流量的绝对精确。对于所有呼吸治疗设备，流量计应进行定期预防性维护和测试来保证准确性。不合格设备应按标准从使用设备清单中移除，送修理或更换。

**（四）储存装置**

储存装置在患者呼吸时收集和存储氧气。当患者吸气流量超过氧气供应设备的流量时，可以使用此装置。因为空气稀释降低，储存装置通常可以比低流量装置提供更高的氧浓度。储存装置可以通过较低的氧流量达到和低流量装置相同的氧浓度来减少氧气的使用。目前使用的储存系统包括储存套管、面罩和非重复呼吸回路。原则上，密闭装置，如帐篷和头罩，作为包绕头部和身体的储存装置来工作。

**1. 储存套管** 储存套管是一种节约氧气的设备，有鼻储存套管和吊坠储存套管。储氧式鼻套管利用一个小的能在呼气期存储大约 20ml 氧气的储存腔工作，患者在吸气早期可利用这部分储存氧。对于一个给定的氧浓度，每次呼吸氧气可用量增加，所需的流量减少。虽然该设备戴起来是舒适的，但许多患者不喜欢它的外观。

吊坠储氧装置通过将储存腔隐藏于前胸壁下患者的衣物内来解决美观问题。虽然设备是不太明显，但挂件的额外的重量可以引起耳和面部不适。在低流量，储存套管可降低 50%～75%的氧气使用量。患者在休息时需要通过标准套管来获得 2L/min 的氧流量以实现 $SaO_2$ 大于 90%，储存式套管只需 0.5L/min 的氧流量即可达到同样的血液氧合。在运动过程中，储存套管可减少约 66%的流量需求；在高流量时，节约约 50%。

低流量储存套管不需要加温加湿。多余的水分会阻碍储存套管的效能，甚至定期加湿可引起套管磨损。应大约每 3 周更换储存套管。

**2. 储氧面罩** 储氧面罩是储存装置中最常用的。包括简单面罩、部分重复呼吸面罩、非重复呼吸储氧面罩。

简单面罩是一个包绕嘴和鼻的一次性塑料装置，该面罩在患者呼吸时搜集和储存氧气。患者呼出气直接通过面罩上开放的孔或端口排出。如果氧气输入停止，患者可以通过这些孔和端口呼吸面罩周围的空气。成人简单面罩的输入流量范围为 5~10L/min。一般来说，如果流量大于 10L/min 才可以达到满意的氧疗效果，那就要考虑使用高的氧浓度。流量小于 5L/min 时，面罩体积相当于无效腔且会造成重复二氧化碳再吸入。由于吸气时容易通过它的端口进入周围的空气而稀释氧气，简单面罩提供的是可变的氧浓度。氧浓度大小取决于氧气输入流量、面罩体积、空气泄漏的程度、患者的呼吸模式。

部分重复呼吸面罩和非重复呼吸面罩类似，都有附着在氧气输入端的 1L 容量的柔性储存袋。因为袋子增加储存容量，两种面罩都可以提供比简单面罩更高的氧浓度。这些设计之间的主要区别是使用的阀门。部分重复呼吸面罩没有阀门，在吸气时，氧气流入面罩直接传递给患者，呼气时，氧气进入囊中。因为没有阀门分离面罩和储存袋，患者的呼出气体会进入储存袋（约前 1/3）。这部分气体来自解剖无效腔，早期呼出的部分气体中含有大量氧气和少量二氧化碳。由于储氧袋中充满了氮气和无效腔气，最后的 2/3 呼出气（高二氧化碳）由呼气面罩的端口溢出。只要输入的氧气流量能保持吸气期储氧袋超过约 1/3 的容量而不要塌陷，二氧化碳重复吸入是微不足道的。虽然它可以比简单面罩提供更高的氧浓度，但部分重复呼吸面罩还是受到相当多的空气稀释，仅能提供中等吸入氧浓度，决定吸氧浓度的因素与简单面罩相同。

非重复呼吸面罩用单向阀来防止重复呼吸，吸气阀门在袋子的顶部，呼气阀盖在面罩的呼气端口。在吸气时，面罩中产生轻微负压，关闭呼气阀，防止空气稀释。吸气阀在袋的顶部打开，提供氧气给患者。在呼气过程中，整个流程与吸气过程相反。轻微正压关闭吸气阀，从而防止呼出气体进入储氧袋中。同时，单向呼气阀打开，并将呼出气排入空气中。

非重复呼吸带阀储氧面罩回路是一个封闭的装置，面罩的单向阀和足够大的流量，可以防止吸气时超过 1/3 容量的储存袋塌陷，所以本装置无泄漏，无重复呼吸，理论上可以提供 100%的气源，实际应用中通常不能提供超过 70%的氧气，空气泄漏是主要的问题。气体通过面罩主体的周围部分，也通过呼气端口（无阀门的气孔）泄漏。这种开放呼气端口是一个常见的可以在氧源出问题时呼吸空气的安全设计。端口还允许吸气流量或浓度过高时，用空气来进行稀释。虽然一次性非重复呼吸面罩能够提供中到高的氧浓度，其传送的氧浓度仍随空气泄漏的量和患者的呼吸模式而改变。

**3. 非重复呼吸储存回路** 非重复呼吸储存回路的设计原理与非重复呼吸储氧面罩的工作原理一样，但能够提供了一个全方位的吸入氧浓度（21%~100%），并且可以同时用于插管和非插管患者。气体混合装置，预混合空气和氧气，经过加热和加湿，用伺服阀对加热加湿器进行控制。气流经大口径管路进入具有安全阀的吸气储存装置中。患者通过封闭的气道装置进行呼吸，且面罩具有单向阀。带阀的T管也可以使用在气管内给氧或气管切开患者的护理中。

**4. 储存装置故障排除** 储存装置常见的问题包括设备移位、装置漏气和阻塞、不适当的气流调整以及皮肤刺激。表7-3提供了对储存装置临床上常见问题的解决方法。

**表7-3 储存装置常见故障**

| 问题或线索 | 原因 | 解决方法 |
|---|---|---|
| 患者不断移动面罩 | 幽闭恐怖症<br>烦躁 | 使用替代设备<br>镇静 |
| 没有气流<br>湿化器溢出口有异响 | 流量计没开启<br>漏气<br>湿化器远端堵塞<br>输入流量过高<br>吸气阀堵塞 | 调节流量计<br>检查连接<br>寻找并处理堵塞<br>短期治疗则可不用湿化器<br>固定或更换阀门 |
| 患者吸气时储氧袋塌陷 | 流量不够 | 增加流量 |
| 在整个吸气过程中储氧袋都维持膨胀状态 | 面罩大量漏气<br>吸气阀堵塞或逆转 | 纠正漏气<br>修复或更换面罩 |
| 脸部或耳部疼痛 | 适配器或绑带造成的刺激或炎症 | 调整面罩或绑带，压迫点放置衬垫，皮肤护理 |

### （五）高流量设备

高流量设备需要提供至少60L/min的流量。该标准是基于普通成人在正常潮气呼吸时，吸气峰流量大约为分钟通气量的3倍。因为20L/min接近患者分钟通气量的上限，故60L/min的流量在大多数情况下是足够的。在极少数情况下，流量必须达到或超过100L/min。

**1. 气体混合的原则** 所有的高流量氧疗装置都需将空气和氧气进行混合来达到预设的氧浓度，气体通过空气卷吸设备或混合装置来进行混合。涉及空气和氧气混合物的计算基于公式：

$$V_F C_F = V_1 C_1 + V_2 C_2$$

式中，$V_1$ 和 $V_2$ 是两种气体的体积，$C_1$ 与 $C_2$ 是气体氧气的浓度，$V_F$ 和 $C_F$ 是最终体积和所得混合物的浓度。

**2. 空气卷吸装置** 空气卷吸装置通过空气进入口的小管或喷嘴提供高压氧气源。该空气卷吸端口的数量直接与该端口的尺寸和氧的喷射速度有关。进气口越大，气体射流速度越高，吸入的空气越多。由于用空气对氧气进行稀释，空气卷吸设备通常提供低于100%浓度的氧。引入的空气越多，总输出流量越高，$FiO_2$ 越低，只有在低浓度氧时才能传送高流量气体，故该装置仅在低的 $FiO_2$ 才是真正的高流量系统。如果空气卷吸设备的输出流量减小到小于患者的吸气流量，则发生空气稀释，并且 $FiO_2$ 变成一个变量。改变空气卷吸装置的输入流量会改变总的输出流量，但对输送的 $FiO_2$ 影响不大。喷嘴和吸入端口的尺寸确定空—氧比例和传送的 $FiO_2$。

氧疗装置的总流量输出决定了其是否作为高流量装置在运作，临床上常常需要计算空—氧比例（表 7–4），可以采用简单的数学辅助图或者公式来进行快速计算。决定空气卷吸装置氧浓度的另一重要因素是远端阻力。在远端阻力的存在下，吸入的空气体积总是减小，总输出流量减少，氧浓度增加。

**表 7–4 常见氧浓度对应的大致空气—氧气比例**

| 氧浓度 | 空气—氧气混合比 | 总比值数 |
|---|---|---|
| 100 | 0 : 1 | 1 |
| 80 | 0.3 : 1 | 1.3 |
| 70 | 0.6 : 1 | 1.6 |
| 60 | 1 : 1 | 2 |
| 50 | 1.7 : 1 | 2.7 |
| 45 | 2 : 1 | 3 |
| 40 | 3 : 1 | 4 |
| 35 | 5 : 1 | 6 |
| 30 | 8 : 1 | 9 |
| 29 | 10 : 1 | 11 |
| 24 | 25 : 1 | 26 |

注：总输出流量（空气 + 氧气）可以用总比值乘以氧输入流量（L/min）来计算

虽然输送的氧浓度增加，但患者接收的实际 $FiO_2$ 可能降低，特别是在传送 30% ~ 50%的氧气的设备中，如果进气口周围的喷嘴被堵塞，类似的事件也会发生。如此高流量系统表现为低流量的设备。

高流量氧疗装置中采用空气卷入原理的两种最常用供氧设备为空气卷吸面罩（AEM）和空气卷吸雾化器。

（1）空气卷吸面罩：利用空气卷吸原理提供固定氧浓度的吸氧面罩最早是在 1941 年由 Barach 和 Eckman 报道的。该装置提供的相对高的 $FiO_2$（>40%），通过使用可调节的空气吸入端口来控制空气与氧气混合的量。20 多年后，Campbell 发明出一种提供可控制的低 $FiO_2$ 的空气卷吸面罩，称为文丘里面罩。由于它的名字叫文丘里面罩，这一装置的操作原理经常被归因于文丘里原理，但这种假设是不正确的。不像实际的文丘里管，文丘里面罩有一个简单的小孔或喷嘴，氧高速流动并吸入空气，空气是被喷嘴边缘的剪切力带入的。小孔越小，氧流速越大，引入空气流速越快。

在高流量时要控制 $FiO_2$，防止空气稀释，AEM 的总输出流量必须大于患者的吸气峰值。随着混合比超过 5 ∶ 1，AEM 设置在达到或超过 60L/min 高流量的标准时提供小于 35% 的氧有一定困难，在设置氧浓度大于 35% 时，总的 AEM 流量显著降低，$FiO_2$ 变成变量。如设置 50% 氧浓度只能提供 0.39 的 $FiO_2$。

（2）空气卷吸雾化器：气动的空气卷吸雾化器具有大部分 AEM 的特点，但增加了加湿和温度控制等功能。通过产生气溶胶的喷射式雾化器实现湿化，温度控制则通过可调节的加热装置执行。新增功能允许递送颗粒形式的水，超过身体的温度和压力，达到饱和的需求，输送至气道。

与 AEM 相似，只有当输出流量达到或超过了患者的吸气需求时，空气卷吸雾化器才能发挥特定性能。与 AEM 相反，空气卷吸雾化器不能通过增加氧气输入量的方式达到增加雾化器输出流量的目的。对于大多数雾化装置，气溶胶发生器最小的喷嘴在 50psig 时仅允许氧气最大输入流量达到 12~15L/min，当空气卷吸雾化器的总输出流量设定为 48~60L/min 时仅提供 40% 浓度的氧，虽然可以满足大多数患者需要，但不能满足有非常高的吸气流量或分钟通气量的患者氧疗。患者实际接受的 $FiO_2$ 可能受到所选择的气道设备的影响。氧帐的 $FiO_2$ 总是比设定的雾化器浓度小，尤其是在 $FiO_2$ 为较高的水平时。

只有当提供低氧浓度（≤ 35%）时空气卷吸雾化器才能被视为固定性能设备。当雾化器被用来传送较高浓度的氧时，必须确定流量是否满足患者的需要。有两种方法来评估一个空气卷吸雾化器的流量是否满足患者的需要。第一种方法为 T 管法，设置成提供在规定范围内的最高 $FiO_2$ 的状态，连接到患者，观察在 T 管的呼出端的薄雾输出，看到水雾在吸气期溢出，流量即能满足患者的需求，传输的 $FiO_2$ 是稳定可靠的。第二种方法是将其与患者的吸气流量峰值进行比较。在潮式呼吸的患者，吸气峰流量大约为 3 倍的分钟通气量。只要雾化器流量超过了这个值，传输的 $FiO_2$ 是充足的。如果患者的峰流量超过通过雾化器设置的流量，该装置即作为低流量装置提供可变的 $FiO_2$。

空气卷吸装置的主要问题是需确保设置的 $FiO_2$ 与实际上被传至患者的氧浓度是相同的。当设备被用于传送低的 $FiO_2$（<0.35）时，一般不会产生这个问题。然而，这些装置的设计使其甚至在高流量时也不能提供稳定的中等吸氧浓度。所有空气卷吸装置的性能都受反冲压的影响，其结果可能导致 $FiO_2$ 不精确。

AEM 和空气卷吸雾化器在空—氧比例设置、输入和输出流量的能力方面有所不同。大多数 AEM 不能提供超过 50% 的氧。当根据制造商的说明来设置 35% $O_2$ 时，AEM 根本就不能产生足够的流量来确保所设置的 $FiO_2$，解决的办法是提高总输出流量。对于 AEM，总输出流量可以通过输入流量的稍微增加来提高。对于设置了 35% 氧浓度的 AEM（5 ∶ 1 的空—氧比），输入流量为 8L/min 的，总输出流量是 48L/min。这种流量不足以确保传送 35% 的氧给患者。若稍微地增加输入流量到 12L/min，可以使 AEM 的输出流量提高 50%，达到 72L/min。后一种流量设置基本可以保证传送给所有患者设置的氧浓度。这种解决方案对于大部分空气卷吸雾化器是不可行的。因为大部分这些装置的射流管都限制了 12~15L/min 的氧气流量，输入流量不能增加到超过这些水平。在 T 管呼气端添加储存腔、提供带有单向呼气阀的吸气储存腔、两个或两个以上雾化器并联在一起、雾化器设置为低浓度再混入氧、使用双流量系统等方法能增加吸氧浓度。

任何远端阻力的增加都会影响空气卷吸装置的性能。远端增加的流动阻力称为反冲压。反冲压会减少氧疗装置引入的空气的体积和总的输出流量。较高的远端阻力通常使空气卷吸装置从高流量（固定）氧传送系统变成低流量（可变）氧传送系统，无法提供一个确切的持续的吸入氧浓度。通常使用1.5~1.8m的气溶胶管道会产生足够的阻力减少空气的引入，并防止$FiO_2$过低。

**3. 混合装置** 当空气卷吸设备不能提供足够高的氧浓度或流量，应考虑使用气体混合装置。在混合装置中，输入的是独立的加压空气和氧气，被手动或用精密阀（搅拌机）混合，可以同时准确控制$FiO_2$和总输出流量。大多数混合装置可以提供的流量远远大于60L/min，证明他们是真正的固定性能氧疗装置。使用带加热加湿功能的高流量混合装置，相对于加热气溶胶来说，大多数患者有很好的耐受性，包括气管切开的患者。

当气体被手动混合，分开的空气和氧流量表必须调整为所需的$FiO_2$和流量，使用时需要校准高流量的流量表（至少60L/min）并且监测输送的$FiO_2$。

相比于手动混合空气和氧，空气和氧气进入混合器并通过双重压力稳压器，两个压力达到平衡，气体流至精确的比例阀。因为这两种气体的压力在此点是相等的，不同的空气和氧气入口的大小提供精确的相关浓度控制。

**4. 密闭式设备** 将患者置于一个可控制氧气压力的封闭装置内是一种最古老的氧疗方法。密闭式设备一般只用于婴儿和儿童。用于婴儿和儿童的密闭式设备的主要类型包括氧帐、孵箱和氧罩。

氧帐是既往成人和儿童最常见的氧疗方式。现在氧帐在成人和儿童中的使用很罕见。然而，当他们使用时，经常用空调或冰块进行冷却，以提供塑料帐篷里舒适的温度。氧帐的主要问题是频繁的开关造成氧浓度的不稳定，气体泄漏使$FiO_2$不可能很高。目前氧帐主要用于喉炎或者囊性纤维化的患儿雾化治疗。

氧罩是婴儿进行控制性氧疗的最好方法。氧罩只罩住头，其余婴儿的身体是自由的，通过带加热的空气卷吸雾化器或带加热加湿器的混合装置递送到氧罩。为防止二氧化碳储留，应设置的最小流量为7L/min。根据头罩的大小，需设置10~15L/min的流量来保持稳定的高氧浓度。

孵箱因较高的院内感染风险，不再普遍使用。当需要使用时通常设置有外部加热加湿器或雾化器来补充湿度。氧气可以通过直接连接带有加热加湿功能的孵箱和流量计来控制。

### （六）其他氧疗装置

**1. 高流量鼻导管** 经鼻高流量吸氧（详见第8章）。

**2. 球囊面罩** 使用自充气包和非重复吸入阀，提供高达100%的氧。球囊面罩设备通常在紧急情况下提供氧疗。

**3. 流量需求和脉冲给氧系统** 使用流量传感器和阀门达到与吸气气流同步流量需求或脉冲，能延长液氧瓶或氧气瓶的使用时间。

## 二、氧疗装置的选择

氧疗装置繁多，氧传送技术纷杂，最重要的是选择适当的初始装置并持续监测氧疗效果和进行调整。

三 P 法则：目的（purpose）、患者（patient）、性能（performance）——应在选择和建议改变氧疗装置时使用。氧疗的目标是设备性能特点和治疗目的以及患者的特殊需要相匹配。

**（一）目的**

所有氧疗的主要目标是增加 $FiO_2$ 以纠正低氧血症。其他目标包括减少缺氧症状和减少增加的心肺做功。

**（二）患者**

急性状态下选择氧气设备要考虑的关键患者因素包括低氧血症的原因和严重性、患者年龄（幼儿、儿童、成人）、意识状态、有无气管导管、分钟通气量的稳定性、张口呼吸还是经鼻呼吸等。了解这些因素有助于选择合适的设备。如一个张口呼吸轻度低氧血症的患者，选择流量为 5~6L/min 的简单面罩，可能比 4L/min 流量的鼻套管更合适。中度低氧的婴儿通常需要密闭传送装置（头罩或封闭式暖箱）。

**（三）性能**

越危重患者越需要稳定的 $FiO_2$。轻的患者一般需要较低的、较精确的 $FiO_2$。表 7–5 列举了根据所需的氧浓度水平和稳定性要求来选择氧疗装置的一般原则。

**表 7–5　根据氧浓度水平和稳定性选择氧疗装置**

| 需要的 $FiO_2$ 水平 | $FiO_2$ 稳定 | $FiO_2$ 可变 |
|---|---|---|
| 低（<35%） | AEM<br>空气卷吸雾化器<br>混合装置<br>暖箱（婴儿） | 鼻套管<br>鼻导管<br>气管内导管 |
| 中等（35% ~60%） | 空气卷吸雾化器<br>混合装置<br>头罩（婴儿） | 简单面罩<br>空气卷吸雾化器<br>氧帐（儿童） |
| 高（>60%） | 混合装置<br>头罩（婴儿） | 部分重复呼吸面罩<br>非重复呼吸面罩 |

**（四）总体目标和患者分类**

在全面考虑了三 P 原则的基础上，可以为多种类型患者设置总体目标。在怀疑患者组织缺氧的紧急情况下，应尽可能地给予最高的 $FiO_2$，理想状态为 100%，可以用真正的高流量或封闭式储存装置来实现，以尽可能提高血氧含量。临床实例包括呼吸心脏骤停、严重创伤、休克、一氧化碳中毒和氰化物中毒。一氧化碳和氰化物中毒需要高压氧治疗（详见第 10 章高压氧疗）。

伴有中重度低氧血症的危重症成人患者需要使用至少能提供 60% 的氧贮存装置或高流量装置。改变 $FiO_2$ 和设备应根据生理指标的评估结果。目标是使 $PaO_2$ 超过 60mmHg 或 $SaO_2$ 大于 90%。

急性起病伴有轻到中度低氧血症的患者，应使用能传送低到中度氧浓度的装置。适用的设备包括有适度流量的鼻套管或一个简单面罩。常见的例子包括手术后、急性心肌梗死恢复期患者。但慢性肺疾病且存在急性发作等患者其低氧血症的氧疗是一个特例，其目标是要保证有足够的动脉氧合同时又不抑制通气，充分氧合意味着 $SaO_2$ 在 85%~92%，$PaO_2$ 为 50~70mmHg，通过低流量的鼻给氧或低浓度（24%~28%）的 AEM 来实现。患者的病情越不稳定，AEM 的流量需求越高。

因为尺寸、不适和外观原因，AEM 比鼻套管的耐受性要差。相对于鼻套管，AEM 在吃饭喝水时必须移除。即使是短时间的氧疗中断，患者的 $PaO_2$ 可迅速降低。应指导患者如何在必须移除面罩时，换成鼻套管氧疗。

临床上有时需要更换氧气传送装置，以方便患者转运。如一位有自主呼吸的气管切开患者，通过混合装置或连接到气管切开面罩的空气卷吸雾化器来吸入中等 $FiO_2$ 的气体，但用空气卷吸雾化器运送患者是不切实际的，在转运时临时连接一个文丘里面罩来提供适当的 $FiO_2$ 可能更为合适。一定要记住，在转运之后，立即将患者连接回初始氧疗装置是非常重要的，这可以避免患者长期暴露于干燥气体下。

（余　荷　梁宗安）

## 参考文献

[1] Albert Heuer. Medical gas therapy.//Egan's fundamental of respiratory care. 11th Ed. St. Louis：Elsevier Mosby,2017:905-936.

[2] 钱骏 . 氧气疗法 . // 蔡柏蔷，李龙芸 . 协和呼吸病学 第 2 版 . 北京：中国协和医科大学出版社,2011：673-692.

# 第 8 章
# 经鼻高流量吸氧

呼吸支持的目的是维持患者的通气和氧合，氧疗是最常见的呼吸支持技术之一。目前常用的氧疗技术包括鼻塞、鼻导管和面罩吸氧等方式，但是传统的氧疗方式在吸气流速、湿化和温化、吸气氧浓度及患者耐受性上有一定的局限性。近年来，经鼻高流量吸氧（high-flow nasal cannula oxygen，HFNC）逐渐受到关注。HFNC 通过空氧混合器提供精确的吸入氧浓度（21%~100%），最高达 70L/min 的流量，并且提供经过充分温化和湿化（相对湿度 100%，温度 37℃）的吸入气体，以达到更佳的氧疗效果。HFNC 于 2000 年应用于临床，最初主要应用于新生儿和儿童，目前在成人各种类型呼吸衰竭中均有广泛的应用和研究。

## 一、经鼻高流量吸氧的装置及应用

HFNC 由空氧混合装置、加温加湿装置和储氧式鼻塞等部分组成。近年生产的 HFNC 已经将这三个部分整合到一起形成整体，但是其基本结构与作用仍然是一致的。

空氧混合装置可用来调节氧气的浓度和流量，可以有不同的种类与型号，以提供准确测流量。初期的 HFNC 提供的最大流量为 60L/min，目前部分机型可达到 70L/min 的最大流量。HFNC 的氧浓度同样可以通过空氧混合装置进行精确调控，可以提供 21%~100% 的吸入氧浓度。

加温加湿装置有两种类型，一种类型以 Fisher & Paykel 公司生产的 850 型加热器为代表，通过加热底盘和湿化罐连接一根带有温控加热导丝的管路，对吸入气体进行加温加湿，使得吸入气体达到充分的湿化和温化。另外一种类型则是 Vapotherm Precision HFNC 公司的加热板加热系统。Vapotherm 的技术与传统技术的不同在于其使用了加热板系统，包含了蒸汽筒技术，使气体加热到一定温度，再将水蒸气扩散到呼吸系统中，该设备采用了三腔循环暖水套包住传输管路来实现上述功能，并且可防止冷凝水的过度沉淀。

储氧式鼻塞是 HFNC 和患者的连接装置，是专为高流量吸氧设计的。其尖端设计成柔软的斜面型出口，使用一个带有弹性的头带固定于患者面部，最多可以提供 70L/min 的流量。

HFNC 的使用非常简单，首先选择适合患者的储氧式鼻塞及管路，将管路与湿化器进行连接，湿化器内加入蒸馏水，打开加湿器，温度调节至 37℃，调节空氧混合器，设定患者需要的吸入样浓度和流量，将储氧式鼻塞连接患者就可使用。

## 二、经鼻高流量吸氧的作用机制

HFNC 是一个开放的系统，通过加热管道和鼻塞提供经过温化湿化的精确氧浓度的高流量气体，其本身并不提供潮气量和呼吸频率，目前在急慢性呼吸衰竭中均有较多的应用。HFNC 主要有以下几个可能的作用机制。

### （一）高流量气体冲洗咽部生理无效腔

HFNC 最高流量可达到 70L/min，与吸气峰流速基本相当。在呼气末，咽腔内存在高二氧化碳低氧气体，高流量的新鲜气体通过冲洗咽部生理无效腔，使得吸气末咽部生理无效腔内气体被更换为经过温化湿化高氧无二氧化碳气体，在下一次吸气过程中，吸入气体中含有更多的氧和更少的二氧化碳。在分钟通气量相同的情况下，增加了肺泡通气所占比例，提高了换气效率。

### （二）降低上呼吸道阻力和呼吸功

鼻腔侧壁提供较大的表面积以接触吸入气体，对吸入气体进行温化和湿化。在吸入气体过程中，吸入气体的阻力主要来源于鼻腔与吸入气体以及吸入气体之间的摩擦，约占总气道阻力的 50%。鼻腔在呼吸过程中的扩大与缩小会影响气道阻力。在吸气相鼻咽腔扩张，但是其表面积也相应增大，与呼气相比较，气体经过鼻腔时吸气相阻力反而增大。HFNC 通过给予大于或等于吸气峰流速的温湿化气体流量，使得鼻咽部在吸气过程中毋需扩张以对气体进行温湿化，从而降低了吸气阻力，降低了呼吸功。

### （三）降低代谢消耗

鼻腔最重要的生理功能之一是将吸入气体温化和湿化（相对湿度 100%，温度 37℃），在此过程中，将消耗相应的能量。具体计算公式为：$E_{total}/L=E_g\times(37-T_{amb})+E_{vap}\times(44mg-AH_{amb})$，$E_{total}/L$ 是对吸入的 1L 气体进行温化和湿化所需能量，$E_g$ 代表使 1L 气体升高 1℃所需能量（大约为 1.2J），$T_{amb}$ 代表吸入气体外界温度，$E_{vap}$ 代表使 1mg 的水从 37℃上升 1℃需要的能量加上使 1mg 水蒸发所需能量 0.263+2.260J，$AH_{amb}$ 代表吸入气体的绝对湿度。假设患者吸入气体外界温度是 21℃，相对湿度是 50%（9mg），那么人体需要将气体的温度提高 16℃，同时需要将 35mg 的水蒸发后加入吸入气体中，如果一个成人每次呼吸潮气量为 500ml，频率为 12 次 / 分，根据上述公式，吸入气体温湿化消耗的能量约为 156cal/min。HFNC 系统可以将吸入气体加温至 37℃，并且温化至 100% 相对湿度，可以减少鼻黏膜的代谢功。

### （四）鼻咽腔正压和肺泡复张效果

尽管 HFNC 是一个开放系统，但高流量也可以在鼻咽腔形成一个正压。虽然这个压力无法和密闭的无创正压通气（noninvasive ventilation，NIV）的压力相比较，但是也可部分增加肺容积，同时对萎陷肺泡复张，其作用类似于呼气末正压（positive end expiratory pressure，PEEP）。这个压力并不是持续而恒定的，会随患者的呼吸周期不停变动，也受到张口呼吸和闭口呼吸的影响。在张口呼吸时压力下降，闭口呼吸时压力相应的上升，有研究表明，该压力在2.7~4.4cm$H_2O$波动。由于有鼻咽腔正压的存在，其压力可以向气道远端传递，在肺泡形成类似于PEEP的作用，在呼气过程中保持一定的压力，维持气道和肺泡的开放，防止肺不张的发生。即使出现肺不张，也可以有部分的肺泡复张作用，促使肺泡的重新开放。有研究发现，通过电阻抗断层扫描技术来评估心脏术后患者肺容积的变化，使用HFNC可以显著增加呼气末肺阻抗和气道压力，呼气末肺阻抗和呼气末肺容积呈线性关系；同时还发现，体重指数大的患者获益更多。该研究表明了HFNC可以改善患者氧合，降低呼吸频率。

**（五）保持气道纤毛黏液系统的功能完整**

传统的氧气面罩或鼻导管等吸氧方式，吸入的气体均未能充分的温化和湿化，长期使用存在面部不适、口鼻干燥、眼刺激和胃胀气等不良反应，同时吸入干冷气体也导致气道纤毛黏液系统功能受损，排痰困难。HFNC提供经过充分温化和湿化的气体，舒适性更好，并且保证纤毛黏液系统的正常功能。有研究发现，使用HFNC患者舒适性更好，并且湿化气体更能维持体外培养人呼吸道上皮细胞的结构和功能，降低炎症的发生。纤毛黏液清除系统是肺的重要防线，该系统对于湿度非常敏感，在长期吸入干燥气体的情况下，纤毛黏液系统受损，可影响气体交换。其可能的机制：①黏液层增厚，分泌物附着力增强；②水分的减少导致纤毛活动减慢或停止；③上皮细胞热量丢失，导致纤毛摆动的频率减慢。HFNC可以提供最适宜的温度与湿度，避免气道干燥，减少炎症反应，减少气道收缩并且降低呼吸功，有助于改善氧合。

## 三、经鼻高流量吸氧的临床应用

**（一）高碳酸性呼吸衰竭**

高碳酸性呼吸衰竭在临床中很常见，近些年来NIV成为该类患者呼吸支持主要的方法。但是部分患者并不能耐受无创面罩，从而导致NIV治疗的失败。Millar等报道了使用HFNC治疗因NIV不耐受失败的患者获得了成功。Bräunlich进行了HFNC在健康志愿者、慢性阻塞性肺疾病（chronic obstructive pulmonary disease，COPD）患者及特发性肺纤维化（idiopathic pulmonary fibrosis，IPF）患者的比较研究。结果显示：COPD和IPF患者的潮气量增加，而健康志愿者的潮气量下降；呼吸频率和分钟通气量在三组均出现下降。Hasani等研究证明，只要3h/d，连续7天的湿化和温化治疗，可以显著增加肺纤毛黏液系统的清除功能。Rea等对COPD患者使用HFNC进行了12个月的长期温化湿化治疗（1~2h/d），结果显示，长时间的湿化可以显著减少COPD急性加重天数，延长急性加重的间隔，减少急性加重的频次，提高患者的生活质量。

**（二）低氧性呼吸衰竭**

维持低氧性呼吸衰竭患者的氧合需要稳定的吸入氧浓度和PEEP。传统的氧疗方式，无论是面罩还是鼻导管、鼻塞或面罩等，其输送氧气的流量有限，导致在吸气过程中，吸气峰流速远大于供氧流速，进而导致吸入氧浓度的波动。HFNC由于其高流量，通过储氧式鼻塞对鼻咽腔进行冲洗，使得患者吸入的氧气浓度与设定的氧浓度基本相当，能够维持一个稳定的吸入氧浓度。在患者呼气过程中，呼出气体和HFNC输送进入鼻咽腔的气流相互作用，在鼻咽腔产生一个压力，虽然这个压力并不能与机械通气的PEEP相比，但是也维持了气道和肺泡的开放，促进肺复张，并且改善了氧合。

多项研究发现HFNC在轻、中度低氧性呼吸衰竭的治疗中有效。Sztrymf等报道20例轻、中度急性呼吸衰竭（acute respiratory failure，ARF）患者，使用面罩吸氧15L/min，呼吸频率为28次/分，脉氧是93%；使用HFNC后，呼吸频率下降到24.5次/分，脉氧上升到98.5%（$P$=0.0003）。在Sztrymf的另外一项研究中，对38例社区获得性肺炎引起呼吸衰竭患者使用HFNC治疗后，患者呼吸频率下降、心率减慢、呼吸困难评分指数降低，氧合显著改善。在该研究中，最终6名患者需要气管插管机械通气，HFNC可以避免部分患者气管插管，成功率达70%。Parke等研究发现，对轻、中度ARF患者使用HFNC和面罩进行治疗，HFNC组29例患者中最终有3例（10%）需要气管插管，面罩组27例患者中有8例（30%）需要进行气管插管。

### （三）气管插管前及拔管后应用

对于重症患者，气管插管术很常见，一般使用简易呼吸器或面罩提高患者氧储备，在插管过程中由于使用喉镜，导致无法使用简易呼吸器或面罩给氧。HFNC的储氧式鼻塞并不影响喉镜的使用，在气管插管过程中仍可使用并保证氧供给。有研究发现，在给小猪气管插管过程中使用该方法能延迟低氧血症发生时间。

拔除气管插管后常规的氧疗方式为面罩或鼻导管，近年来有研究使用HFNC缓解拔管后的呼吸窘迫。Moccaldo等研究发现，相对于文丘里面罩，使用HFNC后呼吸频率、氧合、呼吸困难指数和舒适度均有显著改善，并且大大地降低了再插管率。

### （四）急性心力衰竭

一般情况下，急性心力衰竭稳定后，仍然有一定程度的呼吸困难和低氧的情况，使用普通氧疗难以纠正。有研究发现，对于经过NIV治疗稳定后的心力衰竭的患者，再使用HFNC，发现呼吸困难程度明显减轻，呼吸急促症状改善，血氧饱和度提高。其作用机制可能和HFNC能提供持续而恒定的氧流量以及减少呼吸的生理无效腔、鼻咽腔内存在一定正压等有关。

### （五）阻塞性睡眠呼吸暂停综合征（obstructive sleep apnea syndrome，OSAS）

对于OSAS，目前最确切的治疗方法是持续气道正压（continuous positive airway pressure，CPAP），但是部分患者并不能耐受鼻面罩而导致治疗失败。McGinley等发现，无论对于儿童或成人，HFNC均能缓解上气道的梗阻，并且降低呼吸暂停低通气指数（apnea-hypopnea index，AHI）。

### （六）支气管镜检查

支气管镜检查过程中出现低氧血症是最常见的不良反应，其原因可能为气体交换受损和（或）通气量下降。Lucangelo等在一项随机研究中发现，相对于文丘里面罩，HFNC在减少支气管镜检查时低氧血症方面能够有更好的效果，并且更加方便。

### （七）在急诊中的应用

呼吸困难和低氧血症是急诊患者常见的症状，而氧疗也是最常用的治疗方法。传统的氧疗方法，由于其提供氧气浓度并不准确，并且没有经过很好的温湿化，患者耐受性较差。Lenglet等在一项前瞻性研究中发现，选择急诊科17例ARF、需要大于9L/min氧气治疗或通过氧气治疗后仍有呼吸窘迫的患者，接受过面罩吸氧后，再换用HFNC，结果发现HFNC可以显著改善呼吸困难评分、视觉模拟评分、呼吸频率和指脉氧。

## 四、小结

HFNC 是一种简便易行的氧疗方式，与传统的鼻导管、鼻塞或面罩等氧疗方式相比较，HFNC 有广泛的适应范围，并且有更好的疗效和舒适性。HFNC 不能理解为“简单的”CPAP，其作用机制和生理效应与 CPAP 有类似，但不完全相同。HFNC 并不是比 CPAP 更好或更差，只是各有特异性，在患者选择哪种呼吸支持方式上，还需要根据病情进行具体分析来决定。但是 HFNC 由于其操作更加简便，可能会有更广泛的应用。对于 HFNC 应用过程中可能出现的感染风险、气道压和尚未明确的不良反应，需要通过进一步的观察研究来明确。

（张　伟）

## 参考文献


[1] Girou E, Brun-Buisson C, Taillé S, et al. Secular trends in nosocomial infections and mortality associated with noninvasive ventilation in patients with exacerbation of COPD and pulmonary edema. JAMA, 2003, 290(22): 2985-2991.

[2] Campbell EJ, Baker MD, Crites-Silver P. Subjective effects of humidification of oxygen for delivery by nasal cannula. A prospective study. Chest, 1988, 93: 289-293.

[3] Chanques G, Contantin JM, Sauter M, et al. Discomfort associated with underhumidified high-flow oxygen therapy in critically ill patients. Intensive Care Med, 2009, 35(6): 996-1003.

[4] Mayfield S, Jauncey-Cook J, Hough JL, et al. High-flow nasal cannula therapy for respiratory support in children. Cochrane Database Syst Rev, 2014, 3: CD009850.

[5] Dani C, Pratesi S, Migliori C, et al. High flow nasal cannula therapy as respiratory support in the preterm infant. Pediatr Pulmonol, 2009, 44(7): 629-634.

[6] Itagaki T, Okuda N, Tsunano Y, et al. Effect of high-flow nasal cannula on thoraco-abdominal synchrony in adult critically ill patients. Respir Care, 2014, 59: 70-74.

[7] Corley A, Caruana LR, Barnett AG, et al. Oxygen delivery through high-flow nasal cannulae increase end-expiratory lung volume and reduce respiratory rate in post-cardiac surgical patients. Br J Anaesth, 2011, 107(6): 998-1004.

[8] Sztrymf B, Messika J, Bertrand F, et al. Beneficial effects of humidified high flow nasal oxygen in critical care patient: a prospective pilot study. Intensive Care Med, 2011, 37(11): 1780-1786.

[9] Sztrymf B, Messika J, Mayot T, et al. Impact of high-flow nasal cannula oxygen therapy on intensive care unit patient with acute respiratory failure: a prospective observational study. J Crit Care, 2012, 27(3): 324. e9-13.

[10] Moccaldo A, Vaschetto R, Bernini V, et al. Ossigenoterapia dopo estubazione: confroto tras sistema ad alti flussi(optiflow)emascheraventuri. Minerva Anestesiol, 2011, 7710(Suppl 2): 16.

[11] Lenglet H, Sztrymf B, Leroy C, et al. Humidified high flow nasal oxygen during respiratory failure in the emergency department: feasibility an efficacy. Respir Care, 2012, 57(11): 1873-1878.

[12] Lucangelo U, Vassallo FG, Marras E, et al. High-flow nasal interface improves oxygenation in patients

undergoing bronchoscopy. Crit Care Res Pract, 2012, 2012: 506382.

[13] 王丽娟，夏金根，杨晓军. 成人经鼻高流量氧气湿化治疗的应用进展. 中华结核和呼吸杂志, 2016, 39(2): 153-157.

[14] 王睿，孙兵，李绪言，等. 经鼻高流量氧疗治疗急性低氧性呼吸衰竭的临床疗效分析. 中华结核和呼吸杂志, 2017, 40(2): 155-157.

[15] Fraser JF, Spooner AJ, et al. Nasal high flow oxygen therapy in patients with COPD reduces respiratory rate and tissue carbon dioxide while increasing tidal and end-expiratory lung volumes: a randomized crossover trial. BMJ, 2016, 71(8): 759-761.

# 第9章 家庭氧疗

家庭氧疗，顾名思义就是脱离医院的治疗环境，返回社会或家庭进行长期吸氧的治疗。它是院外治疗低氧血症的重要手段之一，可以缓解患者症状，提高患者生活质量及减少患者再入院次数，降低病死率。家庭氧疗常用于严重慢性阻塞性肺疾病（chronic obstructive pulmonary disease，COPD）和慢性肺源性心脏病的患者，此外也常用于肺动脉高压及肺血管疾病、间质性肺疾病（interstitial lung disease，ILD）、肺囊性纤维化（cystic pulmonary fibrosis，CPF）、充血性心力衰竭、晚期癌症、慢性胸壁疾病和神经肌肉疾病等患者。

我国对家庭氧疗尚无统一的适应证、禁忌证及具体参照标准。目前国际上比较权威的家庭氧疗指南有2015年英国胸科协会颁布的家庭氧疗指南（British Thoracic Society，BTS），2016年澳大利亚—新英格兰胸科协会以上述BTS指南为基准，并结合了新的研究结果联合颁布了澳大利亚—新英格兰胸科协会家庭氧疗指南。上述两部指南的制定为家庭氧疗的正确实施奠定了基础。

## 一、成人家庭氧疗的患者人群

**1. 呼吸系统疾病** COPD、肺动脉高压、肺血管疾病、ILD、CPF、肺癌、胸壁疾病和神经肌肉疾病等。

**2. 心血管疾病** 包括成人先天性心脏病、充血性心力衰竭等。

**3. 丛集性头痛（CH）**

## 二、家庭氧疗的类型

BTS指南将氧疗分为5种类型，分别是长期氧疗（long-term oxygen therapy，LTOT）、夜间氧疗（nocturnal oxygen therapy，NOT）、移动氧疗（ambulatory oxygen therapy，AOT）、姑息氧疗（palliative oxygen therapy，POT）、短时间冲击氧疗（short burst oxygen therapy，SBOT）。澳大利亚—新英格兰指南将氧疗分为3类，分别是长期氧疗、夜间氧疗及间歇性氧疗。其实移动氧疗及姑息氧疗包含在间歇性氧疗类别之下。现就各类型氧疗的应用加以阐述。

## 三、各种类型的氧疗指征

### （一）长期氧疗

LTOT 是指慢性低氧血症患者，每日吸氧时间需大于 15 小时。慢性低氧血症定义为动脉血氧分压≤ 55mmHg，或在某些临床情况下，$PaO_2$ ≤ 60mmHg。长期家庭氧疗应该区别于使用氧气作为缓解呼吸困难患者症状缓解的姑息氧气疗法。

**1. 吸氧时间** 关于 LTOT 吸氧时间方面有 2 项比较经典的研究。1980 年，NOTT 研究第 1 次针对 COPD 患者做了 LTOT 的随机对照研究。它收集了英国 6 个中心的共 203 例 COPD 患者，均满足 $PaO_2$ ≤ 55mmHg 或者 $PaO_2$ ≤ 59mmHg，同时满足血细胞比容增多、右心衰竭的症状或存在肺性 P 波。结果发现，仅在夜间吸氧 12 小时的患者比连续每日吸氧 24 小时的患者病死率高 1.6 倍。此研究表明，每日吸氧时间 24 小时的患者预后好于每日吸氧 12 小时的患者。另一项研究随访了 5 年 COPD 患者每日吸氧区别，分为 3 组，第 1 组患者未吸氧，第 2 组每日吸氧小于 15 小时，第 3 组每日吸氧大于 15 小时，结果表明后两组患者的生存率明显高于未吸氧组，但后两组之间无显著差异。上述 2 项研究均针对 COPD 患者，目前暂时无非 COPD 患者氧疗时间的研究。

2015 年 BTS 指南将 LTOT 吸氧时间界定为每日至少 15 小时，对于一些严重患者（如合并肺动脉高压、血细胞比容增多的患者），建议吸氧时间更长。澳大利亚—新英格兰指南中建议每日最少吸氧 18 小时以上。

**2. 吸氧流量** 吸氧流量建议以 1L/min 起始，20 分钟为周期评估血氧饱和度，每次递增 1L/min，直到 $SpO_2$>90%，同时应行血气分析以证实静息时 $PaO_2$ ≥ 60mmHg 以上；另外，由于患者睡眠时中枢对通气反应能力下降及分钟通气量下降，氧合较清醒时略低些。在 NOTT 研究中常规将夜间氧流量增加 1L/min，并不增加恶性事件发生率。所有建议患者入睡后可常规将吸氧流量增加 1L/min；在患者外出时，建议随身携带指氧监测仪，明确运动时氧合是否达标。

需要强调，高浓度氧（指长时间吸入氧浓度 $FiO_2$ ≥ 50% 及由此继发的高氧血症）可以对肺脏及其他器官造成损害。除了肺部损害外，还可以引起中枢神经系统中毒。国内相关文献中均有明确规定：对于 COPD 急性加重期患者，保证动脉血氧饱和度（$SaO_2$）在 88% ~92% 为目标，氧疗 30~60 分钟后应该复查动脉血气分析以确定氧合满意，而没有 $CO_2$ 储留和酸中毒。

**3. 各种疾病的 LTOT 建议**

（1）慢性阻塞性肺疾病

1）LTOT 与生存率：已有多项研究证实 LTOT 可提高 COPD 患者的生存率。英国 MRC（医学研究理事会）对 87 例 $PaO_2$ 为 40~60mmHg 的 COPD 患者进行了研究，患者随机分为空气组及 15h/d 吸入氧气组，后组吸入氧浓度以达到 $PaO_2$>60mmHg 为目标，5 年随访结束后，吸氧组病死率为 45%，对照组为 66%。还有一些研究结果证实 MRC 研究结果，表明每日吸氧大于 15 小时可显著减低 COPD 患者病死率。但有研究发现，对于 $PaO_2$ 在 56~65mmHg 的 COPD 患者，使用 LTOT 未能减少这部分患者的病死率。大部分 LTOT 患者死亡原因是呼吸衰竭。另有研究表明，对于使用 LTOT 的 COPD 患者，营养不良是死亡及住院率增高的独立危险因素。

因此，静息 $PaO_2 \leqslant$ 55mmHg 的稳定期 COPD 患者建议 LTOT；静息 $PaO_2 \leqslant$ 60mmHg 的稳定期 COPD 患者，合并外周水肿、红细胞增多（血细胞比容≥ 55%）或肺动脉高压者建议 LTOT。

2）LTOT 与高碳酸血症：Fleetham 等曾对 30 例合并高碳酸血症的 COPD（平均氧分压 50mmHg 左右）研究 1 年，随机分为每日 12 小时吸氧组及 24 小时吸氧组，发现 24 小时吸氧组患者存在 $CO_2$ 储留情况。因此，建议此类患者吸氧时间 12~15h/d。患者在 LTOT 治疗过程中，如 $PaCO_2$ 升高大于 7.5mmHg，说明病情不稳定，需尽快就医评估，4 周后重复评估。另外，如果患者出现 2 次评估 $PaCO_2$ 升高大于 7.5mmHg 的情况，则需联合无创呼吸机辅助通气治疗。

3）LTOT 与患者睡眠：COPD 患者在睡眠的快速动眼时间，由于 V/Q 比例失调及肺容积下降、肺通气不足，会导致其出现慢性缺氧情况，因此会影响睡眠质量。而 LTOT 可改善睡眠差的情况。

4）LTOT 与患者入院次数：无 LTOT 治疗是 $PaO_2 \leqslant$55mmHg 的急性加重期 COPD 患者的独立危险因素。而 $PaO_2$ 在 55~70mmHg 的 COPD 患者，LTOT 不能减少其入院频率。MRC 研究也有类似结果。

（2）间质性肺疾病：目前尚没有大型的 RCT 研究关注 ILD 患者的 LTOT。但从病理生理角度来说，ILD 也以缺氧为主，缺氧会导致组织损伤并出现肺动脉高压等并发症。此类患者 LTOT 适应证可参照 COPD 患者处理，而对于 ILD 晚期、严重呼吸困难患者，可行姑息性氧疗。目前建议，静息 $PaO_2 \leqslant$55mmHg 的肺间质疾病患者应给予 LTOT；静息 $PaO_2 \leqslant$60mmHg 的肺间质疾病，合并外周水肿、红细胞增多（血细胞比容≥55%）或肺动脉高压者需要长期氧疗。 与 COPD 不同的是，引起 ILD 患者低氧发生的机制不仅与 V/Q 比例失调有关，还与弥散降低和肺内分流增加有关，患者缺氧往往更加严重，通常不发生 $CO_2$ 储留，表现为低氧性呼吸衰竭；患者对氧疗反应不如 COPD，因而通常需要高浓度吸氧（流量 3~5L/min 后更大），才能改善缺氧。

（3）肺囊性纤维化：CPF 氧疗适应证同 COPD 患者，认为静息 $PaO_2 \leqslant$55mmHg 患者应给予长期氧疗。静息 $PaO_2 \leqslant$60mmHg 的囊性纤维化，合并外周水肿、红细胞增多（血细胞比容≥55%）或肺动脉高压者建议长期氧疗。吸入氧浓度需根据缺氧严重程度及是否合并 $CO_2$ 储留而定。

（4）肺动脉高压：肺动脉高压种类很多，诸如特发性肺动脉高压、门静脉高压相关的肺动脉高压、结缔组织病相关的肺动脉高压、药物和毒物诱发的肺动脉高压以及慢性血栓栓塞性肺动脉高压等均可导致缺氧。因无 RCT 研究，所以此类 LTOT 治疗原则参照 COPD 患者。肺动脉高压且 $PaO_2 \leqslant$60mmHg 应该处方长期氧疗，包括特发性肺动脉高压。吸入氧浓度需根据缺氧严重程度及是否合并 $CO_2$ 储留而定。

（5）呼吸系统外其他疾病

1）神经肌肉和胸壁疾病：此类患者也无 RCT 研究，但从循证医学角度，导致Ⅱ型呼吸衰竭的胸壁和神经肌肉疾病应选择无创正压通气治疗，如果无创正压通气不能纠正缺氧，则需要额外的长期氧疗。

2）晚期心力衰竭：静息 $PaO_2 \leqslant$55mmHg 的晚期心衰患者应长期氧疗。静息 $PaO_2 \leqslant$60mmHg 的晚期心衰，合并外周水肿、红细胞增多（血细胞比容≥ 55%）或心电图或超声心动证实的肺动脉高压者需要长期氧疗。

（6）LTOT 的评估时间：2015 年 BTS 指南建议 COPD 患者自最后一次急性加重后，病情稳定 8 周对 LTOT 进行常规评估。如果患者频繁 COPD 加重，则早期进行评估。

**（二）夜间氧疗**

夜间氧疗指夜间睡眠时，因为仰卧位呼吸肌收缩障碍及某些原因导致卧位出现 V/Q 比值失衡、血氧饱和度夜间下降，而日间正常，仅夜间需进行氧疗，而清醒时不需要氧疗的患者。

目前关于夜间氧疗的研究均表明，夜间氧疗的预后并不理想。一项多中心研究纳入 76 例不符合 LTOT、非 OSA 的 COPD 患者进行 NOT 的治疗，其中 41 例随机分配到 NOT 的患者夜间血氧饱和度控制在 90% 以上。在随访的时间内，有 22 例患者发展符合 LTOT 治疗标准，而进行 NOT 组与非 NOT 组比较，进展为肺动脉高压的概率无差异。而另一项随机双盲的研究将 23 例 COPD 患者随机分为未吸氧组及 NOT 治疗组，随访 1 年后通过问卷及 EEG 检查，发现两组睡眠质量无明显差异。

所以基于目前的研究，2015 年 BTS 指南建议：不推荐有夜间低氧但不满足长期氧疗标准的 COPD 患者应用夜间氧疗；CPF 及 ILD 患者同 COPD 患者，如有证据证明囊性纤维化患者存在通气障碍应予无创正压通气治疗；不满足长期氧疗标准的严重心衰患者，在除外引起夜间低氧的其他原因（如肥胖低通气、阻塞性睡眠呼吸暂停）后，如果有证据显示日间症状是由睡眠呼吸障碍导致且心衰已行充分治疗的情况下推荐夜间氧疗；不推荐神经肌肉疾病患者单独应用夜间氧疗，此种通气障碍首先给予无创正压通气治疗；不推荐阻塞性睡眠呼吸暂停、肥胖低通气或重叠综合征患者单独应用夜间氧疗，此种通气障碍首先给予无创正压通气治疗并可获益。

此外，虽没有 RCT 研究，澳洲 — 新英格兰指南则建议：有肺部疾病的患者如果夜间 >1/3 时间 $SpO_2 \leq 88\%$，特别是存在肺动脉高压或红细胞增多等合并症时应处方夜间氧疗。但持续时间及患者对象选择需要有经验的医生进行判断。

**（三）移动氧疗**

移动氧疗多用于 LTOT 或那些需要每天吸氧 24 小时的患者，使患者户外时氧饱和度也可达目标范围内。可帮助 LTOT 治疗的患者每日氧疗时间保证在 15 小时以上。但并没有改善 ATOT 治疗患者的运动耐量、生活质量。目前仅建议 LTOT 治疗的患者户外运动时可进行移动氧疗。另外，部分慢性肺部疾病患者静息时缺氧程度不能达到长期氧疗标准，但是在活动时也有喘息和低氧情况，推荐吸氧改善呼吸困难情况。

另外，空中旅行时推荐维持 $PaO_2$>50mmHg 或 $SpO_2$>85%；由于没有证据支持开车时吸氧可提高认知能力及驾驶安全性，所以不推荐低氧患者在驾车时需要便携式装置补充氧气。

**（四）姑息氧疗**

姑息性氧疗法是指氧疗可以缓解因晚期疾病或生命有效疾病中顽固性持续性呼吸困难。低氧血症（$SpO_2$<90%）患者尽管吸氧可改善氧饱和度，但患者从症状上看，在吸入空气和 POT 之间没有明显差异。另外无论 $SpO_2$ 水平，在 POT 治疗与阿片类药物治疗相比，后者更明显改变患者呼吸困难情况。所以有顽固性呼吸困难的癌症或终末期心脏呼吸疾病患者，如果无低氧或仅有轻度低氧即 $SpO_2 \geq 92\%$ 不推荐姑息氧疗。有顽固性呼吸困难的

癌症或终末期心脏呼吸疾病患者，应在经过适当培训的专业健康护理机构进行阿片类药物实验治疗评估和经过适当培训的专业健康护理机构进行非药物实验治疗的评估。

**（五）短时间冲击氧疗**

SBOT指在运动前后间歇氧疗，每次10~20分钟，用于缓解运动可能带来的呼吸困难。在运动前或运动后，对于中度至重度COPD的低氧血症或非低氧血症患者，SBOT不能改善运动耐力或减轻呼吸困难。而且目前未证明SBOT治疗可改善COPD患者医院就诊次数。所以对COPD患者，无论运动前或运动后，均不建议SBOT治疗。

## 四、氧疗装置

家庭氧疗的装置包括3个部分：氧气源（制氧机、气罐和液态氧）、氧气输送材料（鼻塞、鼻导管、面罩、氧气枕）和辅助设备（包括加湿器及氧气袋）。需要注意的是，氧气装置需远离火源，吸氧的患者必须戒烟，以免发生爆炸，危及人身安全。

## 五、氧疗随访

推荐开始长期氧疗后3个月以及第1次随访后6~12个月要随访，评价血气和需要的氧流量，并由专业的家庭氧疗团队评估是否需要继续长期氧疗。

## 六、氧疗非适应证

事实上，氧疗是一种医疗行为，要像其他临床治疗行为一样，严格地遵循临床路径和实践规范，并非所有患者均需氧疗。氧疗不适用于主诉为呼吸困难，而氧分压高于60mmHg且没有慢性低氧带来的影响的严重心肺疾病患者；不适于接受氧疗同时吸烟的患者，会增加火灾和疾病预后不良的风险；长期氧疗不推荐用于导致低氧的基础疾病没有得到及时充分治疗的患者，或者在每天处方氧疗的时间上没有严格规范的患者。

## 七、总结

家庭氧疗是院外治疗的重要组成部分。它应该严格按照医嘱执行，严格遵守临床路径及实践规范，注意把握每种氧疗类型的适应证，严格做好随访工作。目前我国尚未对家庭氧疗出台指导性文件，建议医务人员暂以各国氧疗指南为主要参考文件，在临床实践中不断积累经验和证据，尽快出台中国的氧疗指南或指导性文件，以保证我国患者能接受科学规范的氧疗。

（段生琛　朱光发）

## 参考文献

[1] Hardinge M, Annandale J, Bourne S, et al. British Thoracic Society guidelines for home oxygen use in adults. Thorax, 2015, 70 Suppl 1: i1–43.

[2] McDonald CF, Whyte K, Jenkins S, et al. Clinical practice guideline on adult domiciliary oxygen therapy: executive summary from the Thoracic Society of Australia and New Zealand. Respirology, 2016, 21: 76–78.

[3] Nocturnal Oxygen Therapy Trial Group. Continuous or nocturnal oxygen therapy in hypoxemic chronic obstructive lung disease:a clinical trial. Ann Int Med,1980,93:391-398.
[4] Report of the Medical Research Council Working Party. Long term domiciliary oxygen therapy in chronic hypoxic cor pulmonale complicating chronic bronchitis and emphysema. Lancet,1981,1:681-686.
[5] 何权瀛.慢性阻塞性肺疾病患者的合理氧疗.中华医学杂志,2017,97:1531-1533.
[6] 解立新.高氧对呼吸危重症患者的危害及氧疗规范.中华医学杂志,2017,97:1529-1530.
[7] Cooper CB,Waterhouse J,Howard P. Twelve year clinical study of patients with hypoxic cor pulmonale given long term domiciliary oxygen therapy. Thorax,1987,42:105-110.
[8] Górecka D,Gorzelak K,Sliwiński P,et al. Effect of long-term oxygen therapy on survival in patients with chronic obstructive pulmonary disease with moderate hypoxaemia. Thorax,1997,52:674-679.
[9] Chailleux E,Laaban JP,Veale D. Prognostic value of nutritional depletion in patients with COPD treated by long-term oxygen therapy:data from the ANTADIR observatory. Chest,2003,123:1460-1466.
[10] Fleetham JA,Bradley CA,Kryger MH,et al. The effect of low flow oxygen therapy on the chemical control of ventilation in patients with hypoxemic COPD. Am Rev Respir Dis,1980,122:833-840.
[11] Garcia-Aymerich J,Monso E,Marrades RM,et al. Risk factors for hospitalization for a chronic obstructive pulmonary disease exacerbation. EFRAM study. Am J Respir Crit Care Med,2001,164:1002-1007.

# 第 10 章 高压氧疗

## 一、高压氧疗及高气压医学

美国水下与高气压医学会（Undersea and Hyperbaric Medical Society，UHMS）定义高压氧（hyperbaric oxygen，HBO）为“患者在高于海平面压力［1.0 个大气压（ATA），或 101.325kPa］的治疗舱内间断呼吸 100%氧气”的干预方法。2013 年，UHMS 提出高压氧用于临床治疗时应该加压等于或大于 1.4 ATA，同时呼吸接近 100%氧气。

目前，我国高压氧医学领域大多数学者认可的高压氧定义是机体在高于 1 个绝对大气压（1.0ATA）环境中吸入纯氧或高浓度氧气。高压氧疗（hyperbaric oxygen therapy，HBOT）是临床上应用高压氧治疗疾病的方法。

1 个绝对大气压（1 atmosphere absolute，1.0ATA）指当温度 0℃时，在纬度 45° 海平面上，单位面积上所承受的大气压力，水银气压表上显示数值为 760mmHg，以国际通用单位帕（Pa）表示时约等于 101.3kPa。通常把超过 1 个大气压的压力称为高气压。

高气压医学（hyperbaric medicine，HBM）是研究高气压条件下的生理变化特点及规律，防治各种疾病和损伤。例如高压氧医学、潜水医学等，包括高压氧治疗，即氧气在高于大气压环境下的医疗应用以及用于治疗减压病的治疗性再加压，即通过物理性降低气泡大小，减少气泡对全身的损伤。

高压氧医学（hyperbaric oxygen medicine，HBOM）是高气压医学中的一个重要分支，属于一门古老而又新型的交叉学科，主要是指临床高压氧医学，即以高压氧疗为主体，涉及多学科疾病，研究和解决与缺血缺氧相关的各种问题。

## 二、高压氧发展简史

### （一）世界高压氧发展简史

高气压或高压氧治疗（HBOT）具有悠久的历史。1662 年，英国 Henshaw 建造第一个加压室，被称为高气压医学的萌芽。1867 年，Valenzaela 创建在 2.0ATA 高压舱内吸纯氧治疗疾病，取得良好效果。1921 年，Curningham 在美国修建了大型高压舱，对一些重症患者进行高压氧治疗，疗效明显。尽管如此，在早期阶段，由于人们对高压氧认识的局限性以及氧舱安全等问题，其发展过程几经波折。然而一些学者仍孜孜不倦地进行高压氧治疗的研究。1950 年 Paek 首次成功地应用高压治疗一氧化碳中毒和厌氧菌感染。

1960 年，荷兰学者 Boerema 发表了著名论文《无血的生命》，轰动世界，成为高压氧医学发展的里程碑。其后随着科技进步，氧舱设施更加完善，对高压氧的生理作用、治疗机制进一步认识，副作用的预防也有很大提高。20 世纪 60 年代以后，高压氧医学步入高速发展，高压氧舱遍及全世界。1963 年，在 Boerema 主持下，召开了第一届国际“高气压医学学术会议”，之后大约每 3 年在不同的国家举行高气压医学国际学术会议。2006 年，美国 Stephen 教授发表文章《HBO 动员干细胞释放》，为高压氧医学的发展带入第二个春天。

1967 年，美国成立水下医学会，1976 年建立了高压氧治疗委员会，负责审核高压氧临床应用，不断地评论和研究临床数据，发布和更新高压氧治疗的适应证，对高压氧效力及安全性予以推荐。1986 年更名为 UHMS。

**（二）我国高压氧发展简介**

我国高压氧医学事业起步较晚，发展速度很快。1963 年，福建李温仁教授建成我国首座医用高压氧舱。中华医学会高压氧医学分会于 1992 年在兰州成立，1997 年起在原湖南医科大学率先将高压氧医学列为医学本科的选修课程，并培养高压氧专业研究生。国家质量监督检验检疫总局等发布了《医用高压氧舱》等一系列国家安全管理标准。目前我国应用高压氧治疗的疾病谱可达 100 余种，治疗范围涉及临床各学科。1993 年、2008 年，在福州和北京，我国成功地举办了两届国际水下及高气压医学会议。

## 三、高压氧疗设备的种类和管理

高压氧舱设备是进行高压氧疗的保障。高压氧舱有几种分类方法，常用的是按治疗人数（单人舱和多人舱），或按治疗对象（婴儿舱和成人舱），或按空气介质（空气加压舱和氧气加压舱）进行氧舱分类。

**（一）单人高压氧舱（单人舱）**

舱体为圆筒形，容纳 1 人治疗，为卧式纯氧舱。设备体积小；容易消毒；不用配戴吸氧面罩；易发生幽闭症；不能在舱内进行注射等操作；舱内充满纯氧，安全性差。

**（二）多人高压空气舱**

加压介质是空气，3 舱、7 门大型高压氧舱群，由治疗舱、手术舱、过渡舱相互连接组成（图 10-1A 和 B）。可同时治疗多人；在舱内抢救，进行注射、吸痰等操作；舱内容积大，患者感觉舒适；占地面积大；运行时耗能多。

**（三）婴儿高压氧舱**

也属于单人舱，氧舱体积较小，设备简单（图 10-1C）。

**（四）氧舱设备的组成**

以多人高压空气舱为例，由以下部分组成：高压氧舱，空气压缩机，储气罐，氧源，吸排氧系统，加减压系统，供电系统，空调系统，通信系统，生命监测系统，消防系统，应急吸氧、照明系统以及控制台等。

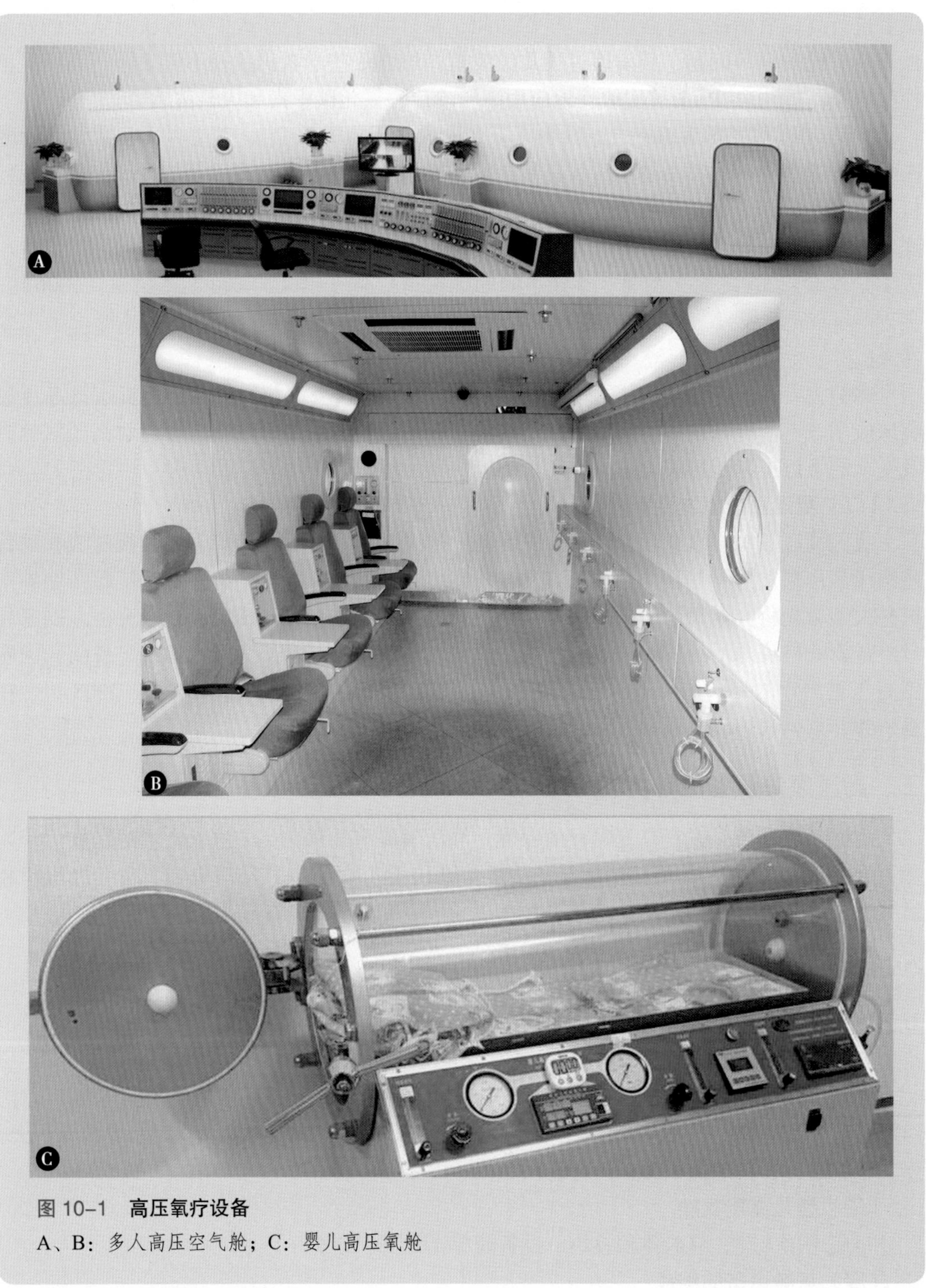

图 10-1　**高压氧疗设备**

A、B：多人高压空气舱；C：婴儿高压氧舱

（五）医用氧舱的安全管理

高压氧舱的安全至关重要。高压氧科的医护技人员需要经过专业培训，严格安全管理制度和规定，掌握氧舱意外的防范措施，应急预案和启动流程，制定监督检查制度等。

## 四、高压氧疗的作用机制

### （一）高压氧提高血氧分压

常压下，氧气经肺进入血液。当我们呼吸空气时（21% $O_2$），100ml 血液携带 19ml 氧合血红蛋白和 0.32ml 血浆溶解氧，多数组织对氧的需要由氧合血红蛋白满足；如果吸 100% 氧气，氧合血红蛋白增加到最大值 20ml，血浆溶解氧为 2.09ml；高压氧疗时，血红蛋白已经饱和，伴随压力升高，血液中的物理溶解氧量增加（表 10-1），据计算，在 2.36ATA HBO 下，溶解氧量为 5.29ml，此时的溶解氧完全可以满足组织代谢的需要。

**表 10-1 不同压力对动脉氧的影响**

| 总压力（ATA） | 呼吸气体 | 肺泡氧分压（mmHg） | 动脉血 | | | | |
|---|---|---|---|---|---|---|---|
| | | | 氧分压（mmHg） | 氧饱和度（%） | 结合氧（ml%） | 溶解氧（ml%） | 氧含量（ml%） |
| 1.0 | 空气 | 102 | 100 | 97 | 18.2 | 0.3 | 18.5 |
| 1. 0 | 纯氧 | 673 | 650 | 100 | 18.8 | 2.1 | 20.8 |
| 2.0 | 纯氧 | 1430 | 1360 | 100 | 18.8 | 4.2 | 23.0 |
| 2.5 | 纯氧 | 1810 | 1740 | 100 | 18.8 | 5.3 | 24.1 |
| 3.0 | 纯氧 | 2200 | 2100 | 100 | 18.8 | 6.4 | 25.2 |

### （二）高压氧缩小体内气泡

HBO 下，气泡内气压升高时会加速气泡内氮气向周围血液和组织内弥散，气泡体积相应缩小。另一方面，气泡外氧分压高于气泡内氧分压，氧气可将气泡内的氮气置换出来，促进气泡的消失。

### （三）高压氧增加氧的弥散距离

常压下，大脑灰质毛细血管中氧的弥散距离为 30μm，在 3.0ATA 高压氧下，氧的弥散距离可增至 100μm。高压氧对大多数体内重要器官的血管具有收缩作用，局部组织血流灌注量减少，同时血氧分压大幅增加，氧的弥散距离增大，穿透力扩大，足以纠正组织缺氧，打破缺氧和水肿之间的恶性循环。在 2.0ATA HBO 下，脑血流量减少 21%，颅内压降低 36%，可有效控制脑水肿。

### （四）高压氧的抗菌作用

白细胞在 HBO 下杀菌力增强。HBO 对许多厌氧菌或需氧菌的生长繁殖具有抑制作用，与氟喹诺酮类、氨基糖苷类等抗生素有协同作用。

### （五）高压氧促进损伤组织和神经再生

HBO 促进损伤组织的新陈代谢，ATP 生成增多，有利于肉芽组织的生长和促血管成纤维细胞的生成。实验显示，神经再生过程耗氧量为通常的 5~8 倍，HBO 可促进中枢神经和周围神经再生。临床研究证实，HBO 可促进干细胞动员，增加循环血中干细胞数量达 8 倍，有利于损伤的修复。

**（六）高压氧抑制损伤后炎症反应和双向调节免疫功能**

HBO 减少细胞因子，降低氧化应激标志物和 C- 反应蛋白，刺激体内的抗氧化剂，减轻炎症反应。近年来，HBO 对免疫功能的作用受到重视，大量研究证实，HBO 对免疫功能具有抑制作用，也有研究认为是增强作用。

**（七）高压氧抗血小板聚集的作用**

HBO 降低血小板的凝聚力，降低血液黏度，血液流经微循环的速度和数量增加，减少血管内栓塞的概率。

**（八）高压氧对放疗和化疗的增敏作用**

1966 年，Johnson 等首次报道 HBO 可能具有抑癌和抗癌的双重作用。

## 五、高压氧疗的适应证和禁忌证

由于每个国家对高压氧疗的认识不同，各种疾病治疗的指南不同，国家医疗保险制度的影响不同，在制定高压氧治疗适应证和禁忌证方面也存在一定差异，但高压氧治疗气栓症、减压病、急性一氧化碳中毒、气性坏疽均列为首选。UHMS 委员会的高压氧疗报告大约是每 3 年更新一次，适应证的确定取决于通过对照研究所证实的高压氧有效性，以指导临床高压氧的应用。

**（一）2013 年美国水下与高气压医学会网站公布的高压氧治疗适应证**

①气栓症；②一氧化碳中毒或合并氰化物中毒；③气性坏疽；④挤压伤、筋膜间室综合征及其他急性创伤性缺血；⑤减压病；⑥视网膜中央动脉阻塞、愈合困难的问题伤口；⑦严重贫血；⑧颅内脓肿；⑨软组织感染坏死；⑩难治性骨髓炎；⑪放射性软组织损伤、放射性骨坏死；⑫皮肤和皮瓣移植；⑬急性烧灼伤；⑭突发性耳聋（2011 年 10 月新推荐）。

**（二）2016 年欧洲高气压医学会推荐的高压氧治疗适应证**

**1. 强烈推荐的适应证** ①一氧化碳中毒；②开放性骨折伴挤压伤；③预防拔牙后放射性骨坏死；④放射性骨坏死（下颌骨）；⑤软组织放射性损伤（膀胱炎、直肠炎）；⑥减压病；⑦气栓症；⑧厌氧菌或混合性细菌感染；⑨突聋；⑩糖尿病足损伤；⑪股骨头坏死；⑫受损的皮肤移植和皮瓣；⑬视网膜中央动脉阻塞。

**2. 推荐的适应证** ①不伴骨折的挤压伤；②放射性骨坏死（其他骨骼非下颌骨）；③放射性软组织损伤（非膀胱炎和直肠炎）；④预防受照射组织在手术和植入后的损伤（预防性治疗）；⑤缺血性溃疡；⑥难治性慢性骨髓炎；⑦Ⅱ度烧伤面积超过体表面积 20% 以上；⑧肠气囊肿；⑨Ⅳ期神经母细胞瘤。

**3. 选择的适应证** ①脑损伤（急慢性创伤性脑损伤，慢性卒中，缺氧性脑病），为高度选择性患者；②放射性喉部损伤；③放射性中枢神经系统损伤；④血管缺血再灌注后综合征；⑤断肢（指、趾）再植；⑥继发于系统的选择性非愈合伤口；⑦镰状细胞性贫血；⑧间质性膀胱炎。

**4. 尚待认证的适应证** ①胸骨切开术后纵隔炎；②恶性外耳道炎；③急性心肌梗死；④色素性视网膜炎；⑤面神经炎（Bell 麻痹）；⑥自闭症谱系障碍；⑦胎盘功能不全；⑧多发性硬化；⑨脑瘫；⑩耳鸣；⑪急性期卒中。

**（三）2004 年中华医学会高压氧医学分会公布的高压氧治疗适应证**

**1. 急症适应证** ①急性一氧化碳中毒及其他有害气体中毒；②气性坏疽、破伤风及其他厌氧菌感染；③减压病；④气栓症；⑤各种原因引起的心肺复苏后急性脑功能障碍；⑥休克的辅助治疗；⑦脑水肿；⑧肺水肿（除外心源性）；⑨挤压综合征；⑩断肢（指、趾）及皮肤移植术后血运障碍；⑪药物及化学物中毒；⑫急性缺血缺氧性脑病。

**2. 非急症适应证** ①一氧化碳中毒及其他中毒性脑病；②突发性耳聋；③缺血缺氧性脑血管病（脑动脉硬化症、TIA、脑梗死）；④颅脑损伤（脑震荡、脑挫裂伤、颅内血肿清除术后、脑干损伤）；⑤脑出血恢复期；⑥骨折及骨折后愈合不良；⑦植物状态；⑧糖尿病及糖尿病足；⑨脊髓损伤；⑩脑瘫；⑪放射性损伤（骨、软组织、膀胱炎等）；⑫高原适应不全症等49种疾病。

### （四）2004年中华医学会高压氧医学分会公布的高压氧治疗禁忌证

**1. 绝对禁忌证** ①未经处理的气胸和纵隔气肿；②肺大疱；③活动性内出血及出血性疾病；④结核性空洞形成并咯血。

**2. 相对禁忌证** ①重症上呼吸道感染;②重症肺气肿;③支气管扩张症;④重度鼻窦炎;⑤心脏Ⅱ度以上房室传导阻滞；⑥血压过高者（160/100mmHg）；⑦心动过缓<50次/分；⑧未作处理的恶性肿瘤；⑨视网膜脱离；⑩早期妊娠（3个月以内）。

## 六、高压氧疗对主要系统的生理作用

### （一）高压氧疗对呼吸系统的影响

1. 减慢呼吸频率　在2.0~3.0 ATA HBO下，体内氧分压明显增高，通过颈动脉体等化学感受器反射性抑制呼吸中枢，90%患者可出现呼吸频率变慢，幅度变浅。

2. 增大肺活量　在高气压环境中胃肠等空腔脏器的气体受到压缩，体积缩小，腹腔内压力降低，膈肌下移，胸腔容积增大，胸膜腔负压增大。在2.0~3.0 ATA HBO下肺活量可平均增加5%~40%。

3. 增加呼吸中的弹性阻力　HBO下气体密度增高，肺总量、肺活量增加，呼吸深度和呼吸过程中弹性阻力也相应增加。

4. 增加呼吸时的能量消耗　在高气压条件下，弹性阻力和非弹性阻力均增大，需要消耗较多能量。若伴有呼吸功能不良，需考虑降低治疗压力并缩短治疗时间。

5. 升高肺泡—动脉梯度（$A-aDO_2$）　高气压下氧气密度加大，肺内动—静脉分流量加大，血$PaO_2$差度明显增大，$A-aDO_2$与氧分压成正比。国外学者发现在3.0 ATA HBO下$A-aDO_2$值可达200mmHg。

### （二）高压氧疗对循环系统的影响

高压氧疗减慢心率；升高血压；降低心排血量；降低心肌代谢。

### （三）高压氧对中枢神经系统的影响

机体在HBO下，存在两个连续时相。第一时相为活动增强期，在30~45分钟后，逐渐进入皮质功能抑制相。高压氧疗降低脑血流，降低颅内压，高压氧疗保护血—脑脊液屏障，增加椎—基底动脉血流量。

### （四）高压氧疗对其他系统的影响

1. 高压氧疗增强红细胞变形能力；产生二氧化碳储留。

2. 高压氧疗抑制胃酸分泌；促进肠道内气体的吸收；减少胃肠道血流量，但增加肝脏血流量，增强肝细胞的解毒功能。

3. 高压氧疗促进垂体—肾上腺皮质轴；双向调节甲状腺功能。

4. 高压氧疗降低肾血流量；提高肾小球滤过率。

## 七、高压氧疗的常见副作用

### （一）气压伤

当中耳鼓室、鼻窦、肺等含气腔室内压与外界压力不平衡时，机械作用使组织移位、撕裂等病理变化。中耳气压伤在加压时最多见，预防可使用1%麻黄碱滴鼻，缓慢升压等。肺气压伤常见于在减压过程中屏气或减压速度过快，大部分在出舱后很快出现，无论病情轻重，及早加压治疗是最有效的方法。

### （二）减压病

因环境压力降低幅度过大、速度过快，造成体内气泡形成及栓塞所引起的疾病。通常接受常规高压氧治疗不会出现减压病。

### （三）氧中毒

当吸入高气压或高浓度氧气达到一定时程过长后，所造成的机体功能性或器质性损害。氧中毒一般分为脑型、肺型、眼型和溶血型。常规高压氧治疗极少出现氧中毒，但在极个别情况下有氧过敏者。

## 八、高压氧疗的流程和治疗方案

目前高压氧疗方案在国内外没有统一标准。近20年来，高压氧及其在疾病管理方面的潜在获益更加明确，高压氧疗可作为一些疾病的一线治疗方法。

国内大多数地区采用常规治疗方案，即高压氧治疗压力在2.0~2.5ATA，每天1次，一个疗程10d~2周，间歇期1~2周。治疗前由高压氧专科医生对患者进行评估，制订方案。

以2.0ATA高压氧为例，一次完整的治疗时间需要2小时左右。患者进入氧舱后关闭舱门，开始升压，20~30分钟，称为升压阶段，达到设置压力后即进入稳压吸氧阶段，时间60~90分钟，吸氧结束后开始减压，20~30分钟，称为减压阶段。当舱内压力降至常压时，舱门打开，患者出舱，高压氧疗结束。

## 九、高压氧疗的前景

国际国内高压氧疗的广泛应用和良好疗效，越来越被医学界所重视。在国内规范化治疗以及多中心、大样本临床研究等势在必行。高压氧疗与整合医学、再生医学的融合，将推动临床高压氧医学的不断进步，具有良好的发展前景。

（杨　晶）

## 参考文献

[1] 高春锦，杨捷云，翟晓辉．高压氧医学基础与临床．北京：人民卫生出版社，2008.

[2] 李宁，黄怀．高压氧临床治疗学．北京：中国协和医科大学出版社，2007.

[3] 刘青乐，郑成刚．高压氧临床应用技术．北京：人民卫生出版社，2015.

[4] Gill AL，Bell CNA. Hyperbaric oxygen：its uses，mechanisms of action and outcomes. Q J Med，2004，97：

385–395.

[5] Mathieu D. Handbook on Hyperbaric Medicine. Berlin: Springer, 2006.

[6] Mathieu D Marroni A, Kot J. Tenth European Consensus Conference on Hyperbaric Medicine : recommendations for accepted and non- accepted clinical indications and practice of hyperbaric oxygen treatment. Diving and Hyperbaric Medicine, 2017, 47, 1: 24–32.

[7] Demchenko IT, Luchakov YI, Moskvin AN, et al. Cerebral blood flow and brain oxygenation in rats breathing oxygen under pressure. J Cereb Blood Flow Metab, 2005, 25(10): 1288–1300.

[8] Zhang J. Hyperbaric oxygen for neurological disorders. North Palm Beach: Best Publishing Company, 2008.

[9] Weaver LK. Hyperbaric oxygen Therapy Indications The Hyperbaric oxygen Therapy Committee Report (Thirteenth Edition). North Palm Beach: Undersea and Hyperbaric Medical Society, 2014.

[10] Ling Yan, Ting Liang, Oumei Cheng. Hyperbaric oxygen therapy in China. Medical Gas Research, 2015, 5 (3): 1–6.

[11] Ohta H. The effect of hyperoxemia on cerebral blood flow in normal humans. No To Shinkei, 1986, 38 (10): 949–959.

[12] Patrick M. Tibbles, John S. Edelsberg. Hyperbaric–oxygen therapy. N Engl J Med, 1996, 334: 1642–1648.

[13] Thom SR, Bhopale VM, Omaida C. Velazquez, et al. Stem cell mobilization by hyperbaric oxygen. Am J Physiol Heart Circ Physiol, 2006, 290: H1378–H1386.

[14] Tarun Sahni, S. Hukku, Madhur Jain, et al. Recent advances in hyperbaric oxygen therapy. Medicine Update, 2004, 14: 632–639.

[15] Nikitopoulou TS, Papalimperi AH. The inspiring journey of hyperbaric oxygen therapy, from the controversy to the acceptance by the scientific community. Health Science Journal, 2015, 9(4): 1–8.

# 呼吸支持技术

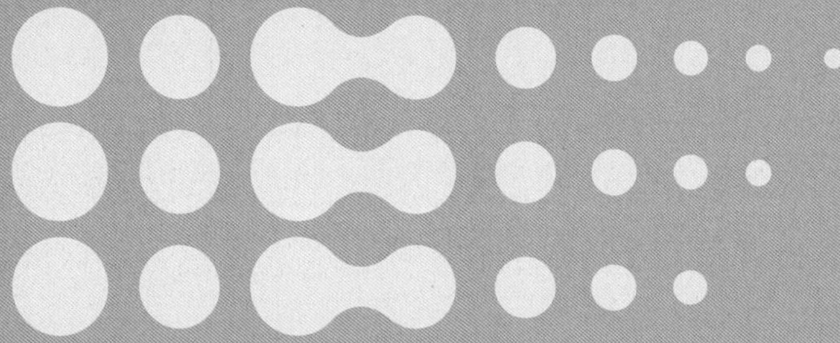

第四篇

# 气道维护、建立与管理

气道维护、建立与管理是呼吸支持技术重要的组成部分，充分体现了危重症患者细节管理的重要性。加强气道维护、建立和管理是保证呼吸支持技术通气效果的前提，亦是降低呼吸机相关肺炎等并发症发生的关键。本篇将详细阐述临床常见的人工气道种类，包括气管插管、气管切开和其他人工气道等，以及各种人工气道位置的判断和固定；紧急人工气道的处理；另外，还包括在气道维护和管理中的一些重要的常规措施，如人工气道气囊的管理、分泌物引流、气道湿化治疗和气道雾化吸入治疗等；最后介绍人工气道拔除的操作和注意事项。

# 第 11 章 人工气道概述

## 第一节 气管插管

气管插管是指一类经口腔或鼻腔置入患者气管内的导管，是在危重症患者的救治或手术麻醉过程中最为常用和重要的人工气道，因此，本节将主要阐述气管插管种类、应用指征和目的、建立方法步骤以及并发症等气道管理的基础知识。

### 一、气管插管的常见种类

**1. 常规的气管插管** 气管插管（ETT）大部分是由乙烯聚合氯化物（PVC）或相关的塑料聚合物构成的一种半硬度导管（图 11-1）。体部略呈弧形，可弯曲，其背面有一根 X 线显影线，用于判断导管位置。前端开口呈斜面，便于 ETT 经过狭窄的声门。另外，为避免前端斜面被黏膜堵塞发生窒息的风险，ETT 前端常规设计有一个椭圆形小孔，称为 Murphy eye（图 11-2）。在 Murphy eye 上方有一个可充盈的气囊（cuff），其主要目的是密闭气道进行正压通气和预防误吸的发生。气囊的充盈由一套充气辅助装置完成，包括一根充气导管、指示球和单向阀，操作时将注射器连接并向内顶住单向阀进行气囊的充气或排气，指示球可以辅助判断气囊的充气状态，但不能替代气囊压力的监测。ETT 末端是一个外径 15mm 的标准接头。

**2. 特殊的气管插管** 为增加 ETT 的韧性和避免导管受压和打折弯曲，临床中有一种内带钢丝的 ETT（图 11-3A），常用于上气道严重水肿、气道肿物致气道狭窄或上气道手术的患者。

为引流气囊上聚集的大量口咽部分泌物或反流的胃内容物，预防呼吸机相关肺炎的发生，临床中可使用一种带声门下分泌物引流功能的特殊 ETT（图 11-3B）。该类型 ETT 体部含有一个独立的吸引管腔，一端开口接近于气囊的上方，另一端连接负压吸引。

为进行分侧肺通气、单侧肺手术或全肺灌洗，临床中可使用双腔导管（图 11-3C）。该导管有两个管腔，开口分别在气管内和左侧或右侧主支气管内。为密闭左侧和右侧肺脏，两个气囊分别密闭住气管和一侧主支气管，从而实现双肺的单独通气。纤维支气管镜下定位是判定导管位置最准确的方法。

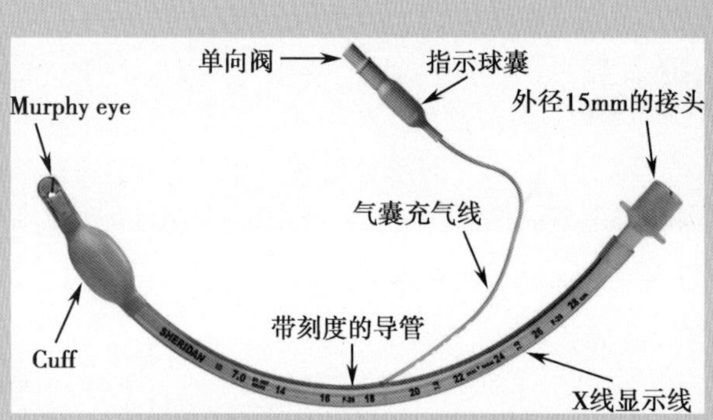


图 11-1　常规气管插管的构造

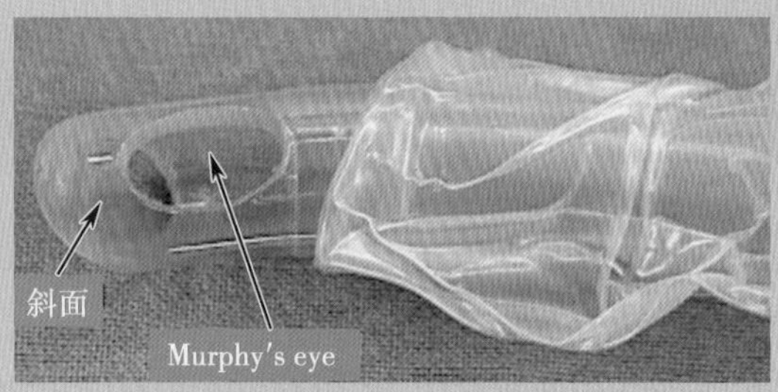


图 11-2　气管插管的 Murphy eye

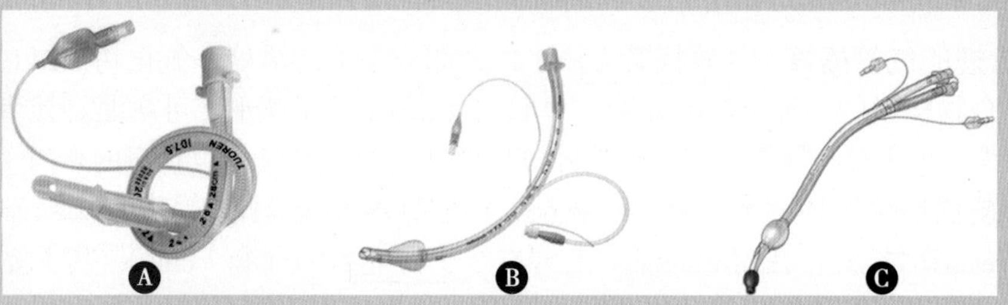


图 11-3　特殊的气管插管

A：内带钢丝的气管插管；B：声门下分泌物引流的气管插管；C：双腔气管插管

## 二、气管插管的指征和目的

在危重症患者的救治过程中，气管插管的最主要指征和目的是：

1. 有效清除气道内分泌物，维持气道通畅。

2. 进行气道保护，预防误吸的发生。

3. 密闭气道，进行有创机械通气治疗。

另外，需注意的是，一旦患者达到气管插管标准，应积极气管插管，以免延误患者的治疗而使病情加重。

## 三、气管插管的建立

气管内插管方法有多种，根据途径的不同分为经口气管插管术和经鼻气管插管术，两者各有不同的优缺点。经口气管插管可快速操作，更便于紧急抢救；选择的导管口径相对较大，便于气道护理和减少通气气流阻力；但不易固定，易于发生意外拔管；而且也不利于口腔护理。经鼻气管插管则较易于固定，患者相对较容易耐受；口腔护理不会受到人工气道的影响；但由于鼻腔大小的关系，选择的口径相对较小，影响气道分泌物清除及气流阻力的增加；较易引起鼻黏膜及骨结构的损伤，影响鼻窦的引流，致使鼻窦炎发生率明显增加。本节主要介绍明视下经口气管内插管。

**1. 插管前检查与准备**

（1）牙齿：有无松动牙齿、固定牙冠或牙桥、活动性义齿或牙桥、异常牙齿等，容易在喉镜操作中导致损伤或脱落，应该在插管前取下义齿，对松动牙齿用丝线缠绕并将丝线头端贴于面部以进行标记，若不甚脱落，可通过丝线将牙齿取出，不掉入气道。

（2）张口度：正常最大张口时，上下门齿间距平均4.5cm（相当于3指宽）；如果仅约2.5~3.0cm（2指宽），为Ⅰ度张口困难，但一般尚能置入喉镜；如果为1.2~2.0cm（1指宽）者，为Ⅱ度张口困难；小于1cm者，为Ⅲ度张口困难。Ⅱ度以上张口困难者，见于颞下颌关节病变，颌面部瘢痕挛缩，颌面、舌或口内肿瘤以及先天性疾病（如巨舌小颌症小颌伴小口畸形）等。此类患者无法置入喉镜，无法明视经口气管插管，需改用其他方法。

（3）颈部活动度：正常人颈部具有一定的颈部活动度，从上门齿到枕骨粗隆之间划连线，取其与身体纵轴线相交的夹角，正常前屈为165°，后仰大于90°。如果后仰不足80°，提示颈部活动受限，插管可能遇到困难。此类患者可有正常的张口度，但不能充分显露声门，可能难以在明视下进行气管插管。

（4）咽喉部情况：咽腔炎性肿物；喉部病变及先天畸形等患者，可有正常的张口度和颈部活动度，但因插管径路的显露有阻挡，也无法经声门作气管插管。另外还有一简单的判断患者开口度及咽部情况的方法是Mallapati开口度分级，患者用力张口至最大限度，根据看到的咽部情况进行分级：Ⅰ级，可见软腭、咽腭弓、腭垂、硬腭；Ⅱ级，可见软腭、腭垂、硬腭；Ⅲ级，可见软腭、硬腭；Ⅳ级，仅见硬腭。分级越高，插管的难度越大，Ⅲ级和Ⅳ级提示患者可能存在明视下经口插管困难。

插管前应对上述几个方面的问题进行常规检查，其目的是主要评估是否存在困难气道。困难气道是指声门不能完全显露或无法完成常规插管的情况，充分的插管前评估有助于选择插管方式，如某些情况下纤维支气管镜引导下清醒经口插管可能是更为安全可行的方式。如果因估计不足而遇到困难，可能会因插管失败而威胁患者生命。

**2. 插管前的麻醉** 为良好地显露声门，要求全麻达到咀嚼肌完全松弛和咽喉反射消失，但是这种麻醉深度对老年、休克、危重、消瘦衰弱患者极不安全。目前在具备人工通气装置和技术的前提下，绝大多数采用浅全麻并用肌松药施行气管内插管，即快速诱导插管法。根据患者血压、容量情况，静脉推注丙泊酚（异丙酚）、咪哒唑仑等药物，待患者入睡后，继以静脉注射琥珀酰胆碱或罗库溴铵等肌松药以及芬太尼等镇痛药物，给药的同时经面罩加压给氧，待患者达到神志消失、肌肉完全松弛、呼吸停止和镇痛良好的状态，应用喉镜明视声门下施行气管内插管。注意事项：①危重症患者的循环较脆弱，多无法耐受全身麻醉的常规给药剂量，应酌情减少，并备好补液、血管活性药等，及时纠正麻醉药物相关的低血压；②在显露声门过程中，患者自主呼吸已停止，为防止患者缺氧，在使用喉镜前应强调常规应用面罩施行纯氧吸入“去氮”操作，以提高体内氧的储备量和肺内氧浓度。

对于预计存在“困难气道”的患者，应避免快速诱导插管，因显露声门费时，极易导致严重缺氧、$CO_2$蓄积，严重者甚至出现心脏骤停，应考虑清醒或保留自主呼吸的前提下进行插管。

**3. 气管插管术步骤** 若无禁忌证，插管前头部应该保持在嗅花位，即头略后仰，寰枕关节部处于后伸位，利用弯型喉镜将舌根上提，使得咽轴线与喉轴线重叠成一线，即口腔、咽及喉在一个中心轴线即可显露声门。具体操作为操作者站于患者头侧，戴手套后左手持镜、右手手指轻柔地打开患者口腔，喉镜片轻轻地从患者口腔右侧进入，避开切牙，利用喉镜片的凸缘将舌体推向左侧，避免压迫牙齿、牙龈和嘴唇。看到会厌后，把喉镜片置入会厌谷（舌与会厌之间的空间），继续向前上挑起喉镜片以显露声门（图 11-4）。在放入喉镜片的过程中，应连续观察口腔结构，避免进入太深，提拉并调整喉镜以获得最佳视野。以持笔式从口腔右侧置入气管导管，在直视下插入声门。若插管前评估良好却直视困难，可能是头位不当或喉镜片进入太深或太浅。

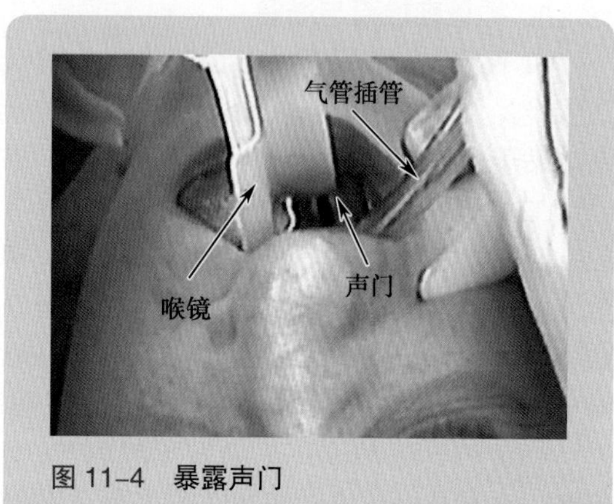

图 11-4 暴露声门

**4. 位置判断** 插入气管导管后，应再次证实导管确实在气管内，而非误插在食管内。通过简易呼吸器辅助呼吸，同时观察：①听诊双肺呼吸音是否存在；②双侧胸廓起伏是否均匀一致；③气管插管内随呼吸变化出现白雾；④有条件者可根据呼气末二氧化碳是否位于相应范围内来判断导管是否位于气管内；⑤气管镜下见导管位于气管内。导管过深进入右侧主支气管，正压通气时只有一侧胸廓起伏和呼吸音，需调整管路位置，直至双侧呼吸音恢复和双侧胸廓同时起伏。

## 四、气管插管的常见并发症

气管插管可能引起多种并发症，可发生在插管期间、插管留置后、拔管时和拔管后任何时间。因此，在操作时和日常气道管理中需要予以重视。

**1. 插管期间** 最常见的插管并发症是导管进入食管和误入支气管内，可能发生低氧血症、支气管痉挛、肺膨胀不全和剧烈咳嗽等；气管导管或导管芯引起的食管、咽喉和气管的机械性损伤，如嘴唇破裂、喉镜置入过猛过深会损伤咽后壁黏膜、颈部皮下气肿等；喉镜暴露时心血管反应包括高血压、心动过速、心律失常，甚至引起心肌缺血等。

**2. 气管插管留置期间** 最为常见和严重的并发症是呼吸机相关肺炎的发生，主要与人工气道的管理不当有关；气管插管末端黏膜和痰液的堵塞；吸痰或纤维支气管镜吸痰操作不当导致的黏膜损伤；气囊管理不当导致气管软化，甚至气管食管瘘的发生等。

**3. 气管插管拔出时** 拔管操作的刺激和插管相似，若患者有缺氧或二氧化碳的储留，可能导致迷走神经自身反射引起心律失常，甚至心脏骤停，因此拔管前应充分吸氧；分泌物或呕吐物的误吸；部分患者会出现声带麻痹、声嘶等。

**4. 气管插管拔出后** 喉头或声门下水肿，多在拔管后 2~3 小时后逐渐出现；声门和声门下的狭窄；气道肉芽肿等。

（冯莹莹　夏金根）

## 第二节　经皮气管切开

气管切开（tracheotomy）是一种切开颈段气管，放入气管套管的创伤性通气技术。与气管插管相比，气管切开无效腔小，阻力低，容易口腔护理，减少喉损伤，保留声门功能，患者更易耐受。因此，在上呼吸道梗阻、误吸风险高、撤机困难等患者中得到了广泛的应用。外科气管切开虽然可在直视下手术，价格低廉，但手术创伤大，手术时间相对长，术中及术后皮下气肿、纵隔气肿、气胸、出血甚至心脏骤停的风险相对高，术后晚期还可形成气管狭窄、肉芽肿等并发症。相对来讲，经皮扩张气管切开术（percutaneous dilational tracheostomy，PDT）是一种借鉴 Seldinger 血管穿刺法发展的微创气管切开术，由 Ciaglia 于 1985 年首次报道应用于临床，具有耗时短、操作简单、相对安全、伤口感染率低、切口小、出血量小、瘢痕小不影响美观等优势而在危重患者中得到越来越广泛的应用。本节将主要阐述经皮气管切开管的种类、经皮气管切开的指征和禁忌证、建立步骤、优缺点以及并发症等基础知识。

### 一、经皮气管切开的指征

危重患者进行经皮气管切开的指征：

1. 气道保护。
2. 上气道梗阻 / 上气道肿瘤喉切除。
3. 撤机困难且需要长时间的机械通气。
4. 避免长期气管插管的并发症。

### 二、经皮气管切开的绝对禁忌

1. 不稳定的颈髓损伤。
2. 紧急气道的建立。
3. 婴儿。
4. 切开部位感染。
5. 无法控制的凝血功能障碍。

### 三、经皮气管切开的相对禁忌证

1. 肥胖。
2. 短颈。
3. 颈部手术史。

4. 甲状腺肿大。
5. 无法触及喉部软骨和环状软骨。
6. 高位无名动脉。
7. 二次气管切开。
8. 需要较高的呼气末正压。
9. 需要较高的吸入氧浓度。
10. 凝血功能障碍。

## 四、经皮气管切开管的种类

1. **Portex经皮扩张气管切开套装（图11-5）** 使用扩张钳进行气管前软组织的扩张。可能导致扩张不足或扩张过度；使用不当可能导致气管或甲状腺损伤。

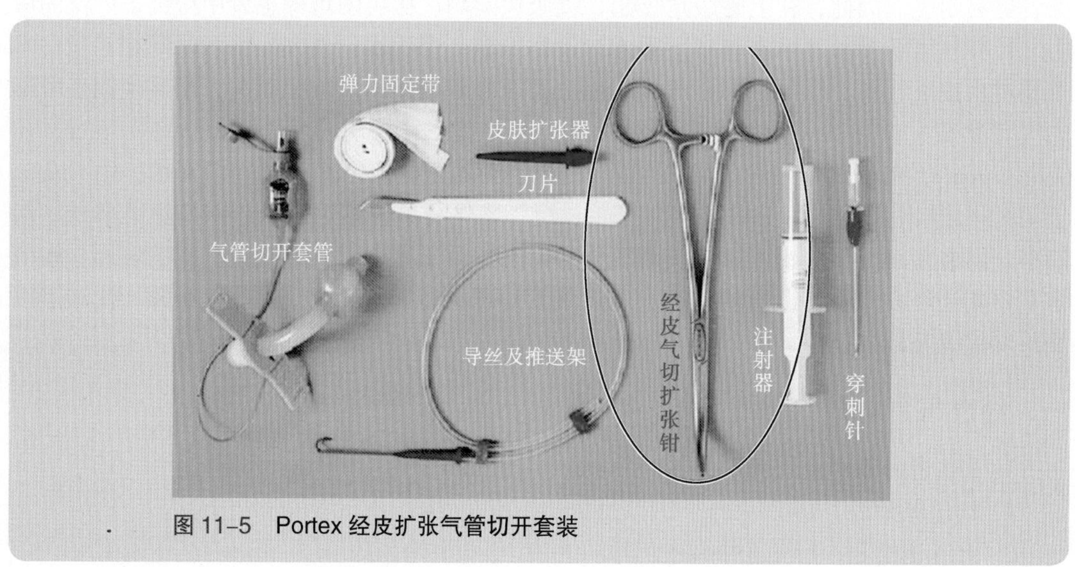


图11-5 Portex经皮扩张气管切开套装

2. **经皮气管旋切套装图（图11-6）** 在扩张气管前软组织时靠旋转钝性分离，毋需向下用力，避免气管后壁损伤。

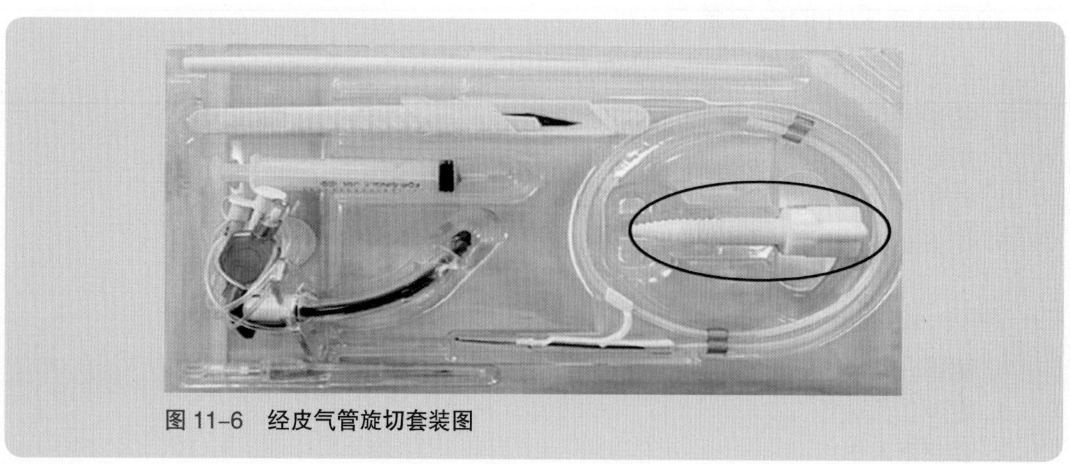

图11-6 经皮气管旋切套装图

3. **牛角型经皮气管旋切套装** 分为一步扩张套装（图 11–7）和逐步扩张套装（图 11–8）。扩张过程温和，逐步推进，避免暴力损伤气管。

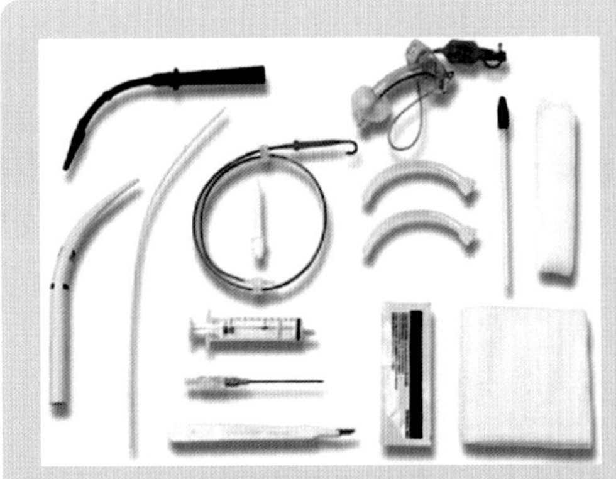

图 11–7 牛角型经皮气管旋切套装：一步扩张套装

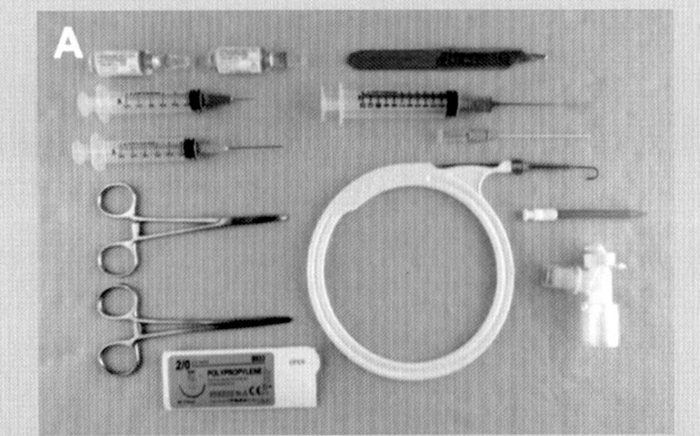


图 11–8 牛角型经皮气管旋切套装：逐步扩张套装

## 五、经皮气管切开的步骤

1. 操作前准备

（1）用物准备

器械：负压吸引器、吸痰管、注射器（5ml×2、10ml×1）、颈单、无菌手套 ×2、无菌衣 ×2、无菌纱布、气管切开包、测压表、经皮气管切开套装（含 8# 气管切开套管）、扩张钳、必要时准备地灯。

药品：2% 利多卡因、无菌液状石蜡、镇静剂（1% 丙泊酚注射液 50ml）、镇痛剂（芬太尼注射液）、扩容液体（乳酸钠林格 500ml×2）。

（2）患者准备

1）保证患者生理指标稳定、呼吸机条件不高且凝血功能良好。

2）评价颈部解剖和气管切开标志（图 11–9）。

3）已行气管插管，保证通气与氧合，保证人工气道的存在。

4）与患者沟通，解释气管切开的目的。

5）操作前半小时停止鼻饲。

6）充分清除口鼻腔及气囊上滞留物。

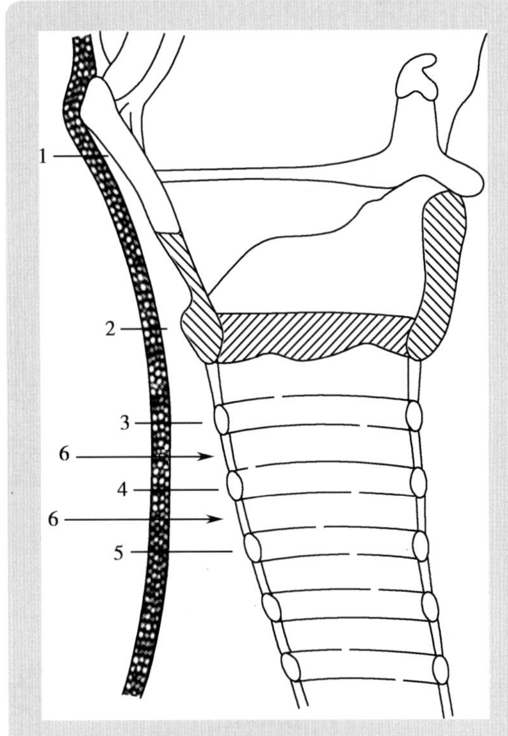


图 11–9 颈部解剖和气管切开标志

1. 甲状软骨；2. 环状软骨；3. 第一气管环；4. 第二气管环；5. 第三气管环；6. 入路

7）充分的镇痛镇静。

8）必要时给予约束。

（3）呼吸机准备：将呼吸机模式调为容量控制通气，将氧浓度调为1.0。

2. 操作流程（图11-10、图11-11）

（1）气管切开套管气囊打气，确定不漏气，之后完全放气。患者面朝上平卧，颈肩部下方垫物使头后仰成过伸位，下颏、喉结、颈静脉切迹三点一线，充分暴露颈部，确认解剖标志和穿刺点。使用含氯己定的消毒液从下颌消毒至上胸部。

（2）吸痰（如果必要的话），气管内有气管插管时，将气囊位置调整到声带上方。建议选用2~3软骨环之间为穿刺点，在局部行浸润麻醉。

（3）在选择的穿刺点切一个1.5~2.0cm的横切口。

（4）空针抽半管生理盐水，接穿刺针穿入气道，回抽有气泡。

（5）送入导丝。

（6）沿导丝送入扩张器扩开组织和气管壁。特别注意：在扩张前应该上下拉动导丝，使导丝顺直，避免导丝曲折，扩张到不应该扩张的组织。

（7）将内侧开槽的专利扩张钳夹在导丝上，沿导丝将扩张钳滑入气管前壁，张开钳子使气管前壁前方的软组织扩张，在扩张钳打开的状态下移去扩张钳。

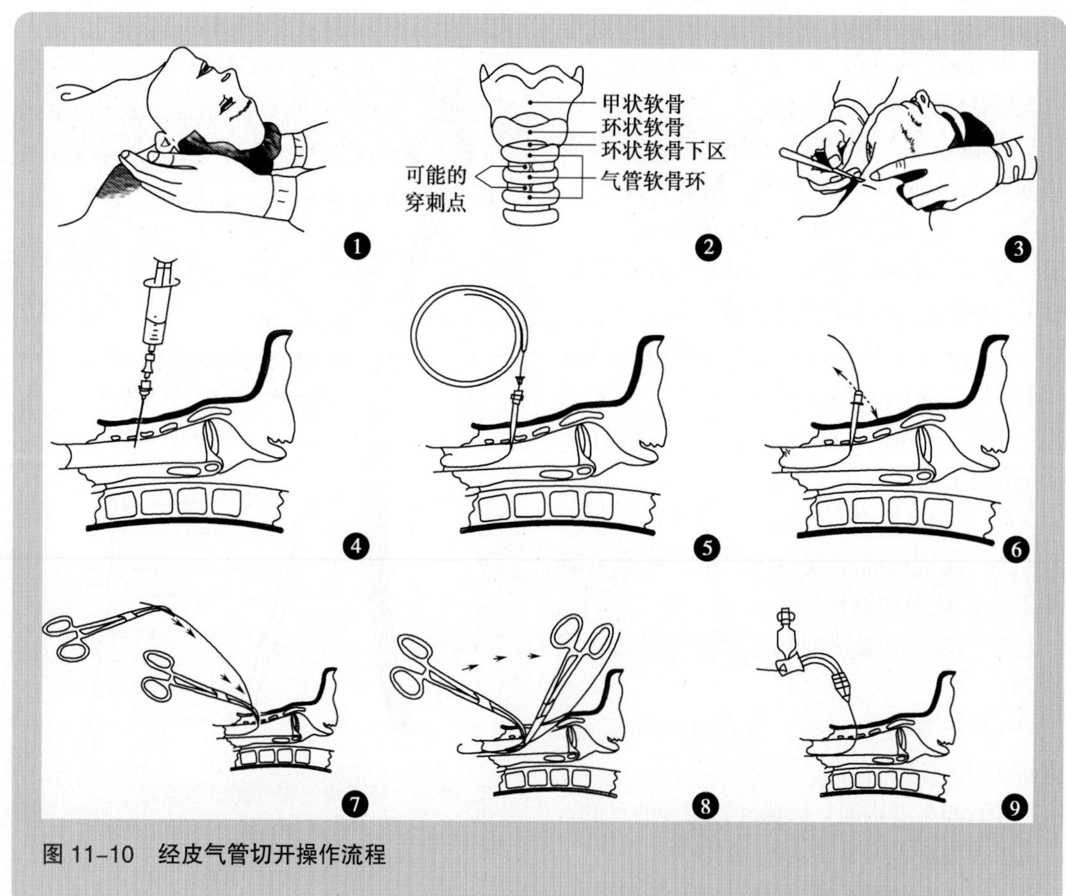


图11-10 经皮气管切开操作流程

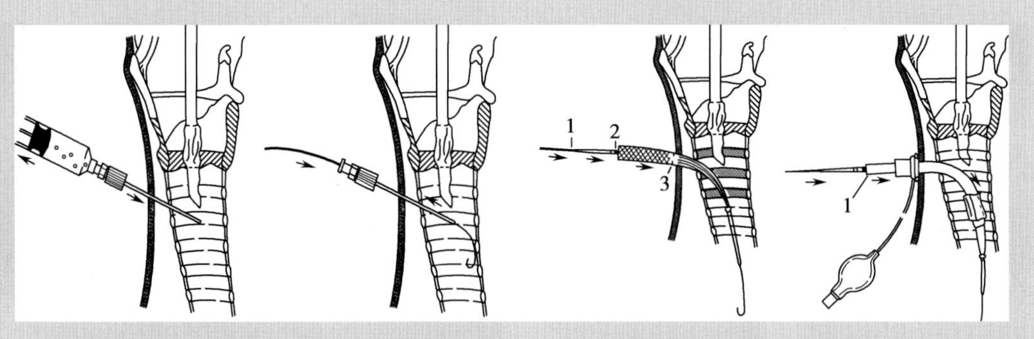


图 11-11 牛角型经皮气管切开的简单示意图

（8）按上一步方法重新放入扩张钳，并穿透气管前壁。将扩张钳手柄向患者头部推移，保持扩张钳纵轴与患者身体纵轴平行，使扩张钳尖端进一步进入管内。打开扩张钳扩张气管。在扩张钳打开的情况下移去扩张钳。

（9）沿导丝放入带内芯的气管切开套管，拔出内芯和导丝。气管切开套管接呼吸机辅助呼吸。

有条件的单位可以考虑气管镜引导下经皮气管切开（图 11-12）。建议 2 或 3 名医生操作，两名医生进行气管切开，一位医生行术中气管镜引导。气管镜应在气管切开前置入气管插管末端，并将气管插管退至声门远端，以避免气管插管的脱出和二次气管插管。气管镜还可协助术者将穿刺针垂直置入气管前壁正中并确定导丝置入气道远端。当气管切开套管置入成功后，气管镜从气管切开套管进入，以确定气管切开套管位置正确，同时清除气道内血块和痰栓。气管镜引导的经皮气管切开可以保证穿刺点准确，避免气管插管的脱管，导丝置入方向正确，气管切开导管置入顺利，避免损失气管后壁，并协助气道分泌物和血块的吸引。有研究表明，与普通的经皮气管切开相比，气管镜引导的经皮气管切开可以降低约 8%的气管切开并发症。因此，气管镜是较好的气管切开辅助手段。

超声也可以作为经皮气管切开的引导，具有无创、经济、附加损害小等特点。图 11-13A 白色实线箭头代表气管软骨，虚线代表皮肤至气管软骨的距离，图 11-13B 白色实线代表置入的气管切开导管，白色虚线代表气管。

### 3. 注意事项

（1）需密切监测 BP、HR、$SpO_2$ 的变化。

（2）监测呼吸力学参数，随时调整呼吸机参数。

（3）保持气道通畅，及时吸尽口鼻腔内的分泌物。

（4）操作后应注意观察伤口出血情况、常规行胸部 X 线明确有无皮下气肿及气胸等并发症。

## 六、经皮气管切开的并发症

经皮气管切开的并发症并不多见，虽然文献报道的比例 5.6% ~54%，但并发症通常都比较轻微，经皮气管切开的病死率仅 0~0.7%。

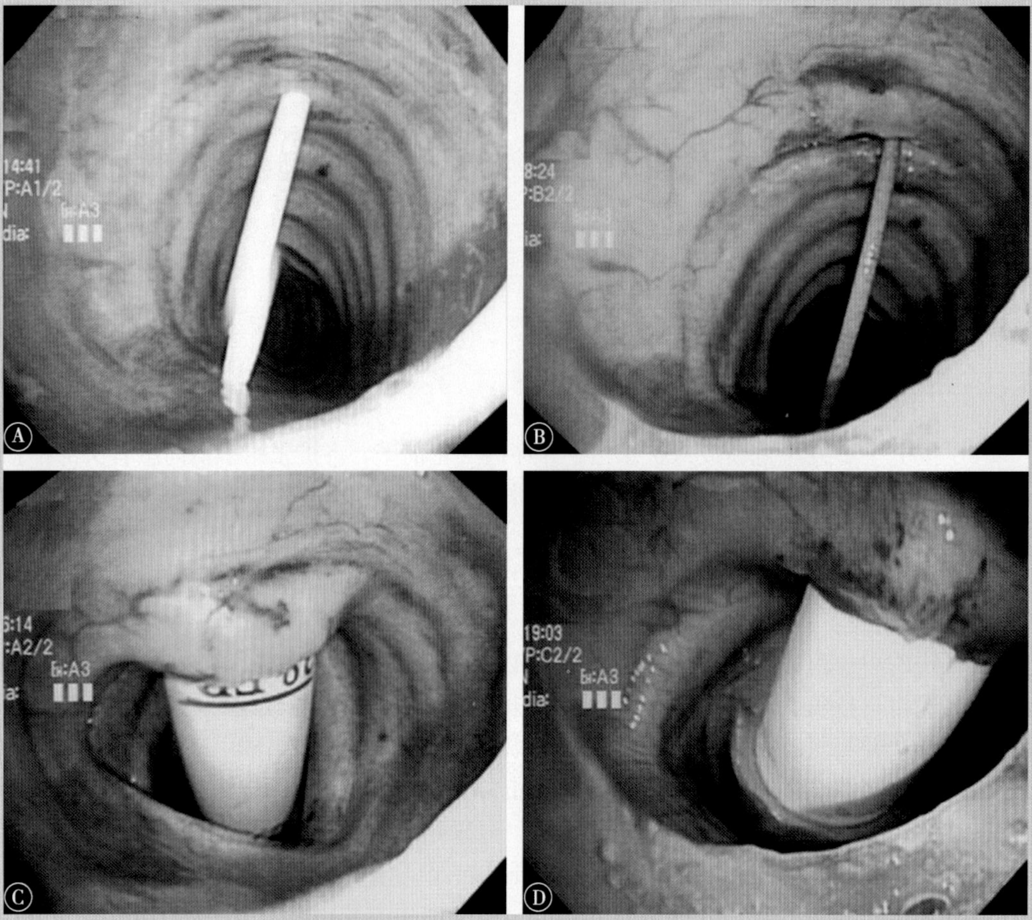

图 11-12 气管镜引导下经皮气管切开

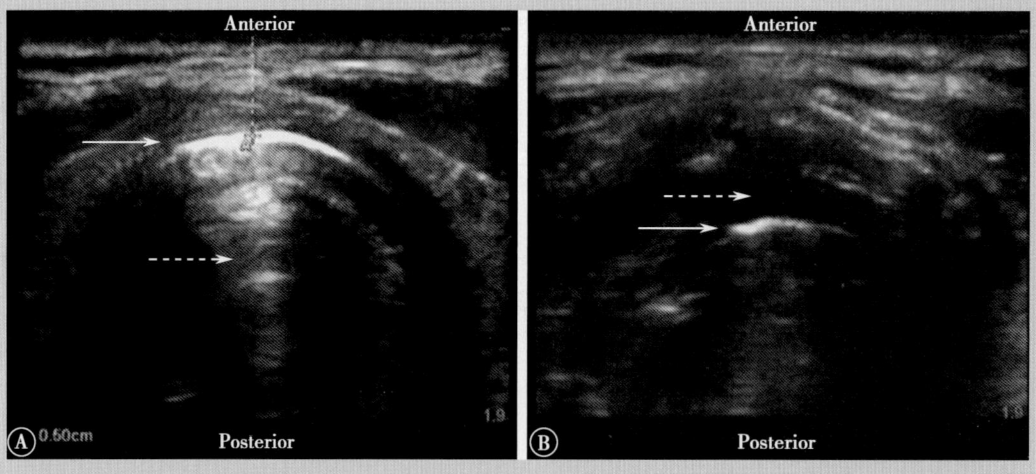


图 11-13 超声引导经皮气管切开

A：白色实线箭头代表气管软骨，虚线代表皮肤至气管软骨的距离；B：白色实线代表置入的气管切开导管，白色虚线代表气管

1. 早期并发症（气管切开术中）

（1）气管插管脱管。

（2）穿刺针或导丝置入到气管外。

（3）气管切开导管置入失败。

（4）气管环骨折。

（5）出血。

（6）气胸。

（7）皮下气肿。

（8）肺不张。

（9）颅内压升高。

2. 晚期并发症

（1）局部蜂窝织炎、脓肿或纵隔炎。

（2）气管狭窄。

（3）局部瘢痕形成。

（4）气管软化。

（5）迟发出血。

（6）气管食管瘘（穿刺针或导丝穿破气管后壁，损伤食管时易发生）；

（7）气管无名动脉瘘（可致命，气管切开点选择在第三四软骨环时更易发生）。

3. 经皮气管切开并发症的高危人群

（1）儿童（尤其是婴儿和新生儿）。

（2）吸烟者。

（3）酗酒者。

（4）糖尿病患者。

（5）免疫抑制患者。

（6）慢性阻塞性肺疾病和其他慢性呼吸道疾病患者。

（7）长期使用激素者。

经皮气管切开的合并症发生率 4% ~12%，手术的成功取决于患者的选择和术者的经验。

## 七、经皮气管切开的术后管理

1. 保持切口清洁干燥。

2. 使用寸带或其他颈带固定气管切开导管，避免脱出，避免压迫颈部皮肤。

3. 含内套管的气管切开导管应在套管内出现痰痂或血块时及时清洁内套管。

## 八、经皮气管切开的优势

1. 操作简单，抢救及时，可床边单人操作，避免对危重患者的搬动，对医生资质要求低，经过训练的急诊、ICU 或内科医生均可操作。

2. 手术范围局限，损伤小，不破坏气管环，操作时间短，减少手术出血，手术毋需用力牵拉颈前肌肉以暴露气管，对患者刺激小，对血管、神经、甲状腺、甲状旁腺、食管的损伤小，操作安全。

3. 气管套管与切口接触紧密，术中术后发生皮下气肿、出血、切口溢痰、切口局部感染等机会小。

4. 伤口愈合时间段、瘢痕小、并发症少、伤口感染率低。

## 九、经皮气管切开与外科气管切开的比较（表 11-1）

表 11-1 经皮气管切开与外科气管切开的比较

| | 经皮气管切开 | 外科气管切开 |
|---|---|---|
| 操作相关病死率 | 极低 | 极低 |
| 操作过程 | 穿刺，置入导丝和气管切开管 | 分离气管前软组织，直接暴露气管前壁，直视下切开气管 |
| 操作时间 | 短 | 长 |
| 创伤 | 小 | 相对大 |
| 出血 | 少 | 相对多 |
| 操作地点 | ICU 床旁 | 手术室 |
| 切口愈合 | 快 | 相对慢 |
| 切口感染 | 罕见 | 少见 |
| 瘢痕形成 | 罕见 | 少见 |
| 花费 | 相对高 | 相对低 |

（黄　絮）

# 第三节 其他人工气道

## 一、口咽气道

口咽气道（oropharyngeal airway）由通气道、牙垫和一个凸起的双翼横板组成，通常由硬度较大的塑料制成。口咽气道是一种开放气道的辅助设施，用于因舌后坠或上呼吸道肌肉松弛而有气道梗阻危险、并且无咳嗽和呕吐反射的昏迷、半昏迷患者。

口咽气道的置入方法有 3 种，第一种方法将口咽气道倒转（弓背向下）插入口中，当气道顶端触及硬腭后方时，将其旋转 180° 后放置合适位置（图 11-14A）；第二种方法是借助压舌板将舌头向下、向前推开，气道弓背向上插入（图 11-14B）；第三种方法是从侧面插入（图 11-14C）。

市面上的口咽气道有多种型号，临床上常通过沿着患者颧骨测量嘴角到耳垂的距离来为患者选择合适的型号。如果口咽气道过短，由于长度不够无法打开堵塞的气道，就起不到开放气道的作用；而口咽气道过长，牙垫部分会突出口腔，但其仍能起到开放气道的作用。因此，在没有合适型号时，应是宁长勿短的选择，但在放置过程中应避免局部组织的损伤。口咽气道的理想位置是其末端位于咽部舌根后方，横板双翼置于双唇之间。

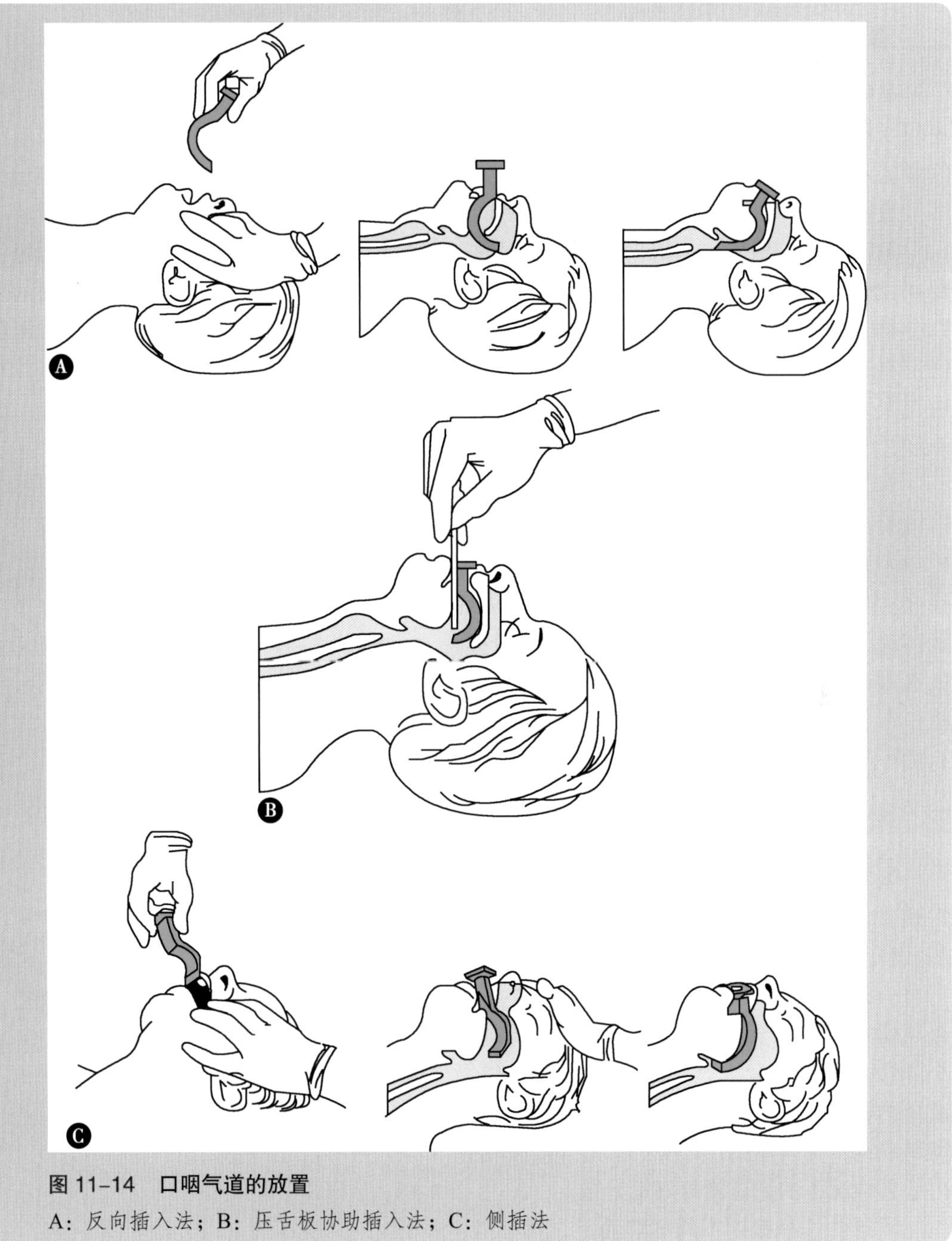

**图 11–14　口咽气道的放置**

A：反向插入法；B：压舌板协助插入法；C：侧插法

需要注意的是，置入口咽气道前需清除口咽部异物或分泌物，否则将导致误吸，置管过程中或置管后患者有呕吐症状时要及时移除通气道，并清理口腔呕吐物，以免发生误吸。置管时要注意避免唇、舌、牙齿及口腔黏膜损伤。口咽气道使用期间应反复评估气道通畅情况，并听诊双肺呼吸音是否清晰、对称。保持正确的头部位置有助于气道开放。长时间置管患者容易发生口腔糜烂和黏膜溃疡，所以有条件时应尽快改用其他方法来保持气道开放。

## 二、鼻咽气道

鼻咽气道（nasopharyngeal airway）是一种放置于鼻腔至口咽部的通气管，相对口咽气道较易被患者耐受。鼻咽气道由乳胶或聚乙烯制成，外侧端稍外张，以防滑入鼻腔。没有气囊的气管插管也可用作鼻咽气道，常在其鼻孔端别一别针以防滑入鼻腔。鼻咽气道与口咽气道比较，意识清醒或半清醒的患者更能耐受，因此可用于清醒或浅昏迷的患者。

鼻咽气道的型号也是根据从鼻尖到耳垂的测量长度选择，这样其末端恰好能通过舌根部而没有进入食管，另一端与鼻孔开口相吻合。鼻咽气道有左右鼻腔之分，在置管前要加以分辨。鼻咽气道的置入方法（图 11–15）：需先将通气管用润滑剂润滑，然后沿着鼻腔底部将通气管末端斜面朝向鼻中隔方向慢慢插入，遇到阻力时，可轻微转动导管，以利于通过鼻腔与鼻咽部形成的角度，或尝试从另一鼻腔插入（有些患者两侧鼻腔的大小不一样）。

对于有鼻腔损伤、颅底骨折、鼻中隔畸形或凝血功能异常的患者不宜使用鼻咽气道，因放置过程中可造成进一步损伤或引起局部出血。鼻咽气道使用期间应反复评估气道通畅情况，并听诊双肺呼吸音是否清晰与对称。如有咽部分泌物、血或呕吐物要及时吸引清除，以保持气道通畅。保持正确的头部位置有助于气道开放。

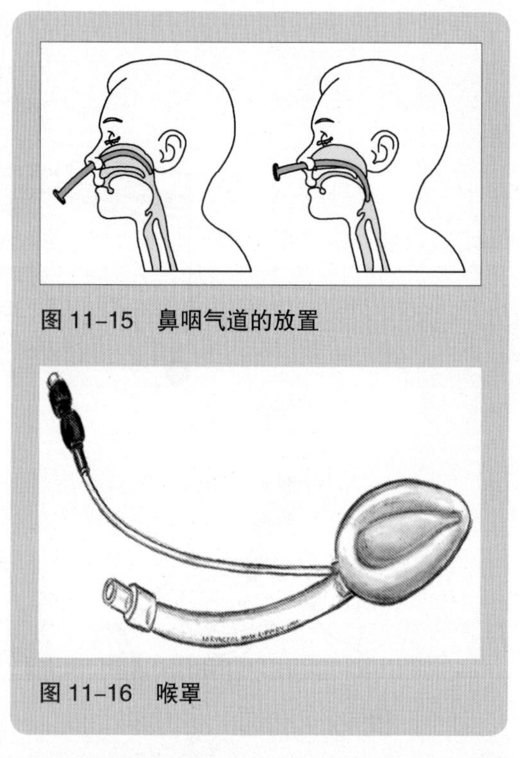

图 11–15　鼻咽气道的放置

图 11–16　喉罩

## 三、喉罩

喉罩（laryngeal mask）是介于面罩和气管插管之间的一种新型的、在喉头周围封住患者气道维持气道通气的装置（图 11–16）。它有一条管子附着于面罩后 30° 处，面罩上有气囊可充气，管子末端开口处有两条垂直小隔条，可预防会厌软骨掉进管子中。当气道压力小于 20cm$H_2O$ 时，使用喉罩可以保持密封状态。喉罩适用于无法通气、无法气管内插管情况下的患者紧急气道开放。

喉罩的选择根据不同年龄而定，可参考（表 11–2）。喉罩的置入方法（图 11–17）：先充气检查有无漏气或毁损，然后抽掉气罩内气体，可适量在喉罩表面涂上润滑剂；清醒患者需充分麻醉，头颈后仰；左手固定患者头部，右手拇指和示指握住通气管和气罩的结合处，喉罩开口方向朝向患者下颌；沿着上腭向口腔内推进，直到进入咽下部，保持气罩的扁平，避免翻转；左手握住通气管尾部轻柔向下推送到满意位置，右手抽出；将气囊充气到合适容量（1 号 2~4ml，2 号 7~10ml，2.5 号 10~15ml，3 号 15~20ml，4 号 25~30ml，5 号 30~40ml）；检查喉罩的密闭性，听诊胸部如有呼吸音，在加压通气时无漏气声闻及，则可放入牙垫，固定喉罩。

表 11-2 不同年龄阶段对应的喉罩型号

| 型号 | 适用范围 |
| --- | --- |
| 1 | 新生儿，婴儿≤ 5kg |
| 1.5 | 婴儿 5~10kg |
| 2 | 小儿和儿童 10~20kg |
| 2.5 | 儿童 20~30kg |
| 3 | 儿童，较小成人 >30kg |
| 4 | 普通成人 |
| 5 | 较大成人 |

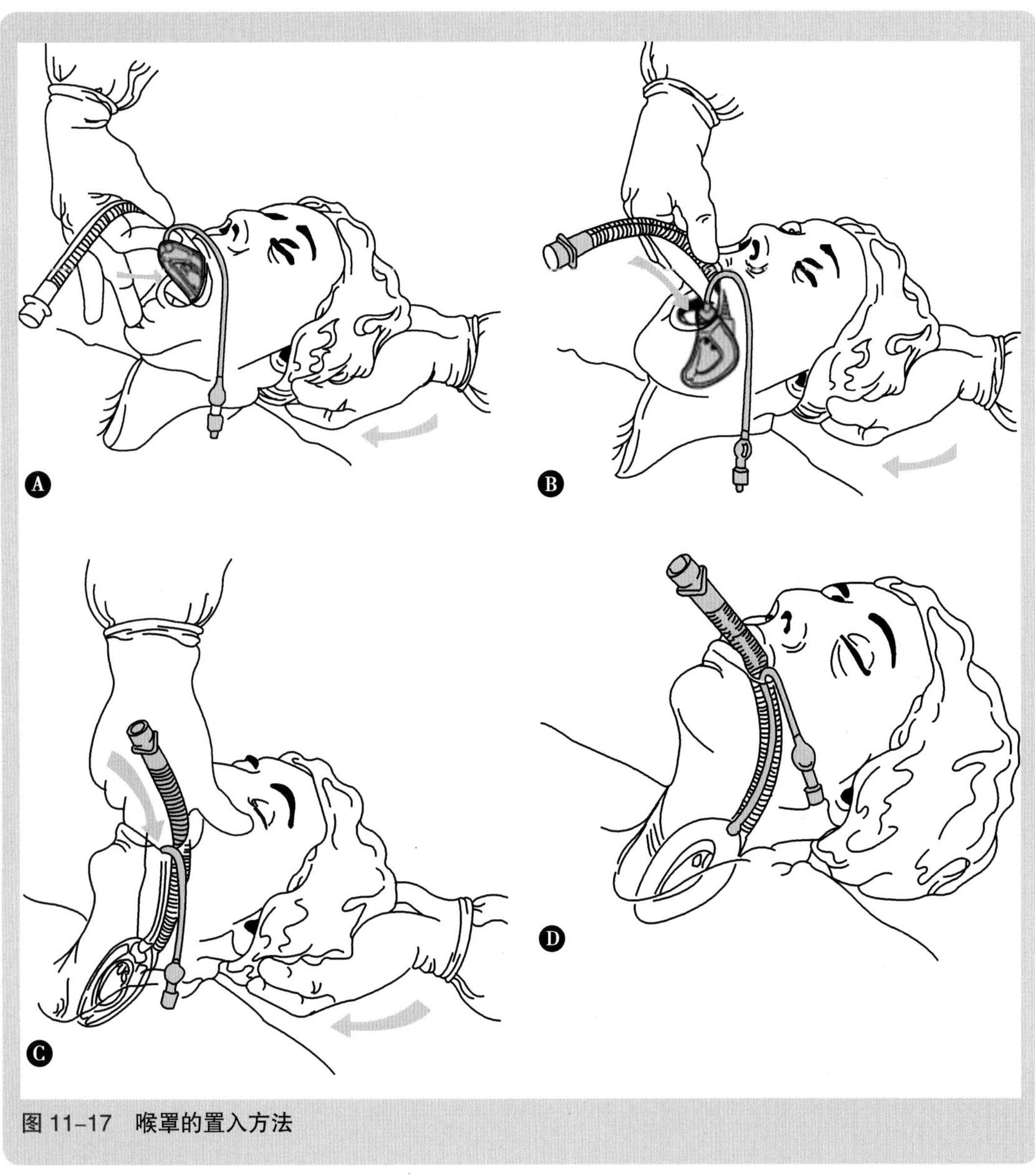


图 11-17 喉罩的置入方法

对于饱胃患者、胃内容物反流患者、气管受压和气管软化患者、咽喉部病变患者和需要高气道压力通气的患者，需谨慎使用喉罩。在喉罩置入和使用过程中需要注意的相关事项主要有：避免咽喉部损伤，有无反流和误吸，喉部周围漏气发生，防止意外拔管等。

## 四、食管气管联合导管

食管气管联合导管（esophageal-tracheal combitube）是一种双腔、双气囊导管（图 11-18），比喉罩能更加迅速、有效地开放气道，并减少胃内容物反流、误吸等致命的并发症。常在医院内外气管内插管困难的急诊插管、颈椎异常患者紧急情况下使用。若管子插入食管，远近两端的气球都需充气，患者经近端的小孔通气；若是插入了气道，只需对远端的气球充气，患者由远端的开口进行通气（图 11-19）。食管气管联合导管在食管狭窄、食管病变及上呼吸道明显水肿患者禁忌使用。

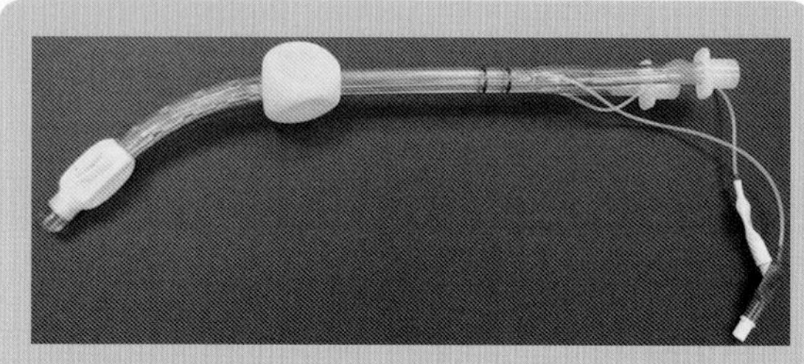

图 11-18　食管气管联合导管

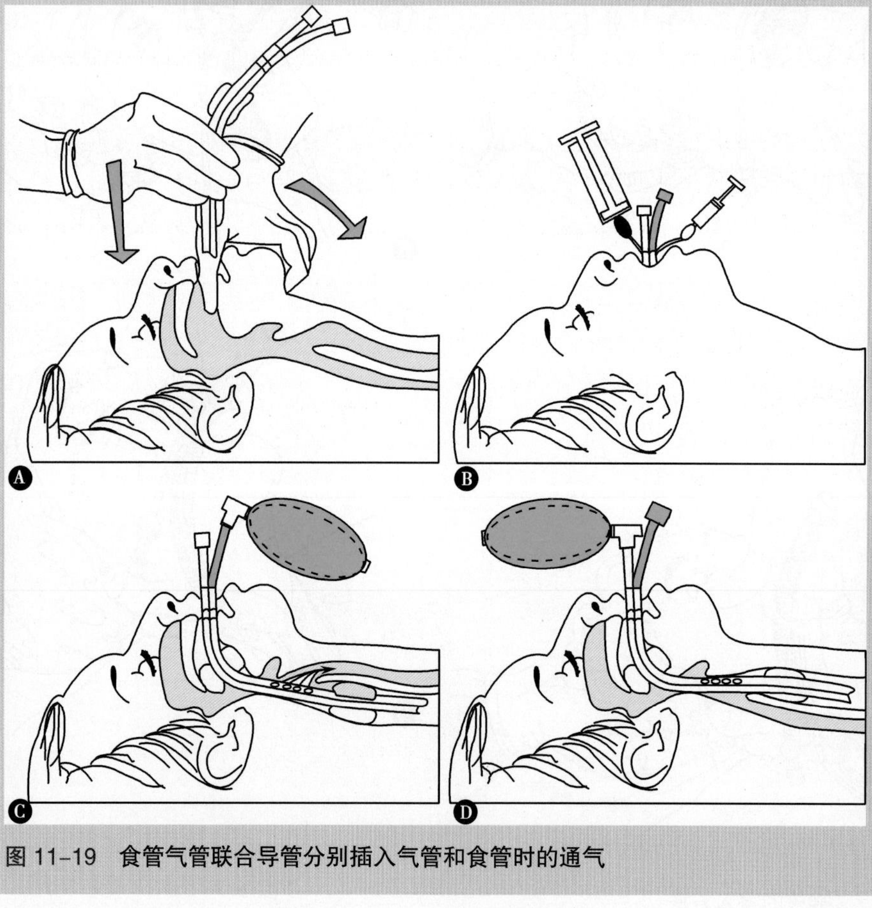

图 11-19　食管气管联合导管分别插入气管和食管时的通气

（袁月华）

## 第四节 人工气道位置的判断与固定

### 一、人工气道位置判断

人工气道位置的恰当与否直接影响患者救治疗效，理想的气管插管位置是导管远端位于气管中段、距离气管隆嵴 3cm 左右，从门齿处定位成人男性气管插入深度为 21~23cm；成人女性减少 2cm；儿童则常规以 12cm+（年龄 /2）为参照。气管切开管的位置因其是直接由气管软骨正中切开置入相对容易把握。对于存在口、鼻腔或气道局部畸形、创伤、气道内息肉、肿瘤、气管食管瘘等特殊情况的患者，需要根据具体情况区别对待。

常见的气管插管位置不当包括过浅或过深、单侧插管和食管插管。气管插管一经插入且气囊充气后需立即确定导管位置。有多种方法可用来确定导管的位置，具体方法与步骤：

1. 听诊呼吸音，正压通气时双肺呼吸音可及并对称，说明导管在气道内；单侧呼吸音消失或减弱（通常是左侧），表明气管导管插入过深，进入主支气管。向外移动少许，再次评估直至两侧呼吸音对称。

2. 上腹部听诊，如在通气过程中听到上腹部的气过水声，则表明导管进入食管，应立即拔出导管，进行预氧合（用简易呼吸器连接浓度为 100% 的氧气通气约 30s）后再次插管。

3. 观察正压通气时胸廓抬起且对称，结合呼吸音听诊基本可确定导管在位。

4. 呼气相气管导管上出现雾气或水蒸气，表明导管在气管内。

5. 带光导芯的透照：如果放置带光导芯进行插管，颈部出现亮光，表明导管已正确置入气管。

6. 呼气末二氧化碳检测装置：常用 $CO_2$ 比色计。如果每次通气后比色计变为黄色，表明呼出气体中有 $CO_2$，即可确认气管导管的位置正确；如果通气后比色计变为紫色，表明呼出气体中没有 $CO_2$，即气管导管的末端位于食管内，应立即将套囊放气快速拔出导管，$CO_2$ 比色计及连接方法如图 11-20。需要注意的是，$CO_2$ 比色计不能用于判断导管的深度是否合适。而在心脏骤停时由于潮气末 $CO_2$ 的生成处于最低水平而无法探测，有较大无效腔者如较大范围的肺梗死时也可出现假阴性结果，因此不可单凭此一种方法来判断导管位置。

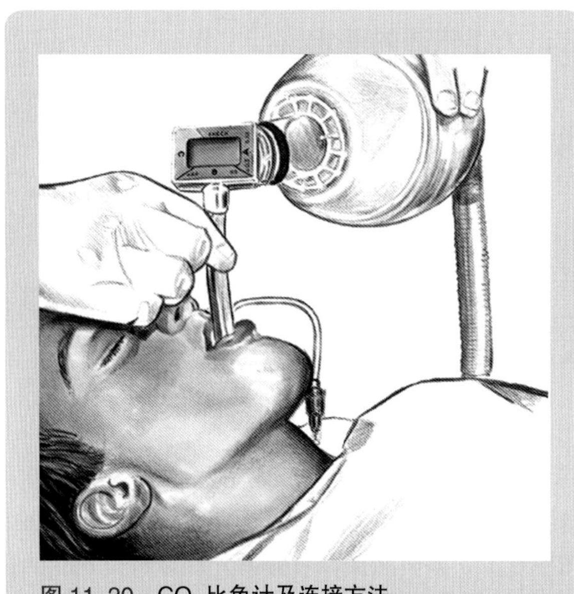

图 11-20 $CO_2$ 比色计及连接方法

7. 气管导管中出现胃内容物时，表明导管已误入食管。

8. 可借助球型食管检测装置来分辨食管插管或气管内插管（图11-21）：尽可能用力挤压球囊使其处于负压状态，将球囊与气管导管的开口紧密连接，然后放松球囊，记录球囊完全复张的时间。如果球囊快速或立即复张，表明导管位于气管内（按上述步骤再进行两次以确保准确，尤其是肥胖或妊娠晚期的妇女，COPD患者以及肝大、腹水或腹部膨隆者）；如果复张时间为5秒以上，表明导管已误入食管，应立即拔出；如果复张较慢，但仍在5秒以内，应重复上述步骤2次，以判断是否能迅速复张或仍需5秒以上。如果复张仍较慢但未超过5s，气管导管的末端可能还在气管内，但导管末端可能被分泌液、黏液或肺水肿的液体堵塞。如果经过吸引后导管仍未恢复通畅，则应拔除导管重新插入。

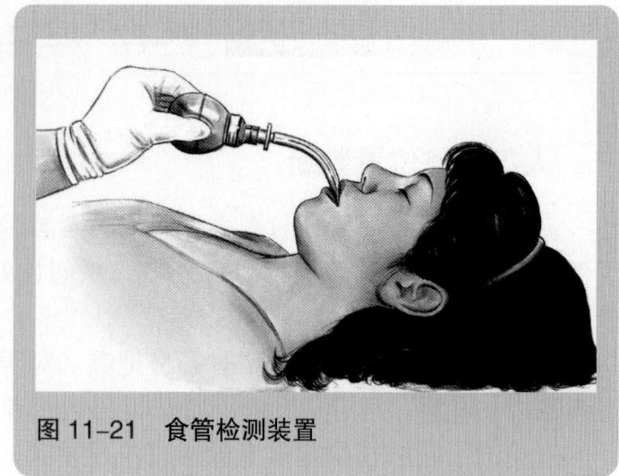
图11-21　食管检测装置

9. 套囊触诊可用来判断导管位置是否恰当。置患者头部于正枕位，将气囊充气，一只手轻轻触摸颈静脉切迹，另一手抓住外套囊，稍稍拉出或推进导管。当按压颈静脉切迹时外套囊有明显的饱满感，则表明导管位于恰当的位置。

10. 脉搏氧饱和度监测：良好的脉搏氧饱和度有助于导管位置的确定。

11. 摄胸部X线片可显示导管位置，以判断导管深度，观察有无导管错位现象。

12. 也可通过纤维支气管镜、纤维喉镜直接插入气管导管观察气管软骨环及气管隆嵴位置来判断导管位置。

## 二、人工气道的固定

**1. 气管插管的固定**　一旦确定导管的位置正确，应立即予以妥善固定，以预防意外拔管。应遵循下列原则选择不同的固定方法：

（1）经口插管后应放置牙垫或口咽通气管，以防患者咬导管或气道阻塞。

（2）为便于吸引和口腔护理，不能因胶布、丝带或其他装置完全堵塞口腔。所选方法应具有预防导管意外推进或牵拉的作用。

（3）固定导管时要尽可能减少对皮肤特殊部位的压力，以预防长时间压迫所致的并发症。

（4）使用胶带固定时，应环绕头部一周以最大限度地保证安全。

（5）常用的固定方式

1）胶布固定：准备一条60cm长，2.5cm宽的胶布，将其两端的最后10cm撕成两半，将胶布穿过颈后中点，粘着面向上，沿着患者的头面部固定，撕开的末端部分仔细地缠绕在导管上，如有必要，可将撕开部分再行延长。

2）导管带固定：剪一长约60cm的带子，将其置于患者颈后，中点位于颈后正中，末端沿患者头面部往上缠绕导管一周，在导管上打一坚实的反手结，然后再环绕导管一周后打一牢固的反手结和平结即可。

3）使用专用的导管固定器（图 11-22）。

（6）固定完成后应标记导管在门齿水平的位置，便于观察导管的移动。

（7）固定完毕后再次确认导管位置。

**2. 气管切开套管固定** 常用气管套管固定是系带法，首先需用一块开口纱布垫于伤口与套管隆起部之间，然后将气管切开管套管带系于颈部，并打一死结以牢固固定，松紧以可插入一指为宜。如气管切开口过大则需在固定套管前进行局部缝合，缝合时应注意观察有无皮下气肿及其他损伤。当前常用的经皮气管切开不需要缝合。

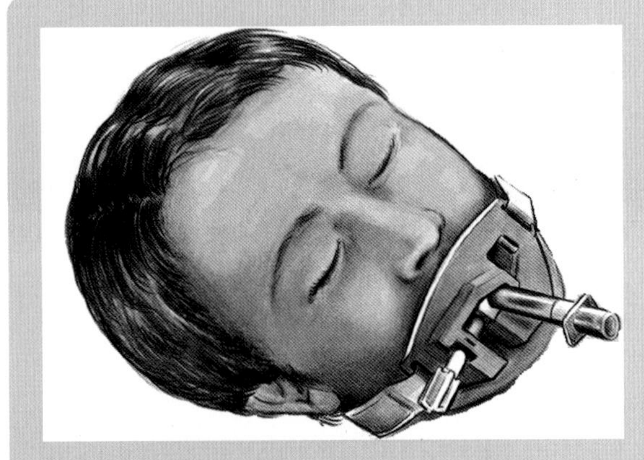

图 11-22 专用的导管固定器使用示意图

（袁月华）

## 参考文献


[1] Kacmarek RM, Wehrman SF, Heuer AJ. Egan's fundamentals of respiratory care. 11th Ed. St Louis MO : Mosby, 2017.

[2] 俞森洋 . 现代机械通气的理论和实践 . 北京：中国协和医科大学出版社，2000.

[3] Miller RD. 米勒麻醉学 . 7 版 . 邓小明，曾因明，译 . 北京：北京大学医学出版社，2011.

[4] 庄心良，曾因明，陈伯銮 . 现代麻醉学 . 第 4 版 . 北京：人民卫生出版社，2014.

[5] Raimondi N, Vial MR, Calleja J, et al. Evidence-based guidelines for the use of tracheostomy in critically ill patients. J Crit Care, 2017 Apr, 38:304-318.

[6] Liao LF, Myers JG. Percutaneous dilatational tracheostomy. Atlas Oral Maxillofac Surg Clin North Am, 2015, 23(2):125-129.

[7] Hsia DW, Ghori UK, Musani AI. Percutaneous dilational tracheostomy. Clin Chest Med, 2013, 34(3): 515-526.

[8] Mehta C, Mehta Y.Percutaneous tracheostomy. Ann Card Anaesth, 2017 Jan, 20(Supplement):S19-S25.

[9] Brass P, Hellmich M, Ladra A, et al. Percutaneous techniques versus surgical techniques for tracheostomy. Cochrane Database Syst Rev, 2016 Jul 20, 7:CD008045.

[10] 应可净，袁月华 . 呼吸诊断和治疗设备 . 郑州：郑州大学出版社，2012.

[11] 杨丽丽，陈小杭 . 急重症护理学 . 北京：人民卫生出版社，2009.

# 第12章 紧急气道的处理

气道通畅是肺与外界进行有效气体交换的基本前提，也是心肺复苏、生命支持中最应优先处理和确保的环节。人工气道的有效建立，可保障气道通畅。然而，临床上部分患者气道阻塞发生紧急，如喉头痉挛、水肿，或危重患者存在的困难气道，难以快速顺利地建立人工气道，此时需要紧急开放气道。需要注意的是，这些紧急气道仅是抢救时的应急手段，并不能替代人工气道，当患者仍需保持气道开放时，应考虑气管插管或气管切开。

## 一、手法开放气道

将患者置于平卧位，将其枕部后仰并拉直，还可适当垫高肩部以使颈部前伸、舌体前移；一手示指及中指将下颌抬高，另一手下压额部以开放气道的方法为仰头抬颌法（图12-1A）；双侧颌角上抬法需要双手对称操作，要点是将双手置于患者的双颊处，以中指或示指顶住下颌角，在将其上举的同时以手腕用力将头后仰（图12-1B）。手法开放气道可作为昏迷有舌后坠患者抢救时的应急手段，或作为其他措施（如插管）前的准备，疑有颈椎损伤的患者禁用。

开放气道后对自主呼吸微弱或无自主呼吸的患者应立即应用面罩连接简易呼吸器进行通气。以下患者可能存在面罩通气困难：①头颈部僵硬或者活动受限，气道不易开放和维持；②肥胖或阻塞性睡眠呼吸暂停，患者颈部脂肪组织容易压迫气道造成气道开放困难；③胸肺顺应性差和（或）气道阻力高，例如哮喘、ARDS、肺水肿、严重肥胖、妊娠晚期等，这类患者在挤压简易呼吸器时存在较大阻力；④面罩密闭性差，例如胡须、缺齿、面部畸形等，造成面罩不易密闭造成漏气，有效通气不足。

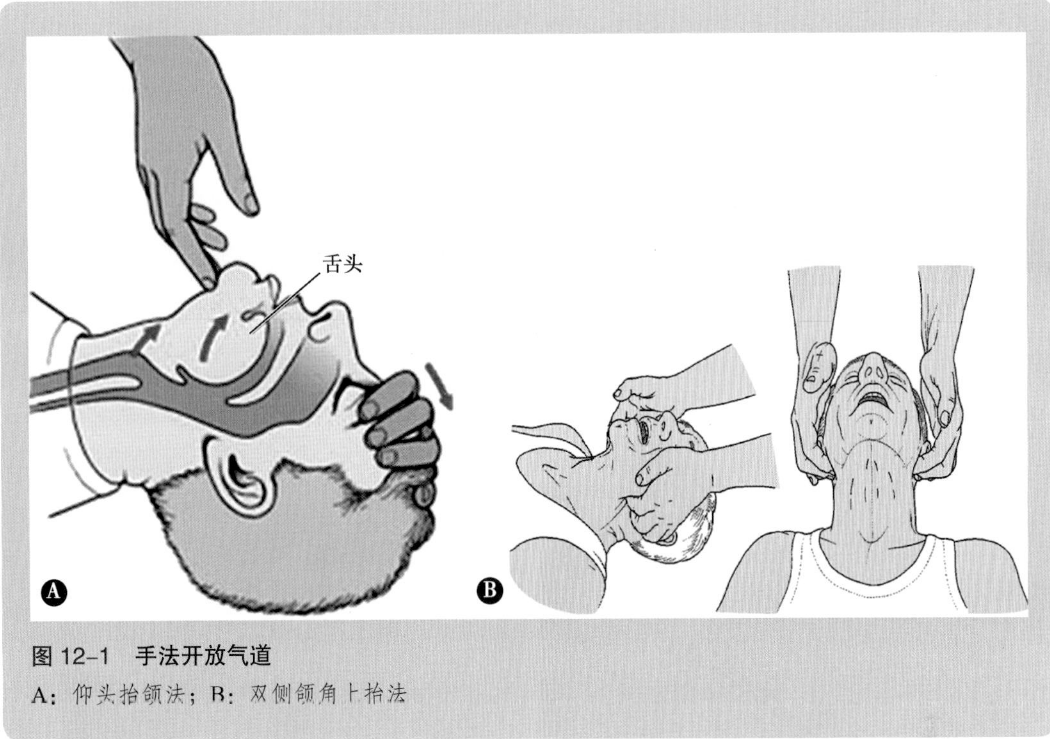


图 12-1 手法开放气道

A：仰头抬颌法；B：双侧颌角上抬法

## 二、紧急气道装置的介绍与操作

### （一）喉罩

喉罩（laryngeal mask airway，LMA）是 Brain 在 1981 年发明并首先提倡使用的一种新型声门上通气道。将 LMA 插入咽喉部，气囊充气后能在喉周围形成一个密封圈，既可让患者自主呼吸，又能连接呼吸机或简易呼吸器施行正压通气，属介于气管插管与面罩之间的通气工具。LMA 插入毋需喉镜暴露声门，对操作者能力要求不高，因此 20 多年来 LMA 以其插入操作简单和维持通气容易等优点被广泛应用于急救复苏和临床麻醉，在欧美已成为困难气道急救中保证通气的首选技术。由于它开口于声门上方，对于喉头痉挛或水肿患者无效，故此类患者禁用。由于 LMA 可能造成患者恶心，刺激呕吐反射，因此也不宜用于清醒或半清醒的患者。LMA 不能完全阻塞食管，在正压通气（特别是在气道压≥ $20cmH_2O$）时容易引起胃内容物反流误吸，因此在使用 LMA 时要求患者禁食，一旦出现误吸，应及时插管。LMA 的气囊弹性阻力较大，且气囊内压力不易控制，应注意选择大小合适的 LMA；一般而言，50~70kg 成人宜选择 4 号，70kg 以上的成人宜选择 5 号。

常用的 LMA 分为标准型喉罩（图 12-2A）和气管插管型喉罩（图 12-2B~D），后者是一种专门为气管插管而设计的改良喉罩，在困难气管插管患者，它不仅可作为患者的应急气道，而且可协助完成气管插管操作。图 12-3 为标准型喉罩的置入方法，需要注意的是，插入前需充分清除口腔内分泌物，术者需用手将患者头部向后下推，另一手持 LMA 插入同时判断位置是否合适。

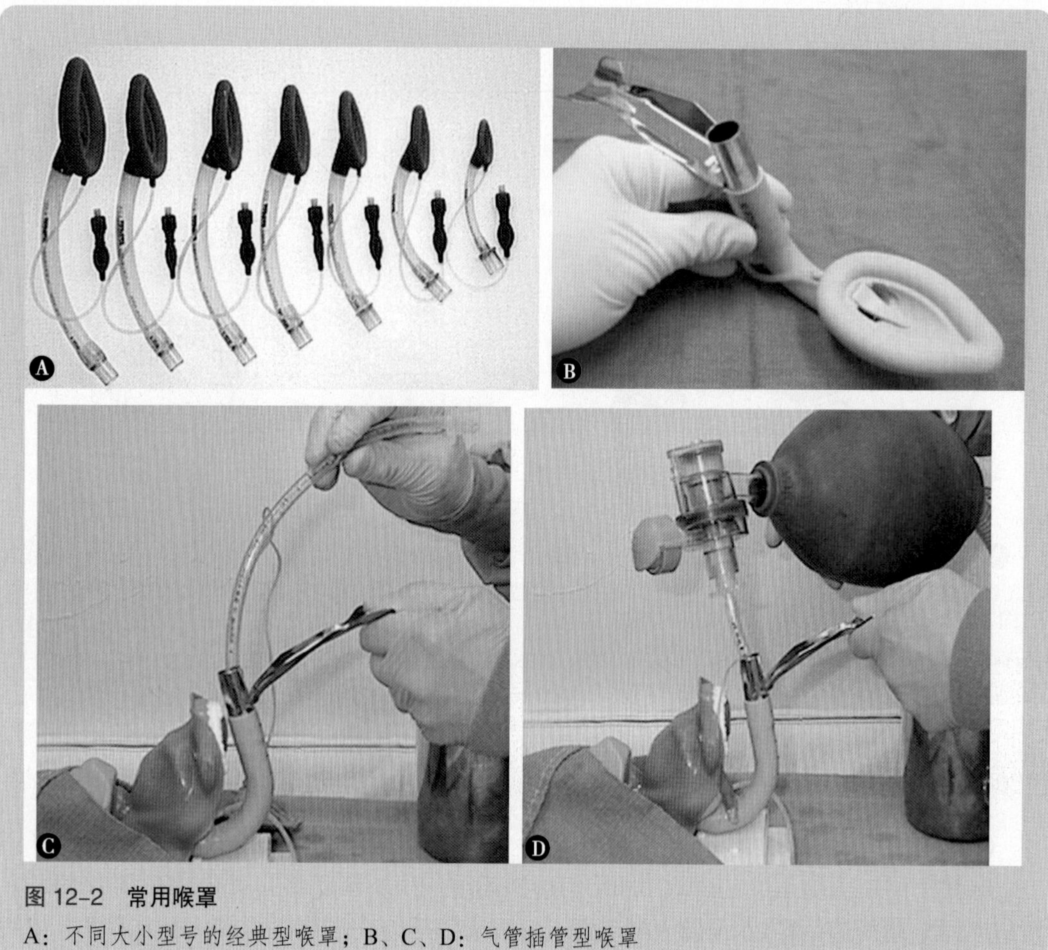

图 12-2 常用喉罩
A：不同大小型号的经典型喉罩；B、C、D：气管插管型喉罩

### （二）联合导气管

联合导气管（combitube）是一种新型的紧急气道（图 12-4），其外形类似双腔气管插管，但两个气囊所在的位置和作用不同：主气囊用于封闭口咽部，防止口咽部分泌物下流；前端气囊用于封闭气道或食管。此外，在两个气囊之间还有一排细孔，当前端插入食管时，两个气囊之间形成密闭空间使该排细孔与气道相通，正压气体可通过该排细孔进入气道；即无论前端进入气道还是食管，均可保证患者的有效通气，因此无需借助喉镜、良好的照明和其他器械，对操作者要求也不高，可适用于颌面部外伤患者，也可作为插管失败或插管困难的一种临时替代方法。当前端进入食管时，可对胃液进行抽吸，但由于细孔不能通过吸痰管，因此不能有效引流气道分泌物。成人用的联合导气管只有一个型号，对一些身材矮小的患者进行插入时有一定难度。联合导气管的费用较高，也在一定程度上限制了其应用。

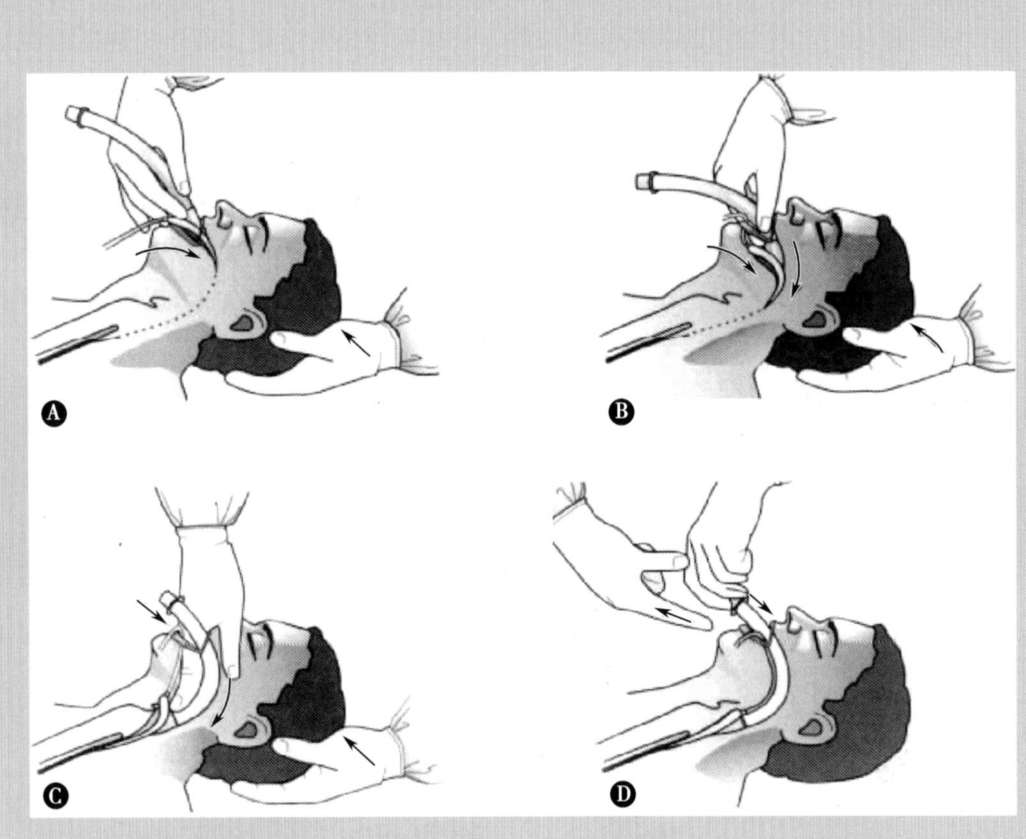

图 12-3　喉罩的置入方法

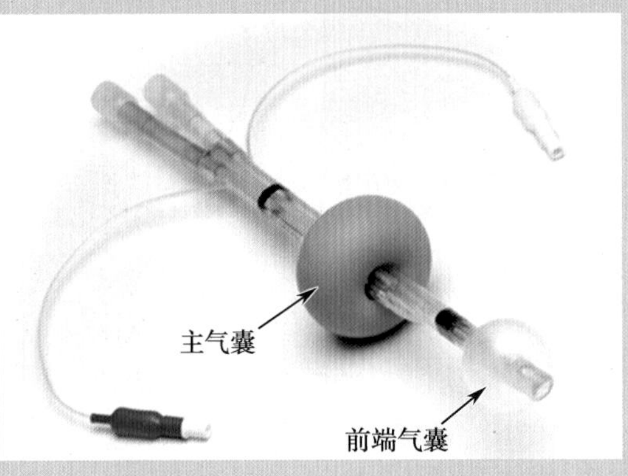


图 12-4　联合导气管

联合导气管的置入方法（图 12–5），值得注意的是，导气管外端有两条标记线，当导气管插入后调节其位置使门齿刚好位于两条线之间，即可保证主气囊位于口咽部硬腭的后面。插入后需仔细判断前端插入位置，根据不同位置连接不同导气管进行辅助通气。

需要注意的是，喉罩和联合导气管在操作过程中都需要充分打开患者口腔，如果患者存在张口受限，这两种紧急气道将难以置入。其次，喉罩和联合导气管前端插入食管时，送气口仅仅置于声门上方，如果声门或大气道出现狭窄，例如声门水肿、气管肿瘤或受压变形、大气道异物如牙齿或痰栓等，即使置入喉罩或联合导气管也无法实现有效肺泡通气，因此在置管前应仔细评估，如存在上述这些情况，应选择其他方式。

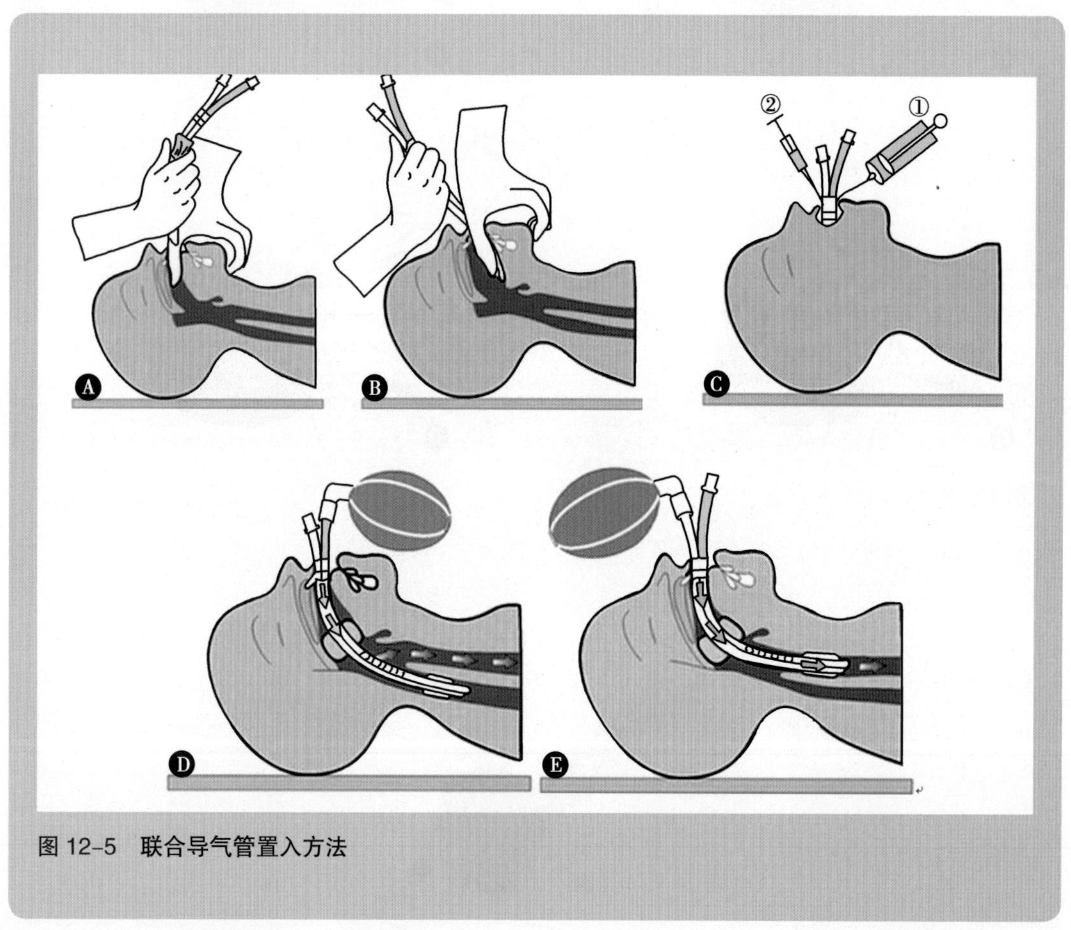


图 12–5　联合导气管置入方法

**（三）环甲膜穿刺置管**

患者发生急性喉梗阻（如过敏、颈部创伤、喉炎、喉部肿瘤），危及生命但又无法有效建立人工气道或其他紧急气道时，可行环甲膜穿刺置管以解除呼吸困难，挽救患者生命。手术步骤（图 12–6）：

1. 患者取卧位或半卧位。

2. 定位环甲膜：术者站在患者右侧，左手掌抵住患者下颏，将中指和拇指移动至喉的两侧，示指由甲状软骨切迹移向环状软骨，直到感觉到甲状软骨和环状软骨之间的缝隙，该缝隙即为环甲膜。

3. 若时间允许，可用2%利多卡因局部浸润麻醉。

4. 用穿刺针紧贴示指在环甲膜上穿刺，回抽有气泡。

5. 置入导丝，扩开皮肤。

6. 将带内芯的环甲膜穿刺套管沿导丝置入气管。

7. 拔除内芯，固定导管。

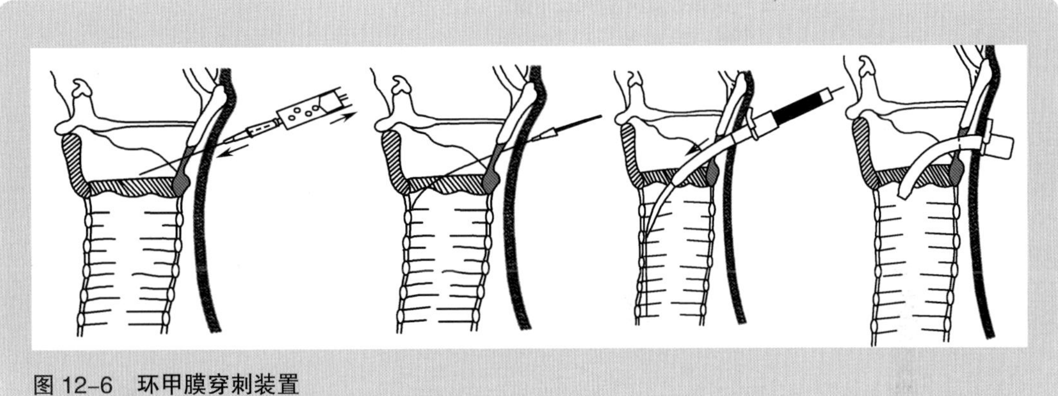

图 12-6　环甲膜穿刺装置

对于肥胖、喉部血肿或肿瘤、局部瘢痕组织、大气道肿瘤以及解剖体征不明显等患者，进行环甲膜穿刺的难度较大。

## 三、紧急气道的处理流程

是否需要使用上述紧急气道的装置，取决于患者的生命体征是否平稳，患者气道的评估，操作人员的熟练程度与经验，药物的使用是否足够以及紧急气道装置的可及性和熟悉度等。其实，得益于插管装置的进步（例如可视喉镜、可视导丝的应用等）以及人员培训力度的加强，气管插管的成功率得已明显提高，真正在手术室外需要应用紧急气道的概率并不高。一项对美国、加拿大和澳大利亚 13 家医院急诊科从 2002—2012 年的 17 583 例次插管的登记研究显示，仅 38 例（0.22%）患者使用了喉罩，20 例（0.11%）患者接受了环甲膜穿刺。

如果患者生命体征稳定并且氧合可以维持在 80%及以上，首选气管插管；如果经过充分镇静甚至肌松后，由插管经验丰富的医生尝试三次以上仍不能成功插管，并且氧合难以维持或生命体征不稳，可考虑应用紧急气道（图 12-7）。在选择紧急气道时，应考虑患者的气道是否存在机械性阻塞或狭窄，如果存在，则考虑环甲膜穿刺置管，不存在，则可选择喉罩或联合导气管。

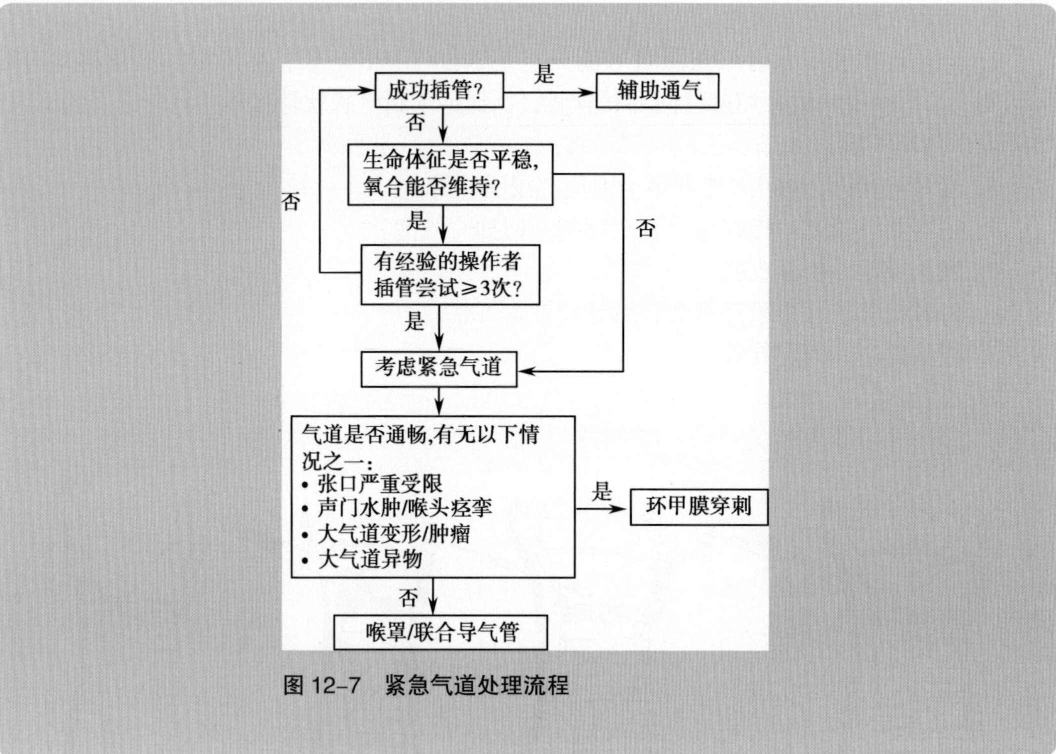

图 12-7　紧急气道处理流程

（李　洁）

## 参考文献


[1] Brown Ⅲ CA, Walls RM. Identification of the difficult and failed airway. //Brown Ⅲ CA, Sakles JC, Mick NW.5th ed.The Walls Manual of Emergency Airway Management, Philadelphia: Wolters Kluwer, 2018.

[2] Apfelbaum JL, Hagberg CA, Caplan RA, et al. Practice guidelines for management of the difficult airway: an updated report by the American society of anesthesiologists task force on management of the difficult airway. Anesthesiology, 2013, 118(2): 251–270.

[3] Nørskov AK, Wetterslev J, Rosenstock CV, et al. Prediction of difficult mask ventilation using a systematic assessment of risk factors vs. existing practice–a cluster randomised clinical trial in 94,006 patients. Anaesthesia, 2017, 72: 296.

[4] Rose DK, Cohen MM. The airway: problems and predictions in 18,500 patients. Can J Anaesth, 1994, 41: 372.

[5] Davis DP, Valentine C, Ochs M, et al. The Combitube as a salvage airway device for paramedic rapid sequence intubation. Ann Emerg Med, 2003, 42: 697.

[6] Aslani A, Ng SC, Hurley M, et al.Accuracy of identification of the cricothyroid membrane in female subjects using palpation: an observational study. Anesth Analg, 2012, 114: 987.

[7] Brown Ⅲ CA, Bair AE, Pallin DJ, Walls RM. NEAR Ⅲ Investigators. Techniques, success, and adverse

events of emergency department adult intubations. Ann Emerg Med, 2015, 65(4): 363-370.

[8] Simmons KF, Scanlan CL. Airway management.//Kacmarek RM, Wehrman SF, Heuer AJ. Egan's fundamentals of respiratory care, 11th ed. St Louis MO: Mosby, 2017: 739-789.

[9] American association for respiratory care. Clinical practice guideline. Management of airway emergencies. Respiratory care, 1995, 40: 749.

[10] Rodrick MB, Duetschman CS. Emergent airway management: indications and methods in the face of confounding conditions. Crit Care Med, 2000, 16: 389.

# 第13章 人工气道气囊管理

## 一、人工气道气囊作用与分类

人工气道气囊的基本作用包括两个方面：首先是防止正压通气时出现漏气，保证潮气量的供给；其次是防止吸入，即防止口咽部分泌物进入下呼吸道。最初使用的气囊是低容高压气囊，气囊材质是由橡胶制成的。其特点是气囊直径小、容积小、顺应性低，气囊充气后与气管的接触面积小。由于患者气管的形状并不一定与气囊形状完全相同，气囊充气后需使气管扩展、形变至圆形才能达到密闭作用，所需的气囊压力会非常高。低容高压气囊充气后，气囊内压力大部分用以克服气囊壁的弹性回缩力，导致气囊压与气囊对气管壁的压力并不相等。临床上难以通过气囊压力监测来明确低容高压气囊对气管壁的压力。气囊对气管壁的压力过高将影响气管黏膜的血流灌注，这就增加了低容高压气囊在使用中的风险。低容高压气囊的优点是气囊表面无皱褶形成，对经气囊壁的微量误吸有很好的保护作用。现在使用的气囊大多是高容低压气囊，其材质是聚氯乙烯（PVC）或聚氨酯。与低容高压气囊相比，高容低压气囊直径大于气管直径，气囊容积大、顺应性高，在气管内充气后，气囊壁表面无张力形成，但气囊表面必然有皱褶形成。其气囊内的压力等于气囊对气管壁的压力，临床上可以通过气囊测压表来明确气囊对气管壁产生的压力值。

## 二、气囊充气与压力监测

气囊压力过低将增加口咽部分泌物吸入的风险，且正压通气时易出现漏气，而气囊压力过高则会影响气管黏膜的血流灌注。当气囊压力大于 34cm$H_2O$ 时，气管黏膜的血流量开始减少，至 50cm$H_2O$ 时，血流将完全被阻断。气囊压力过高可导致气道黏膜损伤，引起气道黏膜糜烂、出血、溃疡，并可出现气管软化、气道狭窄或气管食管瘘。因此，对气囊进行合理充气并进行压力监测极其重要。临床上常用的气囊充气方法包括最小漏气技术、最小闭合技术。最小漏气技术是在正压通气状态下，先向气囊充入足够的气体直至气囊不漏气，再逐渐从气囊抽气直至出现轻微漏气为止。最小闭合技术是在最小漏气技术的基础上再向气囊内缓慢充气直至吸气峰压时漏气消失为止。最小漏气技术和最小闭合技术可使气囊刚好封闭气道且充气量相对最小，但气囊充气量受气道压力高低影响，并不能保证气囊对气管壁能产生足够的压力，从而难以防止口咽部分泌物经气囊进入下呼吸道。使用最小闭合技术时，最后步骤是对气囊内进一步充气使漏气消失，由于气囊此时已处于充盈状态，少量的气体注入即可导致气囊压力出现显著变化，可导致气囊压力高于安全范围。使用手指感觉指示气囊充盈程度来判断气囊充气是否足够的方法在临床上曾被广泛使用，但这种方法常导致气囊过度充气。国内外研究表明，用指触法经验判断气囊充气是否足够极不可靠，气囊压甚至可以高达 210mmHg，即使有丰富经验的医生也不例外。通过计算气囊内注入气体量来进行气囊充气同样不可靠，因为这受人工气道型号和患者气道横截面积大小所影响。当人工气道直径较大，而气囊所在位置的气管直径较小时，则气囊维持一定压力所需的充气量较少，反之，气囊所需的充气量就增加。综上所述，各种气囊充气技术和气囊压力判断方法，如最小漏气技术、最小闭合技术、指触法经验判断、计算气囊内注入气体量均不能明确气囊内压力值，均可能导致气囊压力不足或过高，从而给患者带来风险。高容低压气囊的特点是气囊内压等于气囊对气管壁产生的压力，临床上应使用气囊测压表对气囊进行压力监测，并使压力维持于安全水平，即气囊压力不过低以减少吸入，气囊压力不过高以防止气道损伤，推荐气囊充气后压力维持于 25~30cm$H_2O$。气囊充气后，气囊内的压力会随着时间的延长逐渐出现下降，应每 4 小时进行一次气囊测压，或使用气囊自动充气泵维持气囊压力于理想范围。

## 三、气囊管理与呼吸机相关性肺炎（VAP）

人工气道气囊上方与口咽、胃相通，由于人工气道对吞咽功能及声门关闭的影响，气囊上方常积聚有许多分泌物。这些分泌物的来源包括口咽部分泌物、胃内反流物和气囊上方气管所产生的分泌物。这些含有细菌的分泌物，通过气囊与气管壁之间的缝隙进入下呼吸道，这是发生 VAP 的重要途径。由于高容低压气囊的直径大于气道直径，在气囊充气后，气囊表面会产生皱褶，气囊上滞留的分泌物可顺着这些皱褶进入下呼吸道。减少气囊上分泌物的量和细菌负荷、维持一定的气囊压力、减少气囊表面皱褶形成，是预防 VAP 的重要措施。将气囊上含有大量细菌的分泌物进行引流和清除，能减少经气囊吸入的风险，从而降低 VAP 的发生。使用具有声门下吸引（SDD）功能的气管插管，进行持续或间断声门下吸引，能降低 VAP 发生率，特别是对于机械通气时间 >72 小时的患者，有条件应使用 SDD 导管预防 VAP。必须引起重视的是，声门下吸引存在气道损伤风险，吸引负压过高、持续 SDD 气管可导致气道黏膜损伤，甚至引起气管食管瘘，并与拔管后喉头水肿相关。此外，SDD 失败率较高，大部分原因是气道黏膜堵塞吸引开口。研究表明，气囊压力低于 20cm$H_2O$ 是发生 VAP 的独立危险因素。气囊压力过低时，气囊对气管壁的压力降低，气囊表面皱褶形成更为增多，导致气囊上方的分泌物更容易进入下呼吸道。因此，气囊压力应维持在 25~30cm$H_2O$，这既可以减少气囊上分泌物吸入，又能防止气囊压力过高对气道黏膜产生损伤。高容低压气囊的特点是气囊直径大于气道直径，如果气囊直径过大，气囊在气道内充气后将形成更多的皱褶，从而增加经气囊吸入的风险，如气囊直径过小，甚至小于气道直径，则失去了高容低压气囊的特性。传统的气囊材质为 PVC，其厚度在 50~80μm，而聚氨酯材料制作的气囊更薄，厚度仅 10μm，能减少气囊表面皱褶的形成。一项体外的研究表明，带聚氨酯气囊的气管插管与其他五种带 PVC 气囊的气管插管相比，能防止气囊上方的液体向下渗漏。气囊的形状同样会影响气囊表面皱褶的形成，传统的气囊在充气后呈圆柱形，这就导致气囊皱褶在整个气囊壁由上向下贯穿。圆锥形气囊设计目的是减少气囊充气后皱褶的形成。圆锥形气囊上端的直径大于气道直径，气囊下端的直径小于气管直径，气囊直径由上而下逐渐减小，在此移行过程将出现气囊直径与气管直径正好相匹配的区域，此处气囊无皱褶形成，但气囊表面无张力形成，气囊内的压力仍等于气囊对气管壁的压力。气囊无皱褶区域形成“封闭带”，阻止气囊上方分泌物通过气囊进入下呼吸道。有研究表明，与圆柱形气囊相比较，锥形气囊能减少90%的微量误吸。Poelaert 等的临床研究结果显示，聚氨酯制成的锥形气囊可降低早发性 VAP 的发生率。总之，气囊皱褶与气囊压力、气囊直径大小、气囊壁的厚薄以及气囊形状等相关。对声门下分泌物进行引流、维持气囊压力（25~30cm$H_2O$）、通过改变气囊材质及形状以减少气囊表面皱褶，目的都是减少经气囊的吸入，从而降低 VAP 的发生。

## 四、气囊漏气的处理

气囊漏气在临床上非常常见，有多种原因可以导致气囊漏气，且处置的方法各不相同。当气囊出现漏气时，不应简单地给气囊充气或增加气囊压力来减少漏气，而应明确原因，进行有针对性地处理。首先是各种原因导致的气囊对气管壁压力降低是导致气囊漏气的重要原因。如气囊充气不足导致气囊压力过低，此类漏气可通过给气囊充气，维持一定的气囊压力来解除。气囊—气囊连接线—指示气囊中任何一个部件出现破损，从而导致气囊压力不能维持，此类气囊漏气可通过更换人工气道来解除；气囊直径相对于气道直径过小，从而导致气囊对气管壁产生的压力小于气囊内压力，此类漏气可以通过更换为更大气囊直径的人工气道来解除。其次是气囊位置不佳，气囊与气管的正常位置关系消失。如气管插管出现外移，气囊位于喉腔；气管切开套管出现移位时，部分气囊可外移至气管切开窦道处，此类漏气可以通过重新调整气管插管或气管切开套管位置来解除。

## 五、总结

当前使用的人工气道气囊大部分是高容低压气囊，其特性是气囊内压力等于气囊对气管壁产生的压力。气囊充气后，应对气囊压力进行监测，使其维持于 25~30cm$H_2O$，以减少吸入和气道损伤的风险。经气囊吸入是发生 VAP 的最重要途径，减少气囊上分泌物的量和细菌负荷、减少经气囊吸入能降低 VAP 的发生率。当气囊出现漏气时，应仔细分析原因，给予针对性的处置。

（浦其斌）

## 参考文献

[1] Mehta S, Mickiewicz M. Pressure in large volume, low pressure cuffs: its significance, measurement and regulation. Intensive Care Med, 1985, 11(5): 267-272.

[2] Poelaert J, Depuydt P, De Wolf A, et al. Polyurethane cuffed endotracheal tubes to prevent early postoperative pneumonia after cardiac surgery: a pilot study. J Thorac Cardiovasc Surg, 2008, 135(4): 771-776.

[3] Fernandez R, Blanch L, Mancebo J. Endotracheal tube cuff pressure assessment: pitfalls of finger estimation and need for objective measurement. Crit Care Med, 1990, 18(12): 1423–1426.

[4] Knowlson GT, Bassett HF. The pressure exerted on the trachea by endotracheal inflatable cuffs. Br J Anaesth, 1970, 42(10): 834–837.

[5] Vallés J, Artigas A, Rello J, et al. Continuous aspiration of subglottic secretions in preventing ventilator-associated pneumonia. Ann Intern Med, 1995, 122(3): 179–186.

[6] Subglottic secretion drainage. A literature review. AACN Adv Crit Care, 2007, 18: 366–379.

[7] Dragoumanis CK, Vretzakis GI, Papaioannou VE, et al. Investigating the failure to aspirate subglottic secretions with the Evac endotracheal tube. Anesth Analg, 2007, 105(4): 1083–1085.

[8] El-Orbany M, Salem MR. Endotracheal tube cuff leaks: causes, consequences, and management. Anesth Analg, 2013 Aug, 117(2): 428–434.

[9] Seegobin RD, Hasselt GL. Endotracheal cuff pressure and tracheal mucosal blood flow: endoscopic study of effects of four large volume cuffs [J]. Br Med J (Clin Res Ed), 1984, 288: 965–968.

[10] Hoffman RJ, Parwani V, Hahn IH. Experienced emergency medicine physicians cannot safely inflate or estimate endotracheal tube cuff pressure using standard techniques. Am J Emerg Med, 2006, 24: 139–143.

# 第 14 章 机械通气中的气道分泌物引流

在机械通气的患者中，由于人工气道的建立降低了呼吸道黏液纤毛系统对痰液的清除能力，使痰液量和痰液黏稠度增加，加大了感染的风险；大量镇静剂的使用、长期不活动、呼气肌肉无力等原因，导致患者咳嗽能力降低，痰液潴留。

气道廓清技术（airway clearance techniques，ACTs）运用物理或机械方式作用于气流，有助于气管、支气管内的分泌物排出，或促发咳嗽使痰液排出，包括炎性细胞和细菌，减少黏液堵塞，来改善黏液纤毛对痰液的清除能力。这些技术可以改善通气，改善气道的堵塞和肺不张，从而改善通气血流比值。

## 一、叩击和振荡

机械通气痰液滞留的患者，用手叩击胸壁和呼气时振荡胸壁，可以使分泌物从支气管壁松动由小气道进入中央气道，黏液清除量增加，拍背和叩击可用杯状手或排痰杯或治疗仪器给胸壁一个外在作用力。振荡是指双手重叠放置于外胸壁，靠肩部和手臂肌肉的力量，在呼气的同时进行振动，帮助分泌物排出。然而，这个方法可能会有一定副作用，如疼痛、焦虑、肺不张、增加氧气消耗。

## 二、高频震荡排痰背心

高频震荡排痰背心（HFCWC）是一种可充气的背心，用于给外胸壁提供高频和小容量的呼气脉冲。短而快速的呼气脉冲（频率 2~25Hz）会产生一个经呼吸道的负压，以松动、聚集和利于气道分泌物的排出。

## 三、肺内叩击通气

肺内叩击通气（IPV）通过一个直接的、高频的震荡通气，帮助肺泡复张，高频通气通过面罩、口含嘴、气管插管或气管切开导管进入肺内，吸气时，注入短而快速的脉冲气流，进入开放的气道以产生一个经呼吸道的正压，依赖于胸壁的弹性回缩力引起被动呼气。这种方法有利于增加纤毛的清理能力。

Dimassi 等研究发现，对于拔管有失败高风险的患者在拔管后接受预防性的无创通气（NIV）治疗，发现不管是 NIV 和 IPV 都可降低呼吸频率，降低患者的呼吸做功，IPV 对改善肺泡通气的作用较小，但可以改善氧合，提高呼气肌的力量，减少气管切开患者晚期肺炎的发生。

## 四、呼气正压

呼气正压（PEP）装置由面罩（或口含嘴）和一个连接呼气阻力器的单向阀组成。有的还包括一个压力计，用于监测治疗过程中的压力。在呼气期通过一个阻力器在呼气中段产生 10~20cm$H_2O$ 的压力以维持气道开放，或通过增加远端胸腔内压以提高功能残气量或侧支通气来促进分泌物排出。

## 五、机械性吸气—呼气装置

机械性吸气—呼气装置（in–exsuflation），俗称“咳痰机”，由一个两级轴流式压缩机提供气道正压，然后迅速转向负压，从而产生一个用力呼气，这一过程模拟人的咳痰动作。它采用正压吹气和负压呼气促进排痰，通常可以在 0.2 秒内将压力降低大约 80cm$H_2O$，吹气和呼出的压力和时机都可独立调节。在吹气相（insufiation），机器给患者一个深大的正压通气以扩张气管、支气管，松动分泌物，充盈肺泡增加肺泡气压。然后迅速转变为呼气相（exsufiation），变为负压，肺内气流高速排出，推动分泌物向大气道移动。肺部的高的呼气流速模拟咳嗽动作，从而推动分泌物排出。经典的做法是，5 个正压（吸气）、负压（呼气）呼吸循环接着一段时间的正常呼吸或 20~30 秒的通气，以避免过度通气。这个过程一直重复，直到没有其余痰液排出时停止。对于因无效咳嗽导致气管插管或气管切开的患者来说，咳嗽机是一个很有用的气道廓清辅助装置。

## 六、手动肺膨胀

常用于气管插管机械通气的危重患者，可以用一个复苏球囊或通过手动呼吸机来执行。有效的肺膨胀可将陷闭的气道打开，肺膨胀后，肺泡的弹性回缩力加大，产生高的呼气流速，从而将痰液从远端气管移向近端气管，Paulus 等研究发现，如果让训练有素的有经验的护士对稳定的危重症患者实施手动膨胀法清除痰液，其发生血流动力学和呼吸的副作用低。

## 七、体位引流

体位引流（PD）利用患者不同体位下的重力作用帮助分泌物从外周气道移动到大气道（有利于分泌物排出的气道）。在 19 世纪 60 年代，体位引流结合拍背是胸科物理治疗中的金标准治疗方法。

## 八、湿化

充分的气道湿化在气道清洁中是非常重要的，在机械通气中对吸入气体适当的湿化和加温是预防呼吸道黏膜干燥引起并发症的必要措施，如黏液堵塞和气管导管闭塞。

## 九、吸痰

患者因咳嗽能力降低而不能有效排出气道内的痰液，需用吸痰管通过气管插管导管或气管切开导管，在负压吸引下将分泌物排出，以保持气道的通畅。分为封闭式吸痰与开放式吸痰。封闭式吸痰因毋需断开呼吸机，在吸痰过程中保证了持续的通气和氧合。封闭式吸痰与开放式吸痰相比，能降低肺泡塌陷的发生率，尤其是在肺泡塌陷的高危患者（如急性呼吸窘迫综合征等）中更明显。在氧需求和（或）呼气末正压需求高的患者中应用，能降低氧合下降的程度。一项荟萃分析结果表明，封闭式吸痰与开放式吸痰相比，能缩短机械通气时间，降低吸痰所致心律失常的发生率。当患者存在以下情况之一时均可应用封闭式吸痰：①呼气末正压≥ $10cmH_2O$；②平均气道压≥ $20cmH_2O$；③吸气时间≥ 1.5s；④吸氧浓度 >60%；⑤患者吸痰 >6 次 / 天；⑥断开呼吸机将引起血流动力学不稳定；⑦气道传染性疾病患者（如肺结核等）。但需注意：①封闭式吸痰影响呼吸机的触发。②不能降低 VAP 的发生率。

## 十、支气管镜吸痰

使用支气管镜在可视的条件下吸痰，能较好地避免气道损伤，且能在气道检查的同时进行气道内分泌物吸引，尤其是对常规吸痰不畅的患者临床效果更好。由于支气管镜吸痰费用较贵，操作烦琐，限制了在吸痰中的应用。

## 十一、湿化

ICU 患者常有分泌物滞留。因此，分泌物清除是这些危重患者管理的一个重要组成部分。在机械通气患者中，对吸入的气体需要适当的加温、加湿，以防止和清除与呼吸黏膜干燥有关的并发症，如黏液堵塞和气管导管痰栓形成。

总之，当前用于加强气道廓清能力、改善气体交换、预防肺不张和肺部感染的干预方法很多，常规吸痰技术有助于清除呼吸道分泌物，保持气道通畅，防止肺部感染。在呼气时用手拍击胸壁和震动胸腔有助于将分泌物从外周气道转移到中央气道。肺内叩击式通气通过直接高频振荡通气改善黏液清除，帮助肺泡复张。呼气正压装置很容易使用，而且成本低廉。咳嗽辅助装置已被证明是有效的辅助治疗，用于治疗无效咳嗽的患者，特别是呼气肌肉无力的患者。人工膨胀技术常用于危重病插管和机械通气的患者。

选择合适的气道廓清技术和设备，不但需要掌握设备的功能和局限性，还需考虑患者的认知水平和肺部受损程度以及病理生理性状态。临床上可根据患者的年龄、疾病的严重程度、方法的舒适易用程度、治疗价格、治疗不良反应以及清除哪个部位的分泌物等因素来为患者制定气道廓清方案，选择适合的气道清理技术和装置。目前仍没有证据证明哪种气道廓清技术更好，在重症监护患者中常采用综合的方法。

随着时间的推移或病情恶化，患者可能出现病程进展，导致肺功能和（或）肌肉功能的下降。肌肉或肺功能的下降速率将影响患者的治疗效果和预后。为选择适合的 ACT 技术和设备，治疗师需要在早期并持续评估患者的肺功能、肌肉力量和认知能力。

**（韩小彤）**

## 参考文献


[1] Ambrosino N, Makhabah DN. Comprehensive physiotherapy management in ARDS. Minerva Anestesiol, 2013, 79: 554–563.

[2] Ntoumenopoulos G, Shannon H, Main E. Do commonly used ventilator settings for mechanically ventilated adults have the potential to embed secretions or promoteclearance? Respir Care, 2011, 56: 1887–1892.

[3] Osadnik CR, McDonald CF, Jones AP, et al. Airway clearance techniques for chronic obstructive pulmonary disease. Cochrane Database Syst Rev, 2012 14: CD008328.

[4] Pisi G, Chetta A. Airway clearance therapy in cystic fibrosis patients. Acta Biomed, 2009, 80: 102.

[5] Schechter MS. Airway clearance applications in infants and children. Respir Care, 2007, 52: 1382–1390.

[6] Ambrosino N, Venturelli E, Vagheggini G, et al. Rehabilitation, weaning and physical therapy strategies in chronic critically ill patients. Eur Respir J, 2012 39: 487–492.

[7] Ambrosino N, Janah A, Vagheggini G. Physiotherapy in critically ill patients. Rev Port Pneumol, 2011, 17 : 283–288.

[8] Makhabah DN, Martino F, Ambrosino N. Peri–operative physiotherapy. Multidiscip Respir Med, 2013, 8: 4.

[9] Hodgin KE, Nordon–Craft A, McFann KK, et al. Physical therapy utilization in intensive care units: results from a national survey. Crit Care Med, 2009, 37: 561–566.

[10] Salim A, Martin M. High frequency percussive ventilation.Crit Care Med, 2005, 33: S241–245.

[11] Toussaint M, Guillet MC, Paternotte S, et al. Intrapulmonary effects of setting parameters in portable intrapulmonary percussive ventilation devices. Respir Care, 2012, 57: 735–742.

[12] Dimassi S, Vargas F, Lyazidi A, et al. Intrapulmonary percussive ventilation superimposed on spontaneous breathing: a physiological study in patients at risk for extubation failure. Intensive Care Med, 2011, 37 : 1269–1276.

[13] Clini EM, Antoni FD, Vitacca M, et al. Intrapulmonary percussive ventilation in tracheostomized patients: a randomized controlled trial. Intensive Care Med, 2006, 32: 1994–2001.

[14] Holland AE, Button BM. Is there a role for airway clearance techniques in chronic obstructive pulmonary disease? Chron Respir Dis, 2006, 3: 83–91.

[15] Guérin C, Bourdin G, Leray V, et al.Performance of the cough assist insufflation–exsufflation device in the presence of an endotracheal tube or tracheostomy tube: a bench study. Respir Care, 2011, 56 : 1108–1114.

[16] Paulus F, Binnekade JM, Vroom MB, et al. Benefits and risks of manual hyperinflation in intubated and mechanically ventilated intensive care unit patients: a systematic review. Crit Care,

[17] Volpe MS, Adams AB, Amato MB, et al. Ventilation patterns influence airway secretion movement. Respir Care, 2008, 53: 1287–1294.

[18] Paulus F, Binnekade JM, Vroom MB, et al. Manual hyperinflation is associated with a low rate of adverse events when performed by experienced and trained nurses in stable critically ill patients–a prospective observational study. Minerva Anestesiol, 2010, 76: 1036–1042.

[19] Williams R, Rankin N, Smith T, et al. Relationship between the humidity and temperature of inspired gas

and the function of the airway mucosa. Crit Care Med, 1996, 24: 1920-1929.

[20] Lasocki S, Lu Q, Sartorius A, et al. Open and closed—circuit endotracheal suctioning in acute lung injury: efficiency and effects Oil gas exchange. Anesthesiology, 2006, 104: 39-47.

[21] Kacmarek RM, Wehrman SF, Heuer AJ. Egan's fundamentals of respiratory care, 11th ed. St Louis MO: Mosby, 2017

[22] 徐恒艺，王钱荣，姚煜明，等.纤维支气管镜吸痰对气管插管患者术后肺部感染的影响.中华医院感染杂志, 2013, 23: 1799-1800.

# 第 15 章
# 气道湿化治疗

## 一、气道湿化治疗的病理生理学基础

上呼吸道和鼻腔的主要功能之一便是对吸入气体进行加温和加湿，其中鼻腔完成了大部分吸入气体的温化和湿化功能。上呼吸道和鼻腔具有大量的黏液腺和丰富的血管丛，在吸气相对吸入的冷空气进行加温和加湿作用，尤其是弯曲的鼻腔结构增加了吸入气体的接触面积，从而增加温化湿化的效果。上气道和鼻腔的温度相较下呼吸道低，在呼气相可对呼气气体进行冷凝，将呼出气体部分温度和湿度载留在体内，从而减少水分的丢失。与鼻腔相比，口腔的黏液腺和血管丛更少、吸入的气体与可进行温化湿化的黏膜面积比更低，故经口呼吸时温化湿化功能比经鼻呼吸差。在吸入空气情况下，经口呼吸时咽部的温度比经鼻呼吸时低 3℃，相对湿度低 20%；在呼气相两者所呼出气体的相对湿度差不多，但经口呼吸回收的温度和湿度更少。正常情况下，成人每天经口鼻丢失水分量为 300~500ml。

吸入气体进入咽部时可加温到 30~34℃、相对饱和湿度达到 80%~90%；进入肺内达到饱和状态（BTPS：体温 37℃，大气压力，相对饱和湿度 100%）。在 BTPS 状态下，水蒸气的绝对湿度是 44mg/L，产生的气体分压为 47mmHg。在正常情况下，吸入气体经鼻腔和上呼吸道加温加湿后在气管隆嵴下 5cm 处达到 BTPS 状态，并以此画线命名为等温饱和线。在此线上，吸气相温化和湿化是下降的；在呼气相，温化和湿化却是增加的；但在此线以下，无论吸气还是呼气相温化湿化都没有变化。很多因素将会影响等温饱和线的位置，张口呼吸、吸入冷空气、吸入干燥空气、通过人工气道进行呼吸等都会导致等温饱和线下移。尤其是建立人工气道的患者，因上气道功能丧失，等温饱和线下移长达 10cm。

当吸入干燥的气体时会导致上气道温度和湿度丢失，纤毛活动减弱，时间过长还会导致上皮细胞损伤；然而当吸入气体达到 60% BTPS 以上时，气道损伤便会避免。此外，长时间地暴露在低温干燥的气体中会导致气道黏膜充血水肿、纤毛运动障碍，进而导致痰液清除功能下降。加之湿化不足，痰液黏稠度增加，甚至形成痰痂 / 痰栓，从而进一步增加患者窒息风险。气道黏膜充血水肿导致气道管腔变窄、气道阻力增加、呼吸做功增加，进而导致呼吸衰竭或是原有呼吸衰竭进一步加重。其次，在建立人工气道的患者中是无法利用上气道和口鼻腔加温加湿的功能，数分钟内就会发生气道上皮细胞损伤；时间过长还会导致低体温、气道阻塞、肺不张等并发症。

湿化气体的温度、接触的表面积和接触时间将影响湿化治疗的效果。温度越高，当吸入气体达到100%饱和湿度时绝对湿度也就越大。为增加湿化的温度，机械通气的患者往往会使用加热湿化器。接触面积越大，蒸发的水蒸气也就越大，湿化效果也就越好。临床上常常采用气泡湿化的方法来增加接触面积，将吸入气体形成气泡后经过一定深度的湿化液而达到湿化的目的。临床上常用的另外一种湿化方法是采用海绵状的滤纸湿化。该滤纸有很多微小的蜂窝状结构，可以通过毛细现象将水分吸附在滤纸表面，从而增加接触面积。接触时间也将影响湿化的效果。对于气泡式湿化而言，湿化瓶的水柱越高，湿化效果越好；对于装有滤纸的被动湿化器而言，流经湿化器的气流与接触时间成反比关系，气流越大，接触时间越短，湿化也就越差。需要注意的是，如果湿化气体的温度过高，超过37℃时，不但增加气道灼伤的风险，还会导致湿化液在气道内冷凝而导致湿化过度。湿化过度将导致纤毛淹没在过量的分泌物中，纤毛的前端反而难以触及上层的分泌物，从而导致纤毛排痰功能减弱。

## 二、气道湿化治疗装置介绍

**1. 气泡式湿化器** 气泡式湿化器将吸入气体以气泡的形式经过一定深度的水柱后进行湿化。气泡产生越多、接触时间越长湿化效果越好。可在气体进入湿化液前加载一个发泡器（细小的筛孔）产生更多的细小的气泡而增加湿化水与气体的接触面积。气泡式湿化器常常用于经口或鼻吸氧患者的湿化治疗，吸入气体经其湿化后可达到15~20mg/L的绝对湿度。通常流量需求小于4L/min的患者可以采用气泡式湿化器。气泡式湿化器所用的湿化水是蒸馏水或者灭菌用水，每次加水不能超过一定的刻度线，湿化水位过高会导致湿化水溢入管道，尤其是在气流量较大时。

**2. 加热湿化器** 加热湿化器主要分3种：简易的加热湿化器、带棉芯的加热湿化器和带膜的加热湿化器。简易加热湿化器主要是通过加热湿化罐内部的液体使其蒸发，当气体从湿化罐上方通过时进行温化和湿化。在简易加热湿化罐的基础上安置棉芯便是带棉芯的加热湿化器。棉芯是海绵状的，上面有很多微孔，通过毛细现象将湿化罐内的水吸入棉芯内，从而增加了接触面积、达到增强湿化的效果。带膜的湿化罐采用疏水的隔膜将湿化罐下部的湿化水隔开，水蒸气可以自由通过隔膜，但液滴和病原菌是不能通过的。加热湿化器主要用于湿化需求高的患者，如有创和无创机械通气的患者。

加热湿化器需要一个加热的底座，在底座上有调节加热强度的按钮。简易的加热底座仅能根据临床上监测的管道内温度、湿化效果等进行调节，而伺服型的加热底座可以自动调节加热的强度。在使用伺服型的加热湿化装置时，患者端的管道上有热敏电阻监测患者端的湿化气温度，根据监测的温度反馈给湿化罐并自动进行加热档位调节。如果患者端的温度超过40℃时，湿化器会发出声光报警以提示湿化温度过高并能自动切断湿化器的电源而终止加温。其次，当患者端的温度传感器故障或脱落等也能发出声光报警，以提醒医务人员核查相关问题。需要注意的是，所使用的温度传感器监测出来的温度与实际温度之间的误差应控制在±2℃以内，初始加热达到预设温度的时间应该在15分钟以内。湿化罐内的水位应是肉眼可见，湿化罐需承受的最大压力是100cm$H_2O$，并且湿化罐的形变要小，在水位和压力改变时所引起的潮气量变化要小。使用时，湿化罐有安全水位，湿化液超过安全水位将显著增加湿化水溢入管道导致管道阻塞、湿化水误吸的风险。

加热湿化器每天消耗湿化水的量在 1L 以上，故经常需要往湿化罐内加湿化液。常用湿化液是灭菌用水或蒸馏水，不推荐使用生理盐水，因其会在湿化罐底部形成盐垢。加湿化液的方法有两种：手动加水或自动加水。手动加湿化水需要短暂的中端通气，对于 ARDS 等患者将导致 PEEP 的缺失而增加肺萎陷的风险，中断供气还会增加氧浓度需求高患者缺氧的风险；与此同时，加水时需要打开湿化罐，从而增加患者感染暴露的风险。好一点的湿化罐上有专门加水的小孔，可以与输液器相连，在不打开湿化罐的情况下借助重力原理而往湿化罐内加水，从而避免了通气的中端和与外界的接触。但该装置仍然需要手动打开输液器加水，故需要实时监测湿化罐内的水位以防止加水过量或不足。近年来发明了可自动加水的湿化罐，在湿化罐内部的加水口处有个浮球，当水位上升时浮球也随着上升，浮球就会堵住加水口；当水位下降时浮球也随着下降，从而打开加水口，湿化液便借助重力的原理自动加入湿化罐内，湿化罐加水到一定水位时浮球又堵住加水口从而停止加水。

气管插管的患者使用加热湿化器至少应提供 30mg/L 以上的绝对湿度，加温至少达到 32±2℃，但一般不超过 37℃。在不能监测近气道端温度的情况下，可观察在呼吸机管道内壁是否出现少量冷凝水，出现即可认为湿化足够，但该方法过于粗略，受环境温度影响较大。无创机械通气患者需要的湿化量与患者上气道情况、分泌物黏稠度、漏气量大小等因素有关。过高的湿化会导致大量冷凝水积聚在患者面部，尤其是采用头罩通气的患者更明显。故无创机械通气湿化温度的调节还应考虑患者本身的舒适度和依从性。

在使用加热湿化器时，输送的温湿气体或多或少的都会在呼吸机管道内冷凝而产生冷凝水，冷凝水的多少与加热的温度、加热湿化器与气道开口处温度差、周围环境温度、输送气体流量、呼吸机管道长度和直径等因素有关。积聚在管道内的冷凝水会导致管道堵塞、人机对抗和误吸入气道等并发症。机械通气数小时后，管道内的冷凝水含有大量细菌定植，一旦误吸进入气道将增加患者院内感染的风险。在断开呼吸机时，部分呼吸机会产生短暂而较高的流速，这部分高流速气体会导致冷凝水四处喷溅，从而也增加医务人员感染的风险。故需要实时监测管道内是否存在冷凝水，如果存在应及时排空。当呼吸机监测面板上呈现锯齿样的压力波形时，可提示医务人员可能出现管道内积水。为减少冷凝水的聚集，可采用积水杯收集冷凝水，并在机械通气时将积水杯置于最低位。积水杯的材质需满足对管道顺应性影响小、在不断开呼吸机情况下可排空杯内积液和不漏气等特点。需注意的是，积水杯满后应及时倾倒，积水杯内的液体应视作感染性废物处理。

为减少冷凝水的产生，可使用带加热导丝的呼吸管路，其原理是减少加热湿化器与 Y 形管之间的温度差，从而减少水蒸气的冷凝。加热导丝的呼吸管路是采用两个温度传感器进行双重控制，一个温度传感器置于湿化罐出气口，一个温度传感器置于近患者端（往往会选择 Y 形管处）。因使用带加热导丝的呼吸管路，沿途可对输送的气体进行保温，故加热湿化器出口的温度比使用常规的呼吸管路要低 3~5℃，从而减少了水蒸气的增发，减少了冷凝水的产生，也减少了患者院内感染风险的暴露。在新生儿使用带加热导丝的湿化罐时需要注意的是，新生儿使用的孵箱有一定温度，会影响近患者端温度监测，故应将近患者端的温度传感器置于孵箱之外。

**3. 热湿交换器** 热湿交换器又叫做人工鼻（heat and moisture exchanger，HME），主要工作原理是在呼气相能保留呼出气体的湿度和温度，在下一次吸气时对吸入的冷空气进行湿化和温化。与鼻腔不同的是，热湿交换器不具有主动加温加湿的功能，对吸入气体的温化和湿化仅能达到所载留的上一次呼出气体的70%。热湿交换器也分三类：简单型、亲水型和疏水型。简易型的热湿交换器主要部件是由金属网或导管组成的温度传感冷凝器，在吸气相，吸入气体冷却传感器；在呼气相，呼出气体所携带的温度对传感器进行加温并将所携带的水蒸气冷凝在传感器上；在下一次吸气时，传感器对吸入的冷空气进行温化和湿化。不幸的是，简单型热湿交换器仅能回收所载留呼出气体中50%的温湿度，故临床上不推荐使用。亲水型热湿交换器由羊毛、海绵、泡沫等组成温度传感器，并在其中镶嵌有吸水性的钙盐或无水氯化锂。因亲水型热湿交换器能载留更多的呼出气体的温度和湿度，且吸气相时镶嵌在温度传感器上的亲水型盐分能直接对吸入气体进行湿化，故湿化效果较简易型热湿交换器好，能达到70%的效率。疏水型热湿交换器在简易型热湿交换器的基础上加载表面积较大的疏水性元件。在呼气相能加热温度传感器到25℃，在吸气相时因温差较大，可快速对吸入气体进行温化和湿化，其湿化效率也能达到70%。

值得注意的是，部分疏水型热湿交换器可以起到过滤细菌的作用。同时因热湿交换器不在呼吸机管道内产生冷凝水，与加热湿化器相比，可减少细菌在管道内壁的黏附，在一定程度上能减少院内感染的发生，但现有的循证医学证据并没有证明热湿交换器能减少呼吸机相关性肺炎的发生率。不管是哪种热湿交换器，都具有一定重量和阻力，当吸气流速增加、吸入氧浓度增加时热湿交换器的效率便会下降；其次，热湿交换器具有一定量的无效腔，虽说无效腔量不大，但是对于本身已经二氧化碳储留的患者可能会进一步导致二氧化碳升高，故使用时需注意这些缺陷。

热湿交换器放置的位置也将影响温化湿化的效果。直接将热湿交换器置于气道处，温化湿化效果是最好的，但缺陷是容易被气道分泌物堵塞。将热湿交换器放置在Y形管处，能较好地起到湿化作用，又能避免被气道分泌物堵塞。需要注意的是，热湿交换器不推荐用于新生儿的温化和湿化。主要是因为热湿交换器无效腔量在30~90ml，而新生儿的潮气量本身就小，用热湿交换器后会显著增加无效腔量；其次，新生儿气管插管导管是没有气囊的，部分气体会从导管周围溢出，从而保留在热湿交换器内的温湿度有所下降而降低了温化湿化效率。

根据热湿交换器的特点，该设备不适合以下人群使用：痰液黏稠或伴有大量血性痰的患者；呼出气潮气量小于70%吸入潮气量的患者，如气管食管瘘的患者、没有气囊的婴儿等；患者低体温（<32℃）；高通气需求的患者（MV>10L/min）；机械通气时间较长的患者（>96h）；二氧化碳升高的患者。另外，需要注意的是，采用连接在呼吸机管道上的三通接头进行雾化时，在雾化期间需要取下热湿交换器，待雾化完成后再重新接上。

## 三、气道湿化治疗时机和方式选择

当患者存在以下情况时往往需要气道湿化：吸入干燥的医疗气体，尤其是吸入气体流量大于4L/min的患者；补偿因建立人工气道所丢失的温度和湿度，如气管插管或气管切开患者；稀释黏稠的痰液，如肺炎、慢性阻塞性肺病、支气管扩张、肺脓肿等患者气道分泌物多且黏稠者，给予足够的气道湿化可促进痰液的排出；治疗低体温或是预防术中低体温的发生；治疗因吸入冷空气诱发的哮喘；辅助治疗拔管后上气道水肿；辅助治疗上气道炎症；高热时呼出气体丢失的水分增加，给予充足的湿化可防止脱水的发生或减轻脱水的症状。

根据AARC（美国呼吸治疗协会）指南意见，无创机械通气患者推荐使用加热湿化；有创机械通气使用加热湿化器时，提供的绝对湿度应在33~44mg/L、相对湿度100%、输送气体在Y形管的温度保持在34~41℃；当使用热湿交换器进行有创机械通气湿化时，选择的设备应提供至少30mg/L以上的绝对湿度；无创机械通气时不推荐使用被动湿化器；小潮气量通气时不推荐使用热湿交换器进行湿化。

（段 均）

## 参考文献


[1] Kacmarek RM, Wehrman SF, Heuer AJ. Egan's fundamentals of respiratory care, 11th ed. St Louis MO: Mosby, 2017.

[2] American Association for Respiratory Care, Restrepo RD, Walsh BK. Humidification during invasive and noninvasive mechanical ventilation: 2012. Respir Care, 2012, 57: 782-788.

[3] Ricard JD, Boyer A, Dreyfuss D. The effect of humidification on the incidence of ventilator-associated pneumonia. Respir Care Clin N Am, 2006, 12: 263-273.

[4] Menegueti MG, Auxiliadora-Martins M, Nunes AA. Effectiveness of heat and moisture exchangers in preventing ventilator-associated pneumonia in critically ill patients: a meta-analysis. BMC Anesthesiol, 2014, 14: 115.

# 第16章 人工气道条件下雾化吸入治疗

人工气道的建立改变了气溶胶输送的环境和方式。气溶胶从雾化装置中发生、在呼吸机产生的正压作用下通过管路和人工气道输送，最后进入下呼吸道，整个过程受到一系列复杂的因素影响。包括人工气道导致吸入药物的通道结构的改变、人工气道壁的材料、吸入的方式以及机械通气的正压通气、呼吸形态等均会影响雾化吸入治疗的疗效。如何进行有效的吸入，增加药物输出量以及药物在肺内的沉积量是临床关注的问题。

通过人工气道行有创机械通气是维持呼吸衰竭患者的通气氧合的有效措施。通过人工气道进行雾化吸入是临床经常选择的治疗方法。人工气道机械通气下药物输送的有效性受多种因素的影响：①呼吸方式（呼吸机模式、潮气量、吸气流量波形等）；②环路及连接（气管导管、气管切开套管、管径大小）；③雾化装置（雾化装置类型、连接界面）；④药物（剂量、微粒大小、使用频率）；⑤患者（年龄、职业、肺部和气道病变）。

## 一、呼吸方式

患者的呼吸模式影响着气雾剂在下呼吸道的沉积量。气流阻塞增加了吸入型支气管扩张剂治疗的需求，但可降低其治疗效果。为了改善气雾剂在肺部的穿透和沉积，应当鼓励患者采取正常潮气量的慢呼吸模式，偶尔采取深呼吸的慢呼吸模式。对于机械通气患者给予雾化药物的最优方法尚未明确。输送大潮气量、使用吸气末暂停和慢吸气流速均能影响雾化器（非定量雾化吸入器）的气雾剂输送。

机械通气期间使用定量雾化吸入器（MDI）时，需要吸气气流和驱动同步，以达到最佳的药物输送。正确适用MDI较雾化器输送药物剂量更恒定。机械通气过程中适用MDI注意：用力摇晃MDI，将MDI接于呼吸机回路吸气端储雾罐接头处，呼吸机呼气末或吸气开始驱动MDI 1次，20~30秒后重复驱动，直至总剂量药物输送完成。

雾化吸入仅在吸气相操作雾化器相比于在整个呼吸周期持续产生气雾剂能更有效地输送气雾剂。使用呼吸驱动的雾化器时，药物输送量能增加5倍以上。绕过湿化器可以增加药物输送量近4倍。

氦氧混合气能影响气雾剂的沉积，并且体外模型报道称，当使用氦氧混合气体作为驱动气体时，在机械通气期间使用 MDI 的沙丁胺醇肺内沉积增加 50%。但当氦氧混合气通过大多呼吸机输送时，会干扰流量传感器的功能剂给氧水平，建议用于适于氦氧混合气驱动的呼吸机。注意雾化过程中需要去除湿热交换器。

## 二、环路及连接

实验室研究发现，人工气道越短、直径越大，气溶胶输送效率越高；经气管切开进行雾化吸入，较气管插管患者输送效率高。气管插管或气管切开患者，雾化吸入可通过雾化器连接装置或MDI进行雾化吸入治疗（图 16–1）。目前常用两套装置可用于雾化药物的输送：可放置于气管切开套管开口处的面罩，或者用呼吸机管道和连接器组成的 T 形管将雾化器腔连接到气管切开套管，由于 T 管有储雾功能而作为临床首选。对于需要进一步增加肺内沉积的患者，如严重支气管痉挛患者，可通过在 T 形管一端连接复苏皮囊的方式增加雾化储存容量，再连接至气管切开套管吸入，从而增加药物吸入量。MDI 气雾剂的给药，储药罐从其通常的塑料驱动器上被移除，并将其插入一个通过 T 形接头连接到气管切开套管储雾器中。机械通气期间通常不采用干粉吸入剂（DPI）。

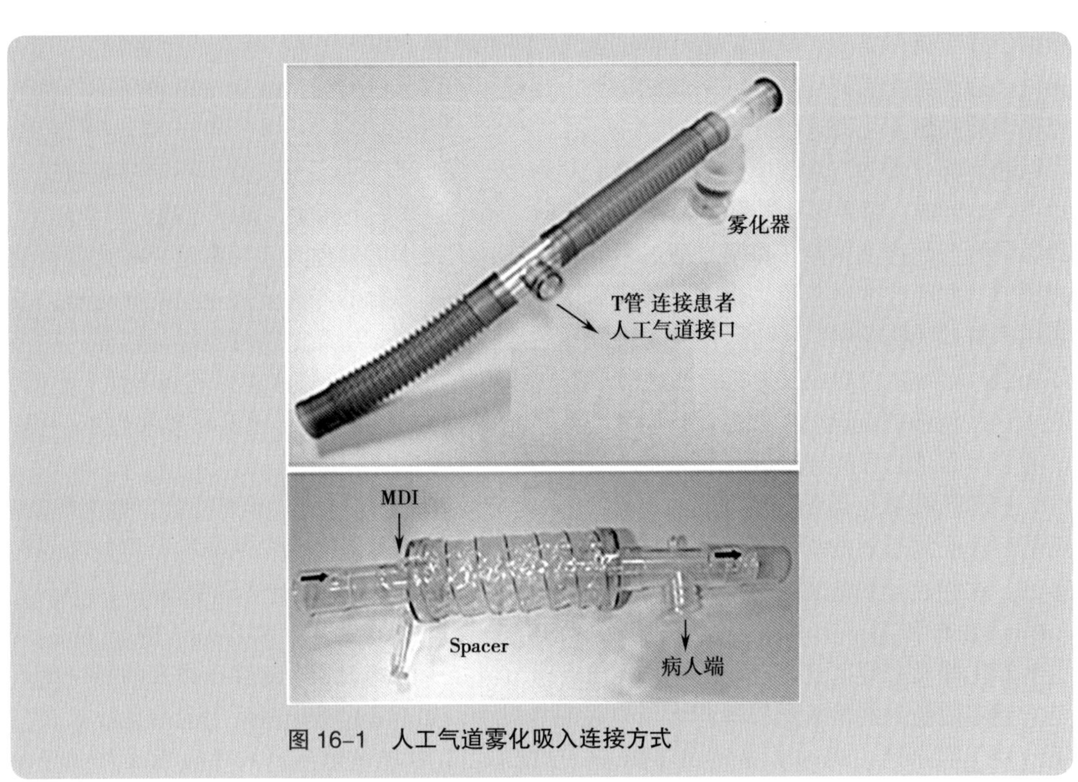


图 16–1　人工气道雾化吸入连接方式

吸入性药物可以通过 MDI 或者雾化器输送至接受机械通气的患者。吸入气的加湿使得气雾剂沉积减少大约 40%，其原因是加温加湿使气溶胶直径发生改变，沉积于呼吸机回路的增多。因此机械通气患者常需要增加药物剂量以达到治疗效应。呼吸机回路的各种弯头及接头，或者加热导丝，均会导致气溶胶在回路中大量沉降，需要关注并选择较流畅的环路连接。

建议将雾化器置于距气管内导管30cm处（而不是Y形接头处），有利于增加雾化输送量，因为呼吸机吸气管道能起到储雾器的作用。在仿真模型中，通过振动筛孔雾化器可以输送喷射雾化器2~4倍沙丁胺醇量。同时筛孔雾化器放置在加湿器的呼吸机侧（而不是靠近患者侧）的呼吸机管道中能增加药物输送量。

## 三、雾化装置选择

机械通气下行雾化吸入治疗，常用药物包括支气管扩张剂、激素、抗生素、表面活性物质、黏液溶解剂等。常使用的雾化发生器包括喷射雾化器、定量吸入器、超声雾化器和振动筛孔雾化器。

喷射雾化器需要压缩气体驱动，有的呼吸机配备了雾化功能，雾化器的驱动气源由呼吸机吸气相气流中的一个分支提供，是呼吸机给患者输送潮气量的一部分，不会影响呼吸机工作；且患者吸气时触发产生气溶胶释放，故不会造成呼气相气溶胶的浪费。但大多数呼吸机向雾化器提供的驱动压力小于15psi，比压缩空气或医院常用的氧气（50psi）小。驱动压力的减小降低了喷射雾化器的效率，产生的气溶胶直径增大，从而降低其到达下呼吸道的总量。如呼吸机未配备雾化驱动功能，则需额外气源驱动雾化器，额外增加的气流增加了呼吸机回路的潮气量影响呼吸机供气；同时增加了基础气流，易造成患者触发不良。另外，持续雾化造成呼气相气溶胶的浪费。因此不建议人工气道机械通气患者使用外接气流驱动的喷射雾化器进行雾化治疗。

超声雾化器为电动，电能转化为高频超声波，因此不产生额外气流，不对呼吸机送气过程产生影响。超声雾化器释出颗粒直径大小与超声频率呈负相关，频率越高，颗粒越小。释雾量则与超声波振幅（功率）呈正相关。强度越大，产雾量越大。一些超声雾化器可通过调节功率而改变雾化量，以满足临床需求。通常超声雾化器产雾量高于喷射雾化器，故常用于需较大雾化吸入（如雾化吸入激发）的诊疗工作中。超声振荡可使雾化容器内的液体加温，导致蛋白质或肽类化合物灭活。不同液体的物理特性（如水溶性和脂溶性）不同，对于这些液体的混合物（如糖皮质激素与水的混悬液）的雾化释出比例和效果也不一样，因此超声雾化时可能导致溶液的浓缩。

振动筛孔雾化器是应用筛孔或者多孔板以产生液态气雾剂的气雾剂装置，也为电动。药物溶液或混悬剂被驱动通过筛孔产生气雾。装置的特征是能产生含细颗粒比例较高的气雾剂，这相比于传统的雾化器能更有效地给药。目前振动筛孔雾化器包括eFlow（Pari）、Aeroneb Solo和Aeroneb Go（Aerogen）、MicroAIR/ NE-U22（OMRON）和I-neb（Respironics）。这些雾化器具有便携式、电池供电并且药物残留量极少的特点。振动筛孔技术的另一优点是它能够按精确剂量输送昂贵药物剂型且浪费极少，如I-neb雾化器采用了筛孔技术联合适应性气雾给药（adaptive aerosol delivery，ADD）。ADD能监测患者的呼吸模式并在吸入开始时注入程序设定剂量的气雾剂，大大地提高了气雾剂的利用率，特别适用于治疗肺动脉高压的伊洛前列素吸入剂溶液的给药。振动筛孔雾化器比喷射雾化器重量更轻、输送药物剂量更快。然而，给药速度受雾化器的位置影响。在实验室条件下，振动筛孔雾化器仅在处于垂直位时给药速度才与传统喷射雾化器相似。另外，振动筛孔雾化器需要小心特别清洁以免其性能受损。需要遵循生产商的推荐清洁设备（每次治疗后都需要清洁）并定期进行更彻底的消毒或灭菌。

MDI 需要特殊的连接装置或储雾装置接于呼吸机回路。连接装置的大小、形状和设计对患者的给药有影响。带储雾装置的 MDI 输送较无储雾装置的治疗输送的气雾剂增加 4~6 倍。对于机械通气患者雾化吸入治疗，MDI 接上储雾罐是首选的装置。相对于雾化器治疗，MDI 技术简单，剂量稳定并减少雾化器相关的细菌污染风险。

## 四、药物

机械通气患者雾化吸入常用药物包括糖皮质激素、支气管舒张剂、吸入型的抗菌药物和祛痰药。

吸入性糖皮质激素布地奈德混悬液为平均直径 2~3 μm 的细小类圆形表面不规则微粒，增加药物表面积提高雾化效能，是首选的吸入性糖皮质激素。可选择振动筛孔雾化器进行雾化，需要关注的是混悬液对雾化器筛孔的堵塞。

支气管舒张剂包括选择性 $\beta_2$ 受体激动剂和胆碱能受体拮抗剂。联合沙丁胺醇和异丙托溴铵雾化吸入有协同作用。机械通气患者首选 MDI 吸入剂型。

研究报道雾化妥布霉素或阿米卡星治疗铜绿假单胞菌感染的呼吸机相关性肺炎（ventilation associated pneumonia，VAP），可提高治愈率并降低机械通气时间。但还需进一步的临床研究证实。且吸入型抗菌药物目前国内尚未上市。研究显示 N- 乙酰半胱氨酸可降低痰液黏滞度，并可用于特发性肺纤维化患者。

## 五、小结

雾化吸入药物治疗是呼吸系统相关疾病的常用治疗方法。人工气道机械通气患者的雾化吸入受各种因素影响。考虑到各种影响因素，通过增加雾化药物剂量、选择有效的雾化吸入方法及合理的装置选择，可以提高气溶胶输出量、增加肺内药物沉积量。

（葛慧青）

## 参考文献


[1] Dhand R.Aerosol delivery during mechanical ventilation: from basic techniques to new devices. J Aerosol Med Pulm Drug Deliv, 2008, 21: 45-60.

[2] Hess D. Aerosol delivery during mechanical ventilation. Minerva Anestesiol, 2002, 68(5): 321.

[3] Hess DR, Dillman C, Kacmarek RM. In vitro evaluation of aerosol bronchodilator delivery during mechanical ventilation: pressure-control vs. volume control ventilation. Intensive Care Med, 2003, 29(7): 1145.

[4] Miller DD, Amin MM, Palmer LB, et al. Aerosol delivery and modern mechanical ventilation: in vitro/in vivo evaluation. Am J Respir Crit Care Med, 2003, 168(10): 1205.

[5] Goode ML, Fink JB, Dhand R, et al. Improvement in aerosol delivery with helium-oxygen mixtures during mechanical ventilation. Am J Respir Crit Care Med, 2001, 163(1): 109.

[6] Ari A, Harwood RJ, Sheard MM, et al. An in vitro evaluation of aerosol delivery through tracheostomy and endotracheal tubes using different interfaces. Respir Care, 2012, 57(7): 1066-1070.

[7] Piccuito CM, Hess DR. Albuterol delivery via tracheostomy tube. Respir Care, 2005, 50(8): 1071.

[ 8 ] Muhammad M, Rajiv D. Nebulized drug delivery in patients breathing spontaneously through an artificial airway. Respir Care, 2012, 57 (7): 1195-1196.

[ 9 ] Ari A, Atalay OT, Harwood R, et al. Influence of nebulizer type, position, and bias flow on aerosol drug delivery in simulated pediatric and adult lung models during mechanical ventilation. Respir Care, 2010, 55 (7): 845.

[ 10 ] Fink JB. Aerosol drug therapy. //Kacmarek RM, Stoller JK, Heuer AJ. Egan' s fundamentals of respiratory care, 10th ed. Holland: Elsevier Inc, 2013: 844-886.

[ 11 ] Ari A, Fink JB, Dhand R. Inhalation therapy in patients receiving mechanical ventilation: an update. J Aerosol Med Pulm Drug Deliv, 2012, 25 (6): 319-332.

[ 12 ] Bronchodilator administration during mechanical ventilation working group. AARC clinical practice guideline. Selection of device, administration of bronchodilator, and evaluation of response to therapy in mechanically ventilated patients. Respir Care, 1999, 44 (1): 105-113.

[ 13 ] Dhand R. New frontiers in aerosol delivery during mechanical ventilation. Respir Care, 2004, 49 (6): 666.

[ 14 ] Hardaker LE, Hatley RH. In vitro characterization of the I-neb Adaptive Aerosol Delivery (AAD) system. J Aerosol Med Pulm Drug Deliv, 2010, 23 Suppl 1: S11.

[ 15 ] Skaria S, Smaldone GC, Omron NE U22. Comparison between vibrating mesh and jet nebulizer. J Aerosol Med Pulm Drug Deliv, 2010, 23 (3): 173.

[ 16 ] Dhand R, Duarte AG, Jubran A, et al. Dose-response to bronchodilator delivered by metered-dose inhaler in ventilator-supported patients. Am J Respir Crit Care Med, 1996, 154 (2 Pt 1): 388.

[ 17 ] Lin HL, Fink JB, Zhou Y, et al. Influence of moisture accumulation in inline spacer on delivery of aerosol using metered-dose inhaler during mechanical ventilation. Respir Care, 2009, 54 (10): 1336.

# 第 17 章 人工气道的拔除

人工气道的拔除分为计划拔除与非计划拔除两部分，前者是由于患者病情好转，需要人工气道的病因解除，医护人员进行仔细评估后按照治疗计划或者方案拔除；后者又称意外拔管，是指未经医护人员同意患者自行将人工气道拔出，或其他原因（包括医护人员操作不当）造成的人工气道脱出。人工气道主要包括气管插管和气管切开套管，本章将详细讨论两种不同人工气道的拔除。

## 一、计划拔管

计划，就是在拔管前的严格评估以及拔管后的严密监测与管理，而气管插管和气管切开的患者有所不同。

### （一）气管插管的拔除

**1. 拔管前评估** 患者需要建立人工气道的原因往往是需要呼吸支持或者气道保护，在拔除人工气道前需要仔细评估患者自主呼吸能否耐受呼吸负荷、原发病是否好转、生命体征以及各脏器功能是否稳定等，进行撤机试验或评估（具体参见第 19 章第七节）。患者的气道保护能力，主要指自主吞咽能力以及气道自净能力，这是保证患者在拔除人工气道后自主呼吸期间避免误吸以及自我清洁气道的重要功能；此外，还需要评估患者的气道通畅程度。

（1）自主吞咽功能：由于插管的存在影响患者吞咽，主要通过评估患者的意识状态和配合能力来判断患者的吞咽功能；研究发现，如果患者无法遵从指令，拔管失败的风险大为增加。在 100 例神经外科患者的研究中，格拉斯哥评分（GCS）≥ 8 分的患者比 GCS<8 分的患者拔管的成功率高（75% 对 37%）。

气道自净能力：主要针对患者气道分泌物的量以及咳嗽能力进行评估。对分泌物的量，研究发现，痰量 >2.5ml/h 是拔管失败的高危因素之一；但由于无法精确测量痰量，通过人为估计痰量，差异往往较大，因此也有学者提出采用需要吸痰的频率而非痰量来进行评估，吸痰频率超过每 2 小时一次即被认为是拔管失败的高危因素。

相比分泌物的量，患者咳嗽能力评估更为重要。如果患者咳嗽能力较强，即使分泌物量多，患者也能自行排出，需要再次建立人工气道的可能性就不大；反之，即使分泌物量不多，但由于患者咳嗽能力弱，无法将分泌物排出，需要再次建立人工气道的可能性就大大增加。对于咳嗽能力的评估，目前有两种相对客观的方法。①白纸试验：将一张白纸置于患者胸前，距离气管插管开口 1~2cm 处，断开呼吸机嘱患者用力咳嗽，如果患者能将分泌物咳出至气管导管外的白纸上，则说明患者具备一定的咳嗽能力，白纸试验通过。针对不能遵嘱配合用力咳嗽或者本身气道无分泌物的患者，有学者采用经气道导管注入 2~5ml 生理盐水和（或）插入吸痰管的方式刺激患者咳嗽，以评估患者的咳嗽能力。②用力呼气峰流速：也称作咳嗽峰流速，与白纸试验类似，断开呼吸机将气管插管与峰流速仪连接，嘱患者深吸气后用力呼气，以测量最大呼气峰流速值（PEF），也可以不用断开呼吸机而利用呼吸机进行测量，只是需要调整机械通气模式为自主呼吸模式，将 PEEP 调为 3~5cm$H_2O$ 并且下调支持力度（PS）至最低值（一般为 5~8cm$H_2O$）；同样，对于无法配合用力呼气的患者，可采用上述注入生理盐水或者插入吸痰管的方法来刺激患者咳嗽。研究发现 PEF ≤ 60L/min 的患者需要再插管的可能性明显高于 PEF>60~70L/min 的患者。

上气道的通畅程度：上气道梗阻主要由于声门喉头水肿或大气道异物（如痰痂等）所致，其中声门喉头水肿最为常见，其高危因素包括：女性、哮喘、插管时间较长（≥ 36 小时至≥ 6 天）、年龄大于 80 岁、气管插管过粗（导管与气管直径的比例 >45%）、困难插管、插管尝试超过 3 次、镇静不足以及导管固定不好等。在拔管前对插管患者的上气道通畅程度进行评估，目前比较广泛使用的方法是气囊漏气试验。该方法是在机械通气条件下将气囊完全放气后通过计算呼吸机送气量与监测到的患者实际的呼气量之间的差值，也就是气囊放气后能从上气道“漏掉”的气量，来间接判断上气道是否通畅。具体操作：充分清除口、鼻腔及气囊上滞留物后，将气囊完全放气，应用容量通气模式观察吸入和呼出的潮气量，取 6 次呼吸中差值最大的 3 个计算平均值，若差值或幅度大于一定数值，则说明上气道通畅。多项研究及荟萃分析均提示该试验可用作预测拔管后的上气道阻塞及再插管的发生率。然而，这种预测价值与评判标准直接相关。评判标准目前仍有一定的争议，相对公认的标准是吸呼气差值≥ 110ml 或幅度（差值 / 吸气潮气量）≥ 12%~24%。因此，目前主张针对具有拔管后上气道梗阻高危因素的患者进行拔管前气囊漏气试验的评估，并非常规应用。

对于漏气试验结果阴性的成人患者，糖皮质激素治疗效果目前仍存在争议，结果的差异可能与激素治疗的时机以及剂量有关。对于有上气道梗阻高危因素并且漏气试验结果阴性的患者，最新荟萃分析结果表明，拔管前给予多剂量的糖皮质激素可降低拔管后的再插管率。至于激素使用的时机，则主张至少在拔管前 4h 应用。

**2. 拔管程序**

（1）准备拔管后有可能应用的再插管设备，针对拔管后发生声门喉头水肿的各种处理装置和药物，以及拔管后的氧疗装置。

（2）停止鼻饲至少半小时。

（3）应用纯氧吸入至少 5min 以增加体内氧储备。

（4）取平卧位，充分清除气道、口、鼻腔及气囊上滞留物。

（5）协助患者坐位，松解开气管插管的固定装置，将一根未连通负压的吸痰管插入气道内，嘱患者深吸气，在患者呼气初助手将气囊完全放气，吸痰管连通负压边吸痰，顺势将气管插管拔出。

（6）给予吸氧，辅助患者咳嗽咳痰。

关于拔管时间，虽然ICU有24小时医护人员密切监护，但仍然主张在日间进行拔管。目前尚无前瞻性研究比较日间拔管与夜间拔管的预后差异，一项纳入近10万例患者的回顾性研究发现，对机械通气时间超过12小时的患者，夜间拔管较日间拔管的再插管率增加；而对机械通气时间短于12小时的患者则无明显差异。

3. 拔管后的监测与治疗

（1）拔管后的评估：拔管后应立即判断患者是否发生拔管后喘鸣，严重时在患者身旁即可听到，程度较轻时需用听诊器置于患者喉部判断。如果出现声门喉头水肿所致的喘鸣，若生命体征尚稳定，可考虑使用肾上腺素进行雾化吸入或者无创通气辅助，如果危及生命，应立即考虑重新插管或者建立紧急气道（具体参见第12章）。甚至有学者主张，对于使用多剂量糖皮质激素治疗后气囊漏气试验结果仍为阴性的患者，可考虑拔管时在气管导管内放置用于更换气管插管的导芯，以便在拔管后如果出现上气道梗阻危及生命可快速再次插管，保证患者生命安全。

（2）拔管后的治疗：拔管后根据患者对氧疗的需求，选择合适的氧疗装置。虽然有大规模多中心研究证明与普通氧疗相比，高流量鼻导管吸氧可明显减少拔管后呼吸衰竭的发生率以及再插管率；然而，这些作者并不主张对所有患者拔管后进行常规高流量鼻导管氧疗。对于一些再插管的高危患者，例如高龄、APACHE Ⅱ评分高、肥胖、慢性肺病、充血性心衰、撤机困难、机械通气时间长以及分泌物多，应用高流量鼻导管或无创正压通气较普通氧疗都可明显降低再插管率，但高流量鼻导管与无创通气相比在避免再插管方面并无显著差异。值得注意的是，无论是使用高流量鼻导管还是无创通气，应用的时机至关重要。如果在撤机后再次出现呼吸衰竭时才应用，其失败率和病死率将增高，故应在拔管后立即应用，而不是等到呼吸衰竭明显加重时才给予干预。

同时，拔管后应关注和改善患者的气道自净能力，尤其是气道分泌物多且咳嗽能力弱的患者，应加强气道净化治疗，包括气道温湿化、胸部叩拍、体位引流等，必要时需要经鼻气管内吸痰。另外，患者插管时口腔不易彻底清洁，拔管后应加强口腔清洁和护理，尤其是拔管后应用无创通气的患者。

### （二）气管切开套管的拔除

气管切开套管在拔除前应对患者自我气道的保护能力进行更加仔细地评估，因为气管切开与气管插管不同，一旦拔除套管、伤口愈合后难以再次进行气管切开；因此，气管切开套管的拔除前必须确认患者再无接受气管切开的可能性。

1. 拔管前评估

（1）吞咽功能的评估：对患者的吞咽能力，主要观察患者在自行进食、水时是否会出现误吸。值得注意的是，气管切开患者在气囊完全充气时进食往往被认为比较安全，因为即使出现误咽，食物也会被完全阻隔在气囊上方，然而，这种做法需要注意在气囊放气时必须进行气囊上滞留物的清除，否则同样会造成误吸。另外，研究发现在气囊充气时由于缺乏口咽部正压对食物的推送，就完全依赖口咽部肌肉功能强力推送食物，实际上会大大影响患者的吞咽功能，从而造成误吸。因此，在脱离机械通气的气管切开患者进食时，主张将气囊完全放气并且堵管或加用讲话瓣膜以助患者恢复正常的吞咽生理功能；但在此前应常规进行吞咽试验，无误吸发生后方可恢复进食。

（2）气道自净能力的评估：对气管切开患者同样可进行白纸试验或者测量其咳嗽峰流速，以客观评估患者的咳嗽能力。

（3）上气道通畅程度的评估：气管切开完全绕开上气道，对上气道不造成任何影响。但需要注意的是，气管切开造瘘口至声门之间的通畅程度，因为有的患者在气管切开瘘口气道内壁有肉芽肿形成，尤其是瘢痕体质患者，应注意评估上气道是否通畅。一个简单易行的办法是将气囊完全放气后堵住气管切开的外口，迫使患者利用上气道进行呼吸，通过患者的呼吸困难程度以及发声的情况即可初步判断上气道的通畅程度。在拔除气管切开套管前需要进行一段时间的堵管试验，除了观察上气道通畅程度外，还有很重要的作用是观察恢复上气道的通气阻力和无效腔后对患者呼吸功能的影响，患者是否能够耐受。但由于气管切开套管堵管后本身在气道内就会增加阻力，因此堵管试验时间不宜过长。如果堵管试验失败，应考虑更换小一号的气管切开套管或者无气囊的套管，次日再次进行堵管试验，以减少套管本身阻力对呼吸功能的影响。

2. 拔管程序

（1）应用纯氧吸入至少5分钟以增加体内氧储备。

（2）充分吸出气道、口、鼻腔及气囊上滞留物。

（3）清洁消毒气管切开伤口周围的皮肤。

（4）松解开固定带，助手将气囊完全放气时将气管切开套管拔出。

（5）以无菌纱布覆盖气管切开伤口后，拉紧瘘口两侧皮肤用叠形胶布层层粘贴。需要注意的是，气管切开瘘口毋需缝合，一般患者2~3天即可愈合，使用大量激素或营养不良患者需1周左右方可愈合。

**3. 拔管后的治疗** 气管切开套管拔除后的氧疗装置，可根据患者需求选择，但应尽量避免使用无创正压通气，以防正压通气影响瘘口愈合及造成皮下气肿等。患者咳嗽时也应嘱患者用手摁住瘘口，避免剧咳。

## 二、非计划拔管

非计划拔管的发生率约为10%。当人工气道明显脱出气管或有创通气患者出现下述情况需考虑为非计划拔管：①患者脉氧饱和度（$SpO_2$）持续下降；②呼吸机持续气道低压报警；③呼吸机持续气道高压报警：多见于气管切开套管脱出堵在切口处；④在气囊充气足够的状态下，患者可发声。

### （一）紧急处理

发生非计划拔管时，需立即给予合适的氧疗方式维持基本通气及氧合；然后根据患者人工气道的种类及建立时间进行相应处理。

**1. 气管插管** 如患者自主呼吸较强，可根据患者吸氧浓度的需求给予鼻导管、Venturi面罩或储氧面罩等；若患者自主呼吸较弱，可考虑无创通气辅助；若患者自主呼吸无或微弱，则需以简易呼吸器辅助通气。其次，判断非计划拔管的原因及患者当时的病情，若由医护人员操作不当造成，患者处于病情严重或尚未控制状态，则需立即床旁建立人工气道；若由患者自行拔出，且病情好转，特别是已准备撤机拔管，密切观察即可。

有时可以重新还纳气管插管，这主要与脱出距离有关：若脱出距离≤6cm时，导管基本上未脱出气道，此时可在充分清除口鼻腔及气囊上滞留物后将导管插回原深度；若气管插管脱出≥ 8cm 时，导管一般已脱出气道，需立即松开气囊并拔除气管导管，根据患者病情选择合适氧疗方式。值得注意的是，6~8cm 是大多数成人患者气管导管远端与声门的距离，但患者的实际距离还与其身高、体位以及导管远端位置（距气管隆嵴 2~3cm）有关，所以临床上不同患者发生非计划拔管时仍需仔细评估判断，以防将导管错误还纳延误抢救时机。

**2. 气管切开** 气管切开患者，如果切开时间较长（超过 1~2 周），窦道基本形成，可立即床旁回纳，回纳时最好使用原来的气管切开套管或者同一品牌同一型号的气管切开套管，实在无法回纳时再考虑小一号的气管切开套管，因此对气管切开患者应常规在床旁准备同一品牌同一型号或小一号的气管切开套管。若气管切开伤口未形成窦道（即术后 48 小时内），气管切开套管一旦脱出，就不能回纳，此时可参考上述气管插管患者非计划拔管的处理方式。

无论是哪种人工气道，重新还纳后均需仔细判断人工气道的位置。

### （二）非计划拔管后观察指标及再插管预测因素

非计划拔管发生后多数患者需要重新插管，文献报道再插管率为 31% ~78%，其中 85%再插管在拔管后 1 小时内完成，故在非计划拔管发生后的 1 小时内应密切监测，包括：心率、血压、呼吸形式和节律、氧合状态、神志、精神状态、有无出汗、分泌物性状以及自主咳嗽、咳痰能力等。若出现上述症状、体征、血气明显恶化时应及时插管，以免延误抢救时机。

关于再插管的预测，目前尚无统一结论。有学者提出发生非计划拔管前应用辅助 / 控制通气模式（设置呼吸频率≥ 6 次 / 分）、最近一次动脉血气 pH ≥ 7.45、氧合指数≤ 250、24 小时内最高心率≥ 120 次 / 分、非手术所需插管、意识模糊、并存 3 种以上内科疾病（COPD、充血性心衰、肾或肝功能不全、神经系统病史、电解质紊乱）等 7 项指标中，符合 4 项即需重新插管，预测的准确率达 92%。

### （三）非计划拔管的预防

1. 加强与患者和家属沟通，做好心理护理和知识宣教　对建立人工气道患者经常提出的问题如冷、热、呼吸费力、疼痛等，或患者常见问题做成文字或图案卡片拿给患者看，让患者指出想要表达的意思，可以取得较好的沟通效果。对清醒患者向其解释气管插管的目的、作用及自行拔管的危害性，讲明吸痰的意义以取得患者配合，讲解插管后的不适以减少患者的恐惧。

2. 合理有效的固定　正确固定气管插管和气管切开导管，尤其对经口气管插管患者，每日检查并及时更换固定胶布或固定带，测量并记录气管插管的外留长度，若外留部分变长说明导管有部分脱出，外留部分变短说明有下滑，要及时复位。另外，应在 Y 形接头处与人工气道间再连接一段长约 10cm 的螺纹管以增加缓冲长度，防止因呼吸机管路固定后患者头部活动所致的意外脱管。

3. 采取切实有效的约束　应在充分评估置管患者耐受程度的基础上，对有拔管倾向或曾有拔管行为的患者在缺乏监管时给予肢体约束，并经常检查其可靠性。变换体位及特殊检查需松脱约束时应扶持双手，以防意外拔管。

4. 规范医疗、护理操作　在口腔护理、更换体位、调节呼吸机机械臂等操作时，应由专人负责固定人工气道，以避免导管脱出。

5. 合理使用镇静剂 在经过沟通、肢体约束等处理后仍不能排除患者拔管的可能性，恰当地使用镇静剂可以减轻患者的不适感，减少人机对抗而有利于治疗。

6. 加强巡视 非计划拔管多发生于工作忙、人员少的时间段，如夜间和清晨，因此在这些时间段，对于睡眠状态的患者应加强主动巡视。

7. 积极评估患者撤机的可能性，争取做到早日撤机。

（李 洁）

## 参考文献


[1] Salam A, Tilluckdharry L, Amoateng-Adjepong Y, et al. Neurologic status, cough, secretions and extubation outcomes. Intensive Care Med, 2004, 30: 1334.

[2] Beuret P, Roux C, Auclair A, et al. Interest of an objective evaluation of cough during weaning from mechanical ventilation. Intensive Care Med, 2009, 35: 1090.

[3] Thille AW, Boissier F, Ben Ghezala H, et al. Risk factors for and prediction by caregivers of extubation failure in ICU patients: a prospective study. Crit Care Med, 2015, 43: 613.

[4] Smina M, Salam A, Khamiees M, et al. Cough peak flows and extubation outcomes. Chest, 2003, 124: 262.

[5] Duan J, Han X, Huang S, et al. Noninvasive ventilation for avoidance of reintubation in patients with various cough strength. Crit Care, 2016, 20(1): 316.

[6] Bai L, Duan J. Use of cough peak flow measured by a ventilator to predict re-intubation when a spirometer is unavailable. Respir Care, 2017, 62(5): 566-571.

[7] Namen AM, Ely EW, Tatter SB, et al. Predictors of successful extubation in neurosurgical patients. Am J Respir Crit Care Med, 2001, 163: 658.

[8] Ouellette DR, Patel S, Girard TD, et al. Liberation from mechanical ventilation in critically ill adults: An official American College of Chest physicians/American Thoracic Society clinical practice guideline: Inspiratory pressure augmentation during spontaneous breathing trials, protocols minimizing sedation, and noninvasive ventilation immediately after extubation. Chest, 2017, 151: 166.

[9] Schmidt GA, Girard TD, Kress JP, et al. Official executive summary of an American Thoracic Society/American College of Chest physicians clinical practice guideline: Liberation from mechanical ventilation in critically ill adults. Am J Respir Crit Care Med, 2017, 195: 115.

[10] Schnell D, Planquette B, Berger A, et al. Cuff leak test for the diagnosis of post-extubation stridor. J Intensive Care Med, 2017: 885066617700095.

[11] Kriner EJ, Shafazand S, Colice GL. The endotracheal tube cuff-leak test as a predictor for postextubation stridor. Respir Care, 2005, 50: 1632.

[12] Cheng KC, Hou CC, Huang HC, et al. Intravenous injection of methylprednisolone reduces the incidence of postextubation stridor in intensive care unit patients. Crit Care Med, 2006, 34: 1345.

[13] François B, Bellissant E, Gissot V, et al.12-h pretreatment with methylprednisolone versus placebo for prevention of postextubation laryngeal oedema: a randomised double-blind trial. Lancet, 2007, 369: 1083.

[14] Lee CH, Peng MJ, Wu CL. Dexamethasone to prevent postextubation airway obstruction in adults: a

prospective, randomized, double-blind, placebo-controlled study. Crit Care, 2007, 11: R72.

[15] Kuriyama A, Umakoshi N, Sun R. Prophylactic corticosteroids for prevention of postextubation stridor and reintubation in adults: A systematic review and meta-analysis. Chest, 2017, 151: 1002.

[16] Mort TC. Continuous airway access for the difficult extubation: the efficacy of the airway exchange catheter. Anesth Analg, 2007, 105: 1357.

[17] Gershengorn HB, Scales DC, Kramer A, et al. Association between overnight extubations and outcomes in the intensive care unit. JAMA Intern Med, 2016, 176: 1651.

[18] Maggiore SM, Idone FA, Vaschetto R, et al. Nasal high-flow versus Venturi mask oxygen therapy after extubation. Effects on oxygenation, comfort, and clinical outcome. Am J Respir Crit Care Med, 2014, 190: 282.

[19] Hernández G, Vaquero C, González P, et al. Effect of postextubation high-flow nasal cannula vs conventional oxygen therapy on reintubation in low-risk patients: A randomized clinical trial. JAMA, 2016, 315: 1354.

[20] Hernández G, Vaquero C, Colinas L, et al. Effect of postextubation high-flow nasal cannula vs noninvasive ventilation on reintubation and postextubation respiratory failure in high-risk patients: A randomized clinical trial. JAMA, 2016, 316: 1565.

[21] Esteban A, Frutos-Vivar F, Ferguson ND, et al. Noninvasive positive-pressure ventilation for respiratory failure after extubation. N Engl J Med, 2004, 350: 2452.

[22] Keenan SP, Powers C, McCormack DG, et al. Noninvasive positive-pressure ventilation for postextubation respiratory distress: a randomized controlled trial. JAMA, 2002, 287: 3238.

[23] Frutos-Vivar F, Ferguson ND, Esteban A, et al. Risk factors for extubation failure in patients following a successful spontaneous breathing trial. Chest, 2006, 130: 1664.

[24] Leder SB, Joe JK, Ross DA, et al. Presence of a tracheotomy tube and aspiration status in early, postsurgical head and neck cancer patients. Head Neck, 2005, 27(9): 757-761.

[25] Thille AW, Harrois A, Schortgen F, et al. Outcomes of extubation failure in medical intensive care unit patients. Crit Care Med, 2011, 39: 2612.

[26] Chevron V, Ménard JF, Richard JC, et al. Unplanned extubation: risk factors of development and predictive criteria for reintubation. Crit Care Med, 1998, 26: 1049.

# 呼吸支持技术

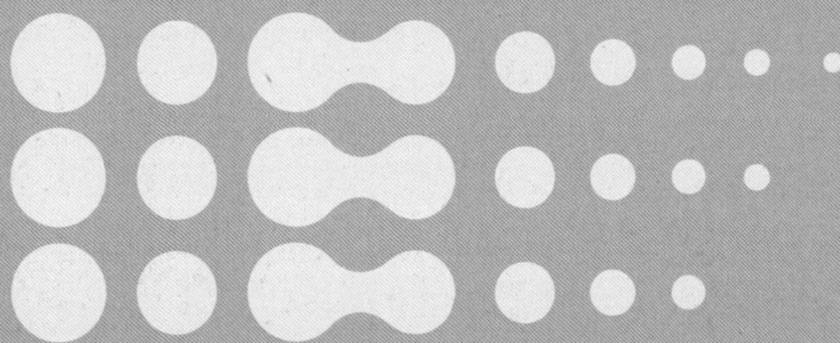

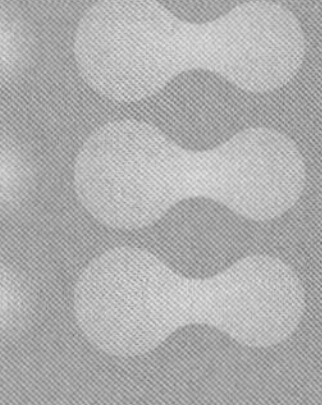

第五篇

# 正压机械通气技术

正压通气是呼吸支持技术最重要的组成部分。本篇包括正压通气的生理学效应与并发症、有创正压通气、无创正压通气及正压机械通气在不同种类疾病中的应用。正压通气的生理学效应是全身性的，同时具有“双刃剑”的特点，包括对呼吸力学、肺通气、肺换气、循环及其他胸外脏器的影响，在改善通气与氧合的同时，也可能导致多种并发症，如血流动力学障碍、呼吸机相关肺损伤、呼吸机相关肺炎、与呼吸机诱导的膈肌功能不全等，深刻理解正压通气的生理学效应及可能的并发症是合理应用正压通气的基础。有创正压通气与无创正压通气均遵循正压通气的原理，但由于无创正压通气具有“漏气通气”的特点，其应用指征与有创正压通气具有很大的不同，其操作影响因素更多。由于各病种具有不同的病理生理特点，其正压通气的目标、通气参数的调节有所不同。

# 第 18 章 正压通气的生理学效应与并发症

正压通气的作用是全身性的，其中呼吸力学是正压通气发挥直接生理作用的基础，正压通气对呼吸、循环、呼吸机相关肺损伤、膈肌功能、自主呼吸及胸外脏器的影响都可以从呼吸力学的角度加以解释，因此对呼吸力学理解与掌握在相当程度上决定了正压通气的应用水准。呼吸危重症患者对气道阻力、呼吸系统顺应性及内源性呼气末正压（PEEPi）呼吸力学三个基本指标监测的重要性就如心率与血压之于心脏病患者。

## 第一节 正压通气呼吸力学基础与监测

呼吸运动本身是呼吸肌肉活动产生胸膜腔压力的变化，从而驱动呼吸的流量与容量变化的物理过程。正压通气的基本原理是通过增加气道内压，从而影响呼吸的流量与容量的变化，引起一系列的生理学变化。呼吸力学是以物理力学的观点和方法来研究与呼吸运动有关的压力、容量和流速三要素及相关的顺应性、阻力和呼吸做功等参数特性的一门学科。呼吸力学的动态监测是合理运用机械通气的基础。近年来，随着微处理技术和高灵敏传感器的快速发展，呼吸力学监测已从原来简单的、静态的、有限的数字监测演变为动态的、实时的智能化检测和分析。

### 一、与机械正压通气有关的力学概念

#### （一）常用压力的概念

**1. 胸膜腔内压（intrapleural pressure，Ppl）** 又称胸腔内压，是指胸膜腔内的压强与大气压之差。其大小等于肺内压与肺回缩力之差，一般为负压，正常功能残气位时的 Ppl 大约为 $-5cmH_2O$。但当用力呼气或正压通气时可为正压。

**2. 肺泡压（alveolar pressure，Palv 或 PA）** 又称肺泡内压，为肺泡内压与大气压的差值，等于胸腔内压与肺的弹性回缩压（Pel）之和，即 Palv=Ppl+Pel。肺泡压随着呼吸运动周期性变化。

3. **气道压（airway opening pressure，Paw 或 Pao）** 又称气道内压，是指气道内压与大气压的差值，随着呼吸运动呈周期性变化。正压通气的原始作用是增加吸气相的 Paw。

4. **跨肺压（transpulmonary pressure，PL）** PL 是指 Palv 与胸膜腔压（Ppl）之间的差值，即 PL= Palv–Ppl。然而，在实际应用中难以直接测定 Palv。在气道阻断和流量为零的条件下，Pao 与 Palv 相等；Ppl 通常用食管内压（Peso）来替代。因此，PL=Pao–Peso（气道阻断和流量为零条件下）。它反映在相应的肺容量时肺的阻抗（主要是弹性回缩力）。PL 与肺容量的关系曲线是肺实质的力学上的重要特征，其斜率代表肺的顺应性，其压力代表在相应的肺容量位的势能。

5. **气流驱动压（flow driving pressure，Pfr）** 是指克服摩擦阻力使流体流动的压力差。肺通气的直接驱动力是气道口与肺泡之间的压力差。

6. **跨胸壁压（pressure across the chest wall，PW）** PW 是指胸膜腔内压（Ppl）与体表压力（Pbs）的差值，即 PW=Ppl–Pbs= Ppl–0= Ppl。由于呼吸肌肉的活动会直接导致胸廓的运动，影响 Ppl 的测定。因此，只有在呼吸肌肉完全放松下和气流为零的条件下，Ppl 才能反映 PW。

7. **跨呼吸系统压（transrespiratory system pressure，Prs）** Prs 是指呼吸运动过程中所需要克服的整个呼吸系统的总体压力，也是引起呼吸运动和肺容量变化的总动力，为经肺压（PL）和经胸壁压（PW）的总和，即 Prs=PL+PW。对于机械通气的患者，Prs 等于呼吸机的外加压力（通常在气道开口处测得，用 Pao 表示）与呼吸肌肉收缩产生的压力（Pmus）之和，用公式表示为 Prs=Pao+Pmus。如果呼吸肌完全放松（如控制模式通气时），Pmus=0，Prs=Pao，通过测定 Pao 就可简单地检测出 Prs；而当完全自主呼吸时，呼吸机的外加压力为 0，Prs=Pmus，即呼吸肌肉收缩产生的力量克服呼吸运动的全部能耗。

由呼吸系统的线性单室模型（图 18–1）可见：Palv 位于 Pao 与 Ppl 之间。Pao–Palv 是用于克服气道阻力的压力（用 Pfr 表示，pressure producing flow），驱动气流进出于肺；Palv–Ppl 是用于克服肺容量变化的阻抗［主要是肺弹性回缩力的压力（Pel）］。

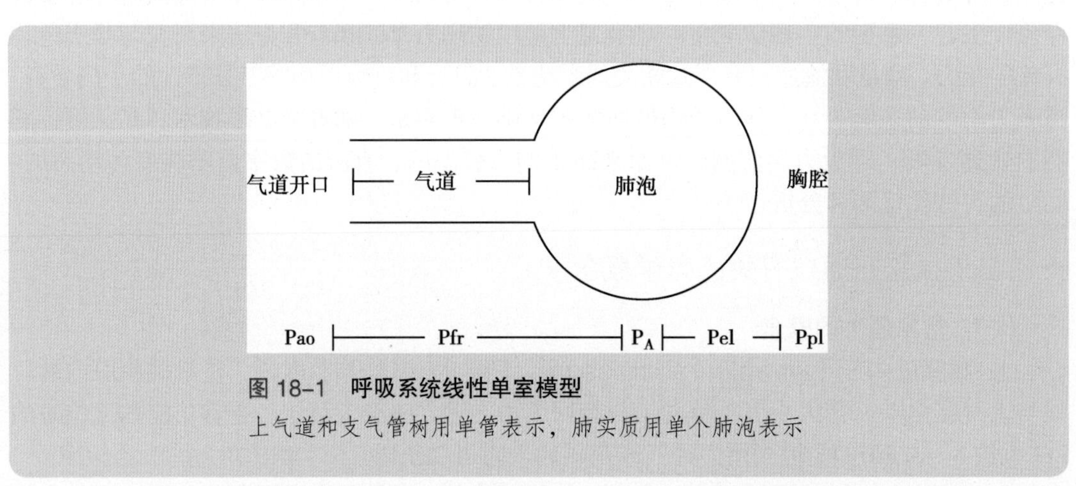


**图 18–1 呼吸系统线性单室模型**

上气道和支气管树用单管表示，肺实质用单个肺泡表示

8. **内源性呼气末正压（intrinsic positive end–expiratory pressure，PEEPi）** 呼吸频率过快导致呼气时间过短、呼气阻力增高、高通气量等多种原因可导致呼气末肺泡

内残留的气体过多，呼气末肺容积（EELV）高于功能残气位，即存在动态肺过度充气（dynamic pulmonary hyperinflation，DPH）。在肺的弹性回缩下导致呼气末肺泡内压为正值，称为 PEEPi，又称 auto-PEEP。PEEPi 根据测定的方法不同可分为：静态内源性呼气末正压（PEEPi，st）和动态内源性呼气末正压（PEEPi，dyn）。由于各肺区的时间常数（反映肺泡充盈和排空速度）不一致，PEEPi，st 与 PEEPi，dyn 有一定的差别，一般情况下 PEEPi，dyn<PEEPi，st。

**9. 体表压（body surface pressure，Pbs）** 一般为大气压。通常将大气压作为参照零点，因此其值为 0cm$H_2O$。

### （二）呼吸阻力相关指标

肺通气的阻力大体可分为弹性阻力和非弹性阻力。弹性阻力主要包括肺和胸壁的弹性阻力，约占肺通气总阻抗的 2/3；非弹性阻力（黏性阻力，通常所说的呼吸阻力）包括气道阻力、组织（包括肺组织和胸廓）阻力和惯性阻力等，约占平静呼吸时总阻抗的 1/3。其中，气道阻力占黏性阻力的 80% 以上。因非弹性阻力仅在气流存在的情况下存在，因此又称为动态阻力。

**1. 气道阻力（airways resistance，Raw）** 是气体流经呼吸道时气体分子间及气体分子与气道壁发生摩擦造成的阻力。因气道开口压和肺泡内压之差是驱动气体在呼吸道流动的直接动力，因此 Raw=（Pao–Palv）/F=Pfr/F。气道阻力是非弹性阻力的主要成分，占 80% ~90%。

气道阻力可分为吸气相阻力和呼气相阻力，健康人差别不大，一般前者略小于后者。影响气道阻力的因素包括：①气流的形式与流量。气流形式主要分为层流和湍流，取决于流体力学的雷诺数（与流量、阻力和气体黏性有关，高于 2300 通常意味着有湍流成分，高于 4000 提示完全是湍流）。层流的阻力相对低，而湍流的阻力相对大。在层流范围内，流量变化对阻力无影响；一旦转为湍流，阻力将显著增加。②气道管径。在层流形式占主导的呼吸道，通过泊肃叶定律可知，阻力与气道管径的四次方（$r^4$）呈反比。由此可见气道管径是影响气道阻力的重要因素。③肺容积。气道的管径随着容量的增加而增大，阻力随之降低。④气体密度和黏滞性。氦和氧的混合气体（Heliox）与常规的空气（氮和氧混合气）相比，密度和黏滞性相对低，从而降低气道阻力和避免或减少湍流强度。

此外，在需要建立人工气道的患者中，人工气道会增加额外的管道阻力（Rtube，程度与管径相关）。因此，机械通气的总阻力（Rtot）= Rrs + Rtube。

**2. 弹性阻力（elastance，E）** 是指弹性组织对抗变形和弹性回位而产生的阻力。弹性阻力的倒数就是顺应性。

（1）呼吸系统弹性阻力（respiratory elastance）：呼吸系统弹性阻力又称胸肺弹性阻力，是指肺、胸廓和气道总的弹性阻力，是平静呼吸时的主要阻力，约占肺通气阻力的 2/3。因其在气流停止的静止状态下依然存在，又称静态阻力。

（2）肺弹性阻力（lung elastance）：是指肺扩张时的弹性阻力，包括肺组织的弹性回缩力和肺泡的表面张力。它是吸气的阻力，是呼气的动力。

（3）胸廓弹性阻力（chestwall elastance）：是指胸廓扩张时的弹性阻力，实质是胸廓的弹性回缩力。

**3. 惯性阻力（inertial resistance）** 是指物体在起动、变速、换向时因惯性所产生的阻止运动的力。通常情况下，惯性阻力可忽略不计。

（三）压力—容积曲线

现代正压机械通气的主要生理学基础之一是压力—容积曲线（pressure-volume curve，P-V 曲线）。根据检查的压力不同，P-V 曲线包括有呼吸系统、肺或胸廓 P-V 曲线。在机械通气的患者中最常用的是呼吸系统 P-V 曲线，而研究中最常用的是肺的 P-V 曲线，对机械通气中参数的调节具有重要的指导意义。

**1. 呼吸系统 P-V 曲线** 是描述肺容积与跨呼吸系统压力之间相互关系的曲线，反映呼吸系统顺应性在不同肺容量位的变化。图形的横坐标是跨呼吸系统压力，纵坐标是肺容积。正常情况下吸气相是一条 S 形曲线，呼气相与吸气相并不完全重合，两者构成一环形，也称 P-V 环。

静态 P-V 曲线能够较好地反映呼吸系统各部位的顺应性特征，但考虑到检测实施的问题，通常以准静态的检测方法获得准静态 P-V 曲线代替静态 P-V 曲线（图 18-2）。通常在所有呼吸肌肉放松和低呼吸流量状态下检测 Pao 与肺容量变化的关系来获得。典型的 S 形曲线的上、下各有一折点，与肺泡的过度扩张和开放有关。在低肺容量区，曲线较平坦，顺应性低。在正常人的功能残气位（FRC），肺与胸廓的弹性回缩力大小相等、方向相反，呼吸系统总压力为零（Prs=0）。中段容量区域（图中间两水平虚线之间的区域）曲线陡直几乎呈线性，顺应性最大。正常呼吸发生的压力和容量变化处于此段容量区域内。在高肺容量区域，呼吸系统的顺应性减少。典型的 P-V 环中出现 4 个拐点：吸气肢的低位拐点

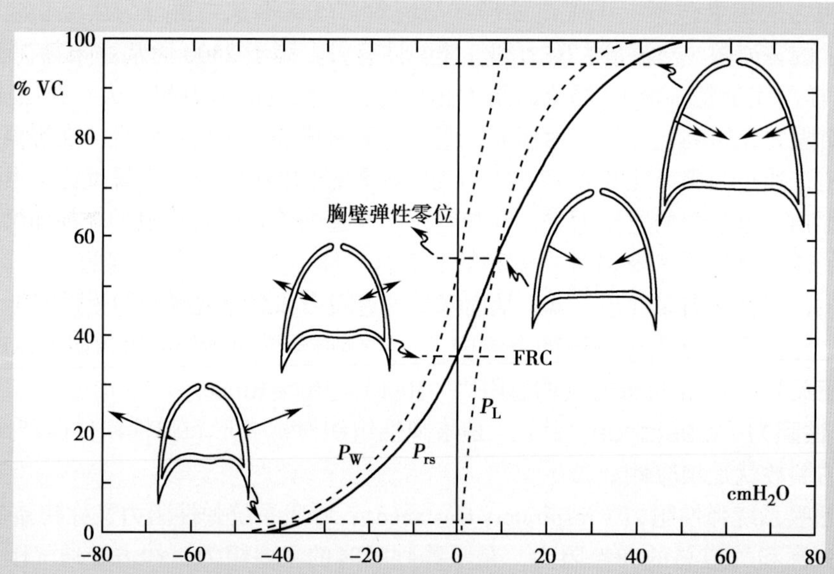


**图 18-2 坐立、放松状态时胸肺及呼吸系统准静态 P-V 曲线及肺和胸壁的关系**

$P_{rs}$：经呼吸系统压；$P_L$：经肺压；$P_W$：经胸壁压；VC：肺活量

在胸壁弹性零位（$P_W$=0）以下，胸壁的弹性回缩力方向向外，是吸气的动力。在胸壁的弹性零位以上，方向向内，是吸气的阻力。而肺的弹性回缩力始终向内，是吸气的阻力。在 FRC 位，胸壁和肺的弹性回缩力大小相等，方向相反。

（lower inflection point，LIP）、吸气肢的高位拐点（UIP）、呼气肢的呼气相拐点（expiratory phase inflexion point，EIP）和呼气相低位拐点（LIP in expiratory phase，LIP，e）。目前临床上主要是应用吸气相的LIP和UIP。以这两个点区分，吸气P-V曲线可以分出低位平坦段、中间陡直段和高位平坦段。

2. 顺应性（compliance，C） 是指在外力作用下弹性组织的可扩张性，顺应性与弹性阻力呈倒数关系。顺应性的大小通常用单位压力变化（ΔP）所引起的容量变化（ΔV）来表示，即C=ΔV/ΔP，单位为L/cm$H_2O$。

（1）肺顺应性（CL）：CL=肺容积改变（ΔV）/跨肺压变化（ΔPL）。

（2）胸壁顺应性（CW）：CW=肺容积改变（ΔV）/跨胸壁压变化（ΔPL）。

（3）呼吸系统顺应性（CRS）：由于肺与胸壁属于串联连接，呼吸系统的弹性阻力是肺弹性阻力和胸壁弹性组力的总和，因此：1/CRS=1/CL+1/CW。

（4）线性顺应性（chord compliance）：是指静态P-V曲线吸气肢中呈线性部分的顺应性。通常所说的顺应性就是线性顺应性。正常情况下成人的CL和CW均大约为0.2L/cm$H_2O$，Crs为0.1L/cm$H_2O$。在麻醉机械通气情况下，Crs可降至0.07~0.08L/cm$H_2O$。

（5）静态顺应性（Cstat）：Cstat是指在呼吸周期中，气道阻断使气流速度为零时测得的顺应性。

（6）动态顺应性（Cdyn）：Cdyn是指在不阻断气流的动态呼吸条件下测得的顺应性。测定动态顺应性时，气流除克服弹性阻力外，尚需克服非弹性阻力（黏性阻力），故其值比静态顺应性小10%~20%。Cdyn受呼吸频率的影响，在潮气量相同的情况下分别测定Cdyn与Cstat，两者的比值（Cdyn/Cstat）就是频率依赖顺应性。正常人即使呼吸频率超过60次/分，Cdyn/Cstat能保持在0.8以上。当小气道阻力增高时，随呼吸频率增高，比率下降。

（7）比顺应性（specific compliance）：由P-V曲线可知，顺应性受肺容积的影响。通过肺总量（TLC）或功能残气量（FRC）对顺应性进行校正得到的顺应性为比顺应性，常用顺应性/FRC来表示。比顺应性能消除因肺容积不同所造成的影响，可更好地用于评估呼吸系统的弹性阻力。

（8）呼吸系统的有效顺应性：从临床实践的角度，采用机械通气过程中监测的方法获得的顺应性数据，称为有效顺应性。也可分为呼吸系统有效静态顺应性（effective CRSstat）和有效动态顺应性（effective CRSdyn）。通常在恒定吸气流速，容量控制的机械通气条件下，吸气末停顿后Paw从Pmax（即Ppeak）迅速下降，形成P1，此段陡直，反映克服气道阻力的压力。其后在3~5秒内缓慢下降形成P2（Pplat），此段较平坦，反映克服组织黏性阻力的压力（图18-3）。effective CRSstat = 潮气量（Vt）/P2，effective CRSdyn =Vt/Ppeak。对于存在PEEPi及PEEP的患者，应对公式加以矫正：effective CRSstat = ΔV/（P2-PEEP-PEEPi），effective CRSdyn = ΔV /（Ppeak-PEEP-PEEPi）。当测定呼吸系统有效静态顺应性时，应注意吸气停顿时间对结果的影响。当停顿时间<2秒时，P2不能代表真正的Pplat，所测值偏小。呼吸系统有效顺应性是一个平均数值，其实质是吸气过程中胸肺顺应性的平均值，没有反映胸肺顺应性随潮气量增加的连续变化趋势。

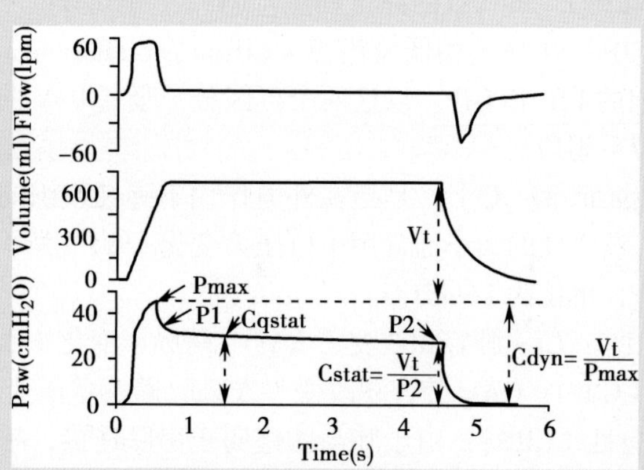


**图 18-3 容量控制通气下吸气末停顿后 Paw 的改变图**

吸气末停顿后Paw从Pmax(即Ppeak)迅速下降，形成P1，此段陡直，反映克服气道阻力的压力。其后在3~5秒内缓慢下降形成P2（Pplat），此段较平坦，反映克服组织黏性阻力的压力。图中公式成立的前提条件是呼气末 Paw 即 PEEP=0cm$H_2O$

**（四）流量—容量曲线**

以功能残气量为零点，流量（F）变化为横坐标，潮气量（Vt）变化为纵坐标的关系曲线称为流量—容积曲线（F-V 曲线）。F-V 曲线反映气道阻力和胸肺弹性阻力的综合变化。

**（五）有关呼吸做功指标**

**1. 呼吸做功（work of breathing，WOB）** 指在每次呼吸过程中，用于克服阻力（肺和胸廓的弹性阻力、气道阻力、组织阻力）而实现肺通气所做的功。呼吸的动力可来源于呼吸肌（正常情况下为吸气肌）和（或）呼吸机。WOB 常用呼吸过程所需压力和容积变化的积分表示，即 WOB=$\int P \cdot dv$。WOB 的常用单位为 kg·m 或 J/L。

**2. 弹性功（elastic work，Wel）** 克服呼吸系统弹性阻力所做的功。

**3. 阻力功（resistive work，Wres）** 克服呼吸阻力（气道阻力，肺组织黏性阻力、胸廓黏性阻力）所做的功。

**4. 吸气做功（Wi）和呼气做功（Wex）** WOB 可分为吸气做功（Wi）和呼气做功（Wex）。正常人平静呼吸时，吸气过程中吸气肌肉活动做功，是主动、耗能的。吸气功等于阻力功和弹性功之和。呼气过程依靠肺和胸廓弹性回缩力，是被动、无能耗过程。但当呼气阻力明显增加或通气要求增加时，呼气肌肉参与呼气做功。

**5. 附加功（WOBimp）** 机械通气下，克服呼吸机管路和气管插管所做的功。

**6. 生理呼吸功（WOBphy）** 克服自身阻力所做的功。正常人平静呼吸下为 0.3~0.6J/L。当乘以呼吸频率时，其单位可用 g·cm/ml 表示。在呼吸频率为 15 次 / 分时，其平均值为 2.2 ± 0.92g·cm/ml。

**7. 呼吸机做功** 机械通气时呼吸机所做的功。

**（六）中枢驱动的相关指标**

呼吸中枢驱动是吸气时呼吸中枢发出的激发吸气肌收缩的神经冲动。常用的中枢驱动测定指标有：口腔闭合压（$P_{0.1}$）、平均吸气流量（Vt/Ti）和膈肌肌电图（EMGdi）。过去多数采用 $P_{0.1}$ 和 Vt/Ti 进行评估。近年来，随着食管 EMGdi 检测方法的进步和成熟，采用 EMGdi 进行呼吸中枢驱动的评估明显优于 $P_{0.1}$ 和 Vt/Ti。

**1. 口腔闭合压（$P_{0.1}$）** 是指平静呼气末，迅速关闭吸气管道，在第二次吸气开始后 0.1s 所产生的口腔闭合压。正常人 <2cmH$_2$O。从机制上讲，$P_{0.1}$ 是反映呼吸中枢驱动水平、神经传导和呼吸肌力量的综合指标，常用来衡量呼吸中枢水平，也可作为预测撤机的指标，但由于受气道、肺实质阻力、肺容量位等因素的影响，特异性较差。

**2. 膈肌肌电图（diaphragmatic electromyogram，EMGdi）** 通过体表电极、经皮穿刺电极及食管电极等多种形式测定的膈肌肌电变化。

## 二、正压机械通气中呼吸力学的监测

### （一）机械通气时常用的压力监测

**1. 气道压（Pao 或 Paw）的监测** 机械通气时，多数气道压力很容易在呼吸机面板或辅助监测系统上观察到，随其传感器放置的位置不同，测得的气道压力所代表的意义不同，临床上通常在呼吸机管道近患者端处测定。Paw 常用的指标包括气道峰压（Ppeak）、平台压（Pplat）、平均气道压（MPaw）和呼气末正压（PEEP）。测定时手按吸气末屏气（inspiratory hold）钮，才能测出值准确。Ppeak 是指吸气过程中 Paw 的最高值，用于克服胸肺黏滞阻力和弹性阻力，与吸气流速、潮气量、气道阻力、胸肺顺应性和呼气末正压（PEEP）有关。机械通气过程中应努力保持峰压 <35cmH$_2$O，若高于此值，需要权衡气压伤发生增加的风险。Pplat 是指吸气末停顿或阻断后的压力平台，用于克服胸肺弹性阻力，与潮气量、胸肺顺应性和呼气末正压有关。若气流有足够的平衡时间，可代表肺泡压。机械通气时应努力保持平台压 <30cmH$_2$O，若高于此值，气压伤的发生率显著增高。近年认为，监测平台压比气道峰压更能反映气压伤的危险。MPaw 是指呼吸周期中 Paw 的平均值。

**2. 胸膜腔压（Ppl）的监测** 胸膜腔内压不能直接测量。由于食管压（Peso）能较好地反映胸膜腔内压，虽然绝对值有一定的差别，但两者的变化幅度和趋势一致（$\Delta$Peso/$\Delta$Ppl=1），故临床通常用食管压（Peso）来间接反映。Peso 检测通常采用食管囊管法。将带有球囊的测压管放置到食管中下 1/3 交界处附近。具体操作方法如下：先将囊管送至胃内，然后嘱受试者稍用力吸鼻。囊管在胃内时，示波器显示为正压。逐渐将囊管拉出，当吸鼻时，囊管的压力变为负压，提示囊管已进入食管贲门附近，再将囊管外拉 10cm 左右，即为常规的定位点。食管囊管定位的准确性可通过“气道阻断实验”来确定。具体操作如下：呼气末阻断气道，让受试者作轻微的呼吸努力，如果 Peso 的变化与气道压的变化之比接近 1 时代表位置恰当。

**3. 肺泡内压的测量** Palv 的测量较为复杂，虽通过体积描记仪可以间接估算，但临床上常用气道阻断且平衡后的气道开口压（Pao）来反映。气道阻断时间至少 2s 后，所有呼吸肌肉松弛的状态下，呼吸道内的压力（从肺泡到气道开口）达到平衡，Palv=Pao。

**4. 内源性呼气末正压（PEEPi）** 当临床上考虑存在严重气流受限、明显的肺过度充气、明显的呼吸困难或机械通气过程中有明显的触发困难、人机不同步或观察到呼气相流量曲线不能回复到零流量位，提示 PEEPi 存在的可能性。PEEPi 测定方法如下。

（1）呼气末气道阻断法：在控制通气及肌松情况下，在呼气末运用自动化技术或人工操作将气道阻断一定时间（至少 2 秒），待压力重新达到平衡后所测得的气道压减去呼吸机给予的 PEEP 值即为 PEEPi。该方法所测得的是为 PEEPi，st，代表全肺 PEEPi 的平均值。

（2）Ppl 监测法：该方法适用于有自主呼吸的患者。按常规方法放置食管囊管，同步记录 Ppl 和呼吸流量（F）。当存在 PEEPi 时，吸气流量的出现滞后于食管压的下降。吸气努力开始的起点与吸气流量开始点的 Peso 的差值，即为 PEEPi。由于没有予以气流阻断，用此种方法测得的是 PEEPi，dyn。此法检测结果受呼气肌肉活动的影响，所以要求检测过程中呼气末呼气肌肉必须松弛。如果呼气末呼气肌肉处于收缩状态，吸气努力开始后呼气肌肉的松弛会引起 Peso 的下降，这样会夸大 PEEPi，dyn。可通过减去始动吸气流量期间的胃内压下降值或呼气时的胃内压上升值加以矫正。

（3）Pao 监测法：控制通气条件下，呼吸机开始送气至出现吸气气流时 Paw 的变化值，其优点在于可实时监测，无创；缺点是受影响的因素多，准确性较差。

（4）间断气道阻断法：控制通气条件下，在被动呼气过程中间断阻断气道，以测定不同肺容积时气道的平台压，当呼出的气体量等于吸入潮气量时的气道平台压即为 PEEPi，st。

（5）Mueller 动作法：为有自主呼吸患者 PEEPi，st 的测定方法。测定时，同时监测 Pao 和 Peso，在呼气末予以气流阻断，让患者用最大努力吸气，阻断至少 2s 后释放。其计算公式为 PEEPi，st= Pplmax−MIP。式中 Pplmax 是在阻断过程中 Peso 变化的最大值，MIP 是最大吸气压。该方法的缺点是需要患者的配合和合作，对重症插管患者不适用。目前检测 PEEPi 较为常用的方法为呼气末气道阻断法和 Ppl 监测法。

**5. 最大吸气压（MIP）** 是将气管导管或切开套管连接到测压计上，然后让患者在最大呼气后对抗闭合的气道作最大的吸气。测定时应完全阻断气道 >3s。也可以利用呼吸机内置的压力传感器来检测。操作时，在呼气相把同步触发的功能关闭或调到最大值，呼气末让受试者最大用力吸气，观察呼吸机的压力变化。MIP 检测需要阻断气道和患者用力配合，操作时应注意安全，密切监护患者。

**6. 其他压力（PL，Pw，Prs，Pfr，Pel）的测定** 通过测定 Pao、Ppl 和 Palv，代入公式就可得相应压力，应注意各压力的测定条件。

### （二）机械通气时顺应性的测定

顺应性为单位容积的压力变化，因此只要测定出肺容量和相应压力变化，即可测定出不同部位的顺应性。其监测方法：

**1. 描记静态 P-V 曲线求静态顺应性** 呼吸系统的顺应性可通过检测 VT 下对应的压力改变来获得。机械通气下描记静态 P-V 曲线的方法主要有三种：

（1）大注射器法（super-syringe method）：检查前需要对患者进行预氧合，以保证检测过程中的供氧（把呼吸机的吸入氧浓度调整到 100%，适当增加潮气量，进行数个呼吸周期），然后脱离呼吸机。在患者呼气末，将预充气的大注射器（容积为 1~2L）与气管导管连接，在呼吸系统处于完全松弛的状态下，缓慢向肺内充气（每次约 100ml），每次充气后予以 2~3 秒的气流阻断，如此反复，直到气道压力（Paw）达到 40~50cm$H_2O$ 或总注气量达 1~2L 或临床医生认为可以接受的最大压力或容量，停止充气；然后分段回抽气体，每次回抽 100ml 左右后停顿 2~3 秒。整个过程中动态监测压力的变化。通过压力与容积的关系曲线，计算出呼吸系统的顺应性。此法需要的设备简单，一次充气即可描记出完整的呼吸 P-V 曲线。但整个过程需 45~120 秒，患者须脱离呼吸机，且需要充分镇静肌松，对临床工作和患者安全性有一定的影响。

（2）分次阻断法（multiple-occlusion method）：又称呼吸机法（ventilator method）。容量控制模式下，通过固定分钟通气量不变而不断改变呼吸频率可以得到不同的潮气量。每次调整通气后，按下吸气屏气键 2~5 秒，可获得相应潮气量对应的平台压。每次改变呼吸频率之前，都要以基础通气条件给予数次通气支持，以恢复基础肺容量。整个过程需花费 5~10 分钟。将多个相对应的潮气量和平台压描记在 XY 轴上就能得到 P-V 曲线。这种方法患者无需脱离呼吸机，可反映应用呼气末正压（PEEP）后所发生的时间—依赖性肺复张，也无氧耗量的校正。但操作过程烦琐，费时，检测的容量范围较窄，且不适合所有的呼吸机（需要有吸气屏气键）。

（3）低流速法（low flow method）：又称恒流速法（constant-flow method）。以恒定低流速（2~9L/min）（普通呼吸机可通过减少呼吸频率和延长吸气时间获得）持续对肺充气。由于流速低，气道阻力可忽略，描记的 P-V 曲线近似大注射器法描记的静态 P-V 曲线，低位拐点（LIP）、高位拐点（UIP）和曲线斜率亦有较好的一致性，因此被认为是准静态 P-V 曲线，但均存在轻度的吸气相右移和呼气相左移现象。由于毋需将患者与呼吸机断开，较为安全，且一次可完成，操作相对简单，费时较少，具有较好的应用前景。目前认为其可代替分次阻断法用于临床和实验研究。

**2. 肺动态顺应性（CLdyn）** 在一定的呼吸频率下，呼吸过程中同时且动态记录气道压（Paw）、食管压（Peso）、潮气量和流量。吸气末和呼气末零流量点的跨肺压变化（ΔPL）和肺容量变化（ΔV）的比值就是 CLdyn。通过改变呼吸频率（RR），可测出不同 RR 时的 CLdyn，通过此种方法可观察频率依赖顺应性。

**3. 呼吸系统有效顺应性的监测** 在控制通气，无自主呼吸的情况下，予以 3~5 秒的吸气末停顿，测定 Ppeak、PEEP、P2 和 VT，代入公式即可求得。

**（三）机械通气时呼吸相关阻力监测**

阻力通常用维持单位时间内气体流量所需压力差来表示。

气道阻力：最常用的方法是容量控制通气（吸气流量为恒定方波模式）和充分镇静条件下通过监测气道压力与流量的关系，计算出吸气阻力。可用以下公式计算：吸气阻力 =（峰压 – 平台压）/ 吸气末流量。正常值为 5~15cm$H_2O$/L/sec。

其他多种的检测方法请参考有关章节。

**（四）中枢驱动监测方法**

**1. 口腔阻断压（$P_{0.1}$）** 嘱受试者进行平静呼吸，于呼气末阻断气道，受试者由呼气转入吸气时，气道压力（Paw）下降，受试者吸气开始后第 100ms 所测的 Paw 下降值（cm$H_2O$）即为 $P_{0.1}$。呼气末肺容积和气道壁塌陷等因素会影响 $P_{0.1}$ 的准确测定。当呼气肌肉用力呼气、肺不张或腹胀导致呼气末肺容积减少时，会高估 $P_{0.1}$；当气道壁塌陷，气道压力的变化滞后于食管压的变化时，会低估 $P_{0.1}$。

**2. 膈肌肌电图（EMGdi）** EMGdi 的采集包括表面电极和食管电极两种，由于表面电极采集的信号受胸部肌肉的影响，食管电极采集的 EMGdi 能更准确地反映中枢驱动水平。图 18-4 是通过多导食管电极采集到的 EMGdi。EMGdi 的表达可以采用均方根（RMS）值直接表达，为了进行动态观察和比较，可以将测定的 EMGdi 作为分子，用最大吸气努力的 EMGdi（EMGdi-max）所测定的 EMGdi-max 作为分母，进行标化。用两者 RMS（RMSEMGdi

和 RMSEMGdi-max）的比值表示，即 RMSEMGdi/RMSEMGdi-max 百分比表述，作为评价呼吸中枢驱动的方法。

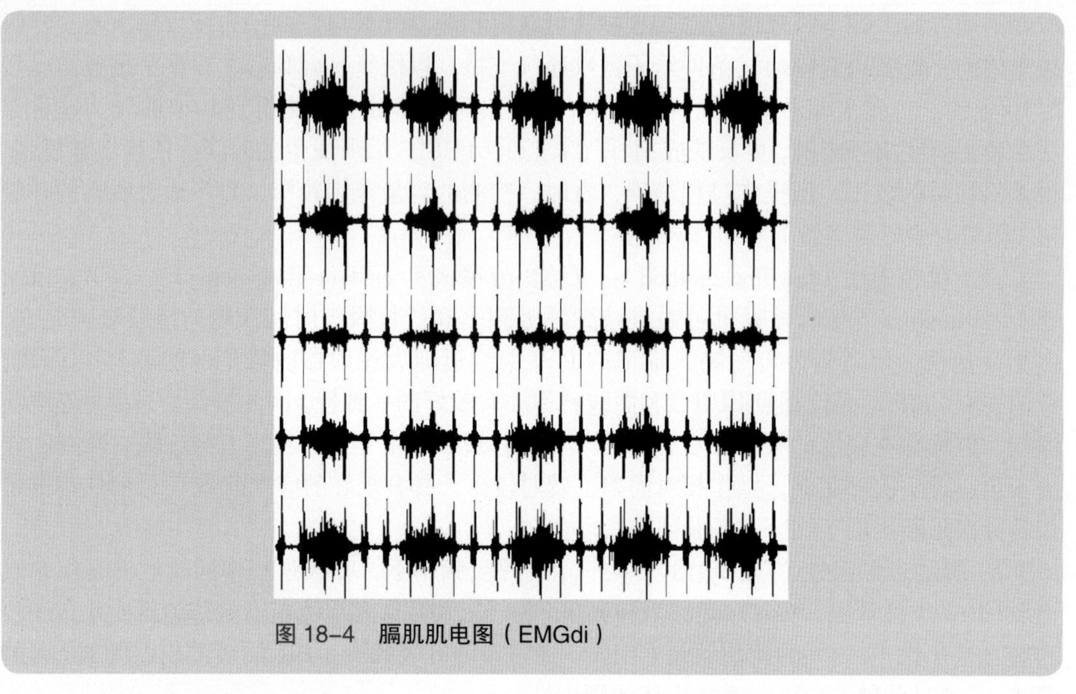

图 18-4 膈肌肌电图（EMGdi）

（五）正压机械通气图形监测

请参见第 19 章第四节。

（胡杰英 郑则广 陈荣昌）

## 第二节 正压通气对肺通气与换气功能的影响与监测

气体交换的全过程包含外呼吸、气体在血液中的运输与内呼吸，其中外呼吸包括肺通气（外界气体与肺之间的交换过程）和肺换气（肺泡气与肺泡毛细血管之间通过扩散而进行的气体交换，涉及气体分布、通气/血流比值与弥散）。通气和（或）换气功能出现障碍可导致呼吸衰竭，正压通气可改善通气与换气功能，但参数调节不当也会加重通气与换气功能障碍。

### 一、正压通气对肺通气的影响

#### （一）对通气动力的影响

生理情况下，肺泡内压的周期性变化造成肺泡内压与大气压之压力差是推动气体进出肺泡的直接动力。在正压通气时，呼吸机提供一定的驱动压，以一定的流速送入气体，在克服呼气末肺泡压力（total PEEP）、气道阻力及呼吸系统弹性阻力，使机体获得所需的潮气量。这种通气过程可以通过下述运动方程（equation of motion）进行描述：

$$Paw= PEEPtotal+Flow \times Raw+Vt \times Ers$$

Paw. 气道压力，即驱动压，往往指气道开口（机械通气时多指人工气道开口位）；total PEEP. 呼气末肺泡压力；Flow. 气体流速；Raw. 气道阻力；Vt 潮气量；Ers. 呼吸系统弹性阻力

患者无自主呼吸时，驱动压完全由呼吸机提供，此时为完全控制通气。若患者有一定吸气努力，则驱动压由呼吸机与自主呼吸共同提供，称之为辅助通气。

对于疲劳的呼吸肌，正压通气有利于其休息、恢复功能，同时氧供改善，增加呼吸动力；但长时间应用正压通气，尤其是长时间控制通气会导致呼吸肌功能严重下降，如呼吸机诱导的膈肌功能障碍（VIDD）。

当正压通气改善通气与氧合之后，呼吸中枢的驱动力会下降。

### （二）对气道阻力及呼吸系统弹性阻力的影响

**1. 气道阻力** 通过人工气道实施正压通气会显著增加气道阻力。正压通气对气道阻力的影响与多种因素相关，如受气体流速、气流形式及气道管径大小影响。其中对气道管径的影响最为重要：正压通气对气道的直接扩张作用；增加吸气肺气容积，增加肺实质对气道的牵拉，这种情况在肺容积明显减少的患者（如 ARDS）尤为明显。总的来讲，正压通气对气道阻力的直接影响是降低或不明显，但往往会通过人工气道的引流减少气道阻力。

**2. 呼吸系统弹性阻力** 正压通气对呼吸系统弹性阻力的影响主要是直接通过影响肺顺应性发生作用，其结果往往是双向的：过高的吸气及呼气压力都会造成顺应性降低，弹性阻力增加；适当压力可改善肺顺应性，降低弹性阻力。病种不一样，其机制有所不同。对于 ARDS，PEEP 的理想作用是复张肺泡、防止肺泡呼气相萎陷，从而在改善氧合的同时改善肺顺应性。但由于其分布的不均一性，PEEP 的作用也是不均一的，往往会导致一些顺应性较好的肺泡过度扩张，使其顺应性降低。此时，可以通过监测总的顺应性的变化来指导 PEEP 的调节。但即使此时总顺应性最大，也不能除外局部肺泡过度扩张的可能。对于气道阻塞性疾病，如 COPD，任何导致内源性 PEEP 增高的通气参数的调节都可以导致肺顺应性的降低（请参见 COPD 与支气管哮喘机械通气相关章节）。除了机械作用外，正压通气对肺水肿、肺泡表面活性物质的影响也会间接影响肺顺应性。

### （三）对肺容积（pulmonary volume）与肺容量（pulmonary capacity）的影响

正压通气可通过定容或定压通气改变潮气量（tidal volume，VT）。PEEP 对功能残气量（functional residual capacity，FRC）的影响最为直接与重要，对肺气容积减少的患者，加用 PEEP 的主要目的就是为了增加 FRC，从而改善氧合；对肺气容积增加的患者，适当加用 PEEP 不会增加 FRC，部分患者甚至可以降低 FRC。但如果通气量过大、通气频率过快、呼气时间过短，可能造成气体陷闭（air trapping），FRC 显著增加，这对于 ARDS 可能是有利的（临床可以通过采用类似 APRV 的方式实现），但对气道阻塞患者会产生极为不利的影响。

### （四）对通气量的影响

正压通气的基本功能是提供一定的动力，克服呼吸系统的阻力，保证分钟通气量（minute ventilation，VE）。VE 为潮气容积与呼吸频率的乘积，即 $VE= VT \times RR$。正常静息呼吸频率为 12 次 / 分，潮气量为 500ml，VE 为 6L。保证 VE 是正压通气的基本功能。实

际的通气效率除与 VE 大小有关外，还应特别关注正压通气对通气无效腔的影响。

每次吸入气体中从上呼吸道至呼吸性细支气管之间不能交换的气体量，正常约 150ml，为解剖无效腔量（anatomic dead space）。进入肺泡的气体因肺内血流分布不均而不能进行气体交换的气体量，为肺泡无效腔量（alveolar dead space）。解剖无效腔与肺泡无效腔之和为生理无效腔量（dead space ventilation，VD）。肺泡通气量（alveolar ventilation，VA）为真正能进行气体交换的气体量，VA=（Vt−VD）×RR。$PaCO_2$ 取决于 VA 与 $CO_2$ 产出量，相互关系如下：

$$PaCO_2=VCO_2/V_A \times K$$

这个公式称为肺泡通气公式。

为获得肺泡通气量，需要先测定生理无效腔量（$V_D$），然后由 $V_A$=（$Vt-V_D$）×RR（呼吸频率）求出肺泡通气量。床旁可通过测定潮气呼气末 $CO_2$，结合下述公式测定 VD，正常值为 0.2~0.4。

$$VD/VT=(PaCO_2-P_{ET}CO_2)/PaCO_2$$

**（五）通气量改变对血 $PaCO_2$ 及 $PaO_2$ 的影响**

由于健康人肺泡 $PaCO_2$ 与动脉血 $PaCO_2$ 的水平所差无几，因此，可以用动脉血 $PaCO_2$ 的值代表肺泡通气。肺泡通气和 $PaCO_2$ 的关系至关重要，肺泡通气减半（而 $CO_2$ 的产量不变），则肺泡和动脉 $PaCO_2$ 的水平会加倍。静息状态下 $CO_2$ 的产量是恒定的，但代谢活动可以影响到 $CO_2$ 的产量，像运动、发热和感染等因素会增加 $CO_2$ 的产生。

若已知吸入气体的成分和呼吸交换比值 R，则低通气中出现的 $PaO_2$ 下降与 $PaCO_2$ 上升的关系可由肺泡气体方程（alveolar gas equation）计算。呼吸交换比值 R 即 $CO_2$ 产生量 / $O_2$ 消耗量（有时被称之为呼吸商），稳定状态下是由组织代谢决定的。肺泡气体方程的简化形式为：

$$P_{A_{O_2}}=P_{I_{O_2}}-\frac{P_{A_{CO_2}}}{R}+F$$

$PI_{O2}$=（760−47）$FiO_2$，F 是一个小的校正因子（呼吸空气时约为 2mmHg），可忽略不计。该方程显示，若 R 为其正常值 0.8，低通气时肺泡 $PaO_2$ 的下降会略高于 $PaCO_2$ 的上升。低通气常常减少肺泡与动脉 $PaO_2$，除非人体吸入富含 $O_2$ 的混合气体。在这种情况下，每次呼吸额外吸入的 $O_2$ 量很容易弥补吸入气体流量的减少。

## 二、正压通气对肺换气功能的影响

除非肺部病变很严重，由于红细胞在肺毛细血管中的停留时间足以保证近乎完全的平衡，因此在静息状态下弥散功能障碍很少作为独立因素引起低氧血症。尽管正压通气可以通过影响弥散面积、弥散路程的距离、呼吸膜两侧的氧分压差、肺毛细血管血流量而影响换气，但对换气的影响仍然主要通过改变通气血流比值（ventilation/perfusion ratio，V/Q）实现。

**（一）对分流的影响**

正常 V/Q 约为 1，低于 1 提示为低通气，形成生理分流（shunt），血流完全阻断，则形成解剖分流（又称真性分流），此时血液未流经肺通气区域就进入动脉系统，是 V/Q 不匹配的一种特例，往往由于肺泡大量萎陷，或肺泡被非气体物质完全充填所致，如 ARDS、肺叶或肺不张、肺炎等，临床表现为给予高浓度吸氧也难以纠正的低氧血症。此时应用正压通气的基本目的是开放肺泡并维持已开放的肺泡，如使用 PEEP、肺复张（RM）、俯卧通气等。

当分流是由混合静脉血混入毛细血管来源的血液造成时，可计算分流量（图 18-5）。离开体循环的总 $O_2$ 量等于总的血流量 $Q_T$ 乘以动脉血 $O_2$ 浓度 $CaO_2$，即 $Q_T \times CaO_2$。它等于分流血液中的 $O_2$ 量，$Qs \times CVO_2$，与终末毛细血管血中的 $O_2$ 量，$(Q_T-Qs) \times CC'O_2$。

$$\dot{Q}_T \times Ca_{O_2} = \dot{Q}_S \times C\bar{v}_{O_2} + (\dot{Q}_T - \dot{Q}_S) \times Cc'_{O_2}$$

整理后为：

$$\frac{\dot{Q}_S}{\dot{Q}_T} = \frac{Cc'_{O_2} - Ca_{O_2}}{Cc'_{O_2} - C\bar{v}_{O_2}}$$

一般来讲，使用正压通气的一个主要目的是减少分流对氧合的影响。但临床中如果所给予的压力过低，或在通气中使用了镇静与肌松药物，这时会导致肺泡萎陷增加，尤其是重力依赖部位肺区的肺泡。

### （二）对无效腔（dead space）的影响

V/Q 大于 1 提示通气多于血流，形成生理无效腔。正压通气的基本目标是提供通气，若所提供的通气量超过局部肺血流量，则容易形成生理无效腔，临床常见于以下几种情况：PEEP 或吸气压力过高造成顺应性较好的局部肺泡过度扩张，使流经该区域的血流减少；分钟通气量过大，同时伴有呼吸频率过快、呼气时间不足，形成气体陷闭（air trapping），从而使内源性 PEEP 显著增加，部分肺区血流减少；如果患者伴有血容量不足或休克，会进一步放在正压通气对无效腔的影响。此时临床会发现通气量较大，但患者的 $CO_2$ 储留不见好转，甚至更高，严重者会伴有氧合及血流动力学的恶化。可通过 $VD/VT = (PaCO_2 - P_{ET}CO_2) / PaCO_2$ 进行判断。

临床上方便起见，常用肺泡—动脉氧分压差（alveolar-arterial $PaO_2$ difference，$PA-aO_2$）来粗略评估 V/Q 不匹配。肺泡 $PaO_2$ 是不存在通气—灌注不均一性时肺内的 $PaO_2$，与真实状态下的肺有着相同的呼吸交换比，可由肺泡气体方程计算肺泡 $PaO_2$。$PA-aO_2$ 吸空气时为 5~15mmHg，吸纯氧 <50mmHg。

（詹庆元）

## 第三节　心肺交互作用与血流动力学监测

心肺交互作用（heart-lung interaction）在正常生理状态时（自主呼吸）即存在，而当机械通气时，因为胸腔内压（ITP）由自主呼吸时的负压转变为正压，且随着呼吸机条件增加，胸腔内正压也随之增加，此时正压通气对循环可产生明显影响。

正压通气主要通过增加肺容积，从而改变 ITP 而影响循环系统。肺容积和 ITP 的改变不仅影响心房充盈（前负荷）、心室排空（后负荷）和心肌收缩力，还会对胸腔内大血管和肺循环产生影响。

## 一、正压通气对右心前负荷的影响

首先，正压通气能减少心脏静脉回流量，降低右心前负荷。

静脉回流量（venous return，Vr）取决于平均循环充盈压（mean systemic pressure of the circulation，Pms）和右房压（Pra）的压差与静脉回流阻力（Rvr）的商值，可用公式Vr=（Pms-Pra）/Rvr表示。

平均循环充盈压（mean systemic pressure of the circulation，Pms）是指整个静脉容量库所产生的压力，其反映了循环系统的充盈程度，是推动静脉血回流至右心房的动力。Pms主要受循环容量和交感张力的影响，当循环容量增加或交感兴奋导致容量血管收缩时，Pms升高，静脉回心血量将会增加；反之，当循环容量减少或交感抑制导致容量血管舒张时，Pms降低，静脉回心血量将会减少。在进行正压通气时，循环容量不会发生明显变化，但交感张力可因插管或实施正压通气时所给予的镇静肌松等药物影响而下降，此时将导致Pms降低，尤其在患者本身处于低容量状态，需要高的交感张力维持静脉回流时更为明显。

阻碍静脉血回流至右心房的阻力是右房压（Pra），而Pra直接受到ITP影响。自主呼吸吸气时膈肌下降，ITP负压增加，Pra降低，静脉回流增加，右心前负荷也就相应增加；相反，在进行正压机械通气吸气相时，ITP正压增加，Pra增加，静脉回流减少，右心前负荷也就相应减少。呼气末正压（PEEP）使ITP在整个呼吸周期均保持正压，当PEEP增加到一定水平时可导致右心前负荷明显减少，从而导致整个呼吸周期CO下降。

对于大多数患者而言，正压通气导致右心前负荷下降是最主要的心肺交互作用，在合并低血容量、感染性休克、气体陷闭时尤为明显。为防止前负荷下降导致的血压过低，一般可采取以下措施：补液以维持较高的Pms；适当降低呼吸机支持条件，如通气压力和潮气量，特别是PEEP的水平；如果患者自主呼吸触发良好，可采用间歇强制通气、压力支持通气或者持续气道正压（CPAP）等保留自主呼吸的模式以降低胸膜腔内压；谨慎选择和使用麻醉及镇静药物；避免使用血管扩张剂和负性肌力药物；心功能受损的患者可应用正性肌力药物。

## 二、正压通气对右心后负荷的影响

正压通气对右心后负荷的作用受到肺血管阻力、肺容积、内环境等因素影响，较为复杂，有时难以预判。

肺血管阻力（pulmonary vascular resistance，PVR）是右室后负荷的主要决定因素。PVR受肺泡内血管（alveolar vessel）和肺泡外血管（extraalveolar vessel）阻力的共同影响（图18-5）。肺泡血管主要指肺泡毛细血管，感知肺泡压作为其周围压；肺泡外血管主要指肺间质内的小血管，感知肺间质压力作为其周围压；二者均受肺容积的直接影响，却产生不同的效应。当吸气导致

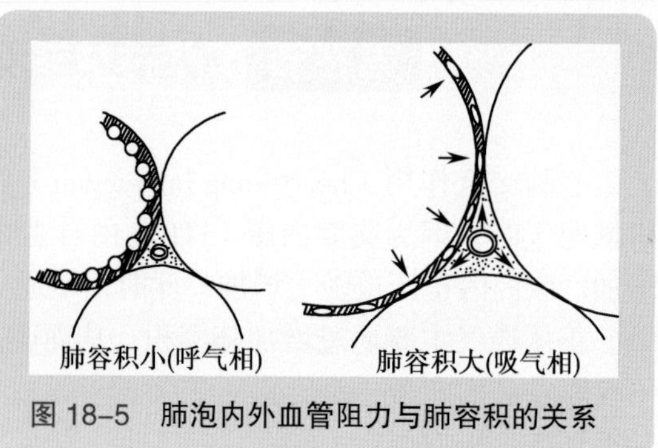

图18-5 肺泡内外血管阻力与肺容积的关系

肺容积增加时，由于肺泡的扩张使肺血管受到挤压，肺泡血管所产生的 PVR 升高；而此时肺泡外血管扭曲减少，且在肺泡扩张时肺泡弹性回缩力增加，肺间质压力降低，因此肺泡外血管产生的 PVR 反而下降。因此，肺血管阻力取决于肺泡内外血管阻力的平衡：当肺容积处于功能残气位（FRC）时 PVR 最小，而肺容积过小（如肺不张）或过大（如肺复张时肺过度膨胀）都可使 PVR 增加（图 18-6）。

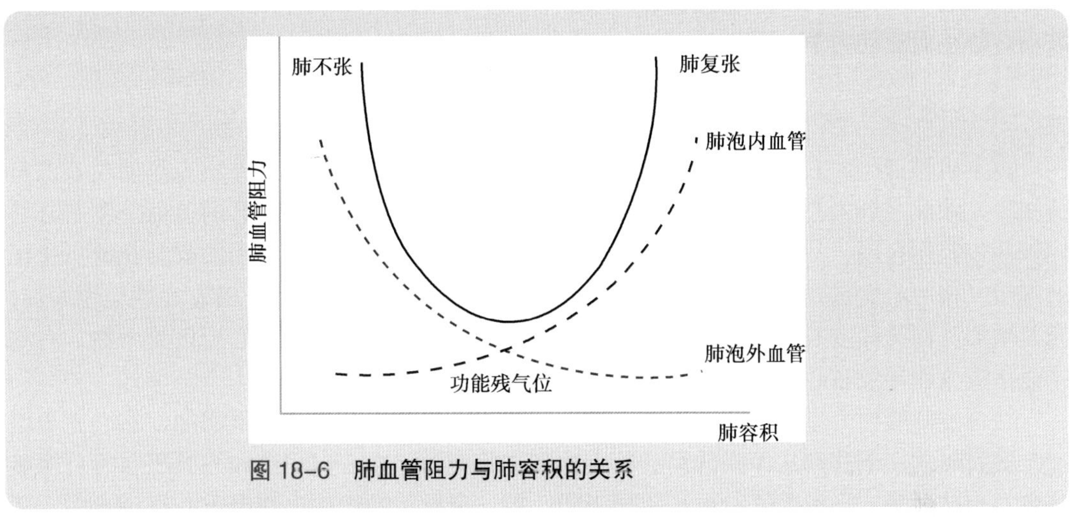


图 18-6　肺血管阻力与肺容积的关系

除肺容积外，低氧血症、酸中毒等也会导致肺血管强烈收缩而增加 PVR。当氧分压低于 60mmHg 时将发生缺氧性肺血管收缩，而低氧和酸中毒越严重，PVR 就越大，此时适当的正压通气如能改善缺氧和酸中毒就能明显降低 PVR（图 18-7）。

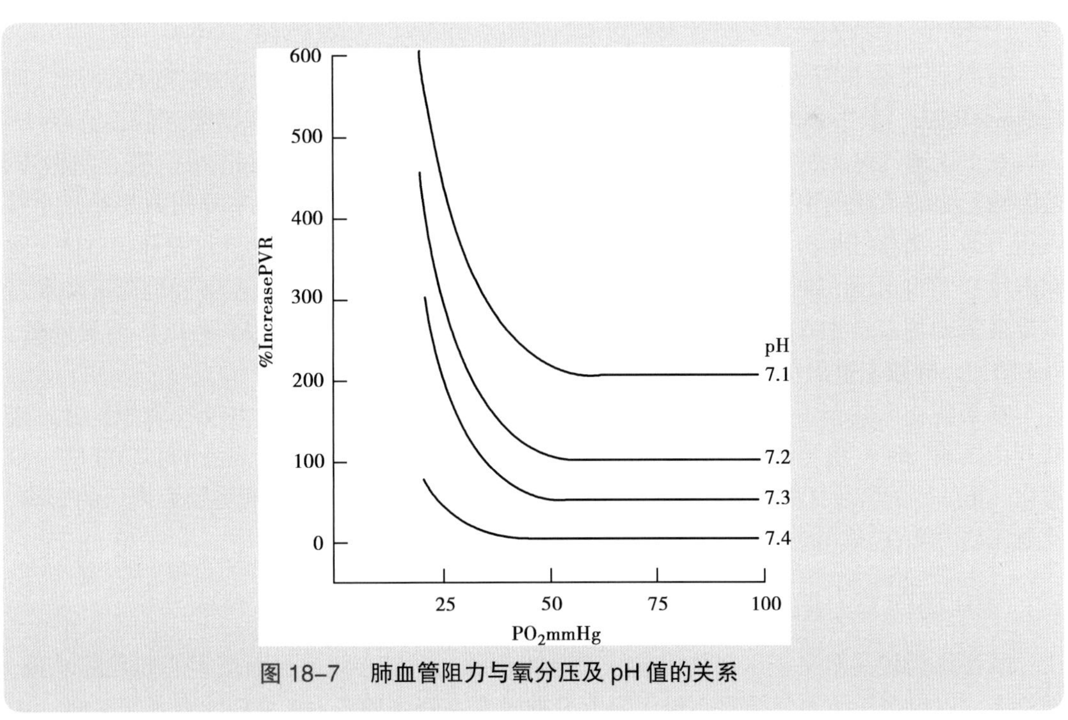


图 18-7　肺血管阻力与氧分压及 pH 值的关系

当心肺功能正常且在接近 FRC 行正压通气时，如果 PEEP 不超过 10cm$H_2O$，在临床上很难见到右室后负荷的明显改变。在 ARDS 患者加用肺复张法（recruitment maneuver，RM）和高 PEEP 时，可使功能残气量增加，同时可防止缺氧性肺血管收缩，降低肺动脉压。在存在动态肺过度充气（dynamic pulmonary hyperinflation，DPH）的支气管哮喘和 COPD，肺容积的小幅度改变就可引起 PVR 的急剧升高而对血流动力学产生明显影响。因此，此时在机械通气时，应调节呼吸机参数以减少 DPH，避免额外的气体陷闭和肺容积的大幅度波动，防止血流动力学的恶化。

## 三、正压通气对左心前负荷的影响

由于机械通气时右心前负荷减少导致右心排血量减少，从而减少左室充盈使左心前负荷减少。除此之外，心室间的相互作用也会影响左心顺应性而影响左心前负荷。左右心共同被心包腔所包围，一侧心室的充盈会直接影响另一侧心室的顺应性而影响其充盈。正压通气吸气相回心血量减少，右心充盈减少，室间隔向右侧移动，因此此时左心顺应性增加，充盈增加从而升高左心排血量。当然，过度的正压通气也可能导致右心后负荷增加，右室排血量减少而导致右心扩大而降低左心顺应性。

在自主呼吸时心室间相互作用正好相反：自主呼吸吸气相回心血量增加，右心充盈增加，室间隔向左侧移动从而降低左心顺应性和左室充盈，在心包积液和心脏压塞时可明显减少左心排血量，导致吸气时血压明显下降，即“奇脉”的产生。在严重心衰患者中，因心脏严重充血而限制心室充盈以及肺动脉压升高时，由于右室和左室竞争心包腔容积，任何降低右室舒张末期容积的干预措施，如增加胸膜腔内压、血管扩张剂和减少血容量等均可使左室舒张期末压降低和左室舒张末期容积增加，最后导致 CO 增加。

## 四、正压通气对左心后负荷的影响

左心后负荷指左室射血时必须克服的室壁张力（T），可用 Laplace 方程表示，即 $T=Ptm \times R/2H$，其中，Ptm 为跨心室壁压，R 为左室半径，H 为左室壁厚度。

在正压通气时，左室半径 R 及室壁厚度 H 是基本保持不变的，因此 Ptm（跨心室壁压）是影响左心后负荷的主要因素。Ptm 是指左心射血时左室内压力与左室外压力之差，左室内压力即主动脉舒张压，左室外压力即胸腔内压，即 Ptm=DBP（主动脉舒张压）–ITP（胸腔内压）。在正压通气时，因胸腔内压 ITP 明显增加，Ptm 减少，导致左室后负荷下降和左室排血量增加。自主呼吸时，Ptm 的变化正好与正压通气时相反，因胸腔内压明显降低，Ptm 增加，导致左室后负荷升高。

在某些临床状态下，如 Mueller 动作（呼气后声门关闭，再做用力吸气动作）时，或断开正压通气时，将导致左心后负荷的急剧升高，会使左心功能不全患者的心功能进一步恶化。相反，正压通气可通过降低后负荷，减少或抵消吸气负向摆动对胸膜腔内压的影响，使血流动力学在 Starling 曲线上处于更为有利的位置，改善心功能。

## 五、正压通气对心肌收缩力的影响

既往认为较高水平正压通气可能压迫冠状动脉，引起心肌缺血而损害心肌收缩功能。理论上，仅仅当正压通气导致心包压力上升超过左室舒张期压力（主动脉舒张压）时，才可能出现冠脉受压，灌注减少。因此，理论上只有左室舒张期压力降低患者（如低血压/休克）或者本身冠脉存在狭窄患者，正压通气时才可能出现冠脉受压，心肌灌注减少的现象。但正压通气时能增加血氧，改善冠状动脉氧供，同时还能减少心脏前后负荷，减少心肌氧耗。因此目前指南明确认为，急性心肌梗死后心衰并非正压通气禁忌；一旦患者出现严重左心衰、肺水肿所导致的低氧血症，应首先使用无创或有创正压通气，改善氧合，减少心肌做功，防止心肌缺血加重（Ⅰ类证据，C 级推荐）。

## 六、前负荷依赖性和后负荷依赖性

实际上，正压通气对心排血量的影响是相当复杂和难以预判的。正压通气后，静脉回流量减少，右心前负荷下降，可导致右心排血量下降；同时右心后负荷因肺容积扩张而增加将进一步减少右心排血量。左心前负荷因直接受右心排血量影响，在正压通气时也将减少；同时因心室间相互作用，舒张期右室扩张导致室间隔相对左移将减少左室顺应性，进一步减少左室充盈。对于左心后负荷，因正压通气时左室跨壁压 Ptm 减少，左心后负荷减少，将会导致左心排血量增加。

在大多数情况下，正压通气导致右心前负荷下降在对心脏影响的整个生理机制中起决定性作用，尤其是对于低容量状态患者，初始正压通气将导致心排血量和血压的明显下降，此时正压通气对心脏功能的影响称为“前负荷依赖性”。对于“前负荷依赖性”患者，其容量负荷正常或偏低，其平均循环充盈压 Pms 也处于正常或较低水平，因此静脉回流量（Pms-Pra）的大小对 Pra 的改变更为敏感，此时如果进行正压通气增加 Pra 水平，Pms-Pra 将会明显降低。多数研究认为，进行正压通气时用以判断其是否为“前负荷依赖性”的 Pra 水平拟定为 12mmHg（0 PEEP）。

与“前负荷依赖性”相反，对于容量负荷多或左室收缩功能不全的患者而言，正压通气对心脏功能的影响称之为“后负荷依赖性”。此类患者容量负荷较多，平均循环充盈压 Pms 处于高值，因此静脉回流量（Pms-Pra）的大小对 Pra 的改变不敏感，进行正压通气增加 Pra 后，Pms-Pra 也不会明显降低。而此时正压通气将降低左室跨壁压 Ptm，减轻左心后负荷，对左室收缩功能不全患者将直接增加其 EF 值和左心排血量。

当然，“前负荷依赖性”和“后负荷依赖性”并非是不变的，两者是可以相互转化的。比如“后负荷依赖性”患者，初始正压通气后将减少前负荷，改善左心功能，增加左心排血量，从而增加组织灌注尤其是肾脏灌注，改善心肌氧供和左心收缩功能，减少血管外肺水，最终改善肺顺应性和心功能曲线。但是，如此时未充分关注有效循环容量而大量利尿，或未适时下调呼吸机参数，或持续使用压力控制模式导致肺容积进一步扩张等，都将导致此类患者心排血量先增加后下降，由“后负荷依赖性”转变为“前负荷依赖性”。

## 七、心肺交互与血流动力学监测

ICU 重症患者经常处于容量不足的状态，但仅仅约 1/2 的患者有容量反应性，即对这部分患者进行容量复苏后能明显增加心排血量，改善组织灌注；而对另外 1/2 的患者进行容量复苏将会导致患者出现水肿，尤其是肺水肿的高风险。因此，判断患者是否具容量反应性对于容量复苏而言至关重要。

由 Frank-Starling 定律可知，当左、右两心室均处于心功能曲线陡峭升支时，患者容量反应性较好，此时进行容量复苏可通过增加心脏前负荷而增加心排血量，提高氧输送，改善组织灌注。但若有一个心室处于心功能曲线平台期，患者容量反应性则较差，此时进行液体复苏难以提高心排血量，并可能导致肺水肿的高风险。因此，患者的容量反应性应是其容量状态和心功能曲线的综合体现。

临床常用的压力性指标如 CVP（中心静脉压）、PAOP（肺动脉楔压）等，因其受心脏顺应性、胸腔顺应性、正压通气等多种因素影响，无法准确反映心脏前负荷，因此也无法用来预测危重患者的容量反应性。而容量性指标如超声监测 LVEDAI（左室舒张末面积指数）、PiCCO 监测 GEDVI（全心舒张末容量指数）等，虽然能较准确反映心脏前负荷，但因其无法判断患者目前的心功能曲线，因此用来预测危重患者容量反应性的准确率较低。

虽然临床上可根据容量负荷试验或直腿抬高试验等方法来判断患者的容量反应性，但这些方法存在一定风险和局限性，临床上难以大量开展。因此，以心肺交互作用为基本原理，将循环系统受正压通气影响的程度作为衡量指标，动态评估容量反应性的功能性血流动力学监测（functional hemodynamic monitoring，FHM）方法得到了广泛应用。

正压通气过程中，随着呼吸机送气 / 停止送气所导致胸腔内压力周期性的变化，静脉回流量也将发生周期性变化，从而导致左室 SV 也将发生周期性变化，而个体的心功能曲线是相对固定的，因此 SV 的变化幅度由设定潮气量和患者前负荷状态共同决定。整个过程实际上相当于在呼吸机呼气相给患者做周期性的补液试验，患者有效循环容量不足越明显，呼气相的周期性补液试验所导致的 SV 增加幅度就将越大（图 18-8）。因此，功能性血流动力学参数，如 SVV、SPV、PPV 等综合代表了患者的容量状态及心功能曲线，具有很好的预测心脏容量反应性的能力，其受试者工作曲线（ROC）下面积明显大于临床常用的压力性指标 RAP、PAOP 等（图 18-9）。

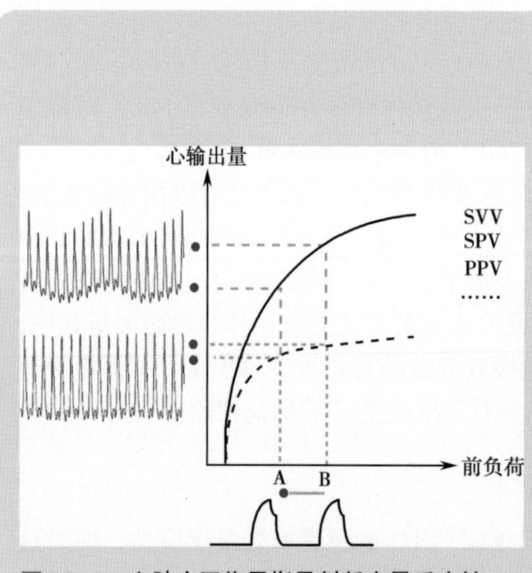


**图 18-8　心肺交互作用指导判断容量反应性**

SVV：每搏量变异；SPV：收缩压变异；PPV：脉压变异

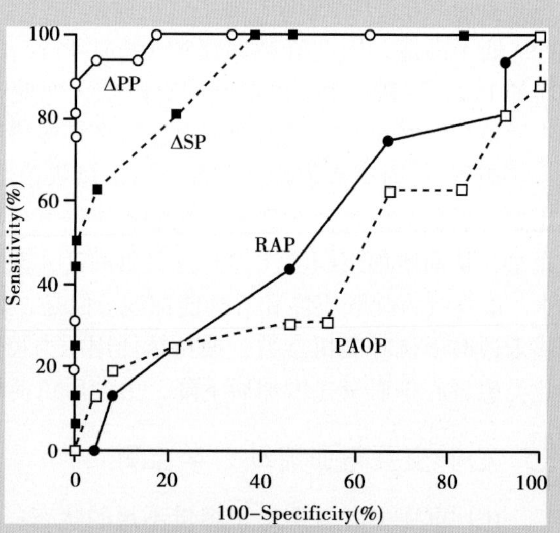


**图 18-9　不同指标预测容量反应性的 ROC 曲线**

Δ PP：脉压变异；Δ SP：收缩压变异；RAP：右房压；PAOP：肺动脉嵌压

功能性血流动力学参数 SVV、SPV、PPV 等已被临床广泛用于预测和量化容量反应性的指标，但仍然有其局限性。首先，机械通气患者需要充分镇静以消除自主呼吸对胸腔内压变化的影响；其次，过小或过大的潮气量均会对参数值有明显影响，用于预测容量反应性的潮气量应设定在 8~12ml/kg，因此不适用于需设定小潮气量的 ARDS 患者；最后，房颤、频发早搏等心律失常本身就能导致 SV 变异程度增加，此时功能性血流动力学参数也无法准确预测此类患者的容量反应性。

## 八、某些病理生理条件下正压通气的血流动力学效应

**1. 休克的正压通气支持** 休克的本质是氧供不足和（或）氧耗增加所导致的组织细胞缺氧，因此纠正组织缺氧，避免发生多器官功能障碍综合征（MODS）是休克治疗的根本目标，而正压通气支持则是实现此目标的重要手段。

在正常情况下，呼吸肌氧耗量仅占全身氧耗量的 1%~3%。休克患者，尤其是肺部感染所致休克时，容易出现呼吸困难或呼吸窘迫，导致呼吸肌氧耗骤增，可能增加至全身氧耗量的 20%~50%。此时进行正压通气支持，既可改善肺氧合，增加氧供，同时也可明显降低休克患者呼吸肌做功，减少氧耗量，从而保证其他重要脏器的氧供。

需要注意的是，正压通气也可能导致氧输送下降，加重组织细胞缺氧，尤其是呼吸机支持水平较高的“前负荷依赖性”患者。氧输送取决于心排血量和 $CaO_2$，而对于“前负荷依赖性”患者，正压通气后将会减少静脉回流量，降低心脏前负荷，从而导致心排血量下降，氧输送减少。因此，在实施正压通气时（尤其是肺复张时），应注意心排血量降低可能导致氧输送下降的不利影响。因此在临床上，必须结合患者具体情况，分析正压通气对循环的可能影响及对策，平衡血氧饱和度与心排血量之间的关系，尽可能地增加氧输送和降低氧消耗。

**2. 左心功能不全** 心功能正常者，由于 CO 对前负荷的依赖性较后负荷为强，即为“前负荷依赖性”，此时进行正压通气可使 CO 降低。但在慢性左心功能不全时，CO 对后负荷的依赖性较前负荷为强，即为“后负荷依赖性”，此时进行正压通气将通过降低左室跨壁压 Ptm，减轻左心后负荷而改善左心功能，增加左心排血量。此外，由于肺间质水肿和肺泡水肿，肺顺应性降低，气道阻力增加，自主呼吸时胸腔负向摆动增加，导致静脉回心血量增加，增加心脏前负荷。此时进行正压通气可通过改善肺顺应性和降低气道阻力，使吸气时胸腔负向摆动减小，降低静脉回心血量。再者，正压通气还通过减轻肺水肿，使肺泡维持在开放状态和保持合适的肺容积，从而改善氧合，使肺血管阻力下降，并有助于减轻右室后负荷。

相反，在将患者与呼吸机断开或撤机时，由于静脉回心血量和左室跨壁压均增加，即患者心脏前负荷、后负荷均增加，此时其发生左心功能不全的可能性也将增加，尤其是对于本身具有较严重的心脏病患者，从而导致心功能恶化，造成心源性困难脱机。

正压通气已成为治疗严重左心功能不全的有效手段。近年来，NPPV 越来越多地被应用于左心功能不全的治疗。研究表明，经面罩或鼻罩 NPPV 可增加氧合，改善左心功能，减少呼吸功耗和降低气管插管率。

**3. 慢性阻塞性肺疾病** COPD 存在内源性 PEEP（PEEPi），由于 PEEPi 的存在，肺容积及胸膜腔内压增高，对循环系统产生抑制作用。胸膜腔内压升高使静脉回流减少，肺血

管阻力和肺毛细血管楔压增加，右室后负荷增加，导致右室舒张功能障碍。而肺容积和胸膜腔内压的增加还使左室舒张受限，肺血管阻力增加，左房回流减少，左室充盈减少，对左心功能产生负面影响。在采取解痉、平喘等措施以改善呼吸力学的同时，正确设置呼吸机参数，包括给予较低分钟通气量、小潮气量、较长呼气时间和合适的外源性 PEEP，可在一定程度上降低气道压力和 DPH 的发生，从而在保证基本通气的同时尽量减少正压通气对循环系统造成的负面影响。

**4. 急性呼吸窘迫综合征（ARDS）** 由于肺容积降低和低氧所致肺血管收缩，ARDS 患者常常合并一定程度的肺动脉高压。在对这类患者行正压通气时，PEEP 的应用具有十分重要的作用：通过增加肺容积，使缺氧改善，肺血管阻力降低。高频震荡通气（HFOV）时肺容积接近 FRC，避免了肺容积大幅波动导致的 PVR 的增加。

而当 ARDS 患者需较高的 PEEP 才能维持氧合，且循环受高水平正压通气影响较显著时，必须充分权衡氧合与循环之间的关系。当氧离曲线处于陡直段（$SaO_2<90\%$）时，稍许增加呼吸机条件，提高动脉血氧分压，即可显著增加 $SaO_2$，氧输送亦随之显著增加。此时为维持循环稳定而大量补液可能会导致肺水肿加重和氧合恶化，可考虑使用血管活性药物维持血压及组织灌注；而当 $SaO_2>90\%$时，氧离曲线趋于平缓时，即使氧分压显著增加，也不能进一步显著提高 $CaO_2$ 和氧输送。此时盲目增加呼吸机条件以求提高氧分压，可能对增加氧输送无益，反而会导致循环明显受累，左心排血量下降，导致氧输送下降，组织灌注恶化。

正压通气时的心肺交互作用十分复杂，分析在不同疾病状态下实施正压通气时心肺之间的相互影响，有助于我们更好地利用正压通气技术解决临床实际问题，发挥其优势，并尽可能避免其不良反应，最大化地改善患者预后。

（段　军）

## 第四节　呼吸机相关肺损伤

正压通气作为治疗呼吸衰竭患者的重要治疗手段，已经在全球范围内使用超过 60 年。近年来，正压通气技术的广泛应用拯救了大量危重患者的生命，但正压通气在有效改善通气与氧合的同时，也不可避免地带来呼吸机相关肺损伤（ventilator associated lung injury，VALI），尤其是在急性呼吸窘迫综合征（ARDS）患者中。

VALI 的发生机制主要与肺组织的过度牵张、萎陷肺泡的反复开合及继发炎症介质的大量释放有关，包括气压伤、容积伤、萎陷伤与生物伤。近年研究发现不同肺区病变的不均一性、应力与应变、肺毛细血管应力的变化也与 VALI 密切相关。

### 一、呼吸机相关肺损伤

**1. 气压伤（barotrauma）** 早期的研究发现，肺泡过度扩张可导致肺泡和周围血管间隙压力梯度明显增大，致使血管周围肺泡基底部破裂，形成间质气肿；又因纵隔内平均压力较周围肺间质低，气体可沿支气管血管鞘进入纵隔，形成纵隔气肿；随着纵隔内气体积聚，压力增高，气体沿着其周边间隙进入皮下组织、心包、腹膜后和腹腔，形成皮下气肿、心包和腹膜后积气；若脏层胸膜破裂，气体可直接进入胸腔，形成气胸。由于这种肺泡外气体的溢出常于气道压较高的情况下出现，常称之为气压伤。

2. 容积伤（volutrauma） 气压伤易使人误认为只有过高的气道压才会导致肺泡破裂，但动物实验显示，高气道压且呼气末正压（PEEP）为 $0cmH_2O$ 时肺泡水肿和间质水肿都很明显，而相同气道压但加用了 $10cmH_2O$ PEEP 的动物并未发生肺水肿，提示肺部的过度牵张与过低的呼气末肺容积均可能导致肺损伤。Dreyfuss 的动物实验显示，与小潮气量相比，大潮气量通气可导致肺水肿的发生，而束缚胸廓后虽然气道压与大潮气量组相似，但并未产生肺水肿，并且加用一定水平的 PEEP 可显著减少肺损伤。同样，吹号时气道开口压力可达 $150cmH_2O$ 左右，但不会造成肺损伤。因此，可以认为"气压伤"实质上应为"容积伤"，即肺损伤为肺容积过大所致。2000 年 ARDSnet 最为著名的研究对比了 6ml/kg 和 12ml/kg 理想体重潮气量两组 ARDS 患者后发现，小潮气量组病死率显著下降，也验证了大潮气量对 ARDS 肺所产生的不良后果。

但也有人对"容积伤"提出了异议。因为从呼吸力学的角度而言，压力变化是容积变化的原因。决定肺容积变化的压力是跨肺压（transpulmonary pressure，Ptp），即肺泡压（alveolar pressure，Palv）与胸腔压（pleural pressure，Ppl）之差。临床上常用平台压（airway plateau pressure，Pplat）间接反映肺泡压。平台压主要与肺和胸廓顺应性有关。胸腔压受许多因素的影响：胸腔压呈重力依赖；肥胖、腹腔压增高、胸壁僵硬、大量胸腔积液或气胸均可通过降低胸廓顺应性而不同程度地增加胸腔压；用力吸气则可以明显降低胸膜腔压。因此，肥胖患者由于胸腔压的增加，跨肺压反而不高，不容易发生气压伤，而自主呼吸强烈的患者由于胸腔压负压显著增加，虽然气道压并不高，而跨肺压可能明显增加，导致气压伤风险增加。无论何种原因导致的跨肺压增加，肺泡更容易过度牵张和破裂；反之，跨肺压小于零则易导致肺泡萎陷。因此，若将"气压伤"的压力理解为跨肺压，"气压伤"的提法仍是合理的，许多研究者仍主张继续应用"气压伤"的概念，或统称为气压—容积伤。目前认为，不管是气压伤，还是容积伤，都与过度机械牵张（mechanical strech）使肺泡承受较大的应力（stress）而产生较大的形变 / 应变（strain）有关，因此有人提出了"肺泡应力损伤"的概念，以更加准确地描述 VALI 发生的力学机制。此时可以把跨肺压理解为应力，而应变等于潮气量 / 呼气末肺容积。需要注意的是，此时发生气压 / 容积伤的直接影响因素并非潮气量的绝对值或以每公斤理想体重来表示的潮气量，而更大程度上与相对于呼气末肺容积的容积变化即应变有关。因此对于呼气末肺容积很小的患者来讲，即便是 3~5ml/kg 的小潮气量仍有可能引起较大的应变，从而引起气压 / 容积伤。

3. 萎陷伤（atelectrauma） 很多疾病（如 ARDS）由于肺泡表面活性物质的缺乏和肺水肿，导致大量微小肺不张的发生。而肺不张基础上肺泡的反复开闭所形成的力，即剪切力（shearing force）在肺损伤的形成机制中也起到很重要的作用，尤其是对于肺部病变不均一者，其致肺损伤的作用更为明显。跨肺压作用于脏层胸膜，肺实质内的纤维系统产生与之相对应的应力。正常的肺组织结构均一，所有纤维共同分担外力并产生相同的应力和应变。但在很多情况下，肺的病变是不均一的，如果部分纤维被破坏，所有的外力均由剩余纤维承担，将产生更大的应力和应变；如果部分肺组织在吸气时仍然陷闭或完全不能扩张（如实变），病变区域的纤维将承受外力产生应力，但不产生应变，附近的正常纤维则会承受更大的外力而产生更大的应力与应变。在机械通气过程中，在过度膨胀的肺组织与正常肺组织之间、持续开闭的肺组织与正常肺组织之间以及扩张程度不同的肺组织之间，都会产生较大剪切力。Mead 等通过肺模型推算，如果施加 30cm$H_2O$ 的跨肺压于萎陷肺泡，使其肺容积增加到复张前的 10 倍，则会对萎陷肺泡附近的正常肺泡产生高达 140cm$H_2O$ 的剪切力！大量的离体和在体试验也证实，如果使呼气末肺容积处于较低水平，或存在终末气道反复开闭的情况，机械通气均会导致明显的肺损伤。基于上述认识，有人提出了"肺萎陷伤"的概念，特指由于呼气末肺容积过低导致终末气道反复开闭而形成的肺损伤。需要指出的是，较高的应力如果只是偶尔出现（如叹气或肺复张），则对肺脏并不会产生明显损伤，但是如果高应力频繁出现则会进一步加重 VALI。

4. 生物伤（biotrauma） 早在 1987 年就有学者注意到在机械通气条件下，在发生 VALI 的肺组织中中性粒细胞明显增多；在中性粒细胞缺乏的动物中重复以上研究，则肺损伤明显减轻，以确凿的证据证实了炎症机制参与 VALI 的发生。1998 年，Tremblay 和 Slutsky 提出了生物伤的概念，之后越来越多的研究者开始关注生物伤，并进行了大量基础和临床研究。目前认为，机械通气使肺组织承受较大的应力和剪切力，除直接使肺泡损伤外，还刺激大量细胞因子、趋化因子和其他炎性介质的分泌，这些介质既可以通过受损细胞直接分泌，也可通过细胞信号通路的活化而释放。有研究者将此机械信号向化学信号的传递称为"机械传导（mechanotransduction）"。尽管对这些信号传导途径提出了多种假设，并且进行了大量研究，但其确切机制仍不清楚。激活的炎症因子既可以在高应力区产生直接损伤，也可以通过肺血流作用于其他肺组织甚至其他器官产生远隔损伤，是导致多脏器功能不全的重要机制之一。ARDS 相关研究已经证实保护性肺通气策略不仅可以降低全身炎症反应，也可以减轻肺外脏器（如心、肾、肝等）的受损程度，从而降低病死率。这也从另一方面证实了生物伤的作用。

## 二、呼吸机相关肺损伤的处理对策

1. 小潮气量 小潮气量可以通过较低的驱动压而避免萎陷伤，使得萎陷肺泡的开放压维持在较安全的水平。有较为确切的证据表明，采用小 VT（5~8ml/kg）或限制平台压（不超过 30~35cm$H_2O$）的通气策略可显著降低 ARDS 患者病死率。在对 VT 和平台压进行限制后，分钟通气量降低，$PaCO_2$ 随之升高，但允许 $PaCO_2$ 在一定范围内高于正常水平，即所谓的允许性高碳酸血症（permissive hypercapnia，PHC）。PHC 策略是为了防止气压伤不得已而为之的做法，毕竟高碳酸血症是一种非生理状态，从机制上讲，不仅导致肺水肿清除受阻，而且抑制肺泡细胞迁移和细胞膜的修复。临床上清醒患者不易耐受，需使用镇静剂。PHC 也会增加脑水肿、脑血管意外等患者的颅内压，列为禁忌。由于 $CO_2$ 升高对机体的作用主要与 pH 有关，因此在实施 PHC 策略时应注意 $PaCO_2$ 上升速度不应太快，使肾脏有时间逐渐发挥其代偿作用。一般认为 pH 维持在 7.20~7.25 是可以接受的，若低于此值，可适当补碱。但近年的研究显示，$PaCO_2$ 升高可增加肺泡表面活性物质，降低炎症因子的产生和氧自由基的形成，抑制炎症瀑布反应，因此已有人提出"治疗性高碳酸血症"的概念。

2. 适宜的 PEEP 和肺复张手法（recruitment maneuver，RM） 适宜的 PEEP（例如高于肺泡闭合压水平的 PEEP）不仅可以使肺泡维持在开放状态，降低肺损伤的不均一性，而且可以使肺泡水肿重新分布至肺间质，降低分流。PEEP 的设定过低，可能导致肺萎陷伤，并加重肺水肿。过高的 PEEP 导致肺过度膨胀，影响静脉回流并引起气压—容积伤。当考虑到 VALI 的本质是跨肺压过大导致肺泡过度膨胀或跨肺压小于零导致肺泡萎陷时，以跨肺压指导 PEEP 水平的理论依据就显得较为充分。当然同时要考虑到影响跨肺压的各种因素，未来仍需要大规模临床试验去评价这种方法的临床价值。另一种较为简便的 PEEP 设置方法是根据氧合情况，通常越严重的 ARDS 需要的 PEEP 水平越高，但是同时应当考虑到 PEEP 对局部应力的影响，因此临床上寻找合适的 PEEP 难度仍比较大。

由于小潮气量通气策略仍可能导致肺泡（尤其是萎陷肺泡）的周期性开合并加重肺损伤，因此对ARDS患者使用RM可以打开萎陷的肺泡，减少肺部病变的不均一性，改善氧合。但到目前为止，尚无大型临床试验证实此种方法可以降低病死率，并且 RM 不当还可能导致已开放的肺泡过度扩张甚至发生气压 / 容积伤，RM 也会因胸腔压的增加而减少静脉回流和心排血量，从而引起血压下降。

**3. 俯卧位通气** 由于 ARDS 患者的肺部病变表现为重力依赖区更为严重的不均一性，对 ARDS 患者进行小潮气量或同水平的 PEEP 必然导致部分肺泡的过度牵张和部分肺泡的萎陷。因此，调整患者体位为俯卧位可以改善重力依赖区（背侧）的通气，使病变更为均一，改善通气血流比，从而进一步改善氧合水平。近期的 PROSEVA 研究显示对于严重 ARDS 的患者行每日 16 小时的俯卧位通气还可以降低病死率。

**4. 高频振荡通气（high-frequency oscillary ventilation，HFOV）** 小于或接近解剖无效腔的小潮气量通气，在理论上也成为降低 VALI 的一种方法。但近期的两项大规模的多中心研究（OSCILLATE TRIAL 和 OSCAR TRIAL）结果均显示，HFOV 虽然可以改善氧合水平，但需要更深度的镇静镇痛，甚至肌松，影响循环，抑制或加重患者的痰液引流不畅，因此未能改善 ARDS 患者的预后。目前 HFOV 的临床适应证较为有限。

**5. 体外生命支持系统（ECLS）** 包括体外膜肺氧合（ECMO）和体外 $CO_2$ 清除（$ECCO_2R$）等在内的 ECLS 技术近年来发展十分迅速并日趋成熟，应用 ECMO 或 $ECCO_2R$ 技术可以更好地实施“超保护通气策略”，减少 VALI 的风险与发生，并且可以确切改善患者的氧合和 $CO_2$ 储留的情况。ECMO 的上述作用在 2009 年重症甲型 H1N1 患者的救治和 CESAR 研究中已得到验证，未来尚需大规模的临床试验来进一步证实该治疗的有效性和适宜人群。

**6. 神经肌肉阻滞剂** 由于机械通气时人机对抗发生难以避免，可能导致原有肺损伤的进一步加重，因此重症 ARDS 患者早期短期使用神经肌肉阻滞剂可以增加人机协调性、降低跨肺压和病死率。但需要同时注意该类药物长期使用带来的肌无力、咳痰无力、继发感染等不良反应。

**7. 其他方法** 其他非常规通气方式，如分侧肺通气（适用于双侧肺的顺应性差别较大的患者）、液体通气（liquid ventilation）、氦氧混合通气等或药物（如一氧化氮、肺表面活性物质、血管紧张素Ⅱ、β 受体激动剂、离子通道阻滞剂等）尚无降低呼吸机相关肺损伤、改善成人患者临床预后的证据。

总之，VALI 的病理生理过程较为复杂，仍存在很多未知领域，但跨肺压过高或过低所引起的应力应变损伤仍是主要形式，小潮气量和 PEEP 仍然是证据较为充分的预防与治疗措施。而俯卧位、神经肌肉阻滞剂和 ECLS 因改善肺损伤的不均一性及使损伤的肺“休息”而进一步降低重症 ARDS 的病死率，也可以作为预防机械通气相关肺损伤的选择之一。

（黄 絮）

## 第五节 呼吸机相关性肺炎

呼吸机相关性肺炎（ventilator-associated pneumonia，VAP）是指气管插管或气管切开患者在接受机械通气48小时后肺实质感染。撤机、拔管48小时内出现的肺炎，仍属VAP。根据VAP发生时间的不同，可分为早发性VAP和晚发性VAP。早发性VAP是指机械通气≤4天发生的VAP，致病源多为敏感菌，如肺炎链球菌、流感嗜血杆菌、甲氧西林敏感金黄色葡萄球菌（methicillin sensitive staphylococcus aureus，MSSA）和敏感的肠道革兰阴性杆菌（如大肠杆菌、肺炎克雷伯杆菌、变形杆菌和黏质沙雷杆菌）。晚发性VAP是指机械通气时间≥5天发生的VAP，很可能是多重耐药（MDR）细菌所致，包括铜绿假单胞菌、产超广谱β-内酰胺酶（extended broad-spectrum β-lactamase，ESBL）的肺炎克雷伯杆菌和鲍曼不动杆菌、耐药肠道细菌属、嗜麦芽窄食假单胞菌以及耐甲氧西林金黄色葡萄球菌（MRSA）等。

### 一、流行病学

#### （一）发病率

近年来，国外报道VAP发病率在9%~27%或（1.2~8.5）例/1000机械通气日。过去报道我国VAP发病率在4.7%~55.8%或（8.4~49.3）例/1000机械通气日。有研究者统计我国从2010—2015年公开发表的文章发现，VAP的发病率为23.8%（95% CI 20.6%~27.2%）、24.14例次/1000机械通气日或22.83例（95% CI 19.88% 26.23）/1000机械通气日，但总体上从2006年开始呈逐年递减趋势。

#### （二）病死率和医疗花费

医院获得性肺炎（hospital-acquired pneumonia，HAP）显著延长住院天数并增加医疗花费，非呼吸机相关的HAP总体病死率约为27%~51%，VAP的总体病死率在22%~60%。早期研究表明VAP的归因病死率高达33%~50%。近年来由于实施VAP预防策略的执行率得到提高，VAP的归因病死率已下降至9%~13%。

铜绿假单胞菌和不动杆菌属细菌引起的肺炎归因病死率为40%，相对危险度达2.50。HAP还可以明显延长患者机械通气的时间，并使住院时间延长4~13天（平均7.6天），同时每次HAP平均增加医疗费用40 000美元。我国研究表明，发生HAP后平均住院时间较同期所有住院患者延长10天，总住院花费平均增加90 000元人民币/人，其中仅抗感染药物直接花费平均高达27 271元/人。

### 二、微生物学

在过去20年间，各种致病菌也发生了一定程度的变化。一个包括北美、欧洲、拉丁美洲的抗感染监控项目（SENTRY）的数据表明，2004—2008年HAP的主要致病菌分别为葡萄球菌（28%）、铜绿假单胞菌（21.8%）、肺炎克雷伯杆菌（9.8%）、大肠埃希菌（6.9%）、鲍曼不动杆菌（6.8%）、肠杆菌属（6.3%）。与此结果明显不同的是，在亚太地区的HAP病原菌构成中，非发酵菌（包括铜绿假单胞菌、不动杆菌、嗜麦芽窄食单胞菌）所占比重明显高于 SENTRY 的数据，分别为巴基斯坦（67%）、印度（58%）、菲律宾（55%）、马来西亚（52%）、泰国（46%）、中国台湾（44%）、中国大陆（34%）、韩国（31%）。

而我国在 2008—2010 年包括 9 个城市的多中心、前瞻性调查研究表明，HAP 患者病原体排首位的是鲍曼不动杆菌（30%），其次是铜绿假单胞菌（22%）、金黄色葡萄球菌（13.4%）及肺炎克雷伯杆菌（9.7%）。呼吸机相关性肺炎中排名前 4 位的病原体和 HAP 相同，但是鲍曼不动杆菌和金黄色葡萄球菌的分离率高达 50.5% 和 21.4%，显著高于非 VAP 的 HAP 患者。

肺炎发生的时间，既往住院病史及抗生素的使用等都是影响致病菌的重要因素。既往认为早发性医院获得性肺炎（住院 4 天内出现）常常由社区获得性致病菌引起，而迟发性肺炎 30% ~71% 由革兰阴性杆菌（铜绿假单胞菌、肠杆菌科或不动杆菌）或 MRSA 导致。但近期很多研究提示早发和晚发的 HAP 病原菌构成并无显著差别。

## 三、发病机制

发生下呼吸道感染必须具备下列条件之一：患者的防御功能发生障碍，有足够数量的致病菌达到患者的下呼吸道并破坏患者的自身防御机制，或者出现很强的致病菌。

医院获得性肺炎的主要发病机制：口咽部微生物的误吸；直接吸入含有细菌的微粒；远处感染灶的血行播散；致病菌穿透肺组织，或从邻近部位经膈肌或胸壁传播（罕见）；胃肠道移位（尚有疑问）。

**1. 误吸** 近期的研究显示，口咽部和（或）胃受污染分泌物的误吸仍然是最重要的致病因素。大多数细菌性肺炎，无论是否为医院获得性，其致病菌多为口咽部的细菌。约有 10% 的健康人口咽部有革兰阴性杆菌定植，而住院和应激状态可显著增加细菌的定植。30% ~40% 的普通患者入院后 48 小时内即有细菌定植，而重症患者则达 70% ~75%。革兰阴性杆菌在口咽部或气管支气管的定植是通过与宿主的上皮细胞黏附开始的。许多因素可以影响黏附，如细菌因素（鞭毛、纤毛、荚膜或产生弹力酶等），宿主细胞因素（表面蛋白和多糖）以及环境因素（pH 和呼吸道分泌物中的黏蛋白）。尽管确切的作用机制尚不明确，但研究表明，某些物质如纤维连接素能抑制革兰阴性杆菌与宿主细胞的黏附。相反，一些情况如营养不良、重症或术后，均能促进细菌的黏附。

一旦细菌的定植发生后，由于肺部正常清除机制的障碍引起口咽部菌群的误吸，即可导致肺部感染的发生。Huxley 等用放射性核素示踪法发现，45% 的正常人在熟睡时存在误吸。而那些吞咽困难、神志不清、气管插管和（或）机械通气、胃肠道疾患和术后患者，则更容易发生误吸（70%）。所以，对于重症患者而言，误吸是普遍存在的现象，唯一不同的是误吸量或程度的差异。即使是带有套囊的气管切开管也不能防止误吸，低容高压气囊和高容低压气囊分别有 80% 和 15% 的患者发生误吸。

因此，可以认为口咽部和支气管的细菌定植往往提示患者呼吸道宿主防御机制存在障碍，很可能同时具有细胞免疫与体液免疫功能的异常。当细菌进入下呼吸道时，防御机制的障碍将导致肺炎的发生。

**2. 直接吸入病原菌** 细菌进入下呼吸道的另一种方式是通过吸入被呼吸治疗或麻醉设备污染的空气。呼吸机雾化装置能通过超声雾化作用产生大量的 <4 μm 的微粒，一旦受

到污染，其产生的微粒可含有高浓度的细菌，从而进入下呼吸道深部。

**3. 其他** 很少的情况下，细菌性肺炎是由于远处的感染灶通过血行播散所致。近年来发现，在动物模型中，细菌可从胃肠道经由上皮黏膜进入肠系膜淋巴结，最终至肺（细菌移位）。因此有人提出，细菌移位存在于免疫抑制、肿瘤和烧伤患者，然而尚缺乏人体中细菌移位的证据。

## 四、呼吸机相关性肺炎的诊断

诊断 VAP 基于两个方面：一是依据病史（机械通气 48 小时以上，有危险因素）、体格检查和 X 线胸片判断是否存在肺炎；二是明确感染的病原微生物。

**1. 病史及临床表现** 目前诊断 VAP 的金标准仍然是组织病理学有炎症反应和肺组织培养微生物阳性，但临床上可行性不大。临床诊断标准为 X 线胸片出现新的浸润阴影或原有浸润阴影扩大、同时具有下列三项中的两项或两项以上：①体温 >38℃或 <36℃；②外周血白细胞计数 $>10\times10^9$/L 或 $<4\times10^9$/L；③气管支气管内出现脓性分泌物。此诊断标准的敏感性为 69%，特异性为 75%，临床操作比较简便，但在具体实践中因无统一的标准和主观差异导致诊断的敏感性和特异性差异很大。

诊断标准强调临床表现和影像学，但二者均不特异。根据体温、血白细胞计数和痰的性质很难区分肺实质感染和化脓性气管支气管炎。在机械通气的患者，由于急性呼吸窘迫综合征（ARDS）和其他弥漫性肺损伤，临床表现更缺乏特异性。研究表明，肺炎在 ARDS 患者的急性期非常普遍并难以严格区分。另外，重症患者肺部出现浸润影应注意同肺不张、肺栓塞、肺水肿等进行鉴别。此外，没有任何临床表现的患者不代表没有肺炎。尸检研究发现，没有肺炎临床表现的患者也存在肺炎并且这部分患者并未接受抗菌药物治疗，基于临床表现的诊断标准并不十分准确，VAP 的临床诊断标准可以进行初筛，但是由于特异性较差，需要采用其他方法（如下呼吸道分泌物的涂片、培养等确定致病菌）和临床肺部感染评分等协助诊断。

临床肺部感染评分（clinical pulmonary infection score，CPIS）有助于 VAP 进行量化的诊断，主要从体温、血白细胞计数、痰液性状、X 线胸片、氧合指数和半定量培养结果诊断 VAP，总分 12 分，一般以 CPIS>6 分作为诊断标准，其敏感性为 65%，特异性为 64%，CPIS 在 VAP 的诊断强度属于中等。2003 年 Luna 等对 CPIS 进行了修订，去除了痰培养结果，其余五项参数不变，称为简化的 CPIS；总分 10 分，CPIS ≥ 5 分为诊断阈值。简化 CPIS 更加简便易行，尤其利于早期评估肺部感染程度（表 18–1）。

**2. 微生物学** 微生物学诊断是指对下呼吸道分泌物进行定量培养，确定诊断阈值，超过阈值，可考虑诊断 VAP，低于阈值一般认为是定植或污染。其目的是判断何种微生物为致病菌以及是否开始抗菌药物治疗、选择何种抗菌药物。

（1）标本留取：疑诊 VAP 患者经验性使用抗菌药物前应留取标本行病原学检查。获取标本的方法主要有①气管导管内吸引（endotracheal aspiration，ETA）；②经纤维支气管镜采样，如支气管肺泡灌洗（bronchoalveolar lavage，BAL）、保护性毛刷（protected specimen brush，PSB）。

**表 18-1 简化的临床肺部感染评分标准**

| 参数 | 数值 | 分值 |
|---|---|---|
| 体温（℃） | ≥ 36.5 且≤ 38.4 | 0 |
| | ≥ 38.5 且≤ 38.9 | 1 |
| | ≥ 39.0 或≤ 36.0 | 2 |
| 血白细胞计数（$\times 10^9$/L） | ≥ 4 且≤ 11 | 0 |
| | <4 或 >11 | 1 |
| 气道分泌物 | 少量 | 0 |
| | 中等 | 1 |
| | 大量 | 2 |
| | 脓性 | +1 |
| 氧合指数（mmHg） | >240 或 ARDS | 0 |
| | ≤ 240 且无 ARDS 证据 | 2 |
| X 线胸片 | 无浸润影 | 0 |
| | 弥漫性（或斑片状）浸润 | 1 |
| | 局限性浸润 | 2 |

总分为 10 分，机械通气情况下≥ 5 分提示存在 VAP

（2）气道分泌物涂片检查：分泌物培养至少需要 48~72h，不利于 VAP 的早期诊断与指导初始抗菌药物的选择，分泌物涂片检查（革兰染色法）操作简单，可在数小时内初步区分革兰阳性菌、革兰阴性菌和真菌。若有条件，细菌涂片的“吞噬现象”（显微镜下白细胞内有微生物吞噬）可辅助 VAP 的诊断，以≥ 2% 的白细胞内有微生物吞噬为诊断阈值，敏感性和特异性（敏感性 80%，特异性 82%）均较高。与分泌物培养相比，分泌物涂片对 VAP 诊断的敏感性和特异性分别为 79% 和 74%，其中阳性预测价值为 40%，阴性预测价值超过 90%。因此对疑诊 VAP 患者，分泌物涂片阳性对 VAP 微生物学诊断参考价值有限，不应作为初始经验性治疗的抗生素选择的绝对依据。而分泌物涂片阴性，特别是革兰阳性菌的涂片结果为阴性时，对除外 VAP 更有意义。

（3）培养：ETA 常以定量培养分离细菌菌落计数≥ $10^5$CFU/ml 为阳性阈值。PSB 以定量培养分离细菌菌落计数≥ $10^3$CFU/ml 为阳性阈值；BAL 以定量培养分离细菌菌落计数≥ $10^4$CFU/ml 为阳性阈值。ETA 简便易行，但对于感染、定植和污染的鉴别有时仍很困难。BAL 和 PSB 直接从下呼吸道取材，而不易被上呼吸道或口腔分泌物污染，较高的特异性，但在近期使用或更换过抗生素的情况下有可能出现假阴性结果。总之，目前的研究表明，与 ETA 相比，通过 PSB 和 BAL 留取标本作定量培养是更准确的病原学诊断方法。

**3. 生物标志物** C 反应蛋白（CRP）和降钙素原（PCT）是近年来临床上常用的判断感染的生物学指标。由于 CRP 在非感染性疾病中也常升高，因此对感染性疾病的诊断特异性较低。PCT 与肺部感染密切相关，其水平升高常提示机体存在细菌感染，且随着病原微生物被清除，PCT 的水平下降。在疾病治疗过程中动态监测 PCT 的变化有助于指导抗菌药物的使用及缩短其使用周期，但由于其敏感性较低，并缺乏高质量的 RCT 研究，目前还无证据支持 PCT 有助于 VAP 的诊断。近年来部分研究显示，支气管肺泡灌洗液中的髓样细胞表达的可溶性触发受体 I（sTREM-1）浓度的检测，也可作为早期诊断 VAP 的手段。

## 五、治疗

### （一）VAP 的抗菌药物治疗

#### 1. 初始经验性抗感染治疗

（1）时机：初始经验性抗感染治疗的定义是临床诊断为 VAP 的 24 小时内即开始抗感染治疗。临床研究表明，早期正确的抗生素治疗能够使 VAP 患者的病死率至少下降一半。此外，Luna 等的研究还发现，抗生素治疗正确与否及时机都是影响 VAP 患者预后的重要因素。早期即接受正确抗生素治疗的 VAP 患者病死率最低；而接受了错误的经验性抗生素的患者，即使后期根据微生物学资料对药物进行调整，也不能改善患者的病死率。由于 VAP 的诊断非常困难，因此，在临床高度怀疑 VAP 时，立即开始恰当的经验性抗生素治疗非常关键。

（2）抗菌药物选择：初始经验性抗感染治疗时，选择抗菌药物应重点考虑下述 3 个因素：VAP 发生时间（早发 / 晚发）、本地区（甚至本病区）细菌流行病学监测资料（如病原菌谱及耐药谱等）、患者是否存在多重耐药（multidrug resistant，MDR）病原菌感染高危因素（如 90 天内曾使用抗菌药物，正在接受免疫抑制治疗或存在免疫功能障碍，住院时间 5 天以上，居住在耐药菌高发的社区或特殊医疗机构等）。

早发 VAP 和 MDR 病原菌感染低危患者，抗菌药物初始经验性治疗时毋需选择广谱抗菌药物；晚发 VAP 可能由 MDR 病原菌引起，则应选择广谱抗菌药物，以确保疗效并减少诱发耐药菌产生的机会。VAP 可能致病菌与经验性治疗抗菌药物的选择建议见表 18-2。

（3）单药治疗与联合治疗：临床试验分别比较了使用广谱抗生素进行经验性单药治疗及联合抗生素治疗的效果，结果表明，联合用药并不能降低病死率或提高临床治愈率，反而增加抗生素的使用以及相关费用。因此，VAP 患者初始经验性治疗常规选用适当抗菌谱的单药抗感染治疗；若考虑病原体为多重耐药致病菌，可选择抗菌药物的联合治疗。单药治疗时可依据患者是否有混合感染或多重耐药高危因素，并应结合当地病原菌流行病学资料选择药物，并注意尽可能覆盖可能的病原菌；而联合用药的抗菌谱则更广，可覆盖更多病原菌，所以对混合感染或可能为多重耐药菌感染者，可考虑联合用药。

**2. 目标性治疗** 抗菌药物的目标性治疗是在充分评估患者的临床特征并获取病原学培养及药敏结果的前提下，按照致病菌药敏结果给予相应的抗菌药物进行针对性治疗的一种策略。在 VAP 经验性抗感染治疗的基础上，一旦获得病原学证据应及时转为目标性治疗。VAP 常见病原菌的目标治疗的抗菌药物选择可参考我国 VAP 指南（表 18-3）。

**表 18–2 VAP 常见可能致病菌与初始经验性治疗抗菌药物选择建议表**

| | 可能的病原菌 | 可选择药物 |
|---|---|---|
| 早发 VAP（≤ 4 天）、不存在或低多重耐药菌感染高危因素： | • 肺炎链球菌<br>• 流感嗜血杆菌<br>• 抗菌药物敏感的革兰阴性肠杆菌<br>• 大肠埃希菌<br>• 肺炎克雷伯菌<br>• 变形杆菌<br>• 沙雷菌<br>• MSSA | • 广谱青霉素 /β– 内酰胺酶抑制剂（如阿莫西林 / 克拉维酸钾、氨苄西林 / 舒巴坦）<br>• 2 代 /3 代头孢菌素（如头孢呋辛、头孢噻肟）<br>• 喹诺酮类（如左氧氟沙星、莫西沙星、环丙沙星）<br>• 窄谱碳青霉烯类（如厄他培南） |
| 晚发 VAP（≥ 5 天）、存在高多重耐药菌感染高危因素：<br>• 90 天内曾使用抗菌药物<br>• 入院超过 5 天<br>• 居住在耐药菌高发的社区或特殊医疗机构<br>• 正在接受免疫抑制治疗或存在免疫功能障碍 | • 上述病原菌<br>• 铜绿假单胞菌<br>• 肠杆菌科菌（产 ESBL）如肺炎克雷伯菌<br>• 不动杆菌属<br>• MRSA | • 头孢菌素类药物（如头孢哌酮、头孢他啶头孢吡肟）<br>• 碳青霉烯类（如亚胺培南、美罗培南）<br>• β– 内酰胺类 /β– 内酰胺酶抑制剂（如头孢哌酮 / 舒巴坦、哌拉西林 / 他唑巴坦）<br>• 考虑革兰阴性耐药菌感染可联用<br>• 喹诺酮类（如环丙沙星、左氧氟沙星）<br>• 氨基糖苷类（如阿米卡星、庆大霉素）<br>• 考虑革兰阳性耐药菌感染可联用<br>• 利奈唑胺<br>• 糖肽类（如万古霉素，替考拉宁） |

**表 18–3 VAP 常见病原菌目标治疗的抗菌药物选择表**

| 病原菌 | 可选择的药物 |
|---|---|
| • 铜绿假单胞菌 | • 头孢菌素类药物（如头孢哌酮、头孢他啶、头孢吡肟）<br>• 碳青霉烯类（如亚胺培南、美罗培南）<br>• β– 内酰胺类 /β– 内酰胺酶抑制剂（如头孢哌酮 / 舒巴坦、哌拉西林 / 他唑巴坦）<br>可联合使用<br>• 抗假单胞菌的喹诺酮类（环丙沙星、左氧氟沙星）<br>• 氨基糖苷类（如阿米卡星、庆大霉素） |
| • 鲍曼不动杆菌 | • 含舒巴坦的 β– 内酰胺类复方制剂（如头孢哌酮 / 舒巴坦，氨苄西林 / 舒巴坦）<br>• 碳青霉烯类（如亚胺培南、美罗培南）<br>可联合使用<br>• 氨基糖苷类（如阿米卡星）<br>• 四环素类（如米诺环素、多西环素、替加环素）<br>• 喹诺酮类（如左氧氟沙星、环丙沙星）<br>• 多黏菌素 E |

续表

| 病原菌 | 可选择的药物 |
| --- | --- |
| • 产 ESBL 肠杆菌 | •β– 内酰胺类 /β– 内酰胺酶抑制剂（如哌拉西林 / 他唑巴坦、头孢哌酮 / 舒巴坦<br>• 碳青霉烯类（如美罗培南、亚胺培南）<br>• 四环素类（如替加环素） |
| • MRSA | • 利奈唑胺<br>• 糖肽类（如万古霉素，替考拉宁）<br>• 四环素类（如替加环素） |

**3. 抗感染治疗的疗程** 抗感染疗程需结合患者感染的严重程度、潜在的致病菌、临床疗效等因素做出决定。我国《呼吸机相关性肺炎的诊断、预防和治疗指南》推荐 VAP 抗感染疗程一般为 7~10d，如患者临床疗效不佳、多重耐药菌感染或免疫功能缺陷则可适当延长治疗时间。短疗程适用于初始经验性抗感染治疗恰当、单一致病菌感染、无脓肿及免疫功能正常者。而初始抗感染治疗无效、多重耐药菌感染、复发风险高及有免疫缺陷者，则不适合短疗程抗感染治疗。

## 六、呼吸机相关性肺炎的预防

目前已证实多种预防措施可降低 VAP 的发病率，故采用适当的措施以预防 VAP 对临床非常重要。2008 年加拿大重症医学临床试验协作组（Canadian Critical Care Trials Group）发表了呼吸机相关性肺炎的预防指南。我国也在 2013 年发布了采用 GRADE 方法制定的《呼吸机相关性肺炎的诊断、预防和治疗指南》（表 18–4）。2014 年美国医疗保健流行病学会 / 美国感染学会（SHEA/IDSA）也更新了 VAP 预防指南（表 18–5）。

**表 18–4 《呼吸机相关性肺炎的诊断、预防和治疗指南》的预防推荐意见总结**

| 项目 | 推荐意见 | 推荐意见级别 |
| --- | --- | --- |
| 1. 器械相关的预防措施 | | |
| 呼吸回路的更换 | 推荐机械通气患者无需定期更换呼吸回路 | 1A |
| 湿化器类型 | 建议机械通气患者可采用 HMEs 或含加热导丝的 HHs 作为湿化装置 | 2B |
| HMEs 的更换 | 推荐机械通气患者若使用 HMEs，每 5~7 天更换一次，当 HMEs 受污、气道阻力增加时应及时更换 | 1B |
| 细菌过滤器 | 建议机械通气患者不常规使用细菌过滤器 | 2C |
| 吸痰装置及更换频率 | 除非破损或污染，推荐机械通气患者的密闭式吸痰管毋需每日更换 | 1B |

续表

| 项目 | 推荐意见 | 推荐意见级别 |
|---|---|---|
| 2. 与操作相关的预防措施 | | |
| 气管插管路径与鼻窦炎预防 | 推荐经鼻气管插管可增加鼻窦炎的发病率 | 1B |
| 声门下分泌物引流 | 推荐建立人工气道患者应行声门下分泌物引流 | 1B |
| 气管切开时机 | 机械通气患者早期气管切开不影响 VAP 发病率 | 2B |
| 动力床治疗 | 建议机械通气患者应用动力床治疗可降低 VAP 发病率 | 2B |
| 抬高床头 | 推荐机械通气患者应抬高床头以降低 VAP 发病率 | 1C |
| 肠内营养 | 建议机械通气患者应定期检测气管内导管的套囊压力 | 2C |
| 气管内导管套囊的压力 | 建议机械通气患者应定期监测气管内导管的内囊压力<br>建议持续控制气管内导管的套囊压力可降低 VAP 发病率 | 2C<br>2B |
| 控制外源性感染 | 推荐加强医护人员手卫生可降低 VAP 发病率 | 1C |
| 口腔护理 | 推荐机械通气患者使用洗必泰进行口腔护理可降低 VAP 发病率 | 1C |
| 呼吸机相关性气管支气管炎（VAT） | 建议治疗 VAT 可有效降低 VAP 发病率 | 2C |
| 3. 药物预防 | | |
| 雾化吸入抗菌药物 | 建议机械通气患者不常规使用雾化吸入抗菌药物预防 VAP | 2C |
| 选择性消化道去污染 | 建议机械通气患者可考虑使用选择性消化道去污染（SDD）或（选择性口咽部去污染）SOD 策略预防 VAP | 2B |
| 益生菌 | 机械通气患者不建议常规应用益生菌预防 VAP | 2B |
| 4. 集束化方案 | 推荐机械通气患者实施集束化方案 | 1C |

注：GRADE 方法把证据质量分为“高、中、低和极低”4 个等级，分别用 A、B、C 和 D 表示；将推荐意见分为“强推荐和弱推荐”两个级别，分别用 1 和 2 表示

表 18-5 2014 美国 SHEA/IDSA 呼吸机相关性肺炎的预防策略（更新版）

| 推荐 | 说明 | 干预措施 | 证据质量 |
|---|---|---|---|
| 基本措施 | 较高的证据表明能减少机械通气时间、住院时间、病死率和（或）医疗花费，利大于弊 | 在选定的患者中使用无创正压通气 | 高 |
| | | 若有可能尽量不使用镇静剂 | 中 |
| | | 每日唤醒 | 高 |
| | | 每日评估是否能拔管 | 高 |
| | | 当停用镇静药物时进行自主呼吸试验 | 高 |
| | | 促进早期活动 | 中 |
| | | 若预计通气时间将长于 48 小时或 72 小时，使用带有声门下引流装置的气管导管 | 中 |
| | | 呼吸机管路仅在污染或故障时更换 | 高 |
| | | 抬高床头至 30° ~45° | 低[a] |
| 特殊措施 | 对改善预后证据质量较高，但对于潜在的风险目前数据仍不充分 | 选择性口腔或肠道去污染 | 高[b] |
| | 能减少 VAP 发病率，但无足够数据证实对机械通气时间、住院时间和病死率的影响 | 常使用氯己定（洗必泰）进行口腔护理 | 中 |
| | | 预防性使用益生菌 | 中 |
| | | 使用超薄聚氨酯气管导管套囊 | 低 |
| | | 自动控制气管导管套囊压 | 低 |
| | | 经气管导管吸痰前吸入生理盐水 | 低 |
| | | 使用电动牙刷 | 低 |
| 一般不推荐 | 能降低 VAP 发病率，但有充分数据证实对机械通气时间、住院时间和病死率无影响 | 使用银离子包被的气管导管 | 中 |
| | | 使用动力床 | 中 |
| | | 俯卧位通气 | 中 |
| | 不降低 VAP 发病率，减少机械通气时间、住院时间和病死率的趋势 c | 预防应激性溃疡 | 中 |
| | | 早期气管切开 | 高 |
| | | 监测胃潴留量 | 中 |
| | | 早期肠内营养 | 中 |

续表

| 推荐 | 说明 | 干预措施 | 证据质量 |
| --- | --- | --- | --- |
| 不推荐 | 对 VAP 发病率及其他预后指标无影响，对医疗花费影响不明确 | 使用开放 / 封闭式吸痰装置 | 中 |

注：[a]：对抬高床头的数据较少，但因其简单、方便、低花费和潜在益处仍归为基本措施；[b]：有足够证据表明选择性肠道去污染的能使患者获益，但其对长期细菌耐药性影响目前数据较少；[c]：可能不是预防 VAP 而是其他原因所致

## 七、呼吸机相关事件（VAEs，ventilator-associated events）

一直以来，由于 VAP 的诊断标准主观性较强，导致 VAP 的实际发病率难以确定，不同观察者之间存在很大差异。近年来报道的 VAP 发病率明显降低，尚不清楚是由于 VAP 防治策略所起的作用还是采用了更加严格的诊断标准所致。并且，机械通气患者不仅会发生 VAP，还会发生其他严重并发症，如 ARDS、气胸、肺不张、肺水肿、肺栓塞等。因此 2012 年美国 CDC 发布了一项新的针对机械通气患者的监控指标——呼吸机相关事件（VAE），VAE 的定义是基于客观性、可量化的标准以提高结果的可靠性、可重复性、可比性和监控效率。VAE 定义的提出将单一的 VAP 监测扩展到包括机械通气其他严重并发症在内的综合监控。VAE 包括呼吸机相关条件（ventilator-associated condition，VAC）、感染相关的呼吸机相关并发症（infection-related ventilator-associated complication，IVAC）、疑诊 VAP（possible pneumonia）和拟诊 VAP（probable pneumonia）。

VAC 是指每日呼气末正压（PEEP）保持稳定或降低≥ 2 天的患者，出现每日最低 PEEP 增加≥ 3cm$H_2O$ 或每日最低吸氧浓度提高 20% 以上，并且持续≥ 2 天。IVAC 是指可能的感染指标，与 VAC 同时出现，需满足以下两条：①体温异常（低于 36℃或超过 38℃）或白细胞计数异常（≤ 4000 或≥ 12 000 个 /$mm^3$）；②增加使用一种或多种抗菌药物≥ 4d。疑诊 VAP 是指 IVAC 患者呼吸道脓性分泌物革兰染色阳性或病原学培养阳性（包括痰、气道内抽吸物、肺泡灌洗液、经气管镜保护性毛刷获取的分泌物、肺组织标本）；拟诊 VAP 是指出现呼吸道脓性分泌物及病原学定量或半定量培养阳性（包括痰、气道内抽吸物、肺泡灌洗液、经气管镜保护性毛刷获取的分泌物、肺组织标本）。需要注意的是，因医务人员对机械通气患者在何时以何种方法获取标本存在一定差异，因此疑诊 VAP 和拟诊 VAP 仅适用于医疗机构改善其内部质量，不太适合作为统一的质控标准公开报道。

法国的一项包含 3028 例患者的多中心研究表明，机械通气时间≥ 5d 患者中 77% 至少经历 1 次 VAC，IVAC 的发生率为 29%。VAC 诊断 VAP 的敏感性为 92%，特异性为 28%；IVAC 诊断 VAP 的敏感性为 67%，特异性为 75%。并且 VAC 和 IVAC 与抗菌药物的使用量密切相关。提示机械通气患者发生 VAE 非常普遍，VAE 是机械通气患者一项合理的质控指标。

（黎毅敏）

## 第六节 呼吸机诱导的膈肌功能不全

机械通气虽然能挽救呼吸衰竭患者的生命，但同时也会带来一系列的并发症。除却最为引人瞩目的呼吸机相关性肺损伤之外；机械通气对呼吸肌所致的不良反应，尤其是机械通气诱导膈肌功能不全（ventilator-induced diaphragmatic dysfunction，VIDD）越来越引起临床医生的广泛重视。因为有 20%~30%的有创机械通气患者存在脱机困难，而 VIDD 则是其中的重要原因；显而易见，这将直接增加机械通气的相关并发症，并影响患者的生存率。

2004 年 Vassilakopoulos 等对 VIDD 做出了如下的定义：由使用机械通气所导致的膈肌功能降低。言外之意，这种膈肌功能的降低不应由诸如休克、脓毒症、药物、重度营养不良、电解质紊乱和获得性神经肌肉障碍等因素引起。而这就决定了 VIDD 只能是一种排除性诊断。在临床实践中，如果患者在机械通气一段时间后存在脱机困难或失败，且初步排除了上述致膈肌无力的因素后，则应考虑 VIDD 的存在。同时我们也能看到，由于临床上大量复合因素的存在以及缺乏对危重患者的膈肌功能进行准确检测的手段，使得 VIDD 的研究和应用面临诸多困难。

### 一、机械通气影响膈肌功能的证据

鉴于临床条件的复杂性，单纯的机械通气对膈肌功能影响的结果通常来自于动物实验。这包括了早期的氧化应激征象和无法用肌纤维萎缩解释的肌张力下降以及进而出现的膈肌萎缩和更为严重的肌无力。在小鼠的动物模型中，机械通气开始后的 6~12 小时就会出现膈肌肌力的下降；其下降的程度与机械通气的使用时间明显相关，但非呼吸肌肌群在最初 24~48 小时并不受影响。此现象在其他种类的动物模型中亦可见。

在部分人体研究中也会出现此种膈肌肌力下降与通气时间的相关性关系。Grosu 就利用超声检查发现机械通气患者的膈肌厚度以每天 6%的速度在逐渐变薄。然而，反对的声音也同样存在，比如 Demoule 就未发现两者间存在相关性。但是，他并没有否认诸如重症状态，尤其是败血症对结果的影响，也没有否认使用机械通气的重症患者的膈肌功能减退这一事实。进一步的研究还发现，当接受机械通气的 ICU 患者的呼吸肌肌力异常时，其膈肌纤维的通透性和与钙的敏感性均出现异常。上述的发现表明，除膈肌纤维本身，交感神经系统也有涉入膈肌功能减退的病理生理过程的可能。由此我们也不难看出，在临床上单因素分析机械通气对膈肌的影响难度相当大。

在多因素影响膈肌功能这一问题上，脑死亡后等待器官捐献的 ICU 患者的研究结果也许更有说服力。因为大多数患者并不伴有诸如多脏器功能衰竭和败血症等状况。Jaber 和 Levine 就分别通过膈肌活检的方法证明了使用机械通气后确实存在肌纤维超微结构的损伤和萎缩；Jaber 还发现了此类改变与机械通气时间之间的明显的相关性。同时，VIDD 动物模型中的一些现象亦在此类患者中得以重现——增加的氧化应激、主要的蛋白水解途径的激活以及线粒体功能障碍等。相反，作为研究的对照组，非呼吸肌肌肉组织，却极少出现上述膈肌组织中的异常。就肌肉的收缩力而言，Hooijman 并未发现在平均 26 小时的机械通气后，膈肌纤维有异常出现；而 Hussai 则指出膈肌肌原纤维的主、被动收缩力在机械通气 49h 后均下降。

## 二、病理生理改变的机制

VIDD 的许多征象被认为与膈肌的氧化应激密切相关。氧化应激可以加速骨骼肌纤维蛋白水解，肌纤维蛋白氧化增加 20S 蛋白酶体、钙蛋白酶和细胞凋亡蛋白酶 -3 介导的蛋白降解的敏感性。而使用抗氧化剂可以大幅度预防动物模型中 VIDD 的出现。除此之外，FOXO 的系列转录因子和信号转换及转录激活子（STAT）家族被上调，成为了 VIDD 的重要介质。新近的两项研究发现：通过对机械通气 18 小时的小鼠持续静脉注射 JAK 激酶抑制剂来阻抑 STAT3 磷酸化，可以预防线粒体功能障碍、氧化应激、肌力的下降和肌蛋白的水解。其他的信号分子，诸如 NF-κB 以及不同的蛋白溶解途径（钙激活酶、凋亡蛋白酶和泛素蛋白酶体）都可以被氧化应激所激活，进而不同程度地参与 VIDD。

虽然确切的机制尚不清楚，但不论是动物模型还是人体的研究都强烈揭示机械通气时膈肌的氧化应激的主要来源是线粒体中过量产生的活性氧自由基（ROS），而 ROS 本身就可以导致关键性蛋白酶的激活，直接促进膈肌萎缩。Powers 等曾推测 ROS 的过量产生与脂肪酸对线粒体的毒性作用以及线粒体分裂 / 融合的平衡破坏有关。Picard 等就既发现了在维持机械通气的脑死亡患者的膈肌中，线粒体的 DNA 受损、肌细胞内脂质聚集；也证明了在开始机械通气 6 小时的小鼠膈肌内，快速发生了线粒体的分裂，这种分裂倾向于发生在肌纤维间的、与收缩功能紧密相关的线粒体上，而这也许可以成为 VIDD 时膈肌肌力快速丢失的一种解释。Davis 则在小鼠模型中发现，经过 6 小时的机械通气，膈肌的血流供应和微循环中的氧分压均出现下降，也许这也可以成为线粒体分裂的另一种解释。

机械通气时微环境的改变，如缺氧环境的出现可能会通过 mTOR 活性启动促进脂质代谢异常，破坏细胞脂质稳态、诱导细胞内脂质堆积、加速脂质紊乱介导的细胞损伤；进而激活线粒体呼吸链氧化应激损伤，出现线粒体失活等；并可以产生大量的氧自由基，同时产生凋亡前体蛋白，如细胞色素 C 等。所以，脂质代谢异常可能是 VIDD 早期启动的机制之一。

## 三、膈肌功能的检测及临床应用

完整反映膈肌功能的检测方法是同时测定膈肌肌力和膈肌肌电，这包括食管压、胃压、跨膈压和膈肌肌电的检测。因为人体膈肌肌力很难直接测量，通常用吸气压力作为代替膈肌肌力的指标，如最大口腔压、最大吸鼻鼻腔压、最大吸鼻食管压及最大跨膈压等。但是，机械通气患者往往难以主动配合呼吸，气道和消化道业已安置各类插管；所以上述各种吸气压力指标的测定在方法学上很不现实。故通过使用膈肌肌电这一非努力相关指标，如磁 / 电刺激膈神经诱发膈肌复合动作电位（compound muscle action potential，CMAP）的幅度、膈神经传导时间（phrenic nerve conduction time，PNCT）及颤搐性跨膈肌压（twitch diaphragmatic pressure，TwPdi），再配合以特殊的测定管路来客观评价膈肌功能则更具现实意义。

**1. 颤搐性跨膈肌压（TwPdi）** 通过磁 / 电刺激单或双侧膈神经（于颈部胸锁乳突肌后缘中点，甲状软骨水平处）诱发膈肌收缩所产生的胃内压和食管内压（即胸腔内压）的差值。在方法上，常以较低的刺激强度开始（例如40V）；当出现CMAP时，再逐渐增大刺激强度，直到跨膈压或CMAP不再增大时为最大刺激（以刺激波频率为0.1ms为例，最大刺激膈神经的电压多在80~240V；常在最大刺激强度的基础上加大20%以确保试验过程中持续取得最大刺激)。TwPdi的正常值为18~42cmH$_2$O，单侧TwPdi>8cmH$_2$O或双侧TWPdi>18cmH$_2$O可排除有意义的膈肌功能不全。Hermans对机械通气的重症患者所做的前瞻性研究表明：TwPdi为11.5±3.9cmH$_2$O，明显低于正常对照；且通气时间越长，TwPdi下降越明显，两者呈对数递减关系。但TwPdi易受肺容量、刺激强度、预激等因素的影响，因此在操作时受试者应保持平静呼吸、刺激位置的选择要适当。

**2. 膈肌肌电** 是膈肌活动过程中产生的电信号，能有效反映膈肌功能。它包括自主呼吸产生的膈肌肌电以及通过刺激膈神经产生的CMAP两种类型。机械通气时通过磁刺激膈神经，记录CMAP幅度和PNCT（指刺激开始到CMAP出现的时间）可以反映膈神经功能。同时记录CMAP和TwPdi可以提高膈肌功能检测的准确性。正常PNCT<10ms，CMAP幅度>1.00mV。记录膈肌肌电的电极有表面电极、针电极和食管电极。虽然体表电极具有简单无创的特点，但它非常敏感、易受干扰、常无法区分特定肌群的信号；另外，使用超声引导针电极对特定肌群的穿刺是防止出现可能的气胸和出血的一种选项；食管电极被推荐放置于食管—胃交界上方1~3cm处。

**3. 膈肌超声** 超声检查不仅具有无创、简便、可重复性好等特点，还能反复观察，进行前后对比，尤其适用于重症机械通气患者。在超声检查中，呼吸机相关性膈肌功能障碍主要体现在两个指标上：膈肌的运动和膈肌的厚度。正常情况下，平静呼吸时膈肌的运动幅度不低于11mm，深呼吸时不低于47mm；正常人群的呼气末膈肌厚度（diaphragm thickness at end–expiration，DTee）为2.2~2.8mm，膈肌增厚分数［diaphragm thickening fraction，DTF=（吸气末膈肌厚度 – 呼气末膈肌厚度）/ 呼气末膈肌厚度］为28%~96%。其中DTF对膈肌功能障碍的诊断尤为重要。在膈肌功能障碍发生早期，其收缩力指标已有下降时，膈肌厚度不一定变薄；另外，膈肌的绝对厚度受人体体型影响较大，瘦小体型者的膈肌绝对厚度相对较小。若DTee ≤ 2mm且DTF<20%则提示膈肌萎缩伴功能障碍。陆志华等的研究表明，长期机械通气患者的膈肌厚度明显小于短期机械通气患者。超声评估膈肌的潜在不足在于膈肌的可探及性，不同操作者之间的一致性以及腹腔压力和肺容量体积对膈肌的直接影响。

## 四、膈肌功能障碍的防治策略

**1. 机械通气策略的选择** 动物实验表明，当允许膈肌有很大程度的自主活动情况下，采用部分支持通气模式进行机械通气可以缓解（但不能完全阻止）VIDD的发生。目前在临床上也认为，只要患者感到舒适并在不影响气体交换的情况下，应尽可能地保留膈肌的自主活动对防治VIDD是有益的。采用辅助通气、压力支持通气、适应性支持通气、神经电活动辅助通气（neurally adjusted ventilatory assist，NAVA）等模式并结合保护性通气策略，从理论上看均符合上述要求，但哪种方式最适合和（或）促进膈肌活动的水平、产生VIDD最少目前尚无研究的结论。研究发现使用非控制机械通气，即使在膈肌没有萎缩的情况下膈肌的氧化应激依然存在，膈肌仍存在力量下降的后遗症。所以，试图依赖具体的通气策略来完全阻止或逆转VIDD很可能并不现实。

**2. 药物干预措施** 使用抗氧化剂（如维生素 E 及其类似物 Trolox 和 N- 乙酰半胱氨酸等）预防 VIDD 一直是研究的热点方向。但绝大部分的成功报道来源于动物实验，临床上目前仍然缺乏有效防治 VIDD 的药物。有研究证实，mTOR 的特异性抑制剂西罗莫司（雷帕霉素）可逆转炎症诱导的低密度脂蛋白受体表达失调，减轻血管平滑肌细胞内胆固醇沉积及延缓泡沫细胞形成。因此，应用西罗莫司选择性阻断 mTOR 磷酸化，可能抑制膈肌纤维脂质沉积，也许是未来防治 VIDD 的新的突破点。

总之，VIDD 的确切机制尚不清，仍需深入研究；临床上依然缺乏切实有效的 VIDD 防治措施。由于机械通气只是膈肌功能减退的原因之一；所以在危重病患者中，积极处理基础疾病、纠正存在的感染状态同样具有重要意义。当前预防 VIDD 的最佳方法是在不影响气体交换的前提下避免长期进行控制性机械通气，并且尽最大可能不使用神经肌肉阻滞剂。而如何建立简便、可靠、重复性好的膈肌功能测定手段，选用何种机械通气的模式来降低 VIDD 的发生率，选用哪些药物用于 VIDD 的防治等，仍然是今后工作的重点。

（王京岚）

## 第七节 自主呼吸在正压通气中的生理学作用与控制

机械通气期间，自主呼吸可以改善肺组织重力依赖区气体分布、减少肺不张，从而改善通气血流比，改善氧合。同时，越来越多的研究表明：机械通气患者长期镇静制动可导致膈肌以及四肢肌肉失用性萎缩，尽早减少或避免使用镇静药物，恢复患者自主呼吸可以减少相关的并发症。恢复自主呼吸也是撤机的必经过程之一，因此，机械通气期间保留自主呼吸对患者是有益的。但是，临床研究发现，重度 ARDS 患者保留自主呼吸不仅导致或加重肺损伤，还可能引起膈肌损伤。重度 ARDS 患者早期使用肌松药物可以减少气压伤发生率（4%对 11.7%），改善 90d 病死率（30.8% 对 44.6%）；重度脓毒症机械通气患者入院 48 小时内使用肌松药物，病死率可以降低 12%。

### 一、自主呼吸与正压通气

作用于肺组织，使肺扩张产生潮气变化的作用力叫做肺应力，也叫跨肺压（$P_L$），是肺泡压（Pal）与胸腔内压（Ppl）之差：

$$P_L = Pal - Ppl$$

正压通气肌松情况下，如果胸壁顺应性无明显异常，则跨肺压主要取决于肺泡压（胸腔内压可以忽略不计），通常在吸气末测得，也叫平台压（Pplat）。机械通气期间，平台压较胸腔内压容易测得，因此平台压也常用作吸气末肺应力替代指标。无自主呼吸情况下，胸腔内压无明显变化，平台压可以有效地反映跨肺压；但是如果患者存在自主呼吸，平台压与跨肺压可能出现明显差异，随着吸气努力的增加，跨肺压同步增加，肺损伤的风险也相应增加。仰卧位下，由于肺与胸廓的相互作用、肺密度以及纵隔和腹腔内容物的影响，胸腔内压静态值随垂直高度而变化（非重力依赖区低于重力依赖区）。

肺泡压或胸腔内压改变都可引起跨肺压的变化，因此肺泡压力的增加（正压通气）或胸腔内压降低（自主呼吸）都可以产生吸气过程。健康的肺脏当中，胸腔内压的局部变化可以均匀地分布至整个肺表面，这种现象叫做流体效应（“fluid-like” behavior），因此跨肺压的改变是均匀的，吸气期间全肺基本也是均一的膨胀。正因如此，在某些情况下我们可以通过监测食管压替代胸腔内压的变化。但是，某些疾病状态下肺内出现实变，阻碍局部跨肺压的传导，导致不均一的肺膨胀。

## 二、自主呼吸的生理学作用

### （一）自主呼吸在正压通气中的生理学优点

**1. 减少镇静药物使用** 急性发病期间或疾病严重情况下，控制通气可完全替代自主呼吸，减少呼吸功，改善氧合。但是由于控制通气模式下参数设置（如流速、潮气量、吸气时间）可能与自主呼吸存在差异，因而可能发生不同程度的人机对抗。人机对抗明显者，不仅不能改善患者呼吸状况，反而会加重肺损伤，增加病死率。因此对于强自主呼吸情况下，往往需要大剂量的镇痛镇静药物，甚至肌松；而药物的使用可能影响分泌物引流，增加 VAP 发生率，诱发低血压、呼吸肌肉萎缩等。疾病好转期，自主呼吸逐渐恢复过渡为自主通气模式，可明显改善人机同步性，减少镇静药物的使用，缩短机械通气时间。

**2. 改善气体分布** 仰卧位下由于重力作用的影响，控制通气时腹侧跨肺压高于背侧跨肺压，因而导致非重力依赖区过度通气，重力依赖区通气不足，出现肺不张、实变等。对于周期性塌陷的肺泡，反复的复张—塌陷会导致非生理的应力应变，继而导致呼吸机相关性肺损伤。肺复张可以使塌陷的肺泡重新打开，但同时也可能加重非重力依赖区的过度通气。自主呼吸时膈肌收缩，靠近膈肌的肺组织（主要是下肺与背侧肺）跨肺压增加，肺泡复张，重力依赖区通气增加，从而改善全肺通气的均一性。

**3. 增加静脉回流** 胸腔负压是体循环静脉回流的主要动力。正压通气时，肺泡正压向胸腔传导，同时膈肌收缩力及张力下降，进一步降低胸腔内压。自主呼吸时，膈肌收缩下移、胸廓扩张，胸腔内压下降使回心血量增加。

**4. 改善通气血流比** 控制通气下，气体分布呈现为非重力依赖区多于重力依赖区，而肺内血流的分布正好相反，因而导致非重力依赖区无效腔样通气，重力依赖区分流样效应。自主呼吸可以改善肺灌注与通气分布，改善通气血流比，减少无效腔通气与肺内分流，从而改善动脉氧合。

**5. 减少呼吸机相关性膈肌功能障碍（VIDD）** 研究表明，控制通气时间 >18 小时即可出现膈肌纤维的萎缩。膈肌纤维缺乏活动可导致蛋白水解及细胞凋亡增加，同时伴随有谷胱甘肽浓度降低，氧化应激增加。膈肌功能障碍的严重程度与控制通气时间明显相关，一旦发生呼吸机相关性膈肌功能障碍，撤机失败率增加，住院时间延长。VIDD 的预防主要包括缩短控制通气时间，尽早恢复自主呼吸使用自主通气模式以及药物使用，如抗氧化剂等。膈肌运动可以使塌陷的肺组织得到有效的复张，同时膈肌的张力也起到重要的作用。全麻状态下（健肺，深镇静），持续膈神经刺激可以使膈肌张力增高，从而减轻腹腔压力对胸腔的影响，减少肺不张的发生。

### （二）自主呼吸在正压通气中的弊端

**1. 跨肺压与潮气量** 机械通气期间自主呼吸降低胸腔内压，跨肺压增加，如果呼吸系统力学无明显改变，则潮气量成比例增加，可导致肺损伤。然而，也有可能出现潮气量变化与跨肺压变化不同步，原因包括：第一，自主呼吸引起摆动呼吸，非重力依赖区气体流向重力依赖区，潮气量无明显变化；第二，形成内源性 PEEP；第三，自主呼吸加重肺损伤，肺顺应性降低，跨肺压恒定情况下潮气量减低。

**2. 摆动呼吸** 机械通气期间患者自主呼吸时，肺内气体从某一区域流向另一区域，潮气量无明显变化，叫做摆动呼吸。这种情况首次发现于重度 ARDS 患者当中，其机制和特点已在动物实验中得以阐明，重力依赖区的肺组织快速复张，同时伴随非重力依赖区的肺组织快速去复张。膈肌收缩产生胸腔内压作用于重力依赖区肺组织，由于肺实变等导致胸腔内压不能均匀传至全肺。摆动呼吸还未证实是否可以导致肺损伤，但是反复的开放—塌陷却可能导致肺损伤。

**3. 肺灌注增加** 自主呼吸使胸腔内压降低，血管跨壁压增加（血管内压与血管外压之差），胸肺血管扩张，肺灌注增加，导致肺水肿。临床数据表明，容积控制通气或上呼吸道梗阻时，过强的自主呼吸可导致高血管跨壁压，肺灌注增加，进而导致肺水肿。肺水肿使肺顺应性降低，肺部不均一病变加重，最终导致肺损伤。

**4. 人机对抗** 人机对抗可以加重肺损伤，双触发是单次自主呼吸触发呼吸机连续两次送气，因而潮气量为预设潮气量两倍。ARDS 进行肺保护通气策略时，可能出现双触发，从而导致潮气量大于预设潮气量（>150% $V_T$）。反转触发是深镇静患者在呼吸机送气以后，膈肌受到刺激，继而收缩产生吸气，其机制尚不清楚，但是可以通过气道压力和食管压力监测，同时伴随潮气量的增加。胸腔内压和潮气量增加均可能加重肺损伤。

**5. 主动呼气** 主动呼气可使膈肌上抬，降低呼气末肺容积，导致低氧血症。主动呼气影响呼吸机参数设置，ARDS 患者保留自主呼吸，使用阿片类药物可使腹肌张力增加，更容易发生主动呼气。呼气末容积降低使得可通气肺组织减少，恒定潮气量下可能导致肺损伤。

## 三、自主呼吸的识别

由于自主呼吸周期与控制通气周期存在差异，所以可以通过胸廓活动、呼吸机波形等识别自主呼吸，同时患者辅助呼吸肌肉的活动也可提示自主呼吸的存在。此外，还有其他的呼吸窘迫症状，如焦虑、鼻翼扇动等都提示存在自主呼吸。呼吸机监测如呼吸频率增加、吸气初压力波形下凹、高分钟通气量、高潮气量和高吸气流速等，都可以帮助评估是否存在过强的自主呼吸（如呼吸频率 >35 次 / 分，Vt>8ml/kg）。相对于呼吸频率、潮气量、分钟通气量等指标，气道闭合压（P0.1）更能反映呼吸驱动的强弱。急性呼吸衰竭早期 $P_{0.1}$ 增高反映强自主呼吸驱动，随着病情的改善逐渐下降；膈肌电活动监测也可以反映自主呼吸的有无及强弱。常用的呼吸机监测指标就可以有效地识别呼吸驱动强弱，必要情况下，高级的监测设备如食管压监测、EIT 都可以考虑用于评估跨肺压或通气模式。

但是，机械通气时自主呼吸还需要关注以下 3 个问题。第一，食管压常用于反映整体胸膜腔内压的改变，但是如果存在肺损伤，其监测的局部胸腔内压改变不一定能准确反映整体胸腔内压变化。如果患者肺内存在实变或不张，局部的胸膜腔内压改变不能得到有效的传导，因而出现低估重力依赖区的胸腔内压改变。因此，如果靠近膈肌的肺组织存在实变或不张，食管压监测可能不能监测到自主呼吸的存在。第二，自主呼吸通常可以使氧合得到改善，这可能会误导临床医生以为患者病情正在改善，其实不然，反而可能加重肺损伤。第三，常规的呼吸机监测，如气流、气道压力、食管压等，都不能反映摆动呼吸的有无，只有通过 EIT 或动态 CT 才能发现。

## 四、自主呼吸的控制

机械通气的目标包括保证充足的气体交换、避免呼吸机相关性肺损伤、最佳人机同步性以及最少机械通气时间。如上所述，正压通气下自主呼吸的利弊都有，但是否保留自主呼吸需要结合患者病情以及相应的呼吸力学参数进行权衡。总的来说，在疾病的稳定期及恢复期，或者具有严密的呼吸力学监测条件下（如食管压监测），可以考虑保留患者的自主呼吸。正压通气时，如果保留患者自主呼吸，需关注以下几点：

**1. 通气模式** 双触发更容易发生在容积控制通气模式，将模式更换为人机同步性更好的模式。如压力支持通气模式，可以有效地减少双触发，而毋需增加镇静镇痛。因此，选择合适的通气模式可以改善人机同步性。

**2. 潮气量** 限制潮气量可能减少呼吸机相关性肺损伤，但是在自主呼吸明显时不易达到，特别是以压力为目标的通气模式。如果患者自主呼吸明显，容积控制通气未必能达到控制小潮气量的目的，反而会出现患者用力吸气，胸腔内压明显减低，导致肺水肿，增加双触发的发生率。控制通气时气体主要分布于非重力依赖区及其边界萎陷的肺组织。相反，自主呼吸时主要分布于重力依赖区的不张肺组织，因为存在实变、不张等影响，膈肌的效应主要局限在不张肺组织，从而造成摆动呼吸而对整体潮气量无明显影响。但是，对于自主呼吸时限制潮气量的作用尚未得到证实。

**3. 最小自主呼吸努力** 使用肌松药物可以有效地抑制有害自主呼吸。Papazian 等临床研究表明：重度 ARDS 患者早期（短期使用）使用肌松药物可以减少病死率和气胸的发生。肌松药物使用前应对患者进行充分的镇痛镇静，对于可能出现的致命性窒息因素（如气管导管易位）进行充分的监测及管理。通过体外生命支持设备维持正常 $PaCO_2$ 也能有效地减少自主呼吸努力。此外，肺容积增加使膈肌位置下移，膈肌纤维长度降低，收缩力也相应降低。因此，恰当的肺复张可能减少自主呼吸努力和摆动呼吸。

**4. 适当进行肺复张** 进行肺复张并且使用合适的 PEEP 维持肺泡开放可改善肺顺应性，恒定潮气量下可以减低驱动压。同时，适当进行肺复张可以减弱呼吸驱动（食管压监测可表现为压力波动减低）。肺复张也可以减轻肺实变程度，改善因实变效应导致的自主呼吸下的不均一通气，避免低估胸腔内压以及摆动呼吸的产生。

（何德华　刘嘉琳）

# 第八节 正压机械通气对胸外脏器的生理学效应

正压机械通气的好处得益于压力，但也与正常生理的负压呼吸相违背，因此正压机械通气对胸内、胸外脏器也产生一系列生理学效应。

## 一、对肾脏的作用

正压机械通气可以引起尿量减少，这可能是由于正压通气造成心排血量减少，从而导致肾脏血流灌注不足、神经体液及炎症介质的作用影响肾小球滤过功能等多因素相关。

1. 正压通气可以直接增加胸腔压力和右心室负荷，造成回心血量减少，心排血量下降，肾脏灌注不足，造成低血压状态，导致急性肾损伤；其次，正压通气还通过增加腹压，减少肾脏灌注，使肾组织受压，导致急性肾损伤。研究表明，机械通气过程中，设置的呼气末正压可以进一步增加腹内压和中心静脉压，当 PEEP>4cmH$_2$O，腹内压升高，中心静脉压下降，肾脏灌注减少；当肾静脉压 >20mmHg 时，尿量明显减少；肾静脉压 >25mmHg 时无尿，导致急性肾损伤。

2. 正压机械通气可以增加肺泡毛细血管通透性及释放大量细胞因子，白介素 -6（interleukin-6，IL-6）、肿瘤坏死因子（tumor necrosis factor-α，TNF-α）、巨噬细胞炎症蛋白 -2（macrophage inflammatory protein-2）、激活的纤溶酶原激活物抑制剂（active plasminogen activator inhibitor-1，aPAI-1）和可溶性细胞间黏附分子 1（soluble intercellular adhesion molecule-1）等，这些炎症因子均为 AKI 发展的独立危险因素。动物实验研究表明，正压机械通气诱导肺泡内皮细胞和上皮细胞释放大量炎症介质进入循环系统，诱导近端肾小管上皮细胞凋亡。对 ARDS 患者给予高潮气量机械通气，可以造成 TNF-α、IL-1β、IL-6 等炎性介质水平的升高，与肾功能损伤之间具有良好的正相关性，能增加 AKI 的发生率，延长急性肾损伤持续的时间。

3. 正压机械通气通过调节神经体液系统，影响肾素 — 血管紧张素 — 醛固酮轴，通过增加血浆肾素活性，增加抗利尿激素和脑钠肽的分泌。这些神经体的激活和释放能减少肾血流量，降低肾小球滤过率，导致少尿和水钠潴留。Kuiper 等比较肺损伤通气模式（峰值吸气压力 20cmH$_2$O，PEEP 2cmH$_2$O）和肺保护通气模式（峰值吸气压力 14cmH$_2$O，PEEP 5cmH$_2$O）对肾脏的影响。结果表明，损伤通气模式下自然大鼠肾内皮素 -1 的生产增加，肾血管收缩，肾血流量减少 40%，肾灌注下降。

4. 核苷酸和嘌呤受体的表达改变。动物研究发现，通过改变潮气量和 PEEP 的设置，可以改变腺嘌呤核苷酸和嘌呤受体在肺、肝、肾的分布，影响上皮 / 内皮细胞的通透性，导致大量蛋白和炎症细胞因子的渗出，影响肾功能。

## 二、对胃肠道的作用

人体消化道不仅是重要消化器官，同时也属于体内最大的内毒素以及细菌“储存库”，参与 MODS 及 SIRS 的发生发展过程，是危重疾病的病理生理基础之一。而机械通气的危重患者极易发生胃肠道功能障碍，发生率可达 40% 以上。这类患者发生 MODS 及死亡的风险明显上升 。

1. 胃肠道由于其自身功能和结构的特点，血液灌注丰富，同时对缺血、缺氧较为敏感。在各种原因导致胃肠道损伤时，胃肠道通透性增加，胃肠道内细菌及毒素等进入体液，引起脓毒败血症和多器官功能衰竭。有研究发现，不当机械通气可导致小肠部位的血管外组织间隙增宽、血管外渗出增加，血管上皮细胞凋亡增加，甚至引起胃肠道功能障碍。有的研究甚至推测不当机械通气可引起肠道内细菌转移。目前 Nahum 的实验均证实肺源性细菌可移位入血、内毒素也可吸收入血，而不当机械通气时胃肠道内的细菌、内毒素能否吸收入血的研究尚未见有报道，但从理论上来说，不恰当机械通气时可引起气道细菌移位及内毒素吸收入血的同时，也可使胃肠道的细菌移位及内毒素吸收入血，引起脓毒症，如不能及时给予调整通气条件及治疗脓毒症则可进一步导致 MODS/MOF 等，甚至导致患者死亡。

2. 正压机械通气，特别是呼气末正压会增加胸膜腔内压，通过降低周围静脉与右心房的压力梯度从而减少静脉回流，减少前负荷而导致心排血量下降和低血压，内脏血流也随之下降，内脏血流减少而引起的黏膜缺血是诱发应激性溃疡的重要因素，也是胃肠道功能障碍发生的重要病理基础。

3. 正压通气还会引起交感活性增强，从而导致肾素、血管紧张素、醛固酮和儿茶酚胺水平增高，血流重新分布而减少内脏的灌注。

4. 正压机械通气时，胸膜腔内压增高，回心血量减少，进一步导致下腔静脉压增高，胃肠道血流灌注的阻力增加，造成胃肠道黏膜淤血。

5. 高潮气量和高呼气末正压的通气方式会引起肺内的细胞因子（如 IL-1，IL-8，TNF-α 等）增加以及肺毛细血管的通透性增加，后者会引起细胞因子进入血液循环，正压通气患者的上消化道动力明显减弱，胃的收缩活动完全丧失，十二指肠的收缩活动也降低，因机械通气危重患者多无法自主进食，加之长期卧床，胃肠道蠕动减慢，致使排便无力而导致大便长时间滞留，而肠道宿便中含有多种微生物、食物抗原以及有害代谢产物，可导致肠道菌群失调，发生内毒素以及细菌移位等，可引发胃肠道功能障碍，且细菌及毒素还可能进入循环系统，引发或加重 ARDS 及 MODS 等。

（谢　菲）

## 参考文献


[1] 朱蕾. 机械通气 .4 版 . 上海：上海科学技术出版社，2017.

[2] 钟南山，刘又宁 . 呼吸病学 . 北京：人民卫生出版社，2014.

[3] 蔡柏蔷，李龙芸 . 协和呼吸病学 . 北京：中国协和医科大学出版社，2011.

[4] Theerawit P, Sutherasan Y, Ball L, et al. Respiratory monitoring in adult intensive care unit. Expert Rev Respir Med, 2017.

[5] 刘奇，程哲，陈荣昌，等 . 呼吸力学导向的机械通气策略在急性呼吸窘迫综合征中的应用研究进展 . 中华结核和呼吸杂志，2015，38（3）：208-211.

[6] Pidaparti RM, Koombua K, Ward KR. Assessment of mechanical ventilation parameters on respiratory mechanics. J Med Eng Technol, 2012, 36(36): 34-41.

[7] Hess DR. Respiratory mechanics in mechanically ventilated patients. Respiratory Care, 2014, 59(11): 1773.

[8] Fanelli V, Zhang H, Slutsky AS. Year in review 2010：Critical Care-Respirology. Critical Care, 2011, 15：240.

[9] Pinsky MR. Cardiovascular issues in respiratory care. Chest, 2005, 128: 592S-597S.

[10] Shekerdmemian L, Bohn D. Cardiovascular effects of mechanical ventilation. Arch Dis Child, 1999, 80：475-480.

[11] Price LC, Wort SJ, Finney SJ, et al. Pulmonary vascular and right ventricular dysfunction in adult critical care：current and emerging options for management：a systematic literature review. Crit Care, 2010, 14：R169.

[12] Acosta B, Dibenedetto R, Rahimi A, et al. Hemodynamic effects of noninvasive bilevel positive airway

pressure on patients with chronic congestive heart failure with systolic dysfunction. Chest,2000,118：1004–1009.

[13] Gray A,Goodacre S,Newby DE,et al. Noninvasive ventilation in acute cardiogenic pulmonary edema. N Engl J Med,2008,359:142–151.

[14] Levitt MA. A prospective,randomized trial of BiPAP in severe acute congestive heart failure. J Emerg Med,2001,21:363–369.

[15] Michard F,Teboul JL. Predicting fluid responsiveness in ICU patients. Chest,2001,121:2000–2008.

[16] Tyberg JV,Grant DA,Kingma I,et al. Effects of positive intrathoracic pressure on pulmonary and systemic hemodynamics. Respir Physiol,2000,119:171–179.

[17] Marik PE,Monnet X,Teboul JL. Hemodynamic parameters to guide fluid therapy. Annals of Intensive Care,2011,1:1–9.

[18] Michard F,Boussat S,Chemla D,et al. Relation between respiratory changes in arterial pulse pressure and fluid responsiveness in septic patients with acute circulatory failure. Am J Respir Crit Care Med,2000,162:134–138.

[19] Macklin CC.Transport of air along sheaths of pulmonic blood vessels from alveoli to mediastinum. Arch Intern Med,1939,64:913–926.

[20] Webb HH,Tierney DF. Experimental pulmonary edema due to intermittent positive pressure ventilation with high inflation pressures. Protection by positive end–expiratory pressure. Am Rev Respir Dis,1974,110:556–565.

[21] Dreyfuss D,Basset G,Soler P,et al.Intermittent positive pressure hyperventilation with high inflation pressures produces pulmonary microvascular injury in rats. Am Rev Respir Dis,1985,132:880–884.

[22] Bouhuys A. Physiology and musical instruments. Nature,1969,221:1199–1204.

[23] Mead J,Takishima T,Leith D. Stress distribution in lungs：a model of pulmonary elasticity. J Appl Physiol,1970,28:596–608.

[24] Slutsky AS.Lung injury caused by mechanical ventilation.Chest,1999,116:9S–15S.

[25] Kawano T,Mori S,Cybulsky M,et al. Effect of granulocyte depletion in a ventilated surfactant–depleted lung.J Appl Physiol,1987,62:27–33.

[26] Tremblay LN,Slutsky AS. Ventilator–induced injury: from barotraumato biotrauma. Proc Assoc Am Physicians,1998,110(6):482–488.

[27] Uhlig S. Ventilation–induced lung injury and mechanotransduction：stretching it too far? Am J Physiol Lung Cell Mol Physiol,2002,282:892–896.

[28] The Acute Respiratory Distress Syndrome Network. Ventilation with lower tidal volumes as compared with traditional tidal volumes for acute lung injury and the acute respiratory distress syndrome. N Engl J Med,2000,342:1301–1308.

[29] Sinclair SE,Kregenow DA,Starr I,et al.Therapeutic hypercapnia and ventilation–perfusion matching in acute lung injury:low minute ventilation vs inspired $CO_2$. Chest,2006,130:85–92.

[30] Ijland MM,Heunks LM,van der Hoeven JG. Bench–to–bedside review: hypercapnic acidosis in lung injury–from 'permissive' to therapeutic'.Crit Care,2010,14:237.

[31] Talmor D,Sarge T,Malhotra A,et al.Mechanical ventilation guided by esophageal pressure in acute lung

injury.N Engl J Med,2008,359:2095-2104.

[32] Kacmarek RM,Villar J. Lung recruitment maneuvers during acute respiratory distress syndrome: is it useful? Minerva Anestesiol,2011,77:85-89.

[33] Fan E,Wilcox ME,Brower RG,et al. Recruitment maneuvers for acute lung injury: a systematicreview. Am J Respir Crit Care Med,2008,178:1156-1163.

[34] Gattinoni L,Caironi P,Cressoni M,et al. Lung recruitment in patients with the acute respiratory distress syndrome. N Engl J Med,2006,354:1775-1786.

[35] Ferguson ND,Cook DJ,Guyatt GH,et al. High-frequency oscillation in early acute respiratory distress syndrome. N Engl J Med,2013,368:795-805.

[36] Young D,Lamb SE,Shah S,tet al. High-frequency oscillation for acute respiratory distress syndrome. N Engl J Med,2013,368:806-813.

[37] Guérin C,Reignier J,Richard JC et al. Prone positioning in severe acute respiratory distress syndrome. N Engl J Med,2013,368:2159-2168.

[38] Brodie D,Bacchetta M. Extracorporeal membrane oxygenation for ARDS in adults. N Engl J Med,2011, 365:1905-1914.

[39] Bein T,Weber-Carstens S,Goldmann A,et AL. Lower tidal volume strategy(≈3ml/kg)combined with extracorporeal $CO_2$ removal versus 'conventional' protective ventilation(6ml/kg) in severe ARDS. Intensive Care Med,2013,39(5):847-856.

[40] Australia and New Zealand Extracorporeal Membrane Oxygenation(ANZ ECMO) Influenza Investigators, Davies A,Jones D,et al.Extracorporeal Membrane Oxygenation for 2009 Influenza A(H1N1) Acute Respiratory Distress Syndrome. JAMA,2009,302(17):1888-1895.

[41] Noah MA,Peek GJ,Finney SJ,et al. Referral to an extracorporeal membrane oxygenation center and mortality among patients with severe 2009 influenza A(H1N1). JAMA,2011,306:1659-1668.

[42] Peek G,Mugford M,Tiruvoipati R,et al. for the CESAR trial collaboration: Efficacy and economic assessment of conventional ventilatory support versus extracorporeal membrane oxygenation for severe adult respiratory failure(CESAR): a multicentre randomized controlled trial. Lancet,2009,374 : 1351-1363.

[43] Papazian L,Forel JM,Gacouin A,et al.ACURASYS Study Investigators: Neuromuscular blockers in early acute respiratory distress syndrome. N Engl J Med,2010,363:1107-1116.

[44] Gary F. Nieman,Joshua Satalin. Penny Andrews Personalizing mechanical ventilation according to physiologic parameters to stabilize alveoli and minimize ventilator induced lung injury(VILI)Intensive Care Medicine Experimental,2017:5:8.

[45] Beitler JR,Malhotra A,Thompson BT.Ventilator-induced lung injury.Clin Chest Med,2016,37(4): 633-646.

[46] Ding C,Zhang Y,Yang Z,et al. Incidence,temporal trend and factors associated with ventilator-associated pneumonia in mainland China: a systematic review and meta-analysis. BMC infectious diseases,2017,17(1):468.

[47] Kalanuria AA,Zai W,Mirski M. Ventilator-associated pneumonia in the ICU. Crit Care,2014,18(2):208.

[48] 刘又宁，曹彬，王辉，等．中国九城市成人医院获得性肺炎微生物学与临床特点调查．中华结核和

呼吸杂志,2012,35(10):739-746.

[49] 中华医学会重症医学分会. 呼吸机相关性肺炎诊断、预防和治疗指南(2013). 中华内科杂志,2013,52(6):524-543.

[50] Klompas M,Branson R,Eichenwald EC,et al. Strategies to prevent ventilator-associated pneumonia in acute care hospitals:2014 update. Infect Control Hosp Epidemiol,2014,35(8):915-936.

[51] Barbier F,Andremont A,Wolff M,et al.Hospital-acquired pneumonia and ventilator-associated pneumonia: recent advances in epidemiology and management. Curr Opin Pulm Med,2013,19(3): 216-228.

[52] Bouadma L,Sonneville R,Garrouste-Orgeas M,et al. Ventilator-associated events: prevalence,outcome, and relationship with ventilator-associated pneumonia. Crit Care Med,2015,43(9):1798-1806.

[53] Heunks LM,van der Hoeven JG.Clinical review: the ABC of weaning failure-a structured approach.Crit Care,2010,14(6):245.

[54] Pu L,Zhu B,Jiang L,et a1.Weaning critically ill patients from mechanical ventilation:a prospective cohoa study.J Crit Care,2015,30(4):862-867.

[55] Vassilakopoulos T,Petrof B J. Ventilator-induced diaphragmatic dysfunction. Am J Respir Crit Care Med,2004,169:336-341.

[56] Corpeno R,Dworkin B,Cacciani N,et al. Time course analysis of mechanical ventilation-induced diaphragm contractile muscle dysfunction in the rat. J Physiol,2014,592:3859-3880.

[57] Hermans G,Agten A,Testelmans D,et al. Increased duration of mechanical ventilation is associated with decreased diaphragmatic force:a prospective observational study. Crit Care,2010,14:R127.

[58] Jaber S,Petrof BJ,Jung B,et al. Rapidly progressive diaphragmatic weakness and injury during mechanical ventilation in humans. Am J Respir Crit Care Med,2011,183:364-371.

[59] Grosu HB,Lee YI,Lee J,et al. Diaphragm muscle thinning in patients who are mechanically ventilated. Chest,2012,142:1455-1460.

[60] Demoule A,Jung B,Prodanovic H,et al. Diaphragm dysfunction on admission to the intensive care unit. Prevalence,risk factors,and prognostic impact-a prospective study. Am J Respir Crit Care Med,2013,188:213-219.

[61] Hooijman PE,Beishuizen A,de Waard MC,et al. Diaphragm fiber strength is reduced in critically ill patients and restored by a troponin activator. Am J Respir Crit Care Med,2014,189:863-865.

[62] Hooijman PE,Beishuizen A,Witt CC,et al. Diaphragm muscle fiber weakness and ubiquitin-proteasome activation in critically ill patients. Am J Respir Crit Care Med,2015,191:1126-1138.

[63] Jaber S,Petrof BJ,Jung B,et al. Rapidly progressive diaphragmatic weakness and injury during mechanical ventilation in humans. Am J Respir Crit Care Med,2011,183:364-371.

[64] Levine S,Nguyen T,Taylor N,et al. Rapid disuse atrophy of diaphragm fibers in mechanically ventilated humans. N Engl J Med,2008,358:1327-1335.

[65] Levine S,Biswas C,Dierov J,et al. Increased proteolysis,myosin depletion,and atrophic AKT-FOXO signaling in human diaphragm disuse. Am J Respir Crit Care Med,2011,183:483-490.

[66] Hussain SN,Mofarrahi M,Sigala I,et al. Mechanical ventilation-induced diaphragm disuse in humans triggers autophagy. Am J Respir Crit Care Med,2010,182:1377-1386.

[67] Tang H, Lee M, Budak MT, et al. Intrinsic apoptosis in mechanically ventilated human diaphragm: linkage to a novel Fos/FoxO1/Stat3-Bim axis. FASEB J, 2011, 25: 2921–2936.

[68] Picard M, Jung B, Liang F, et al. Mitochondrial dysfunction and lipid accumulation in the human diaphragm during mechanical ventilation. Am J Respir Crit Care Med, 2012, 186: 1140–1149.

[69] Hooijman PE, Paul MA, Stienen GJM, et al. Unaffected contractility of diaphragm muscle fibers in humans on mechanical ventilation. Am J Physiol Lung Cell Mol Physiol, 2014, 307: L460–L470.

[70] Hussain SN, Cornachione A, Guichon C, et al. Prolonged controlled mechanical ventilation in humans triggers myofibrillar contractile dysfunction and myofilament protein loss in the diaphragm. Thorax, 2016, 71: 436–445.

[71] Whidden MA, Smuder AJ, Wu M, et al. Oxidative stress is required for mechanical ventilation-induced protease activation in the diaphragm. J Appl Physiol, 2010, 108: 1376–1382.

[72] Agten A, Maes K, Smuder A, et al. N-Acetylcysteine protects the rat diaphragm from the decreased contractility associated with controlled mechanical ventilation. Crit Care Med, 2011, 39: 777–782.

[73] Levine S, Biswas C, Dierov J, et al. Increased proteolysis, myosin depletion, and atrophic AKT-FOXO signaling in human diaphragm disuse. Am J Respir Crit Care Med, 2011, 183: 483–490.

[74] Tang H, Lee M, Budak MT, et al. Intrinsic apoptosis in mechanically ventilated human diaphragm: linkage to a novel Fos/FoxO1/Stat3-Bim axis. FASEB J, 2011, 25: 2921–2936.

[75] Smuder AJ, Sollanek KJ, Min K, et al. Inhibition of forkhead box O-specific transcription prevents mechanical ventilation-induced diaphragm dysfunction. Crit Care Med, 2015, 43: e133–e142.

[76] Smith IJ, Godinez GL, Singh BK, et al. Inhibition of Janus kinase signaling during controlled mechanical ventilation prevents ventilation-induced diaphragm dysfunction. FASEB J, 2014, 28: 2790–2803.

[77] Tang H, Smith IJ, Hussain SN, et al. The JAK-STAT pathway is critical in ventilator-induced diaphragm dysfunction. Mol Med, 2015, 20: 579–589.

[78] Smuder AJ, Hudson MB, Nelson WB, et al. Nuclear factor-kB signaling contributes to mechanical ventilation-induced diaphragm weakness. Crit Care Med, 2012, 40: 927–934.

[79] Agten A, Maes K, Thomas D, et al. Bortezomib partially protects the rat diaphragm from ventilator-induced diaphragm dysfunction. Crit Care Med, 2012, 40: 2449–2455.

[80] Powers SK, Hudson MB, Nelson WB, et al. Mitochondria-targeted antioxidants protect against mechanical ventilation-induced diaphragm weakness. Crit Care Med, 2011, 39: 1749–1759.

[81] Powers SK, Wiggs MP, Duarte JA, et al. Mitochondrial signaling contributes to disuse muscle atrophy. Am J Physiol Endocrinol Metab, 2012, 303: E31–E39.

[82] Schonfeld P, Wojtczak L. Fatty acids as modulators of the cellular production of reactive oxygen species. Free Radic Biol Med, 2008, 45: 231–241.

[83] Romanello V, Sandri M. Mitochondrial biogenesis and fragmentation as regulators of protein degradation in striated muscles. J Mol Cell Cardiol, 2013, 55: 64–72.

[84] Picard M, Azuelos I, Jung B, et al. Mechanical ventilation triggers abnormal mitochondrial dynamics and morphology in the diaphragm. J Appl Physiol, 2015, 118: 1161–1171.

[85] Davis RT, Bruells CS, Stabley JN, et al. Mechanical ventilation reduces rat diaphragm blood flow and impairs oxygen delivery and uptake. Crit Care Med, 2012, 40: 2858–2866.

[86] 王梦丽，于涛，金孝炬．呼吸机相关膈肌功能障碍的研究进展．国际麻醉学与复苏杂志，2016，37(5)：456-471.

[87] 罗远明，陈荣昌，钟南山．磁刺激诱发的膈肌复合动作电位的多导食道电极记录及其在重症监护室患者中的应用．中华结核和呼吸杂志，2005，28：505-508.

[88] Luo YM，Hart N，Musffa N，et al.Reproducibility of twitch and sniff transdiaphragmatie pressures.Respir Physiol Neurebiol，2002，132：301-306.

[89] Hermans G，Agten A，Testelmans D，et al. Increased duration of mechanical ventilation is associated with decreased diaphragmatic force：a prospective observational study. Critical Care，2010，14：R127-136.

[90] Luo YM，Lyau RA，Lou Harris M，et al.Quantification of the esophageal diaphragm electmmyogram with magnetic phrenic nerve stimulation.Am J Respir Crit Care Med，1999，160(5 Pt 1)：1629-1634.

[91] McCool FD，Tzelepis GE.Dysfunction of the diaphragm. N Engl J Med，2012，366(10)：932-942.

[92] 陆志华，葛慧青，许立龙，等．床旁超声评估长期机械通气患者膈肌功能障碍的临床研究．中华结核和呼吸杂志，2016，39(9)：739-740.

[93] Gayan-R G，Testelmans D，Maes K，et al. Intermittent spontaneous breathing protects the rat diaphragm from mechanical ventilation effects. Crit Care Med，2005，33：2804-2809.

[94] Ma KL，Liu J，Wang CX，et al.Activation of mTOR modulates SREBP-2 to induce foam cell formation through increased retinoblastoma protein phosphorylation. Cardiovasc Res，2013，100(3)：450-460.

[95] 朱蕾．机械通气.4 版．上海：上海科学技术出版社，2017.

[96] Richard M.Schwartzstein，Michael J.Parker.Respiratory physiology：a clinical approach.Philadelphia：Lippincott Williams & Wilkins，2006.

[97] Kacmarek RM，Stoller JK，Heuer AJ. Egan's fundamentals of respiratory care，10th ed.Holland：Elsevier Inc，2013.

[98] Martin J.Tobin.Principles and practice of mechanical ventilation.3rd ed.New York：McGraw-Hill，2013.

[99] Mason RJ，Ernst JD，et al. Murray and Nadel`s textbook of respiratory medicine.6th ed.Holland：Elsevier Inc.，2016.

[100] Takeshi Yoshida，et al.Spontaneous breathing during mechanical ventilation-risks，mechanisms & management，Am J Respir Crit Care Med，2017 Apr 15，195(8)：985-992.

[101] Neil MacIntyre.Spontaneous breathing during mechanical ventilation：a two-edged sword. Crit Care Med，2016 Aug，44(8)：1625-1626.

[102] Gama de Abreu M，Güldner A，Pelosi P. et al.Spontaneous breathing activity in acute lung injury and acute respiratory distress syndrome，Curr Opin Anaesthesiol，2012，25(2)：148-155.

[103] Ricci Z，Ronco C. Pulmonary/renal interaction.Curr Opin Crit Care，2010，16(1)：13-18.

[104] Kras L，Geraldo B，Thalita D，et al. Acute kidney injury in critically ill patients with lung disease：kidney-lung crosstalk. Rev Bras Terintensive，2013，25(2)：130-136.

[105] Kuiper Jw，plotz FB，Groenevekd AJ，et al. High tidal volume mechanical ventilation induced lung injury in rats is greater after acid instillation than after sepsis induced acute lung injury，but does not inrease systemic inflammation：an experimental study. BMC Nesthesiol，2011，11：26.

[106] Imai Y，Parodo J，Kajikawa O，et al. Injurious mechanical ventilation and end-organ epithelial cell apoptosis and organ dysfunction in an experimental model of acute respiratory distress syndrome.

JAMA,2003,289(16):2014-2112.

[107] Singbartl K,Kellum JK. Aki in the icu:definition,epidemiology,risk stratification,and outcomes.Kidney int,2012,81(9):819-825.

[108] Kuiper JW,Groeneveld AB,Haitsma JJ,et al. Injurious mechanical ventilation causes kidney apoptosis and dysfunction during sepsis but not after intratracheal acid instillation: an experimental study. BMC Nephrology,2014,15:126.

[109] Douillet CD, Robinson WP 3rd,Zarzaur BL,et al. Mechanical ventilation alters airway nucleotides and purinoceptors in lung and extra pulmonary organs. Am J Respir Cell Mol Biol,2005,35(1):52-58.

[110] 金文扬，孙伟，张远怀，等.危重患者胃肠功能衰竭预测指标及预后关系.中国基层医药,2009,16(3):387-388，后插三.

[111] 蓝海涛，赵昕，何龙，等中药消胀贴治疗机械通气患者胃肠功能障碍临床观察.北京中医药,2012,31(11):845-847.

[112] Nahum A,Hoyt J,Schmitz L,et al. Effect of mechanical ventilation strategy on dissemination of intratracheally instilled Escherichia coli in dogs.Crit Care Med,1997,25:1733-1743.

# 第19章 有创正压通气

有创机械通气是指通过建立人工气道（经鼻或经口气管插管、气管切开），应用正压机械通气方式，达到维持、改善和纠正患者由于诸多原因所致的急慢性重症呼吸衰竭的一种治疗措施。常见的有创人工气道包括：气管插管（包括经口气管插管和经鼻气管插管）和气管切开、喉罩等。有创正压通气为临床医学中不可缺少的生命支持手段，为治疗原发病提供了时间，极大地提高了呼吸衰竭的治疗水平。

有创正压通气技术的临床应用经历了十分漫长的发展过程，早在15—19世纪中叶就有类似人工呼吸机的装置产生，但呼吸机真正得到迅速发展还是在20世纪中下叶。

早在罗马帝国时代，著名医生盖伦（Galen）就曾提出这样的假设：假如通过已死动物咽部向气管吹气，动物的肺可以膨胀起来。1664年，Hooke把一根导气管放入狗犬的气管，并用风箱对其进行通气，结果发现狗犬可以存活超过1。1774年，Tossach首次运用口对口呼吸，成功地对一例1例患者进行复苏。之后不久，基于Fothergill提出的使用风箱吹气代替口对口呼吸的急救方法被推荐用于溺水患者的复苏，并在当时被欧洲广泛应用。但在1827—1828年，Leroy通过一系列研究证明风箱技术会产生致命性气胸。这使“有创机械通气”技术的应用受到了限制，在以后相当长的时间里发展相对缓慢，直至进入20世纪中下叶才真正得到迅速发展。

从20世纪20年代第一台负压通气机——铁肺问世至今，机械通气已走过一个世纪。1928年，Driker-Shaw成功研制出“铁肺（iron lung）”，并在临床上广泛使用，这使当时脊髓灰质炎的病死率大大降低。虽然在20世纪早期就提出了机械通气的原始形式，但只有在20世纪60年代初，由于现代ICU的诞生，正压通气才成为日常技术。1952年夏天，哥本哈根市脊髓灰质炎大流行期间，在麻醉科医生Ibsen的倡议下，医生们开始对患者行气管切开，采用麻醉用的压缩气囊间隙正压通气，挽救了大批患者的生命。这对正压通气的发展起了极大的推动作用。

之后，正压通气不断发展，而负压通气逐渐被淘汰。近年来机械通气模式不断发展、完善，出现了例如压力调节容积控制通气模式（PRVCV）、压力释放通气模式（PRV）、容积保障压力支持通气模式（VAPSV）、成比率通气模式（PAV）、神经调节辅助通气

（NAVA）、智能化脱机模式（SmartCare）等的通气模式。随着对呼吸生理的深入了解和对临床实践不断总结，通气策略也有所发展，例如出现了ARDS的俯卧位通气及肺保护性通气策略：①小潮气量（6~8ml/kg）；②“容许性高碳酸血症”；③加用适当的PEEP维持“肺开放”。这些通气技术及通气策略的发展为我们在不同患者、不同病理生理情况下的治疗，提供了更多合理的选择。

机械通气经历了从负压到正压、从不同步到同步、从简单机械到高度自动化及智能化的历程。随着通气技术的发展，呼吸衰竭的治疗将会取得更好效果。

（黎毅敏）

## 第一节 适应证和禁忌证

有创正压通气是治疗各种类型呼吸衰竭的有效通气方式，临床医生应熟练掌握机械通气的适应证和禁忌证。这是因为使用有创正压通气会对患者的呼吸生理、血流动力学和循环、中枢、胃肠道、肝肾功能等多器官造成影响；并且不同的病情以及同一患者的病情的不同阶段对机械通气的呼吸机模式、参数均有不同的要求，必须要求临床医生随时进行调整，以增加人机协调性，最大限度减少呼吸机对患者的不良反应，预防和降低机械通气并发症的发生。

### 一、适应证

**1. 心跳、呼吸停止** 任何原因引起的心跳、呼吸停止，均应尽早进行心肺脑复苏。及早进行有创呼吸机辅助通气，是心肺复苏的必需治疗之一，可避免因严重缺氧造成的全身器官功能尤其是脑功能的不可逆性的损害。

**2. 胸、肺部疾病** 目前胸、肺部疾病中需要使用有创正压通气的情况包括有慢性阻塞性肺疾病急性加重期（AECOPD）、重症肺炎、急性呼吸窘迫综合征（ARDS）以及胸部大手术术后的呼吸支持。针对AECOPD患者，早期可应用无创呼吸机辅助通气，但随着$PaCO_2$水平的升高，患者意识障碍的出现，或出现气道分泌物排出困难，或呼吸肌肉的疲劳，均应尽早进行有创通气治疗。

重症肺炎、ARDS患者出现严重呼吸困难伴低氧血症（$PaO_2<60mmHg$）或是呼吸窘迫致辅助呼吸肌的动用明显时，尽管尚能维持$PaO_2$在60mmHg水平以上，仍应考虑使用有创通气治疗，避免严重缺氧造成的全身脏器损伤。

大手术术后（心脏及大血管手术、胸部手术）出现低氧血症、呼吸衰竭应及时使用呼吸机治疗。已经进行有创通气的患者，应每日评估心肺功能。

除了有反常呼吸运动的连枷胸是应用有创呼吸机的指征，其他胸部外伤导致的呼吸衰竭无法纠正时，也应及早进行有创正压通气。

**3. 神经—肌肉系统疾病** 神经肌肉疾病是指一系列累及周围神经系统和（或）肌肉的疾病，主要包括运动神经元病、周围神经病、神经—肌肉接头疾病和肌肉疾病等，分为中枢性和周围性。中枢性主要指由呼吸中枢受损产生的中枢性呼吸抑制和受损，常见的有脑卒中、脑炎、脑外伤、脑部手术的直接损伤或各种原因所致的脑水肿、癫痫持续状态等。

周围性是指脊髓及脊髓神经根、呼吸肌肉受损引起的呼吸困难甚至呼吸停止。导致呼吸肌受累的常见神经肌肉疾病有运动神经元病（如肌萎缩侧索硬化）、多发性周围神经病（如吉兰—巴雷综合征）、神经肌肉接头传递障碍性肌病（如重症肌无力、炎症性肌病）等。

**4. 循环系统疾病** 尽管有创正压通气后胸腔内压增高可造成回心血量的减少，导致心排血量下降，从而可能造成血流动力学的不稳定，但并非是使用有创通气的禁忌证。如急性肺水肿、心脏疾病（大面积心肌梗死、心肌炎等）、心脏大手术术后等病例，当无创通气无法纠正呼吸衰竭、稳定心肺功能时，应及时进行有创通气治疗。

**5. 中毒造成的呼吸衰竭** 中毒引起的呼吸抑制，继而出现了氧分压下降或二氧化碳储留，当病因不能纠正造成的呼吸衰竭无法缓解，应考虑使用有创呼吸机辅助通气，避免因缺氧造成全身器官损害。临床上常见的是因药物中毒，其中包括各种催眠镇静药，如吗啡、苯二氮䓬类、巴比妥类等；麻醉药过量，如芬太尼、肌松剂、氯胺酮等。此外，急诊多见农药中毒，如有机磷、有机氯等。此时，应使用有创通气治疗直至中毒病因被清除。需要注意的是，由于某些手术过程需要使用肌松剂，因此需重视肌松剂的残余作用。残余肌松可引起术后呼吸功能损害和增加术后肺部并发症的发生率，减弱机体对缺氧性通气反应的代偿能力，此时应进行有创通气治疗，直至药物引起的神经肌肉阻滞作用消失，自主呼吸恢复。

**6. 腹部外伤、腹腔感染或腹部大手术术后** 腹部外伤、腹腔感染或大手术术后需要密切监测腹内压，当患者腹胀明显、腹内压明显增高时，可直接影响肺功能，导致肺顺应性下降、气道阻力增加，使肺通气量、功能残气量、残气容量进行性下降；此外，同步上升的胸膜腔内压升高及肺泡张力下降，也可导致肺血管阻力升高，诱发肺水肿，进而造成肺外 ARDS。因此，针对这类患者，应密切监测腹内压引起的呼吸功能的改变，必要时行有创正压通气，直至病因解除。

总之，掌握应用有创呼吸机的指征是宜早不宜晚，尤其是对大部分急性呼吸衰竭的患者，应密切评估病情，以免增加病死率。当造成呼吸衰竭的病因不明时，应尽早进行有创正压通气治疗，纠正严重低氧血症，在维持患者生命的同时积极寻找病因。另外，如需进行有创通气，应首先建立人工气道。目前建立人工气道的方法主要有 3 种：经口气管插管、经鼻气管插管、气管切开。临床医生应熟练掌握建立人工气道的方法，尤其是存在急性呼吸衰竭、严重低氧血症患者，迅速而有效建立人工气道可以及早缓解低氧血症；同时应注意，在建立人工气道的同时，应做好氧储备，防止因严重低氧血症出现心跳、呼吸停止，从而对患者的生命造成无可挽回的损失。

## 二、禁忌证

一般来说，有创正压通气没有绝对的禁忌证。对于进行机械通气的患者，临床医生应针对其病情变化采用适当的通气策略及调整呼吸机参数，减少人机对抗。对于某些特殊病例，应采用特殊的通气方式，如分侧肺通气等。以下情况可视为有创正压通气的相对禁忌证。

**1. 严重肺大疱** 当 AECOPD 出现呼吸衰竭而无创通气不能缓解病情时，需要进行有创通气治疗。但巨大肺大疱可能在正压通气下出现破裂，导致医源性气胸，加重缺氧。因此，临床医生应熟练掌握呼吸机的通气方式，根据患者病情随时调整呼吸机参数，减少医源性肺损伤；一旦出现气胸，应立即进行引流。

2. **张力性气胸及纵隔气肿未行引流** 对于气胸，尤其是张力性气胸，应先进行胸腔闭式引流，否则有创正压通气会进一步加重气胸；若病情不允许，应争取两者同时进行。这是因为未经引流的气胸或纵隔气肿会因为正压通气使肺脏破口无法闭合，已闭合的破口也可能因为正压通气重新破裂，从而使得气胸进一步加重，肺组织受压更加明显，甚至造成医源性张力性气胸。对于高危患者，一旦出现低氧等临床表现，应尽早排除气压伤。

3. **大咯血或严重误吸引起窒息** 因大咯血或严重误吸造成气道阻塞，在气道未通畅前，原则上不宜立即进行机械通气，否则机械通气会将血块或误吸物压入小气道引起阻塞性肺不张；此时应尽早通畅气道，吸出血液或误吸物。注意，在保持气道通畅的同时应密切评估患者呼吸衰竭是否能够纠正，否则应行机械通气治疗。

4. **低血容量性休克未纠正** 因正压通气可造成回心血量的减少，当低血容量性休克出现血流动力学不稳定时，进行机械通气可进一步加重休克，此时应尽快补足血容量。但值得注意的是，在休克未纠正前患者已经出现了呼吸衰竭、乃至危及生命时，也应尽早进行机械通气治疗，同时尽快纠正休克。

5. **支气管胸膜瘘** 存在支气管胸膜瘘的患者进行正压通气时，气体会在支气管胸膜瘘处进出，若瘘口已与周围胸膜组织粘连，气体不能进入胸膜腔造成肺组织受压；但若瘘口尚未与周围胸膜组织粘连，正压通气的气体可能造成医源性气胸，从而不能达到满意的临床疗效。因此，必须进行机械通气的支气管胸膜瘘的患者，应尽早针对病因进行治疗，与此同时，根据病情及时调整呼吸机参数，通常可选择高频通气的方式帮助瘘口修复。

6. **严重活动性肺结核** 当活动性肺结核病灶范围不大时可进行机械通气治疗，如合并大咯血、肺大疱或气胸时应慎用，具体原因可见前述。同时，应做好医院感染的防护，使用密闭式吸痰管及细菌过滤器有助于控制院内感染。

7. **急性心肌梗死并心源性休克** 以往认为，心肌梗死造成血流动力学不稳定使用机械通气会进一步加重休克，因此将心肌梗死列为有创正压通气的禁忌证。但近年来的观点认为，当心肌梗死合并严重呼吸衰竭时，应尽早进行呼吸机治疗。但此时应密切监测血流动力学，积极针对原发病进行治疗，改善心功能，降低病死率。

8. **临床医生对呼吸机性能不了解** 当临床医生缺乏应用呼吸机治疗的基本知识或对呼吸机性能不了解时，可能存在不合理使用呼吸机，造成医源性肺损伤。因此，应在有经验的医生指导下进行机械通气，减少对患者的危害。针对不同患者和同一患者病情的变化，应随时评估呼吸机使用的模式和参数，减少人机对抗。

（黎毅敏）

## 第二节 通气模式

随着科技发展，有创呼吸机除了常规通气模式外，新型通气模式亦层出不穷。市面上呼吸机品牌众多，不同品牌呼吸机对同一通气机制的模式具有不同的命名，容易造成使用者困惑。需要掌握呼吸机基础模式通气的工作原理，才能更好地理解不同呼吸机以及新型模式的工作方式，才能根据患者病情给予相应的恰当的通气模式、参数设置及监测。

## 一、通气模式分类

根据呼吸机通气的目标可将通气模式分为两种：定容型和定压型通气模式（表 19-1）。定容型模式即以预设潮气量为目标的通气模式，吸气流速波形可选择恒定流速的方波或非恒定流速的递减波，以递减波型更符合人体生理呼吸。气道压力在吸气时呈递增上升，气道压力受气道阻力、肺顺应性影响而变化。因此，当患者肺顺应性低、气道阻力高时，可能出现压力过高，甚至气压伤。现代呼吸机为降低气压伤风险，当气道峰压达到报警预设值或以下 5cm$H_2O$ 左右时，呼气阀开放，以降低气道压力。定压型模式即以预设气道压力为目标的通气模式，预设压力越大，吸气峰流速越高。吸气流速波形自动默认为递减波，即吸气早期流速较高，有助于使塌陷肺泡复张。潮气量会随胸、肺顺应性和气道阻力变化而变化。

**表 19-1　定容型通气和定压型通气的区别**

| | 定容 | 定压 |
|---|---|---|
| 潮气量 | 恒定 | 可变 |
| 气道峰压 | 可变 | 恒定 |
| 流速波形 | 预设（减速波或方波） | 减速 |
| 峰流速 | 恒定 | 可变 |
| 吸气时间 | 预设 | 预设 |
| 最小呼吸频率 | 预设 | 预设 |

无论是定容型通气还是定压型通气，需首先了解呼吸机通气的机制：

1. **何时送气**　呼吸机既可由患者自主呼吸触发送气，也可由呼吸机按指令规律送气。

2. **呼吸机如何知道患者需要吸气**　可通过设置压力触发或流速触发。当吸气用力所产生的气道压力下降值或吸气流速达到预设的压力触发灵敏度或流速触发灵敏度时，呼吸机认为患者有吸气动作，给予送气。压力或流量触发灵敏度设置不恰当会影响通气的效果。如送气触发灵敏度设置过低，可引发误触发，导致过度通气；设置过高，则增加患者吸气做功，也会导致通气不足甚至窒息。

3. **何时由吸气转为呼气**　吸气与呼气的切换有 4 种方式。①容量切换：呼吸机将预设吸入气量送入肺内后即转为呼气；②压力切换：呼吸机向气道送气达到预设压力时，则吸气转为呼气；③流速切换：当吸气流速小于预设值时，呼吸机停止送气，转为呼气；④时间转换：呼吸机送气到预设的吸气时间时，即停止送气，转为呼气。目前智能呼吸机已将以上四种切换方式灵活组合，应用于不同的通气模式中。

## 二、通气支持方式分类

根据呼吸机通气的机制，可将呼吸机的基本的通气支持方式分为 4 类：指令（控制）、辅助、支持、自主呼吸。

**1. 指令通气（mandatory ventilation，MV），亦称控制通气（controlled ventilation，CV）** 呼吸机以预设频率定时触发，按照预设的呼吸频率、吸气时间、潮气量或气道压送气，在达到预设时间时切换为呼气。这种模式下，呼吸机完全代替患者的自主呼吸，因此能最大限度缓解呼吸肌疲劳、降低氧耗。持续指令通气（continuous mandatory ventilation，CMV）模式下，患者在呼吸机预设频率以外的自主呼吸不能触发呼吸机通气，因此，当患者有强烈的吸气动作时，会因不能触发呼吸机通气而引起严重的人机不同步，所以CMV模式只适合用于自主呼吸完全停止或极其微弱者，如全麻、中枢神经系统疾病、镇静药物中毒等。CMV模式是完全的呼吸机控制通气，患者不能调节自主吸气时间，不能调节自主吸气量。若参数设置不当则会出现过度通气或通气不足，长时间应用该模式也易引起呼吸肌萎缩和呼吸机依赖。

**2. 辅助通气（assisted ventilation，AV）** 患者存在自主呼吸，通过吸气用力时压力触发或流量触发而触发呼吸机按预设潮气量（或吸气压力）、吸气时间送气，在预设时间切换为呼气。该模式适合于有自主呼吸但通气不足者。该模式人机同步性高，因此可减少镇静药物应用，锻炼呼吸肌，可作为撤机前准备。该模式缺点是：分钟通气量受自主呼吸频率影响，若自主呼吸不稳定将影响通气的稳定性。

**3. 支持通气（support ventilation，SV）** 患者存在自主呼吸，通过吸气用力时压力触发或流量触发而触发呼吸机送气，达到预设的气道压力或潮气量；当患者自主吸气流速下降到设定的呼气灵敏度的流速时，呼吸机停止送气，切换为呼气。该通气方式允许患者自主呼吸，可协助患者克服吸气阻力和扩张气道，减轻患者呼吸做功；该模式由患者自己决定吸气时间、呼气时间、流速、呼吸深度，因此人机协调性好；亦有利于呼吸功能锻炼。由于吸气动作完全由患者触发，因此该模式适合用于有自主呼吸能力、通气阻力相对较低而需辅助通气的患者，或存在呼吸机疲劳的患者，可以作为撤机模式，但对于呼吸中枢、呼吸运动、呼吸功能不稳定的患者不适合单独应用该通气模式。

**4. 自主呼吸（spontaneous）** 与支持通气相类似，该通气模式是由患者自主吸气触发呼吸机送气，但吸气时间、潮气量、吸气与呼气切换则完全由患者自身情况决定。该模式不提供通气辅助，不能用于无自主呼吸或呼吸中枢功能、呼吸肌功能低下的患者。

将上述呼吸机不同的通气目标、通气机制、基本通气支持方式进行相应的组合，成为常见的呼吸机通气模式。由于常用通气模式属于固定的潮气量或压力通气，通气过程中未能自动根据患者呼吸系统的动态性变化引起的气道压或潮气量变化及时调整变化，因此人机同步性及患者舒适性欠佳，且容易导致气道峰压或平台压升高。新型呼吸机通气模式则能根据所监测的呼吸系统顺应性自动调整合适的送气量，属于智能模式，譬如容量控制压力支持通气、压力调节容量控制通气等。

## 三、常用的通气模式

### 1. 指令（控制）、指令（控制）+ 辅助模式

（1）压力控制通气（pressure controlled ventilation，PCV）模式：工作原理是呼吸机快速送气升高气道压直至达预设水平，之后送气速度减慢以维持预设压力直至预设吸气时间结束。由于该通气模式的吸气峰压是预设的，且存在较长的压力平台时间，因此气体分布均匀，不容易发生气压伤。但是为维持恒定的气道压，潮气量会随胸、肺顺应性和气道阻

力变化而变化。

（2）容量控制通气（volume controlled ventilation，VCV）：工作原理是呼吸机在预设吸气时间内送气直至达预设潮气量。该模式能保证潮气量，但气道压力可变，因此容易造成气压伤，对心血管系统影响大。如吸气峰流速不足、触发灵敏度低，患者总呼吸功增加。

由于控制通气模式下，送气完全由呼吸机触发，与自主呼吸无关，患者在呼吸机预设频率以外的自主呼吸不能触发呼吸机通气，容易造成严重人机不同步，因此现在的呼吸机并无单独的控制通气模式，而是将控制通气与允许自主呼吸的辅助通气相结合，如A/C模式，间歇指令通气模式等。

（3）A/C模式：控制通气（CV）和辅助通气（AV）相结合的通气模式，即呼吸机既可以按预设频率定时触发，也可以由患者自主呼吸触发呼吸机送气，呼吸机按预设潮气量(或吸气压力)、吸气时间送气，在预设时间切换为呼气。如果患者无自主呼吸或者自主呼吸未能触发呼吸机送气，则通气方式为CV；如果患者存在自主呼吸，且自主呼吸触发的通气频率超过预设频率时，通气方式为AV；如果自主呼吸触发的呼吸频率低于预设频率时，则通气方式为A/C。该模式既保证通气的安全性，也提高了人机同步性。但该模式仍具有与CV或AV模式相类似的缺点，即假如参数设置不当，可导致通气不足或通气过度。

部分呼吸机在定容型A/C模式中增加auto-flow功能：在送气过程中，呼吸机根据患者的吸气用力程度，在一定限度内调节送气气流，使吸气流速与患者用力相适应，提高人机同步性；潮气量增大，压力变为方波；适合用于高碳酸血症患者。

（4）间歇指令通气（intermittent mandatory ventilation，IMV）：控制通气（CV）与自主呼吸相结合的通气模式。呼吸机以预设频率定时触发，按照预设的呼吸频率、吸气时间、潮气量或气道压送气，在预设时间切换为呼气；在相邻两次正压通气之间允许患者自主呼吸，并且不受呼吸机预设参数影响。若呼吸机送气与自主呼吸同步，则为同步间歇指令通气（SIMV）。IMV与SIMV的不同之处在于后者存在触发时间窗，当患者自主呼吸触发时间点落在触发时间窗以内，则呼吸机按照预设的呼吸频率、吸气时间、潮气量或气道压送气，在预设时间切换为呼气，即辅助通气；当患者自主呼吸触发时间点落在触发时间窗以外，则为自主呼吸。触发时间窗是呼吸机预设的，不同呼吸机品牌的触发时间窗的位置及时间长度不同，多数设置为指令通气呼吸周期25%。譬如，倘若呼吸机的触发时间窗位于呼吸周期的前1/4的时间段内，当设置呼吸频率为10次/分，即呼吸机送气的时间间隔为6s，触发时间窗则位于前该呼吸周期的前1.5秒，在这1.5秒内，如患者有自主呼吸触发，则呼吸机按照预设参数送气，如没有自主呼吸触发，则在1.5秒后，呼吸机将给予一次指令通气。在下一次指令通气及触发时间窗前，如患者有自主呼吸触发，则仅为自主呼吸模式，吸气时间及潮气量等不受呼吸机影响。由于自主呼吸必须通过呼吸机进行，阻力、无效腔增加，会增加患者呼吸做功，因此，该模式常常与压力支持通气相结合，即SIMV-PSV模式。理论上来说，由于SIMV模式具有同步性，可提高患者的舒适度，但是也依然存在人机不同步的情况。

（5）压力限制通气（pressure limited ventilation，PLV）：一种压力限制的定容通气模式。先由操作者测定平台压，将平台压+3cm$H_2O$设为最大通气压力（限制值），当气道压达到设置的最大通气压力后，呼吸机自动减慢吸气流速，在预设的吸气时间内缓慢地输送剩余的潮气量。对于气道—肺阻力增大者，该模式对气道峰压进行限制，但也容易导致平台压升高；若将压力限制较低，则不能达到期望的潮气量。

**2. 支持通气**

（1）压力支持通气（pressure support ventilation，PSV）：即预设压力为目标的支持通气模式：压力为方波，流量为递减波，流量转换。压力支持水平和患者自主呼吸的强度决定潮气量，当患者气道阻力增加或肺顺应性降低时，如不及时增加支持的压力水平，则不能保证足够潮气量。单独应用压力支持通气模式时，压力支持水平通常不建议超过 20cmH$_2$O，若患者需要超过 20cmH$_2$O 压力支持水平才能获得足够潮气量，说明患者自主呼吸能力不足，应更换为辅助或控制通气模式。当压力支持水平下调小于 8cmH$_2$O，则给予的支持压力仅有克服人工呼吸回路阻力的作用。PSV 模式可作为撤机模式，但也常与 SIMV 模式联合应用。

（2）指令频率通气（mandatory rate ventilation，MRV）：属于自主呼吸模式。工作原理为预设目标呼吸频率后，呼吸机持续监测 4 个周期患者的呼吸频率，然后呼吸机自动调整压力支持水平，以维持患者的实际呼吸频率与目标呼吸频率一致。如果患者的实际呼吸频率超过目标呼吸频率 3 次 / 分，则压力支持水平自动增加 1cmH$_2$O。若患者的实际呼吸频率低于目标呼吸频率 3 次 / 分，则压力支持水平自动降低 1cmH$_2$O。该模式目前主要应用于撤机过程。

**3. 自主呼吸** 持续气道正压（CPAP）指自主呼吸的吸气或呼气期间均保持气道正压。优点是使陷闭的肺泡开放，增加肺泡内压和功能残气量，改善通气血流比例失调，增加氧合。

## 四、新型智能模式

**1. 定容 + 压力调节模式**

（1）容量支持通气（volume support ventilation，VSV）：以预设潮气量为目标的支持通气。该模式下，呼吸机通过监测胸、肺顺应性，测定压力—容积关系，计算出输送预设潮气量所需的气道压力，自动调整下一次吸气的压力支持水平，以保证达到预设潮气量。通常需要 3 次呼吸，呼吸机就能将支持压力调整到预设的潮气量的水平。该模式根据患者呼吸系统情况调整压力水平，并能保持潮气量恒定，因此患者舒适度提高。

（2）压力调节容量控制通气（pressure regulated volume control ventilation，PRVC）：一种压力控制，时间切换的通气模式。该模式工作原理为呼吸机连续测定呼吸系统顺应性（顺应性受肺、胸廓、气道阻力的共同影响），根据患者肺容量—压力关系，自动调整要达到预设潮气量所需要的压力控制水平，保证潮气量。具体步骤为：首先预设潮气量、呼吸频率、压力上限等参数；呼吸机首次送气从低压开始，呼吸机自动计算该压力下获得的潮气量。随后的 3 次通气中，呼吸机逐步调整压力水平，每次调整幅度不超过 3cmH$_2$O。呼吸机将以达到 75%的预定潮气量的压力为目标自动调节压力。此后呼吸机根据自动调节后的压力和潮气量再次计算呼吸系统有效顺应性，随后再自动调节下一次吸气压力以便达到预定的潮气量。吸气的最大压力不超过预定压力上限以下 5cmH$_2$O。该模式将容量控制和压力切换相结合，既保证容量，又限定气道压力。因此，可有助于保持较低的气道峰压、减少气压伤。但需注意调节合适的最大压力上限水平，压力水平过低，则不能达到预设潮气量；压力过高，则安全性较差。而且，倘若患者的呼吸运动变异大，呼吸机则难以完成调节工作。

（3）容积保障压力支持（volume assured pressure support，VAPS）：亦称压力放大通气（pressure amplification，PA），是将VCV恒定流速和PSV中高起始流速相结合，也就是VCV与PSV的复合模式。通气由患者或呼吸机触发，触发后的吸气由PSV的按需流速与定容型的恒定流速同时输送，呼吸机以尽快速度达到预定PS水平，此时呼吸机快速测算出已输入的气量，并与预设潮气量比较，如输入气量已达到预设潮气量，即转换为呼气；若达预定压力水平后输入气量少于预设潮气量，随着PSV的流速减慢，呼吸机将从PSV转换到定容型通气，此时流量仍保持恒定，但增加吸气时间直至达预设潮气量。通气时呼吸机同时提供PS的按需流速和VCV的恒流速，同时自动监测输送的潮气量与目标潮气量比较，实际潮气量大于等于目标潮气量即切换为呼气；预设吸气压已达到，而实际潮气量小于目标潮气量，此时按需流速转为恒流速供气，直至输入潮气量大于等于潮气量再切换为呼气。问题：若PS设定过高，则全部为PSV通气，若PS设定过低，则吸气末气道压力过高。容量的补充或压力的调整都取决于潮气量的测定，潮气量测定的任何误差均会导致呼吸机自动调控上的失误。

（4）适应性支持通气（adaptive support ventilation，ASV）：为容量和压力两种方式结合的全自动通气方式。该模式只需要设置报警窗的压力上限、患者理想体重、每分钟通气百分数、呼气末正压（positive end expiratory pressure，PEEP）、触发灵敏度，呼吸机根据设置的理想体重及分钟通气量支持百分比，自动计算目标分钟通气量，再根据持续监测所获得的患者呼吸力学指标、呼吸系统呼气相时间常数等参数，自动调整吸气时的气道压力和呼吸频率，以满足患者作最低呼吸功时所需的潮气量和通气频率。该模式参数设置方式简单，呼吸机能以最低的气道压力和最佳的呼吸频率提供通气。

（5）分钟指令通气（mandatory minute ventilation，MMV）：该模式需要设置目标分钟通气量，是一种自主呼吸与机械通气相结合的通气模式，通气目标是保证基本的通气量的需求。若患者单位时间内自主呼吸通气量达到预设水平后，呼吸机不产生强制的控制通气，只提供持续气流供患者自主呼吸。若患者自主呼吸低于预设每分通气量，呼吸机将自动增加指令通气，以机器预设的潮气量或吸气压力通气，补偿自主呼吸未完成的通气量。该模式是由呼吸机自动监测、自动补偿通气量，当患者自主呼吸发生变化时不需操作者反复调节呼吸机频率，因此适用于存在呼吸暂停或呼吸不稳定的患者，从而可有效避免通气不足的发生。

智能模式是定容型和定压型模式的融合，能对通气压力和容量双重控制，有助于降低气压伤或通气不足的风险。可是，需注意的是，智能模式是通过监测前几次呼吸的呼吸系统顺应性或通气量而调整下一周期的呼吸支持力度，因此对于呼吸不稳定患者，如痰多、气道阻力变化大的患者，将面临呼吸支持过度或不及时的情况。

**2. 支持通气** 成比例辅助通气（proportional assist ventilation，PAV）是一种同步辅助通气的压力调节通气模式。呼吸机根据患者吸气容量或流量，计算患者的呼吸系统阻力（气道阻力和胸肺弹性阻力），呼吸机按设定的比例给予同步的压力支持辅助。由于呼吸机提供的气道压力是与患者的瞬间吸气努力大小成比例，因此，提供的压力是可变的，但该模式更符合患者的呼吸生理，人机协调佳。吸气后，压力—时间波形在吸气相即呈方波或压力波形自然而且稳定，说明设置的辅助比例恰当。一般设定范围是40%~80%，辅助比例值越低，则机器做功越少。该模式可用于脱机过程和有一定自主呼吸能力的呼吸衰竭患者，不能用于呼吸中枢受抑制者。

## 五、特殊类型模式

**1. 反比通气（inverse ratio ventilation，IRV）** 若呼吸机设置吸气时间 / 呼吸时间≥ 1，即为反比通气。反比通气不符合呼吸生理，容易发生肺损伤，因此应用该模式时需要应用镇静或肌松剂抑制自主呼吸，且不宜长时间应用。

**2. 气道压力释放通气（airway pressure release ventilation，APRV）** 在持续正压通气基础上，周期性释放气道压力，使肺泡有效通气量增加的通气模式。该模式预设高水平的持续气道正压（高 CPAP）和低水平的持续气道正压（低 CPAP），即两个压力水平，气道内高压向气道内低压切换的过程中产生潮气量；设定吸气时间、压力释放的时间和频率。通常压力释放的时间设定在 1.5~3 秒，压力释放的频率设定在 4~8 次 / 分。在高 CPAP 和低 CPAP 两个压力水平，患者可自主呼吸。当患者需要辅助呼吸时，通过呼吸机附设的压力释放阀，周期性地将呼气时的气道压力减小到较低水平，使肺内的气体在肺顺应性的作用下排出，清除 $CO_2$，减少功能残气量，增加有效通气量。当压力释放阀关闭时，呼气时维持设定的压力释放水平。当压力释放阀打开时，呼气由释放阀排出，PEEP 降低。当减压终止时，压力释放阀关闭，气道压力又回到原来设定的 PEEP 水平。并保持大部分时间的气道内高水平的正压和辅助通气的功能。若压力释放与自主呼吸同步，则为同步气道压力释放通气。该模式可有效改善氧合，适用于 ARDS 等急性呼吸衰竭患者。如患者无自主呼吸，则相当于压力控制的反比通气模式；如呼吸频率超过 30 次 / 分，可产生较高的内源 PEEP，发生气压伤风险增加，因此使用时该模式时需要给予一定程度镇静。已存在高内源性 PEEP 的慢性阻塞性肺疾病患者不适合用该模式。

**3. 双相气道正压（bi-phasic positive airway pressure，BiPAP）** 该模式是压力控制通气和自主呼吸的融合，属于压力限制、时间切换模式。与 APRV 模式相类似，该模式也是预设两个压力水平：高压相压力和低压相压力；高压相压力（$P_{high}$）的目的是增加肺泡通气，降低呼吸功。低压相压力（$P_{low}$）的主要作用是增加功能残气量，改善氧合。预设两个时间长度：高压相时间（$T_{high}$）和低压相时间（$T_{low}$），分别与两个压力水平对应。无论是处于高压相还是处于低压相，患者均可以自主呼吸，因为在整个呼吸周期，吸气阀和呼气阀不是完全关闭或开放的，而是保持一定程度的开放。该通气模式的主要特点为通过设置 $P_{high}$、$P_{low}$、$T_{high}$、$T_{low}$ 可以实现多种通气模式：① $P_{high}=P_{low}$，则相当于持续气道正压通气（CPAP）；②如 $T_{high}$ 显著 $>T_{low}$，$P_{high}>P_{low}$，患者有自主呼吸，相当于在两个压力水平的压力控制 A/C 模式；如患者无自主呼吸，则相当于反比通气；③如 $T_{high}$ 显著 $<T_{low}$，$P_{high}>P_{low}$，患者有自主呼吸，相当于压力控制的 SIMV 模式；患者无自主呼吸，则相当于 PCV 模式。

**4. 神经调节通气辅助模式（neurally adjusted ventilator assist，NAVA）** 是通过监测神经呼吸信号感知患者的实际通气需求，进而提供生理化呼吸支持的通气模式。NAVA 选择膈肌的电活动（electrical activity of the diaphragm，Edi）作为控制呼吸机送气的神经冲动信号，以 Edi 的发放频率为呼吸机送气频率，呼吸中枢发放冲动后，膈肌产生 Edi，此时 Edi 的开始上升点为触发点，呼吸机按呼吸中枢驱动的一定比例给予通气辅助；当 Edi 开始下降，此时膈肌复位，胸肺弹性回缩，开始呼气，该下降点即为切换点，呼吸机切换为呼气，一般以 Edi 下降至峰值的 40%~70% 作为切换点。Edi 增加，膈肌收缩力增加，呼吸机辅助力度同步增加；Edi 下降，膈肌收缩力降低，呼吸机辅助压力同步下降。NAVA 利用神经信号控制呼吸机送气，允许患者控制呼吸频率、吸气时间、潮气量与辅助压力，NAVA 完全按照患者的生理需要送气，每一次送气的辅助力度都与患者的生理需要相匹配。在通气过程中，如果因电极位置移动或镇静等原因导致Edi信号消失，则在1/2室息通气时间后，呼吸机自动转换为压力支持模式（PSV）；重新获得 Edi 信号后，呼吸机自动转换回 NAVA 模式。如果在整个室息通气时间内既没有神经触发又没有流量触发，呼吸机自动转换至压力控制模式。

多样化的通气模式能给患者提供更为有效、舒适、安全的呼吸支持选择，呼吸治疗人员应结合患者疾病病理生理状态，以呼吸力学为导向，选择合适的通气模式及设置通气参数。譬如，气道阻力增高的阻塞性肺疾病患者，宜给予较高的吸气流速、慢呼吸频率；行纤维支气管镜检查的过程中，气道阻力增高，如采用定压型通气模式，将导致潮气量下降，因此宜在操作期间，改为定容型通气模式。ARDS 存在气道弹性阻力及黏性阻力均升高，肺容积减少，宜选择定容型控制通气模式，因为相对恒定的潮气量更符合患者需求；呼吸肌疾病导致呼吸乏力的患者，宜采用定容型通气模式，因为肌肉力量的变化会影响潮气量的变化。

（何婉媚　曾　勉）

## 第三节　初始通气参数设置与精细化调节

医生对机械通气患者进行的呼吸支持和管理主要是通过呼吸机参数的设置和调整来实现的。对机械通气的参数进行合理的设置与调节，既能充分发挥机械通气的效能，又能避免和减少并发症的发生。正确制订通气目标策略，有赖于医生对患者基础疾病的病理生理、呼吸力学改变、病情进展及各脏器功能、动脉血气动态检测结果等的全面了解，以及对患者的氧合状态、通气能力和通气需要进行恰当评估。

### 一、呼吸机参数设置

呼吸机常规通气参数所包括潮气量（Vt）、呼吸频率（f）、吸气时间（Ti）或吸呼比（I/E）、吸气流速、触发敏感度、吸氧浓度（FiO2）、呼吸末正压（PEEP）、报警范围、湿化器。

**1. 潮气量的设置**　潮气量（tidal volume，Vt）的设定是机械通气时首先要考虑的问题。潮气量调节由一只针状气体流量调节阀控制，顺时针方向调节流量增加，反之则减少。容量控制通气时，潮气量设置的目标是保证足够的气体交换及患者的舒适性，成人潮气量一般为 6~8ml/kg。潮气量大小的设定应考虑以下因素：胸肺顺应性、气道阻力、呼吸机管道的可压缩容积、氧合状态、通气功能和发生气压伤的危险性。潮气量设置过程中，为防止发生气压伤，一般要求气道平台压力不超过 35~40cm$H_2O$。此外，还要考虑呼吸机的类型，当应用对管路的可压缩容量能自动代偿的呼吸机时，比应用不能自动代偿的呼吸机要潮气量减小，因为此时设置的潮气量就是实际输送给患者的潮气量。潮气量过大，可导致气道压过高和肺泡过度扩张，诱发呼吸机相关性肺损伤，这在ARDS患者尤易发生。潮气量过小，易引起通气不足。特殊状况下，如有肺大疱、可疑气胸、血容量减少尚未纠正、血压下降等，先将潮气量设置在较低水平，以预防通气不足；对于脑出血或缺血、脑外伤等中枢系统疾病引起急性呼吸衰竭，在纠正缺氧的前提下，保持轻度过度通气，有助于减轻脑血管扩张，降低颅内压，潮气量可设置为8~10ml/kg。对于压力控制通气，潮气量的大小主要由预设的压力水平、吸气时间、呼吸系统的阻力及顺应性决定；最终应根据动脉血气分析进行调整。

**2. 呼吸频率的设置** 呼吸频率（f）的设置应考虑通气模式、潮气量的大小、$PaCO_2$目标水平和患者自主呼吸能力等因素。一般新生儿40~50次/分，婴儿30~40次/分，成人通常设定为12~20次/分，急/慢性限制性肺疾病如ARDS、胸廓畸形、肺间质纤维化和大量胸腔积液等也可根据分钟通气量和目标$PaCO_2$水平超过20次/分（18~24次/分），机械通气15~30分钟后，应根据$PaO_2$、$PaCO_2$和pH进一步调整机械通气频率。另外，机械通气频率的设置不宜过快，以避免肺内气体闭陷、产生内源性PEEP。一旦产生内源性PEEP，将影响肺通气/血流，增加患者呼吸功，并使气压伤的危险性增加。假如自主呼吸频率快（>28次/分）时，初始呼吸频率不易设置过低，否则易出现呼吸机对抗，随着引起自主呼吸频率增快原因的去除，再将呼吸频率逐减下调。

**3. 吸气时间（Ti）或吸呼比（I/E）的设置** 机械通气时呼吸机吸呼比的设定应考虑机械通气对患者血流动力学的影响、氧合状态、自主呼吸水平等因素，适当的设置能保持良好的人—机同步性。正常的呼吸方式吸气时间长，呼气时间短，I∶E通常设置为1∶（1.5~2.5），平均1∶2。存在自主呼吸的患者，呼吸机送气应与患者吸气相配合，以保证两者同步。一般吸气需要0.8~1.2秒，吸呼比为1∶（1.5~2）。吸气时间有助于吸入气分布，呼气时间有助于$CO_2$排出。对于控制通气的患者，一般吸气时间较长、吸呼比稍高可提高平均气道压力，改善氧合。但延长吸气时间，减少呼气时间，可导致气体陷闭和内源性PEEP，应注意监测患者血流动力学的改变。而且，吸气时间过长，患者不易耐受，可能导致人机对抗，往往需要使用镇静剂，甚至肌松剂，临床应用中需注意。通常对于限制性疾病吸呼比可设置为1∶（1~1.5），阻塞性通气障碍可适当延长呼气时间，调至1∶（2.5~3），心功能不全为1∶1.5，ARDS可适当延长吸气时间，甚至反比呼吸。容量控制通气模式可以设定吸气暂停时间，吸气暂停时间一般计入吸气时间内。

**4. 吸气流速的设置** 许多呼吸机需要设定吸气流速（flow），吸气峰流速一般情况下以使气流满足患者吸气努力为目标。容量控制模式下，根据患者吸气力量的大小和分钟通气量，临床上常用的吸气流速，成人为40~100L/min，平均约60L/min；婴儿为4~10L/min。流速与送气时间的乘积即为潮气量，在潮气量设定的条件下，调节吸气流速就是调节吸气时间，吸气流速越高，吸气时间越短；这种情况下潮气量、流速、吸气时间是相互关联的。吸气流速可影响：①气体在肺内的分布；②$CO_2$排出量：③无效腔与潮气量比值和静动脉分流占血流量比值，因此也影响$PaO_2$。由于吸气流速的大小将直接影响患者的呼吸功和人机配合，应引起临床医生重视。流速波形在临床常用减速波或方波。压力控制通气时，吸气峰值流率是由预设压力水平和患者吸气力量共同决定的，还需要设置吸气触发后达到目标压力所需的时间，这一参数在有些呼吸机上为压力上升时间，通常设为0.05~0.1秒，在有些呼吸机上为压力上升的斜率（ramp），通常设为75%左右，一般以使吸气流速恰好满足患者吸气努力为目标。

**5. 触发灵敏度的设置** 此类参数的作用在于决定呼吸机何时向患者送气，合适的触发灵敏度设置将明显使患者更舒适，促进人机协调。按触发信号的来源可分为由呼吸机触发和患者触发。呼吸机触发一般是指时间触发，参数为呼吸频率，呼吸机按照预设的呼吸频率定时给患者送气。此种触发方式多用于患者自主呼吸较弱或无自主呼吸时，如昏迷状态、全麻术后恢复期患者等。患者触发需要患者存在自主呼吸，触发信号为患者吸气动作导致的管路内流速或压力的变化。这种变化在呼吸机上体现为触发灵敏度，相应的有流速触发灵敏度和压力触发灵敏度。由于呼吸机和人工气道可产生附加阻力，为减少患者的额外做功，应将触发灵敏度设置在较为敏感的水平上，但又不至于引起与患者用力无关的自发切换。一般情况下，压力触发灵敏度通常设为 -0.5~-2cm$H_2O$。气管插管管径过小或狭窄、气道阻塞、肺实质僵硬等均可增加触发系统的不敏感性。流速触发灵敏度通常设为 1~3L/min。上述两种触发方式可以单独使用，亦可联合应用。值得注意的是，触发灵敏度设置过于敏感时，气道内微小的压力和流量改变即可引起自动触发，反而令患者不适。

**6. 吸入氧浓度的设置** 吸入氧浓度（$FiO_2$）指呼吸机送入气体中氧气所占的百分比，此参数的调节以能维持患者的血氧饱和度正常为目的。选择 $FiO_2$ 需要考虑患者氧合状况、$PaO_2$ 目标值、PEEP 和血流动力学状态。机械通气初始阶段可应用较高 $FiO_2$（>60%）以迅速纠正严重缺氧，以后通常设为能维持血氧饱和度大于 90%（≈ $PaO_2$ 60mmHg）前提下的最低氧浓度，由于吸入高浓度氧可产生氧中毒性肺损伤，一般要求吸入氧浓度低于 50%～60%。低氧血症未得完全纠正时，不能以一味提高 $FiO_2$ 的方式纠正缺氧，可采用其他方式，如加用 PEEP 等。但如果病情严重，在吸痰前，纤维支气管操作过程中可给予短时间的高浓度氧。

**7. 呼气末正压的设置** 呼气末正压（PEEP）指在呼气末维持气道内压为正压，PEEP 具有较为复杂的生理效应，应用 PEEP 可增加肺泡内压和功能残气量，在整个呼吸周期维持肺泡的开放，使萎陷的肺泡复张，增加肺的顺应性；能对肺水的分布产生影响，改善通气 / 血流比例；还可减少由于内源性 PEEP 造成的吸气功增加等。应用 PEEP 不当可导致气道压增加；胸腔内压升高，回心血量减少，心排血量降低；增加中心静脉压和颅内压。

呼气末正压水平的设置理论上应选择最佳 PEEP，即获得最大氧输送的 PEEP，临床上应用较为困难。一般情况下，对于胸部或上腹部手术患者，术后机械通气时采用 3~5cm$H_2O$ 的 PEEP，有助于防止术后肺不张和低氧血症。对于 ARDS 患者，PEEP 的选择应结合吸入氧浓度、吸气时间、动脉氧分压水平、氧输送水平等因素综合考虑。一般认为，当严重换气障碍时（ARDS、肺水肿、肺出血）需增加 PEEP，一般在 5~10cm$H_2O$，病情严重者可达 15~20cm$H_2O$ 以上，但应该注意有可能引起肺泡过度膨胀，同时影响血流动力学，故近年主张应用恰当的PEEP来保持肺开放。在临床实践中，个体化滴定PEEP的方法很多，但目前未有研究证实何种 PEEP 设置方法最佳。曾有些学者提倡描绘 ARDS 患者的静态或近似静态压力—容量（P–V）曲线，PEEP 可设置在 P–V 曲线的低拐点（LIP）或 LIP 之上 2cm$H_2O$。另有些学者主张以 PEEP–$FiO_2$ 表格法，胸部 X 线、CT 影像学法或者食管压方法、肺复张后 PEEP 递减方法来选择最佳 PEEP 值。当吸氧浓度超过 60%时，如动脉血氧分压仍低于 60mmHg，应以增加 PEEP 为主，直到动脉血氧分压超过 80mmHg。PEEP 每增加或减少 1~2mmHg，都会对血氧产生很大影响，这种影响数分钟内即可出现，减少 PEEP 应逐渐进行，并注意监测血氧变化，实际设置时还需根据具体情况。对 COPD 伴Ⅱ型呼衰患者，PEEP 通常设为 3~5cm$H_2O$，这类患者一般不需要加用 PEEP 来改善氧合和提高 $PaO_2$，对存在内源性 PEEP，可以加用 70% ~80% PEEPi 的 PEEP 以减轻吸气负荷。急性心源性肺水肿可逐渐加用 5~10cm$H_2O$ PEEP 改善氧合。

**8. 报警设置** 呼吸机上所有报警都应该正确予以设置。容量（Vt 或 MV）报警，其临床意义是预防漏气和脱机。高水平设置与 Vt 或 MV 相同；低水平能维持生命的最低 Vt 或 MV 水平；压力报警分上、下限，用于对气道压力的监测。一般情况下，高压限设定在正常气道峰压上 5~10cm$H_2O$，低压下限设定在能保持吸气的最低压力水平。低压报警装置是对脱机的又一种保护措施，高压报警多提示咳嗽、分泌物堵塞、管道扭曲、自主呼吸与机械通气拮抗或不协调等。窒息报警用来监控强制性或自主呼吸。呼吸机停机或患者无呼吸时报警，窒息设置为患者提供完全的通气支持，一般窒息报警多设定 >15 秒。$FiO_2$ 报警一般高于或低于实际设置的 $FiO_2$ 10% ~20%。

**9. 湿化问题** 有创通气患者均应进行气道湿化。进行主动湿化时，建议湿度水平在 33~44mg$H_2O$/L，Y 型接头处气体温度在 34~41℃，相对湿度达 100%。高温的报警高限应该是不高于 41℃，低温报警值应该以不低于 Y 型管接头处温度 2℃为宜。有创通气患者进行被动湿化时，建议热湿交换器提供的吸入气湿度至少达到 30mg$H_2O$/L。

## 二、呼吸机参数的调节

不分患者的基础病理生理状况和呼吸力学，机械套用参数设置是不可取的。使用机械通气后，首先应严密观察患者病情变化，如神志、体温、脉搏、血压、呼吸频率及强弱等，如口唇发绀减轻，无呼吸机抵抗，心率和血压稳定，说明通气参数的设置比较合适。否则，应积极寻找原因，尤其应该根据血气分析及呼吸力学、循环动力学监测对不合适的通气参数进一步调节。重点是对通气水平（f 及 Vt）以及氧合水平（$FiO_2$ 及 PEEP）进行调节。

潮气量 × 频率 =Vmin（每分钟通气量）。预设分钟通气量需考虑患者的通气需要和动脉血 $PaCO_2$ 的目标水平。机械通气治疗时，$PaCO_2$<35mmHg，提示过度通气；$PaCO_2$>50mmHg，提示通气不足。过度通气时，可降低 f 或者 Vt；通气不足时，保持呼吸道通畅，增加 Vt、f 和延长呼气时间，尤其注意 $PaCO_2$ 下降的速度不宜过快，避免 $CO_2$ 过快排出，而慢性贮存的碳酸氢盐来不及排出，致使发生碱中毒。在 ARDS、危重型哮喘等实行控制性低通气时，允许 $PaCO_2$ 逐渐增加，但希望增加的速度最好控制在 <10mmHg/h 的水平，以便肾脏能较好地发挥代偿作用，而不致使 pH 严重降低。在颅脑创伤、颅内压增高的患者实行有意过度通气时，可维持 $PaCO_2$ 25~30mmHg，以便降低颅内压，这都需要精确地调整通气量来达到。预设潮气量和频率时，还应考虑所用的通气模式，如用辅助控制通气模式时，预设的频率与触发的频率不要相差太大，否则可导致呼气时的间不足和反比通气。因为此时预设的频率是备用频率，而实际上频率是由患者触发的。例如，预设 Vmin=8L/min，f=20 次 / 分，吸：呼（I：E）=1：2；那么此时 Vt=0.4L/min，每个呼吸周期是 3s，吸气时间（TI）1 秒，呼气时间（TE）2 秒。如果患者触发的 f 是 30 次 / 分，那么

实际 Vmin 是 Vt×f=0.4×30=12L，吸气时间 1 秒，呼气时间 1 秒，I∶E 为 1∶1。这不仅导致每分钟呼出气量过大，也使 I∶E 近于反比通气。所以设置了 Vt 和 f 后，还要看监测显示的 Vmin、实际频率和内源性 PEEP 结果。应用同步间歇指令通气时，设置的 Vt 和 f 是指令通气的 Vt 和 f，自主呼吸的 Vt 和 f 则取决于患者的呼吸能力。设置的 Vt 和 f 是否恰当，还要考虑到人机协调的问题，不恰当的潮气量和频率会引起人机对抗和患者的不适感。

动脉血气分析 $PaO_2$ 是设置和调整氧合参数的重要指标。当 $PaO_2 \geq 60mmHg$，PEEP 在相对较低的水平，患者病情相对稳定，此时可逐渐降低 $FiO_2$ 至相对安全的水平（$FiO_2$ 40%~50%）。当低氧血症未被纠正时，可从 3 个方面着手调整机械通气参数。分析低氧血症的原因调整相应参数，如弥散障碍可选择适当提高 $FiO_2$，尽快纠正严重缺氧；通气/血流比例失调可加用适当的 PEEP，从 3~5$cmH_2O$ 开始逐渐增加，直至达目标值；通气功能障碍须去除呼吸道分泌物、保持呼吸道通畅，适当增加通气量，延长吸气时间，增加吸呼比，甚至是反比通气。临床上低氧血症往往由多种原因造成，同时合并通气/血流比例失调及弥散障碍，因此可同时提高 $FiO_2$ 及 PEEP 纠正低氧血症。对于已存在心功能障碍和血流动力学不稳定，慎用高 PEEP、吸气延长、吸气末屏气和反比通气等。当然还需要注意降低氧耗，如退热、止惊，烦躁者适当镇静，同时注意增加氧输送，如纠正贫血、休克、心律失常等。应用机械通气纠正不同病理生理改变造成低氧血症的过程复杂，只有通过大量临床实践才能掌握。

（刘晓青）

## 第四节 人机不同步与呼吸机波形分析

机械通气是目前治疗呼吸衰竭的重要手段。机械通气的模式主要有控制通气模式和辅助通气模式，可以为无自主呼吸的患者提供完全由呼吸机控制的通气支持，也可以为有自主呼吸的患者提供呼吸辅助或呼吸支持。控制通气是一种预先的设定通气模式，其优势在于保证一定的分钟通气量，但往往需要深镇静甚至神经肌肉阻滞来缓解呼吸机与肌肉活动的不同步，而肌肉阻滞会导致呼吸肌无力。其特征为肌力下降和早期呼吸肌疲劳。与患者呼吸肌做功同步的辅助或支持通气若能够分担患者的呼吸功，使疲劳或衰竭的呼吸肌得以恢复，避免过度镇静。但呼吸传导与患者的呼吸努力不同步会额外增加呼吸肌的负担，导致人机不同步。虽然机械通气的技术不断进步，但人机不同步一直是临床医生面临的重大问题。人机不同步又称为患者—呼吸机对抗，简称人机对抗，其原因是各种因素导致呼吸机的运行和患者自主呼吸不协调而出现的异常人机关系，常出现在进行机械通气的患者病情出现变化时或患者自主呼吸能力逐渐出现和增强时。有 24% 的有创通气患者存在人机不同步，而在无创通气时，人机不同步的比例高达 43%。人机不同步的临床表现没有明显的特异性，人机不同步轻则引发患者不适外、增加呼吸做功、影响氧合、并可能导致跨肺压升高而增加通气相关肺损伤等，重则涉及多器官系统的不同程度的变化，甚至出现危及生命的状况。因此，及时准确地识别人机不同步，改善人机同步性有重要的临床意义。

## 一、呼吸肌疲劳及衰竭的病理生理

正常呼吸依赖呼吸肌持续工作来满足生理需求，如果呼吸肌发生疲劳或衰竭会导致呼吸衰竭。膈肌是骨骼肌的片状腱膜，也是最重要的呼吸肌。当膈肌和其他呼吸肌产生的力足以克服呼吸系统的弹性负荷和阻力负荷时，肺就会发生膨胀，将气体输送到肺泡。表现为当流速恒定（V′）时，随着容积的改变（ΔV），呼吸肌产生的压力（Pmus）、呼吸机的压力（Pv）或二者产生的压力之和（Ptot）须克服呼吸系统的弹性回缩力（Pel）和气道阻力（Pres）。呼吸肌疲劳是呼吸肌为克服这些压力而发生的收缩力和收缩速度的可逆性丢失。在克服这些负荷的过程中，呼吸肌功能的失衡将最终导致呼吸肌疲劳和呼吸衰竭。危重患者由于能量支持及氧摄取受限、代谢紊乱、肌无力以及内源性呼气末正压（PEEP）等原因，肌肉功能往往明显减退，进一步诱发呼吸肌疲劳。要改善呼吸肌状态，首先需要改善呼吸力学异常所致的机械负荷（压力负荷）和通气需求（容量负荷）的增加。机械负荷可用压力除以容积改变或压力除以吸气时间（PTP）来表示。PTP 依赖压力负荷，与肌力、潜在肌无力及氧耗有更好的相关性。从 PTP 进一步延伸出压力时间指数（PTI），能够更可靠地评估能量消耗并预测肌肉疲劳。PTI 可用压力负荷（Pi）与最大压力（Pimax）的比值乘以肌肉收缩或吸气时间（Ti）与总通气时间（Ttot）的比值来表示［PTI=（Pi/Pimax）（Ti/Ttot）］，通常静息时 $<0.05$，剧烈运动时 PTI 也很少超过 0.1。膈肌 PTI$>0.15$ 提示即将发生呼吸肌疲劳。急性呼吸衰竭时 PTI 的各个组成部分都可能朝着不好的方向发生改变，导致呼吸肌疲劳和呼吸衰竭。当患者阻力负荷升高［如慢性阻塞性肺疾病（COPD）、哮喘、大气道阻塞］或弹性负荷增加［如间质性肺病、心源性肺水肿或急性呼吸窘迫综合征（ARDS）］时，所需的压力负荷（Pi）可能危及生命。此外，人机不同步产生的压力负荷也能形成 Pi，阻碍呼吸肌的恢复。危重患者神经肌肉疾病、营养不良或休克的呼吸衰竭特征是低 Pimax，呼吸肌储备进一步减少。急性呼吸衰竭表现为分钟通气量的需求增加，可通过增加潮气量（Vt）、缩短总的通气时间（增加呼吸频率）来增加 Ti/Ttot，而此时呼吸中枢的自身调节机制与其相反，会触发浅快呼吸，以增加生理性无效腔并加重高碳酸血症为代价来减少 Pi。

## 二、人机不同步的原因

导致人机不同步的原因较多，主要有患者因素、呼吸机因素和操作者因素。患者因素为原发疾病的进展以及疾病本身所致并发症的发生，机械通气所致并发症和疼痛、恐惧、焦虑不安等不良心理情绪和其他不适，如缺氧未得到纠正、气道分泌物增多、气道痉挛、不能耐受气管插管、肺动态过度通气、内源性呼吸末正压、急性肺水肿、肺不张、气胸、呛咳、持续高热、严重感染、代谢性酸中毒、腹胀等；呼吸机因素，如呼吸机漏气、管道积水、呼吸机同步性能不佳、气管插管出现阻塞、异常移位现象、呼吸机管道发生严重扭曲、脱落、气囊漏气等现象，压缩机发生明显故障等；操作者因素，医务人员未根据患者具体病情情况设置呼吸模式、触发灵敏度及相关参数等，也未随病情变化调整呼吸机的模式和相关参数，呼吸道管理意识和流程欠缺。

## 三、人机不同步的临床类型

根据呼吸机辅助通气周期的不同阶段，临床上将人机不同步分为3种主要类型。

**1. 触发不同步** 当呼吸机感受到患者呼吸努力过程中的压力下降（压力触发）或流速下降（流量触发）时，就会启动送气。包括无效触发（图19–1）、触发延迟、双触发（图19–2）和误触发（图19–3）；触发延迟或无效触发可能是由于触发器灵敏度的设置不当所致。对机械通气患者来说，灵敏的触发阈值可以降低不必要的肌肉负荷阈值，对存在神经肌无力、通气驱动受损的危重患者尤为重要，且呼吸肌疲劳往往使触发和恢复更为复杂。此外，过于灵敏的触发器可能会导致误触发，即使是呼吸管路中的冷凝水、呼吸管路的小漏气或心脏震荡都会触发呼吸，导致过度换气、呼吸重叠或内源性PEEP。分钟通气量增加、呼气流速受限加重或呼气流速阻力增加也会产生内源性PEEP。内源性PEEP也会产生无效触发或延迟触发。因为在呼吸机回路中压力或流速发生改变并触发呼吸以前，患者的呼吸肌必须先克服肺泡内的呼气末正压。临床上，无效触发或延迟触发表现为发生于送气缺失或延迟后伴随患者呼吸努力的胸壁上升及（或）腹壁运动。通过将手放在患者胸部并观察呼吸机对患者呼吸的反应来识别。当无效触发或延迟触发较为明显时可见气道负压延迟或正压传导的缺失。一种容易被忽视的情况是呼气流速减少或逆传时呼吸机不送气，但由于呼吸肌探测不到那些小而意义重大的呼吸努力，呼吸波形中往往也见不到那些重要的非同步触发。这需要通过体格检查或更灵敏的方式，例如膈肌电活动（EAdi）或食管测压来发现。双触发是另一种非同步触发。如前所述，触发传感器过于灵敏可能导致双触发。还有两种情况会引起双触发：一种是呼吸机的呼吸周期在患者的呼吸努力终止前就已开始，一直持续到触发一次额外的呼吸。另一种双触发是反向触发，主要表现为呼吸机的触发引起患者呼吸控制中心的反射而启动自主呼吸努力，使初始呼吸延长或触发另一次呼吸。

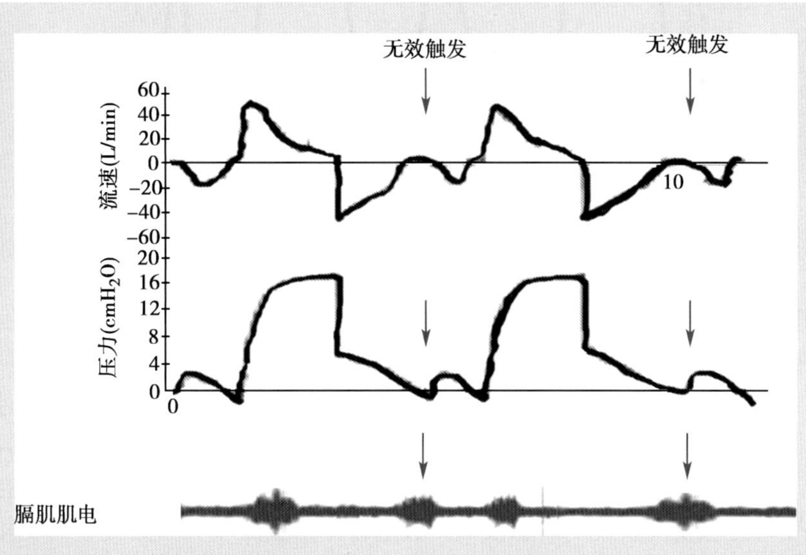


图19–1 无效触发

流速—时间波形上观察到吸气流速，压力—时间曲线可见压力降低和膈肌电信号，未产生一个呼吸周期（箭头所示）

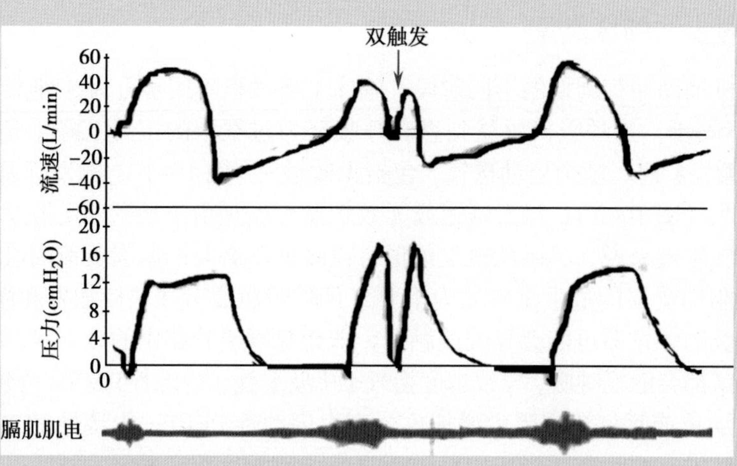


图 19-2 **双触发**

两个连续的呼吸周期间隔呼气时间极短，但未见两个连续的膈肌肌电

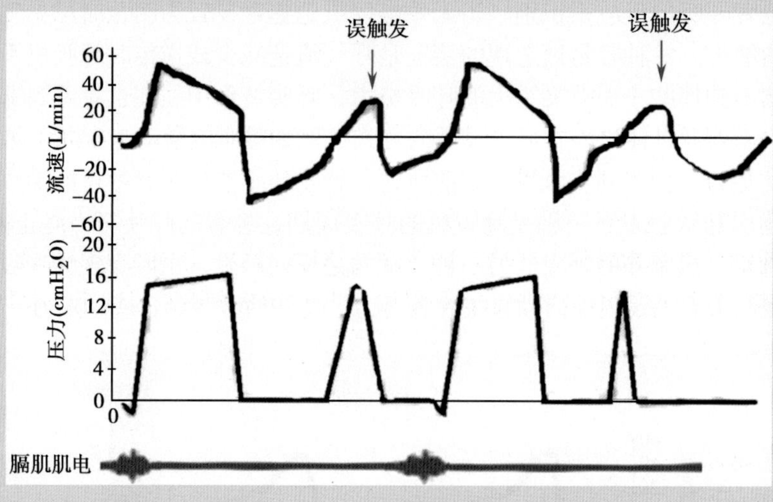


图 19-3 **误触发**

在未见膈肌肌电时，在流速—时间曲线和压力—时间曲线可见呼吸周期

2. 流速不同步　随着呼吸的启动，呼吸机按照设定的流速送气与呼吸肌的收缩同步。当流速与呼吸肌的收缩同步时，吸气肌的 PTP 类似于正弦波；否则就会发生不同步，增加额外的负荷。临床上，由于患者的呼吸努力与目标流速不匹配（流量饥饿），流速不同步会使患者明显感到不适，主要表现为送气过程中气道压力—时间曲线下降（图 19-4）。在控制呼吸模式下，可用压力—时间曲线计算辅助和支持时曲线下的面积差来评估这一负荷。急性呼吸衰竭时由于吸气流速的需求增加，且这种需求会随着呼吸的变化而变化，因此不同步更为明显。此时由于流速需求得不到满足，会增加吸气努力及患者的不适感，镇静需求也会增加。流速不同步在以固定流速送气的模式（流量触发）中更为常见，流速可变的模式（压力触发）则不易发生。

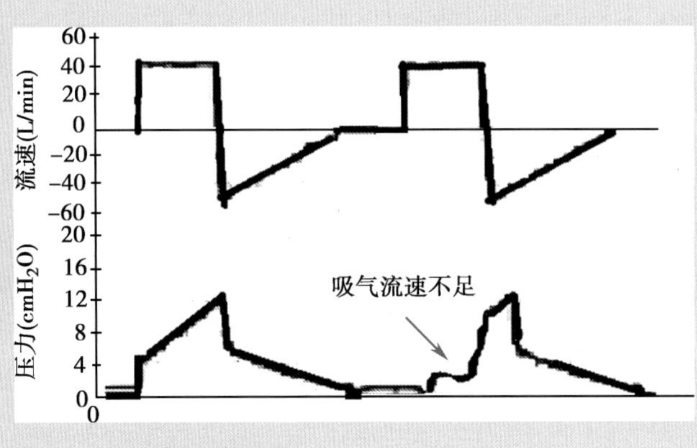


**图 19-4　吸气流速不足**

预设的流速不足时，患者吸气努力过大导致压力—时间波形下凹

**3. 吸呼周期不同步**　机械通气周期、送气、停止送气、结束吸气基于多个标准，包括达到预设的 Ti（压力辅助呼吸）、输送预设的 Vt（容量辅助呼吸）及吸气流速下降到设定阈值（压力支持呼吸）。呼吸机的终末 Ti 必须与患者神经中枢的终末 Ti 一致，否则就会出现呼吸周期不同步。若中枢的 Ti 比呼吸机的 Ti 长，呼吸周期会过早出现，临床上表现为呼吸机呼气时吸气肌继续收缩以对抗胸壁突然发生的弹性回缩，使患者产生不适，在接近吸气末可见气道压力—时间曲线的陡然升高，高于平台压（图 19-5）。这种状况持续出现也会触发第二次呼吸，通常可见双触发或呼吸重叠。由于流速周期机制，气道阻塞意味着吸气时流速的下降非常缓慢，呼吸机的 Ti 长于中枢的 Ti，这将导致内源性 PEEP 和非同步触发的增多，进而加重不同步。患者神经吸气时间经常在不断地变化，吸呼气转换提前常引起双触发，而吸呼气转换延迟常引起的吸气末压力上升及无效触发。

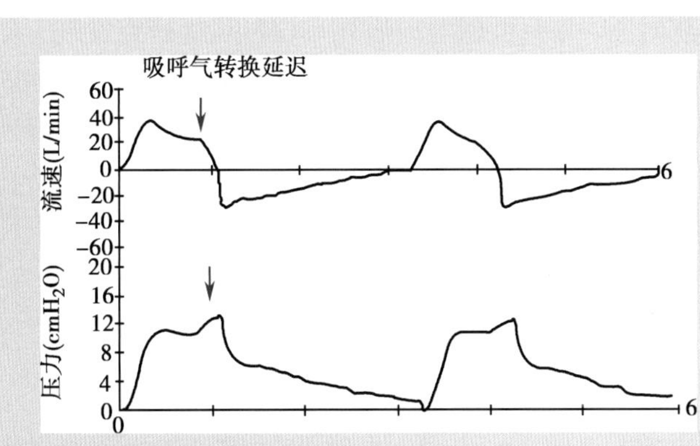


**图 19-5　呼吸气转换延迟**

呼吸机的送气时间比患者中枢的吸气时间长，出现人机对抗，患者动员自身的呼气肌呼气，在接近吸气末可见气道压力—时间曲线的陡然升高，高于平台压

## 四、人机不同步的临床评估

临床医生可通过患者的生理学指标、情绪、行为的异常变化发现人机不同步的存在。根据体格检查、吸痰管或气管镜探查气道、胸片、心电图（ECG）、血气等检查寻找病因；使用简易呼吸器辅助呼吸寻找人机对抗病因，当简易呼吸器同步性好，可初步排除病理因素；当简易呼吸器同步性不好，则病理因素可能性较大，此时应该检查是否有痰液堵塞、插管远端顶在气管壁上、气管插管扭曲或因体位不当、肺部病变恶化或出现新的病变等情况。

床旁呼吸波形的监测是识别人机不同步的重要方法之一，并能明确呼吸不同步的类型和部分原因。通过观察呼吸机的压力—时间及流速—时间波形的不匹配，可以发现一些临床上表现不明显的人机不同步。例如在压力—时间波形上没有压力上升，而在流速—时间波形上观察到吸气流速，提示可能存在无效触发（图 19-1）；紧邻的双峰吸气流速波形提示可能存在双触发（图 19-2）；没有相应压力下降而出现流速波形提示可能存在误触发（图 19-3）；结合食管压的变化还可能发现触发延迟和呼吸气转换不同步。经食管膈肌电活动反映中枢对膈肌的驱动，能识别隐匿性人机不同步。床旁呼吸波形监测难以识别隐匿性人机不同步，即使在患者平静呼吸且呼吸波形完美的情况下，也可能存在呼吸中枢驱动和呼吸机通气不同步的现象，特别是神经呼气和呼吸气转换在时相上的不一致。通过膈肌电活动与压力或流速波形对比，能够识别绝大部分的人机不同步，可以评估呼吸支持水平是否与呼吸中枢驱动同步。因此膈肌电活动的监测可以作为评估人机不同步的有效手段，并能有效指导呼吸机设置的调整。

## 五、人机不同步的危害

人机不同步将对患者的预后产生众多不良影响：引起患者不适、增加呼吸做功、影响氧合、增加镇静剂的使用、加重通气相关肺损伤、导致撤机失败、延长机械通气时间和重症监护病房（ICU）住院时间，并有可能增加病死率。Thille 等研究发现，人机不同步指数（不同步的触发除以总的呼吸频率）>10% 的患者机械通气时间更长，病死率呈升高趋势。无创通气患者发生明显人机不同步时，患者耐受性变差，增加无创通气失败以及气管插管的风险。在 ARDS 患者中，人机不同步不仅产生上述不良影响，进一步加重呼吸窘迫，导致机械通气不能取得预期的治疗效果；抑制过强的呼吸驱动和改善人机同步可能更有利于肺保护通气的实施。早期 48h 的肌肉松弛治疗可提高重度 ARDS 的生存率，改善人机同步性，从而减缓人机不同步导致的容积伤和气压伤。在慢性阻塞性肺部疾病中，人机不同步时导致肺过度膨胀、膈肌功能障碍、增加呼吸功，影响撤机。

## 六、人机不同步的处理

**1. 保证基本的通气和氧合** 根据患者的病情，合理的调整吸入氧浓度和潮气量等参数或使用简易呼吸器辅助通气。及时观察患者病情变化，予以对症处理，避免因病情进一步恶化而导致人机对抗；并根据人机对抗原因，采用针对性的防治措施，去除病因：

（1）对气道阻塞患者首先应予通畅气道，解除阻塞，加强湿化和吸痰等气道管理。对高热或通气量需求较大的患者，可适当加大湿化及调整湿化的温度，防止气道脱水，分泌物干结，痰痂形成。分泌物过多加强抗感染和增加吸痰次数。支气管痉挛患者应及时给予支气管扩张剂，也可雾化吸入或静脉用药。

（2）气管导管位置异常，如气管导管滑进一侧支气管可引起单肺通气，可予适当退管，恢复双肺通气，同时应加强对导管的固定，使其保持适当位置和深度。

（3）若通气量不足，发生人机对抗，可复查验动脉血气有助于呼吸参数的调整。

（4）持续高热、严重感染、代谢性酸中毒等，需要适当提高支持力度，增加通气量。要警惕呼吸机呼气阀漏气、气囊漏气、管道漏气的可能，一旦证实，应及时更换。

（5）并发气胸。病情危急时应立即穿刺排气，行胸腔闭式引流，促使肺复张。

（6）机械通气中要重视心功能不全的原发病治疗。心功能不全者应控制补液总量与单位时间内的入量，防止肺水肿的发生。

（7）关注患者的心理因素：患者的焦虑、紧张、恐惧等不良情绪及谵妄也是人机对抗的病因，针对患者的不良情绪进行心理疏导及相关护理是十分必要的。严重患者甚至需要采用镇静剂、镇痛剂及肌松，但在采取该治疗措施时应慎重考虑，因为采用镇静剂与镇痛剂可以掩盖危及生命的临床情况，导致治疗的延误。

（8）熟练掌握呼吸机的操作技能：在充分了解患者呼吸衰竭的病理生理特点、通气方式的生理学效应以及治疗目的的基础上，对呼吸机性能、工作原理及操作要领需要全面的掌握。根据患者的实际病情设置个体化的通气参数，避免人机对抗的发生。

（9）对呼吸机的维护：应由专业人员和维护小组对呼吸机进行定期检修、维护和记录，防止紧急使用时的故障发生。

**2. 呼吸机通气策略调整的优化处理** 理想的呼吸模式应在呼吸肌负荷最小的情况下为患者提供足够的气体交换并保持人机同步。

（1）触发不同步：是人机不同步的常见类型，优化触发是其关键。通过床旁呼吸波形监测可以识别触发不同步，应根据产生触发不同步的原因进行处理。无效触发和延迟触发的原因主要包括呼吸中枢驱动不足、呼吸肌无力、内源性 PEEP、触发敏感度设置过高、呼吸支持水平过高、呼气阀开放延迟等。临床上采用流速触发代替压力触发，设置不产生误触发的最低触发敏感度水平，避免呼吸支持水平过高等方法有助于改善无效触发和延迟触发。对于内源性PEEP的处理策略，首先应该处理引起内源性PEEP的原因，如通畅气道，解除气道痉挛、改善气道阻力等。同时降低分钟通气量、延长呼气时间。仔细调整外源性PEEP 也可降低内源性 PEEP 的触发负荷，减少外源性和内源性 PEEP 间的差值，降低额外负荷。使用食管球囊监测或床旁仔细调节 PEEP 水平可以达到这一目标。可用食管球囊监测的压力波形测量内源性 PEEP，以其 70% ~80% 设定外源性 PEEP。无法监测食管压时，也可以通过经验及患者的反应滴定 PEEP。PEEP 设定恰当会减少呼吸延迟和不触发的发生，让患者感觉舒适。确定相应压力水平所需要的 Vt 非常重要。在使用容量触发、恒流的通气模式时应避免设置的 PEEP 高于内源性 PEEP，因为 PEEP 过高会使吸气末压力升高。误触发的主要原因包括触发灵敏度设置过低、管路积水、管路漏气或心跳震荡等。临床上可通过提高触发敏感度，处理管路积水、漏气等方法进行处理。双触发的主要原因包括患者的吸气努力过强、呼吸支持力度不足以满足患者的通气需求、叹息、频繁咳嗽等。如果是短时的双触发可暂时断开呼吸机，待平稳后再连接。若是呼吸支持水平不能满足患者的通气需求，则应相应提高呼吸支持力度，调整呼吸机参数设置。如果因疾病导致患者的呼吸努力过强，则应考虑镇静、镇痛、肌松剂的应用。

（2）优化流速设置：首先要区分恒流通气的容量触发与减速气流通气的压力触发。通过设置流速及吸气时间来完成潮气量的输送。但恒定的流速无法自动与患者呼吸的变化匹配，因此会产生与流速相关的人机不同步。使用容量触发、恒流的通气模式时，可以通过调节 Vt、呼吸频率及流速波形来改善患者的舒适度。可根据患者需求调高流速，或调节流速波形（正弦波、方波或减速波形）以改善人机同步性。通过仔细滴定调节，容控恒流模式下亦可达到压控、变速气流模式的舒适程度。使用变速气流的辅助或支持通气模式以及压控模式可减少人机对抗。在这些模式下，呼吸机可通过不同的流速来达到预设压力水平。这种通气模式对患者而言可能更为舒适。压力控制通气还有一些特征可用于改善同步性。通过调节压力上升时间改变初始送气流速，可增加或减少到达预设压力水平的速率。这一特点对急性呼衰用力吸气的患者可能特别重要，其流速增压模式可以达到更好的同步化。其另一项有利于优化同步性的特征是可计算气道内导管阻力，并优化呼吸环路的压力分布。压力触发与容量触发模式的临床目标是一致的，即设置安全有效的潮气量（4~8ml/kg 理想体重），同时为患者提供合适的呼吸肌负荷，最大限度地改善人机不同步。压力支持的缺点是潮气量不恒定。不恰当的压力设置可造成呼吸肌负荷过重，达不到上述目标。如果压力设置过度，可能造成肺过度膨胀和（或）气体陷闭，从而加重呼吸机相关肺损伤和人机不同步。新型的混合通气模式可以通过设置目标潮气量，呼吸机自动调节压力以维持通气量。尽管这种模式听起来比较理想，但当患者呼吸努力急剧变化时（如焦虑、疼痛或呼吸困难）时可使潮气量过高，导致呼吸机不恰当地降低吸气压力。

（3）优化呼吸周期：呼吸机与患者呼吸中枢的吸气时间 Ti 应保持同步，以确保患者舒适，并能避免过长的吸气时间导致过度通气、气体陷闭和呼吸提前结束。传统的机械通气模式难以预知神经呼气开始的时间，通过时间或流速切换来实现吸呼气之间的转换，难以达到患者神经呼气与呼吸机呼气之间的同步，可能影响患者的呼吸形式，但不能通过呼吸波形的改变发现而常常被忽视。呼吸气转换过早可能导致辅助不足，并可能出现双触发。临床上可通过延长呼吸机吸气时间及缩短神经吸气时间处理。对于镇静镇痛药物过量导致吸气时间延长的患者，及时减少药物用量以缩短吸气时间最为重要。压力支持通气时（PSV），可通过降低呼气敏感度或提高压力支持水平进行延长吸气时间。呼吸气转换延迟可能导致无效触发、延迟触发，呼吸肌的激活导致呼吸做功增加。慢性阻塞性肺疾病（COPD）患者在 PSV 通气时易出现呼吸气转换延迟的现象，提高呼气敏感度有助于减轻呼吸气转换不同步。采用降低气道阻力的措施可以缩短时间常数，有助于改善呼吸气不同步。

（4）选择新的机械通气模式：尽管传统呼吸机的信号触发机制有了明显的改进，但是患者触发呼吸机是通过压力或流速触发来完成的，这些机械信号传导速度滞后于呼吸中枢。这些因素均可能导致人机不同步。成比例辅助通气（PAV）和神经电活动辅助通气（NAVA）模式为改善人机同步性提供了新的选择。

（5）PAV 模式：是按照患者瞬间吸气努力的大小成比例的提供吸气压力辅助的同步辅助通气。与 PSV 相比，PAV 机械通气患者无效触发、双触发和人机不同步指数均明显减少。然而与常规模式相比，PAV 通气模式吸气触发并未得到改善，同时受到漏气以及内源性 PEEP 的影响，以及“压力 / 脱逸现象”等局限性，限制了其在临床中的广泛应用。

（6）NAVA：是通过监测膈肌电活动感知患者呼吸中枢的驱动触发呼吸机；根据膈肌电活动强度提供不同程度的机械通气支持；一定程度上能反映肺牵张反射的强度，反馈性调节呼吸运动，从而改善人机同步性。在比较 NAVA 与 PSV 人机同步性的研究中，发现 NAVA 明显减少吸气触发延迟时间和吸呼气转换延迟时间，这个结果同样在 ARDS 模型和 ALI 新生儿机械通气中得到证实。另外一项临床研究亦显示 NAVA 模式改善人机同步性，减少触发延迟时间、额外吸气时间和总的人机不同步次数，且在 NAVA 模式中未发现无效触发和吸呼气转换延迟。但 NAVA 通气需额外配置相关模块，放置特殊鼻胃管，存在一定的禁忌证（如上消化道手术、重型颅脑损伤等）；其使用需要经过专业训练等因素在一定程度上限制了 NAVA 的推广。

## 七、小结

机械通气治疗的目标是为患者提供安全有效的呼吸支持，同时避免因为呼吸机而增加额外呼吸负荷。人机不同步会额外增加呼吸肌的负担而导致呼吸肌疲劳。如何改善人机同步性，根据患者临床情况和呼吸波形的监测及时发现和去除人机不同步的因素，并优化呼吸机的触发，流速和周期。新型的通气模式如 PAV 和 NAVA 可通过特定的设计优化人机交互作用，还需要更多的临床预后数据来支持。

（黎毅敏）

# 第五节　俯卧位通气

机械通气是急性呼吸窘迫综合征（ARDS）的重要治疗手段之一，目前得到一致认可的机械通气手段包括肺保护性通气（小潮气量、高呼气末正压和许可性高碳酸血症）、肺复张及俯卧位（prone position，PP）通气。PP 通气因其操作简单，不需要昂贵的器械及药物，不增加医疗花费，同时几乎不发生不可预防的致死性并发症而近年得到越来越多的重视。

Bryan 于 1974 年首次报道 ARDS 患者 PP 通气由于恢复肺背段的通气，从而改善氧合，提倡使用 PP 作为 ARDS 的辅助性治疗方法。以后几十年间，临床病例报道支持这一概念，PP 可提高氧合水平，70% ~80% ARDS 患者氧合指数（$PaO_2/FiO_2$）平均提高 35mmHg。但是，这些临床试验结果提示，PP 并不降低 ARDS 的病死率。近期对严重 ARDS 优化患者选择和治疗方案后，PROSEVA 试验结果表明，PP 明显降低严重 ARDS 的 28 天病死率（16% 与 32.8%）。该研究和以后的 meta 分析均支持 PP 作为一种有效的治疗方法，在早期与肺保护性通气联合使用，以降低严重 ARDS 的病死率。遗憾的是，在全球范围内严重 ARDS 实行 PP 者仍然很少。Gattinoni 等通过调查世界上 50 个国家 400 家 ICU 发现，实行 PP 通气的严重 ARDS 患者仅占 16.3%，这可能与缺乏统一系统的操作标准有关。PP 尽管可以提高氧合水平，但只是作为严重顽固性低氧血症的一种补救性治疗措施，使用时机较晚，亦是 PP 使用较少的原因之一。另外，PP 需要足够的人力，可能亦是没有得到长足应用的原因之一。柏林定义的重度 ARDS 患者的病死率高达 46.1%，PROSEVA 试验结果令人鼓舞和振奋，需要在临床实践中进一步研究和探讨。

## 一、俯卧位通气治疗 ARDS 的证据

表 19-2 收集了 5 个具有代表性的成人 PP 的大样本随机对照试验。在 PROSEVA 试验中，可见 PP 的病死率显著降低，而以前的其他试验 PP 并不降低病死率。为什么会产生这样的结果？ PROSEVA 试验在设计和管理上避免了以往研究的缺陷，包括样本量小，PP 和仰卧位治疗交叉频繁，采用大潮气量等非标准的呼吸机管理方法，混有轻度 ARDS 患者，PP 持续时间短，PP 终止标准武断以及纳入时间太晚等。PROSEVA 试验结果提示，为提高 PP 的存活率，需要选择严重 ARDS 患者，早期 PP 治疗，持续时间（>16h/d），每日 PP 采取生理学驱动的终止标准，同时使用小潮气量等 ARDS 的保护性肺通气，富有经验的工作人员能使治疗中的风险达到最小化。多个变量影响病死率，导致试验结论严重偏颇。

**表 19-2 俯卧位通气治疗 ARDS 的主要临床试验**

| 参数 | Gattinoni et al | Guérin et al | Mancebo et al | Taccone et al | Guérin et al (PROSEVA) |
|---|---|---|---|---|---|
| 俯卧位病死率 % | 50.7（ICU 病死率） | 32.4（28d） | 43（ICU 病死率） | 31（28d） | 16（28d） |
| 对照组病死率，% | 48（ICU 病死率） | 31.5（28d） | 58（ICU 病死率） | 32.8（28d） | 32.8（28d） |
| 病死率的 RR（俯卧位 / 对照） | 1.05（P=0.65） | 1.02（$P$=0.77） | 0.74（$P$=0.12） | 0.97（$P$=0.72） | 0.48（$P$<0.01） |
| 患者数目，n | 304 | 802 | 142 | 342 | 466 |
| 目标疾病 | ALI and ARDS | $PaO_2/FiO_2$ < 300mmHg | ARDS | ARDS | ARDS，$PaO_2/FiO_2$<150mmHg |
| 入组时 $PaO_2/FiO_2$，mmHg | 128 | 153 | 139 | 113 | 100 |
| 早期入组? | No | No | Yes，气管插管 <2d | Yes，<3d | Yes，<1.5d |
| SAPS Ⅱ | 40 | 46 | 43 | 41 | 46 |
| VT，ml/kg | 10.3 | 7.9 | 8.5 | 8 | 6.1 |
| 患者瘫痪，% | 未报道 | 21 | 45 | 未报道 | 87 |
| PP 时 $PaO_2/FiO_2$ 平均提升，mmHg | 19 | 18 | 32 | 44 | 59 |
| PP 平均时间，h/d | 7 | 8 | 17 | 18 | 17 |
| PP 平均天数 | 10 | 4 | 10 | 8.4 | 4 |
| 显著降低呼吸机天数 | No | No | No | No | Yes |
| 困难入组? | Yes | No | Yes | No | No |
| 交叉（SP 至 PP），% | 8 | 21 | 8 | 12 | 7 |

## 二、俯卧位治疗 ARDS 的病理生理机制

ARDS 是由严重感染、创伤、大手术和休克等因素等引起肺毛细血管内皮细胞损伤和（或）肺泡上皮受损，形成以肺毛细血管通透性增加和（或）肺泡腔内渗出为主的一组临床综合征，进一步引起肺间质和肺泡水肿，肺不张和透明膜形成，肺实变或合并出血，造成肺顺应性下降、肺容积减小，弥散障碍、通气 / 血流比例失调，是 ARDS 的病理生理学共同特征。由于 ARDS 病因不同，相关的病理改变呈现多样化特点。病变过程不均一，丰富了 ARDS 在临床上的复杂性。ARDS 病变部位不均一，重力依赖区域的小气道陷闭和肺泡萎陷不张，非重力依赖区域肺泡过度通气，两区之间为可复张的肺泡，由于应变力和本身病理的影响，处于肺水肿状态，决定了 ARDS 的保护性肺通气和 PP 之必然。

仰卧位（supine position，SP）时，腹侧肺、心脏和腹内脏器提高了背侧胸膜腔压力，这个压力减小背侧肺区的跨肺压。由于 ARDS 肺质量增加，进一步提升了腹侧至背侧的胸腔压力梯度，并减少背侧依赖性的通气区域。估计解剖位置上心脏对其下面肺组织的压力增加 3~5cm$H_2O$。试验研究表明，PP 时心下肺区的通气提高。除了心脏重力，腹腔内压优先传递给经常处于麻痹和松弛状态的膈肌，进一步压迫背侧肺区。虽然这些因素有助于背侧依赖区肺泡塌陷，但肺血管的重力梯度优先灌注这些区域，使这一区域成为低通气 / 高灌注区域，临床上表现为低氧血症。胸廓顺应性差，除了影响氧合，还造成跨肺压增加，机械通气时气道压稍高，容易造成呼吸机相关性肺损伤（VILI）。

PP 时，正常人从非依赖区至依赖区的胸腔压力梯度降低，胸腔内负压由背侧向腹侧逐渐减小，背侧胸腔内负压增大，跨肺压增大，促进背侧肺泡重新开放。腹侧胸腔内负压减小，跨肺压减少，腹侧通气量减少，但仍能维持腹侧肺泡开放。同时，PP 后，解剖位置上位于心脏下方受心脏压迫的肺叶体积缩小，部分被心脏压迫的萎陷肺泡复张。PP 需要镇静甚至肌松，有利于膈肌松弛，跨膈压降低，促进部分背侧肺泡复张，增加气血交换面积。这种呼吸力学机制部分是通过重力效应以及肺与胸腔匹配引起的构象改变，造成肺通气和应变力分布更加均一。图 19-6 表明 PP 时重力和解剖因素导致更加均一的肺通气。仰卧位时，重力和胸壁压迫依赖区肺段，造成通气在腹侧—背侧轴上极大的不均衡。相反，在 PP 时，解剖因素支持更均衡的通气分布。PP 时膈肌的运动方式和位置改变，肺和胸廓顺应性改善，均有利于肺依赖区通气 / 血流比值均一。腹内高压的动物模型提示，PP 时跨膈压分布更加均匀，肺实质的均一性明显改善。

不像对背侧肺通气的影响，PP 对肺血流的区域分布没有太大的影响。在仰卧和 PP 时，背侧肺血流在正常和损害肺都是通畅的。因此，区域肺灌注分布在很大程度上由非重力依赖因素（肺 / 心解剖因素，血管的空间压缩，腹侧区域低氧性血管收缩减小等）决定。由于 PP 灌注模式相对恒定，通气的均一性显著改善，肺内分流分数大幅度下降。研究表明，PP 时损伤肺的分流分数平均减少约 30%。

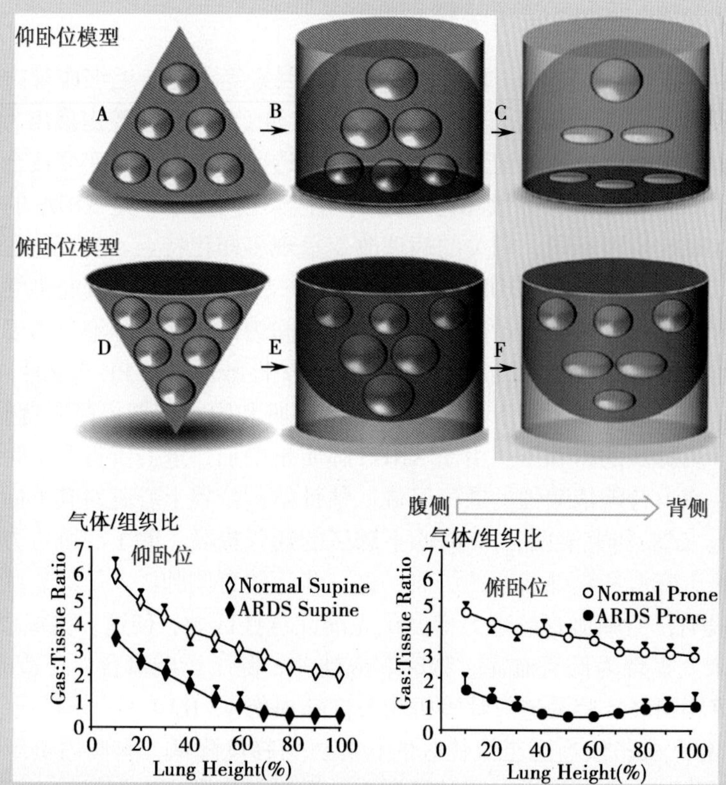


**图 19-6 俯卧位通气治疗 ARDS 的病理生理机制示意图**

A：无重力作用下的肺泡模型；B：无重力作用，但为了适应胸廓形态，腹侧（上面）肺泡较背侧（下面）肺泡体积大；C：在重力和胸腔压力梯度的影响下，背侧区域肺泡体积较腹侧区域明显减小，在 ARDS 患者这一改变更显著；D：俯卧位时没有重力作用下肺泡的自然形态；E：无重力作用，但为了适应胸廓形态，腹侧（下面）肺泡较背侧（上面）肺泡体积大；F：俯卧位时，重力作用和胸腔压力梯度的影响相反，腹侧肺泡体积减小而背侧肺泡体积增大

## 三、俯卧位对肺保护的机制

虽然 PP 的主要临床试验提示改善氧合，但是唯一显著降低病死率的 PROSEVA 试验提示呼吸机使用时间降低。显然，气体交换的改善并不能解释病死率下降。一方面，PP 改善依赖区的肺通气，有效地复张肺实质，另一方面，非依赖区肺泡过度膨胀显著降低，二者的净效应是肺通气非常均一，从而降低肺区剪切应变力，降低 VILI。

PP 和高 PEEP 通气可以实现受益互补。ARDS 患者，高 PEEP 防止肺泡去复张，但可以促进通气良好的肺泡过度膨胀，PP 有助于减小 PEEP 的不良效应。PP 进一步提高肺通气，同时降低区域肺充气，减少呼吸周期中小气道开 / 闭事件，提示 PP 降低气压伤和萎陷伤，因此可以预防 VILI。PP 可使血浆和 BALF 中炎症标记物减少，反映可能较少发生 VILI。PP 还有助于呼吸道分泌物从背侧至腹侧气道排出，提高分泌物清除，降低呼吸机相关性肺炎（VAP）的发生率。

## 四、适应证

1. 中、重度 ARDS（诊断条件 $FiO_2$>60%、PEEP ≥ 10cm$H_2O$）$PaO_2/FiO_2$<150mmHg，尤其 $PaO_2/FiO_2$<100mmHg。

2. 早期应用（48h 以内诊断）。

3. 与保护性肺通气和镇静联合使用。

4. 不推荐用于轻度 ARDS。

PP 其他适应证有待进一步研究。有研究 PP 用于重症 COPD，可降低气道阻力和动态肺膨胀。

## 五、禁忌证

### 1. 绝对禁忌证

（1）头面、颈部创伤。

（2）不稳定的脊髓损伤 / 骨折（椎体、骨盆、多发骨折、连枷胸等）。

（3）颅内压高压。

（4）严重烧伤，尤其是大面积腹侧烧伤。

（5）大咯血。

（6）气管切开。

（7）有 CPR 或电除颤的可能。

### 2. 相对禁忌证

（1）腹部手术后。

（2）腹腔高压。

（3）孕妇。

（4）血流动力学不稳定。

## 六、操作方法

现有研究所报道的 PP 的操作方法各异，目前尚无统一的最佳操作流程。操作要点如下。

### 1. 操作前的准备工作

（1）选择患者（适应证），监护稳定。

（2）评估患者俯卧位可能性与风险，核对有无禁忌证（注意相对禁忌证）。

（3）充分镇静，肌松。

（4）可靠固定气管导管、输液通道及其他导管，准备负压吸引装置，充分气道清理，夹闭引流管，停止不必要的静脉输液。

（5）停止胃肠营养并确保胃肠排空。

（6）确定翻身方向。

（7）创面的保护与规避设计。

（8）备好升压药。

（9）熟练的医护和 RT 共 3~5 人（头侧 1 人，身体两侧各 2 人）。

2. 操作过程

（1）首先使患者保持平卧位，然后头侧者负责抬患者头部及确保气管导管未移位、打折，身体两侧者负责抬患者肩部、腰部、臀部及腿，确保动脉导管、静脉导管、留置胃管、留置导尿管等未脱出。

（2）将患者平移至翻身方向对侧，沿身体纵轴翻转90° 成侧卧位，继续翻转患者90°成俯卧位。头偏向一侧，避免眼睛受压，气管导管平行于床面，呼吸机管路低于气管导管。

（3）检查各管道是否通畅或脱落，着力点（面、肩和骨盆前）处有无压伤。面部、胸部、会阴部及双膝垫以软枕，双肩、双膝、面部、前额使用防压疮敷料。双臂抬起置于头两侧，双腿自然放置。

（4）心电监护电极贴于背部相应部位。

3. 俯卧位通气的主要并发症

（1）ETT意外堵管、扭曲和脱管，最为常见。

（2）口、气道分泌物临时增加，阻塞气道。

（3）血管内导管扭曲。

（4）腹内压增高，胃潴留增加。

（5）一过性氧合下降及低血压。

（6）呕吐、压疮。

（7）颜面部水肿。

（8）镇静剂用量增加。

4. 俯卧位通气的疗效评估

（1）准确客观评估依靠胸部CT，但床旁CT难以实现。

（2）$PaO_2$或$SpO_2$改善，首先反映了俯卧位治疗有效；反应性好的患者大多<1小时$SpO_2$改善，仅少数需要>4小时以上。

（3）$PaO_2/FiO_2$升高≥20%，提示俯卧位通气反应性好，60%~80%患者俯卧位通气反应性好。

（4）$PaCO_2$下降也提示有效：俯卧位通气可改善通气，减少无效腔通气量。

（5）不耐受的表现：$SpO_2$下降、心率上升、心律失常。

5. 俯卧位通气停止标准　最佳的时机还不清楚，俯卧位通气应直到气体交换、呼吸力学和总的临床过程明显改善为止。

（1）PROSEVA研究中有效终止：$PaO_2/FiO_2$ ≥ 150mmHg（PEEP<10cmH$_2$O，$FiO_2$ ≤60%），而且仰卧位通气后4小时氧合指数不恶化。

（2）无效终止：俯卧位氧合指数降低>20%，或<55mmHg（$FiO_2$为100%）持续>5分钟；心脏骤停、血流动力学不稳定；或出现俯卧位并发症（脱管、堵管、出血、误入单侧主支气管）。

6. 俯卧位通气治疗时间

（1）肺泡复张具有时间依赖性，需要长时间俯卧位通气，防止肺泡去复张。

（2）临床建议：重度ARDS早期俯卧位通气每日至少在16小时以上，一般16~20h/d。

7. 俯卧位通气注意事项

（1）严密监测生命体征（心率、心律、血压、呼吸、指脉氧）。

（2）俯卧位 30 分钟、4 小时及恢复仰卧位前，复查血气分析。

（3）恰当的镇静深度与肌松。

（4）生命体征不平稳及动脉血气恶化立即恢复仰卧位。

（5）双臂可置于头两侧或躯体两侧，每 2 小时交换一次；面部偏向左侧或右侧，每 2 小时交换一次。

（6）避免气管导管等导管脱落。

（7）防止压疮。

（徐思成）

## 第六节 高频正压通气

高频正压通气（high frequency positive pressure ventilation）是一种非常规正压通气方式，主要特点是高频率、低潮气量。其通气频率至少为常规通气频率的 4 倍，潮气量则接近或低于解剖无效腔。频率通常表示为赫兹（Hz），或每秒的振动周期。1Hz 等于每分钟完成 60 次振动或呼吸频率为 60 次 / 分。根据频率的不同，主要包括高频振荡通气（high-frequency oscillatory ventilaiton，HFOV）、高频射流通气（high-frequency jet ventilaiton，HFJV）和高频正压通气（HFPPV）等模式。HFPPV 的频率通常为 1~1.8Hz（60~110 次 / 分），HFJV 的频率通常为 1.8~6.7Hz（110~400 次 / 分），HFOV 的频率通常为 6.7~40Hz（400~2400 次 / 分）。

Emerson 在 1959 年首次提出了高频通气的概念。为使该治疗理念适用于不同人群，他尝试了各种方法。随着技术的发展，研发出了不同高频通气设备。HFOV 早期主要应用于儿童呼吸窘迫综合征或合并严重气压伤和气体渗漏综合征的患者，并取得了一定的成功经验。近年来，临床研究和应用较多集中在 HFOV 救治重度成人急性呼吸窘迫综合征（ARDS）患者。HFOV 以其独特的通气方式，可以有效改善顽固性低氧血症患者的氧合，并可以降低呼吸机相关肺损伤（VILI）的发生。在儿科危重症、麻醉科等危重症领域，其他高频正压通气模式如 HFJV 等也有应用。

### 一、高频振荡通气

尽管 HFOV 早在 20 世纪 50 年代末就已出现，但直到近 30 年才在临床中应用于成人呼吸危重症患者。主要是由于直到 20 世纪 90 年代才研发出具有足够驱动力的成人 HFOV 呼吸机。

**1. HFOV 的管路组成** HFOV 由一套呼吸管路组成，管路中持续的气流产生持续正压，同时管路中的振荡器驱动振荡膜以一定频率（通常 3~15Hz）振荡，产生低于解剖无效腔的潮气量（Vt）（1~3ml/kg 理想体重）（图 19-7A）。同时，管路中的空氧混合器控制吸氧浓度和吸入氧气流量，加温湿化装置对气体进行温湿化。

3100B 呼吸机是由振荡器中的活塞往复循环运动产生高频率振荡气流。其流速变化近似正弦曲线。HFOV 通气时，吸气相时活塞前向运动产生正向气流，呼气相时活塞后向运动，产生逆向气流。HFOV 与传统正压通气不同，传统通气的吸气相是主动通气，呼气相是被动通气。HFOV 的吸气相和呼气相均为主动过程。振荡器中的活塞由电磁驱动，活塞振荡的幅度决定了 Vt 的大小（图 19-7B）。

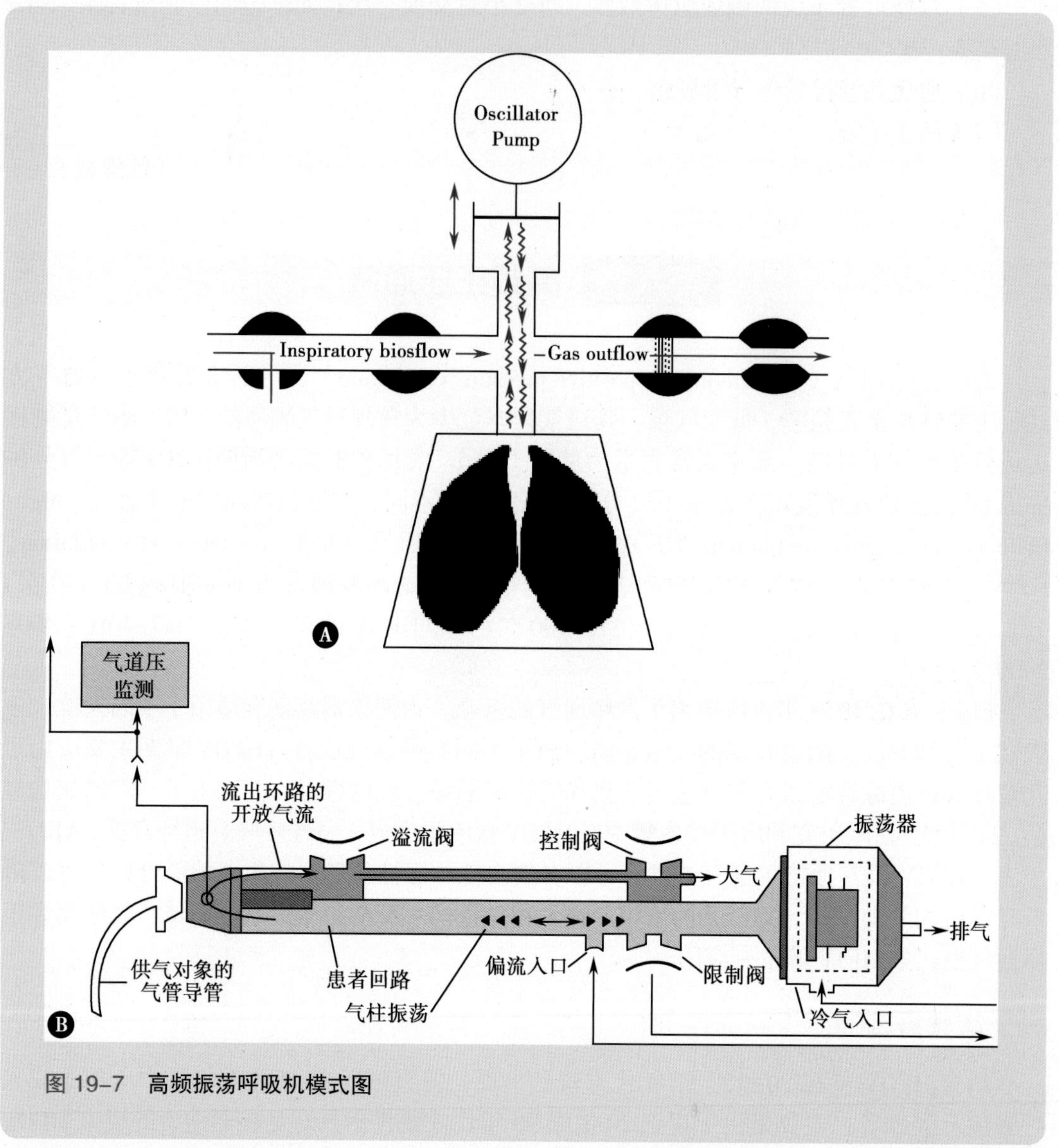


图 19-7 高频振荡呼吸机模式图

2. HFOV 的通气和换气原理 HFOV 的通气（排出二氧化碳）和换气（改善氧合）是两个相对独立的过程。其中，HFOV 是在显著低于常规潮气量的情况下完成有效通气，因此其清除二氧化碳的机制显得尤为特别。

（1）HFOV 改善氧合的机制：HFOV 改善氧合的机制与常规正压通气相似，以持续气道内正压来改善氧气的弥散，达到改善氧合的效果。持续的气道内正压是 HFOV 改善氧合的根本机制。进入 HFOV 呼吸机的持续气流为基础气流，通过基础气流流量的调节，可以产生持续的气道内正压，这一正压是产生平均气道压（mPaw）的基础。在 3100B 呼吸机上，蘑菇阀位于呼吸回路的呼气支（图 19–7B），在管路中不同阻力的蘑菇阀的动态调节下，维持 mPaw 的稳定。mPaw 可以复张和维持肺泡的开放，并可以增加氧气在肺泡侧的分压，增加氧气的弥散，进而达到改善患者氧合的支持效果。

（2）HFOV 气体交换机制：HFOV 的通气机制与常规通气存在显著差异。在持续气流的基础上，通过振荡膜不断往复运动，产生振荡气流，振荡气流通过非对称的吸呼气流速、直接肺泡通气、肺泡间气体扩散等方式完成气体的分布和交换（图 19–8）。

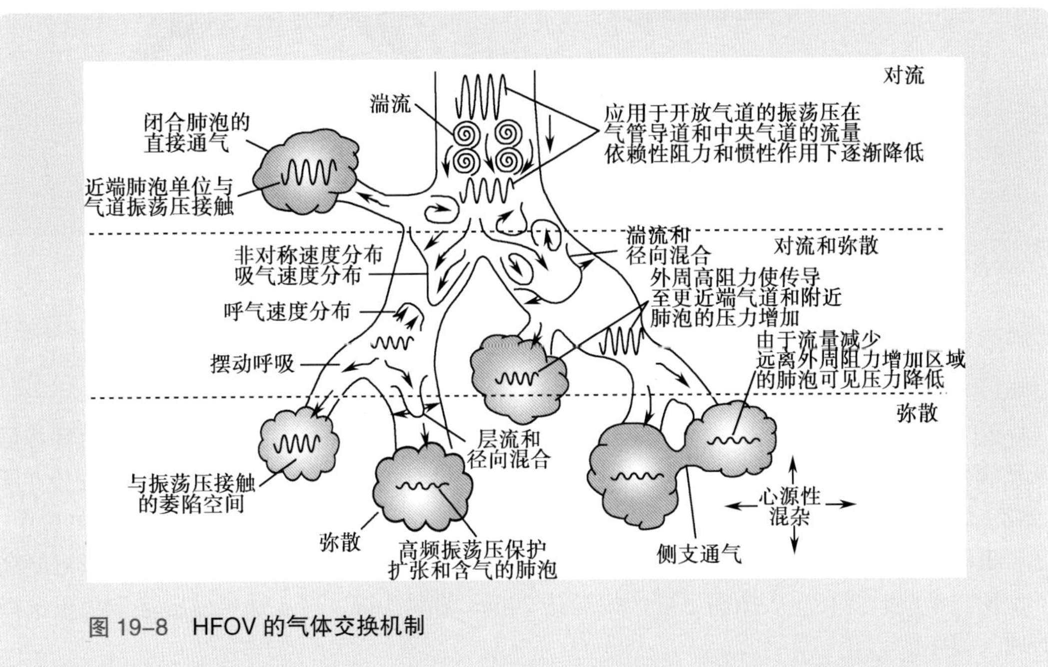


图 19–8　HFOV 的气体交换机制

1）非对称的吸呼气流速（Taylor 扩散和对流）：由于气道壁存在摩擦阻力，越靠近气道壁的气流流速越慢。因此层流气流会呈现气道中心处流速较快，气道外周气流流速较慢。HFOV 呼吸机的振荡膜在活塞驱动下往复振荡，在气道内产生往复的气流。此时，气流流速总体的特性均符合中心流速快，外周流速慢（Taylor 扩散）。在送气相振荡膜前向运动时产生向肺内方向移动的吸气气流，在呼气相振荡膜反向运动时产生向肺外方向移动的呼气气流。中心气体的流速吸气气流比呼气气流快，但外周气体的流速呼气气流比吸气气流快（对流）。最终产生的叠加效应为在气道的中心区域气流由肺外向肺内运动，在气道的外周区域气流由肺内向肺外运动（图 19–9A）。由于吸入气流来源于呼吸机输送的气体，因此含氧浓度高、二氧化碳浓度低（图 19–9B，红色气流）；呼出气体来源于肺泡，因此含氧浓度低、二氧化碳浓度高（图 19–9B，蓝色气流）。因此，中心气流完成了吸气功能，外周气流完成了呼气功能，最终共同完成了 HFOV 的通气。

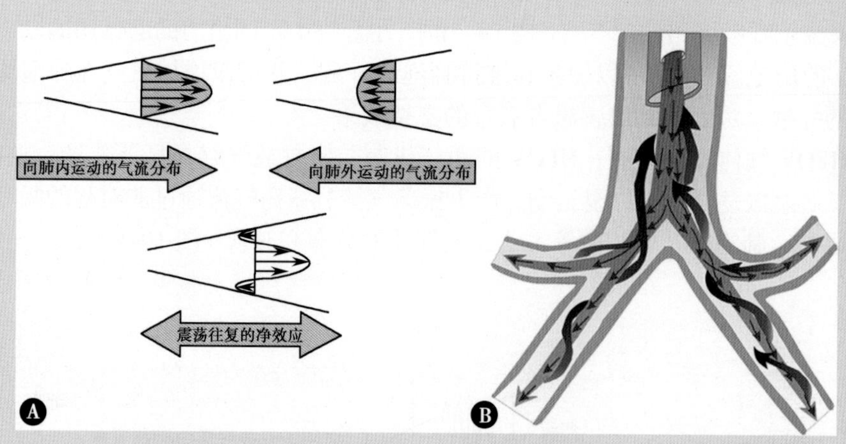


图 19-9　HFOV 气体交换机制

A：非对称的吸呼气流速。中心气体的流速吸气气流比呼气气流快，但外周气体的流速呼气气流比吸气气流快。最终产生的叠加效应为在气道的中心区域气流由肺外向肺内运动，在气道的外周区域气流由肺内向肺外运动；B：HFOV 气流在气道内的分布和走行方向

2）直接肺泡通气（direct ventilation of close alveoli）：尽管 HFOV 时的潮气量显著低于常规生理无效腔量，但距离气道较近的肺泡单位仍有可能与气道内的气体进行交换（图 19-8）。对流扩散是常规正压通气模式下气体交换的主要机制，在近端肺泡的肺单位中，这一机制也参与了 HFOV 的气体交换。在临床实践中，HFOV 所输送的实际潮气量可能高于预期，某些时候在一次振荡下可产生高达 200ml 的潮气量，这一通气效应还取决于选择的通气频率。

3）肺泡间的交互通气（collateral ventilation，pendelluft）：时间常数不同的肺泡间可以发生气体再平衡，通过肺泡间的连接产生气体交换，达到肺泡间气体压力和浓度均匀分布（图 19-8）。

4）心脏搏动（cardiogenic mixing）：可以增强 HFOV 时的气体交换。心脏大幅度的收缩可以产生对肺的挤压，有助于气体的交换。

5）气体的总体流动（bulk flow）：是常规通气的主要机制，但在 HFOV 中，也有部分气体可以通过这一机制完成气体交换。

**3. HFOV 特殊的生理学效应及其应用于 ARDS 的生理基础**　为了避免呼吸机相关肺损伤（VILI），在 ARDS 的肺复张策略中，提出“开放肺并保持肺开放（open lung and keep the lung open）”，在肺保护性通气策略中，提出小潮气量限制平台压的通气策略。以上策略的目的是减少 ARDS 通气过程中的剪切伤、压力伤和容积伤。与常规有创正压通气相比，HFOV 具有两个特殊的生理学效应，即小潮气量和高平均气道压，这两个特点均有助于减少气压伤。

（1）HFOV 通过高频率的振荡气流输送气体，到达肺泡的压力变化幅度极小，明显低

于大气道内的压力。这一极低的肺泡内压力波动幅度，产生明显低于生理无效腔量的 Vt，避免肺泡反复剧烈的开放和塌陷，从而减轻剪切伤；同时低压力和低潮气量避免了肺泡因承受过大的压力或潮气量而遭受的压力伤和容积伤（图 19-10A 和图 19-10B）。

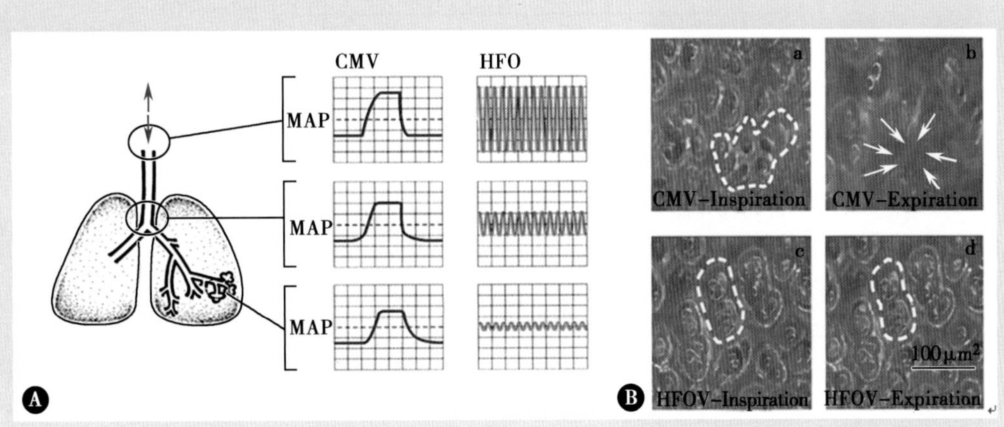


图 19-10　HFOV 减少 VILI 的原理

A：常规正压通气模式下（CMV）在气管插管开口、气管隆嵴和肺泡内的压力基本一致。但 HFOV 的振荡压力在上述三个部位是逐渐降低的，肺泡内的压力和波动幅度最低；B：在 CMV 模式下随着吸气和呼气相的切换，肺泡反复开放（a）和陷闭（b），在 HFOV 模式下吸呼气相肺泡均处于开放状态，仅产生小幅度的抖动

（2）高平均气道压：平均气道压是改善肺泡内氧弥散功能的核心指标之一。HFOV 与常规压力控制通气相比，在避免过高的气道峰压同时可提供更高的平均气道压。由于 CMV 模式需要在吸气压力和呼气压力之间反复切换，因此其高压相的吸气压力会明显高于平均气道压。因此容易在吸气时造成肺的压力伤。HFOV 由于到达肺泡时气流振动幅度小，压力波动小，可以在提供更高的平均气道压同时避免 CMV 模式下吸气相的高气道压，避免过高的肺应力和应变（图 19-11）。更高的平均气道压可以进一步促进肺泡内氧向肺毛细血管的弥散，还可以更好地复张塌陷的肺泡，增加肺容积，达到改善氧合的效果。

**4. HFOV 的通气参数设置和调节**　SensorMedics 3100B（Sensor-Medics，a division of Carefusion，Viasys Crop，Yorba Linda，Calif）高频振荡呼吸机是目前可用于成人患者的高频振荡呼吸机（图 19-12）。该款呼吸机于 2001 年由美国食品药品管理局（FDA）批准上市。

HFOV 时改善氧合的主要参数为 mPaw 和吸入氧浓度（$FiO_2$）。决定二氧化碳清除的主要参数为振荡频率、振荡压力幅度（power，ΔP 和吸气时间比例）（图 19-13，表 19-3）。

HFOV 通气过程中基本参数的设置和调节包括维持氧合和保障通气两部分。

压力
PCVtracing
HFOVtracing
mPaw–HFOV
mPaw–PCV
时间

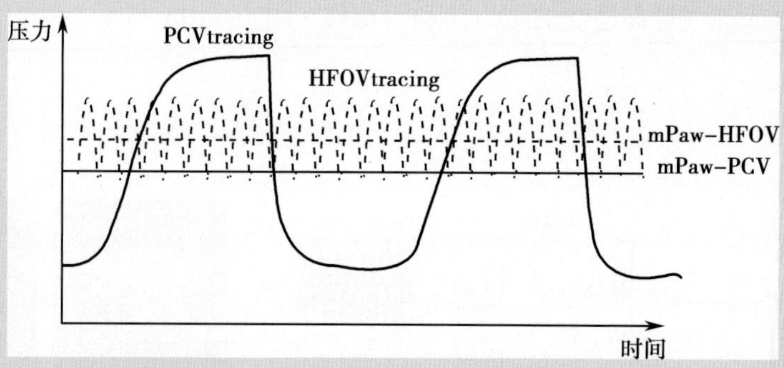

图 19–11　HFOV 提供更高 mPaw 的同时其气道峰压水平低于 PCV 吸气相的压力，从而可以更好地改善氧合和避免气压伤

HFOV tracing：高频振荡通气的压力—时间曲线（虚线）；PCV tracing：常规压力控制通气模式下的压力—时间曲线（实线）；mPaw-HFOV：高频振荡通气的平均气道压；mPaw-PCV：PCV 通气的平均气道压

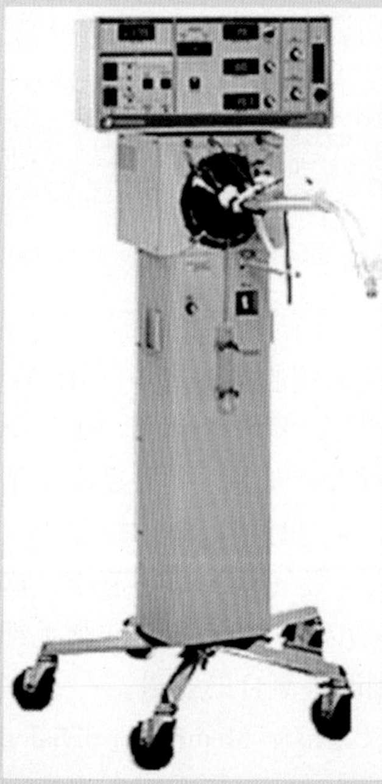

图 19–12　SensorMedics 3100B 高频振荡呼吸机

mPaw(平均气道压)维持基本的氧合：$PaO_2$ 55%~88%；$SpO_2$ 88%~93%
减轻对循环的影响
基础气流
20~40L/min
满足自主呼吸的需求
振荡幅度(ΔP)、吸气时间、振荡频率(f)
维持基本的通气：pH 7.27~7.35;减轻肺容积伤：尽量增加f和降低ΔP

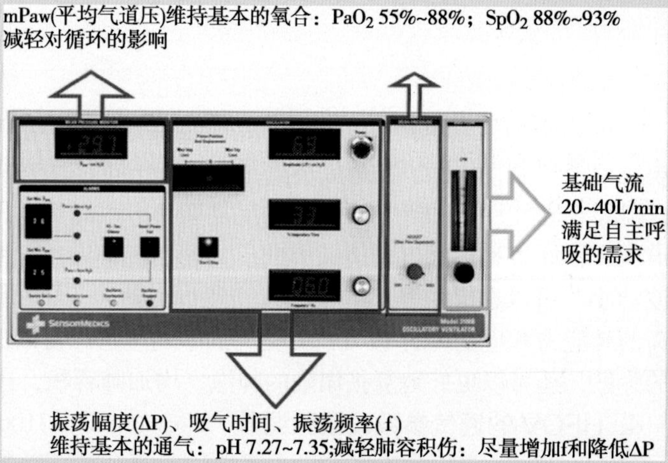

图 19–13　SensorMedics 3100B 高频振荡呼吸机基本参数设置界面

**表 19-3 HFOV 通气的初始设置和调节范围**

| | 参数 | 初始设置参考值 | 调节范围 |
|---|---|---|---|
| 维持氧合的参数 | 基础气流（bias flow） | 20~30L/min | 20~60L/min |
| | 平均气道压（mPaw） | 常规通气时平均气道压 +3~5cm$H_2O$ | 20~40 cm$H_2O$ |
| | 吸入氧浓度（$FiO_2$） | 100% | 21% ~100% |
| 维持通气的参数 | 振荡频率（f） | f=7Hz（pH>7.35）<br>f=6Hz（pH7.35~7.2）<br>f=5Hz（pH7.19~7.1）<br>f=4Hz（pH<7.10） | 3~15Hz |
| | 振荡压力（ΔP） | 60 cm$H_2O$，或患者基础 $PaCO_2$ 值 +20 | 50~90 cm$H_2O$ |
| | 能量（power） | 6~7 | 5~10 |
| | 吸气时间比例（I%） | 33% | 33% ~50% |

（1）维持氧合的参数设置：主要参数为平均气道压（mPaw）和吸入氧浓度（$FiO_2$）。

1）平均气道压（mPaw）的初始设置：启动 HFOV 时，先评估患者常规通气时的平均气道压水平，在此基础上增加 3~5cm$H_2O$，作为 mPaw 的初始设置压力。如患者 CMV 时平均气道压为 20cm$H_2O$，则 mPaw 的初始设置为 25cm$H_2O$。一般情况下建议从 20~30cm$H_2O$ 开始设置。

2）吸入氧浓度（$FiO_2$）的初始设置：对于顽固性低氧血症的患者，更换为 HFOV 时 $FiO_2$ 的初始设置为 100%。

3）mPaw 和 $FiO_2$ 的调节：启动 HFOV 通气后，根据患者的动脉血气分析中氧分压（$PaO_2$）或经皮血氧饱和度（$SpO_2$）监测，逐渐下调 $FiO_2$ 或动态调节 mPaw 压力。氧合的维持目标是 $PaO_2$ 在 55~88mmHg 或 $SpO_2$ 在 88% ~93%。同时，mPaw 的调节还需要注意是否影响血流动力学的稳定性。

（2）决定通气效果的参数设置：决定二氧化碳清除的主要参数为振荡频率（f）、振荡压力幅度（power，ΔP 和吸气时间比例）。

1）振荡频率（f）的初始设置：是影响通气最主要参数。下调 f 可使通气增加，上调 f 通气减少。初始 f 根据患者的基础 pH 设置，当 pH>7.35 时，初始 f 可设置为 7Hz 或更高。

2）振荡压力（ΔP）和能量（power）的初始设置：初始设置可为 60cm$H_2O$；也可根据患者基础 $PaCO_2$ 水平设置，在基础 $PaCO_2$（mmHg）基础上加 20 作为初始设置值。$PaCO_2$ 基础值为 50mmHg，ΔP 的初始设置为 50+20=70cm$H_2O$。通过能量调节钮（power）可调节输送至振荡器的能量，改变振荡器位移或前后移动的幅度。对于成人患者，初始能量一般设置为 6~7。能量或振幅是否合适，一般通过观察患者胸廓运动来调节。除了能量外，其他可能影响振幅的因素包括气管导管型号、气道阻力和患者的肺顺应性。

3）吸气时间比例的初始设置：初始设置建议为 33%，即设置吸呼比为 1∶2.

4）通气过程中的参数调节：根据 HFOV 后患者 pH 和 $PaCO_2$ 的具体水平调节 f、ΔP 和吸气时间比例。下调 f 和吸气时间比例或上调 ΔP 可增加通气，降低 $PaCO_2$；上调 f 和吸气时间比例或下调△ P 可减少通气，$PaCO_2$ 升高。通气维持目标为 $PaCO_2$ 在 40~70mmHg，同时动脉血 pH 7.25~7.35。

当 $PaCO_2$ 升高或 pH 低于目标时，首先以 0.5~1.0 的幅度逐渐增加振幅（ΔP）。当振幅达到最大值时，如仍未达到支持目标，则以 1Hz 的幅度逐渐下调 f，直至 f 下调至 3Hz。如果仍不能达到支持目标，则增加吸气时间比例到 50%。若仍有高碳酸血症存在，则考虑实施气管导管的气囊放气。

5）气管导管的气囊放气：在 f 下调至 3Hz、ΔP 上调至 90cm$H_2O$ 且吸气时间比例下调至 33%时，$PaCO_2$ 仍高于 70mmHg 或动脉血 pH 仍低于 7.25，此时调节 HFOV 参数难以继续维持有效通气。此时可将患者人工气道的气囊适当放气，减少气囊与气管壁之间的贴合紧密度，使部分二氧化碳从气囊和气道壁之间的间隙排出，以达到增加通气的目的。气囊放气的操作会导致气道密闭性降低，mPaw 下降。因此，在气囊放气之前，需将 mPaw 上调 5cm$H_2O$，此后逐渐释放气囊内的压力，观察 mPaw 的监测值，当其再次降低到气囊放气之前的压力时，即可停止放气。

5. HFOV 的临床应用

（1）HFOV 在 ARDS 和顽固性低氧血症患者中的应用：HFOV 在临床上作为重度 ARDS 的补救治疗措施，可以改善常规通气模式下的难治性低氧血症。一项大规模回顾性研究提示，患者常规 CMV 通气 5.6 天后改为 HFOV，HFOV 前氧合指数（PFR）91mmHg，HFOV 可使 PFR 提升 60mmHg，同时降低患者的 $FiO_2$。

OSCILLATE 研究和 OSCAR 研究是近年来评价 HFOV 应用于 ARDS 的两项大规模国际多中心研究，试图评价 HFOV 与 CMV 相比能否改善 ARDS 患者的生存率。

OSCILLATE 研究纳入多个国家 39 家 ICU 内的中重度 ARDS 患者。应用 HFOV 实施肺复张并维持相对较高的 mPaw（平均 31cm$H_2O$），此后根据入选患者的低氧血症严重程度调节 mPaw 水平。CMV 组实施小潮气量高 PEEP 的通气策略。该研究原定纳入 1200 例患者，但在纳入 548 例患者后，发现 HFOV 组病死率显著高于对照组（47%对 35%），该研究被提前终止。HFOV 组患者的血管活性药物剂量和液体正平衡量显著高于 CMV 组，提示 HFOV 可能显著抑制患者的血流动力学稳定性，并因此增加患者病死率。

OSCAR 研究共纳入 795 例中重度 ARDS 患者。需要注意的是，参与研究的 29 家英国 ICU 中多数缺乏 HFOV 的应用经验。该研究中第 1 天 mPaw 水平低于 OSCILLATE 研究，平均为 26.9cm$H_2O$。在 OSCAR 研究中 HFOV 与 CMV 组相比病死率均为 41%，血管活性药的用量也无明显差异。

尽管如此，在两项大规模的多中心随机对照研究中，OSCAR 研究提示 HFOV 通气第 3 天 HFOV 通气组 PFR 显著高于 CMV 通气组（217mmHg 对 166mmHg），OSCILLATE 研究也提示 HFOV 可以降低患者发生低氧的比例（RR 0.5）。

在一项荟萃分析中纳入了 4 项比较 HFOV 和 CMV 的研究，共纳入 1552 例患者。结果发现 HFOV 对病死率的影响与患者基础低氧血症的严重程度相关。在轻中度 ARDS 患者，HFOV 可能增加病死率；但在 PFR 低于 65mmHg 的极重度 ARDS 患者，HFOV 表现出改善病死率的趋势。这一结果也支持 HFOV 仅能作为顽固低氧血症患者的一项补救性治疗措施。

同时，该研究也发现 HFOV 通气时，mPaw 水平越高，气压伤的风险随之增加。因此需要特别注意避免应用过高的 mPaw，防止气压伤。

（2）HFOV 在合并气压伤患者中的应用：HFOV 还可用于合并气压伤但仍需要正压通气（又无法得到 ECMO 支持治疗）危重症患者的补救治疗措施。

当接受正压通气的患者发生气压伤如气胸后，主要面临两个主要问题，即持续的气体泄漏和肺萎陷，导致无法继续应用较高水平的正压通气或增加正压水平，患者因肺萎陷导致通气障碍，又因为通气量下降、PEEP 不能继续应用导致氧合难以维持。HFOV 可以提供一个高水平的持续扩张压力，然而 HFOV 的正压作用于肺泡时显著低于常规正压通气，可以有效减少肺泡持续漏气的风险，有助于控制严重的气体泄漏，帮助肺泡破裂口的愈合。此外，HFOV 的持续正压避免了肺泡的反复开闭，使肺泡处于稳定复张状态，从而协助维持患者基本的通气和氧合。

当患者出现气压伤后，如果患者仍需要高强度的正压通气支持，但常规正压通气无法继续应用高 PEEP 或维持基本的氧合和通气，患者又不具备实施 ECMO 支持的条件，可以考虑将常规正压通气更换为 HFOV 通气，如合并气胸，则需要及时置管引流，并尽早开始 HFOV。

HFOV 的 $FiO_2$ 初始设置 100%，mPaw 初始设置为漏气最小的情况下维持氧合的最低压力。同时，f 越大，ΔP 越小，气体泄漏程度越低。此后，可根据患者的通气和氧合情况，动态调节上述参数。

（3）HFOV 的适应证和禁忌证：基于此前的临床研究，目前不推荐 HFOV 作为早期 ARDS 的呼吸支持手段。其具体的适应证和禁忌证如下：

适应证：①常规机械通气支持下 PFR 低于 65mmHg 的极重度 ARDS 患者或顽固性低氧血症患者；②已经发生气压伤、仍需要有创正压通气支持的患者。

禁忌证：①大气道狭窄或阻塞；②严重颅内高压；③严重肺出血；④ pH 低于 7.23 的患者 HFOV 治疗反应和预后差。

### 6. HFOV 的不良反应、并发症及其处理对策

（1）气压伤：尽管 HFOV 作为肺保护性通气策略的一种形式，可以在部分已经发生气压伤的患者中应用，帮助患者维持氧合并避免气压伤的进一步加重。但 HFOV 本身在过高的 mPaw 条件下行肺复张和维持肺泡开放时，仍然可因压力过高造成患者发生气压伤。气压伤可表现为间质气肿、纵隔气肿、皮下气肿和气胸。mPaw 的合理设置是避免气压伤的关键。避免设置过高的 mPaw，通过滴定的方式在维持目标氧合的前提下设置最低的 mPaw 可能减少气压伤的发生。近期的研究提示通过跨肺压监测来滴定 mPaw 可能有助于实施更好的肺保护性通气，避免气压伤。

（2）高碳酸血症：尽管 HFOV 可以在一定程度上保证患者的基本通气，但随着 HFOV 设置振荡频率的增加、振荡幅度和吸气时间的减少，患者的通气会随之减少，血 $PaCO_2$ 水平会随之升高，形成高碳酸血症。如果患者 HFOV 期间出现严重的高碳酸血症，可以通过降低振荡频率、增加振荡幅度、减少吸气时间比例、气管导管气囊漏气等方式协助清除过度储留的二氧化碳。

（3）血流动力学不稳定：HFOV 属于非生理性通气，因此患者多需要充分的镇静镇痛。同时较高胸腔内压力可造成腔静脉回流减少。同时上文提到的 HFOV 常合并高碳酸血症，

使患者处于酸中毒状态。HFOV还可造成右心前负荷下降和后负荷增加，导致急性右心功能不全。上述因素均可导致患者在行HFOV的过程中出现血流动力学不稳定，表现为体循环低血压。建议在HFOV期间通过床旁超声评估心脏功能，及时发现HFOV相关的右心功能不全，给予相应的处理，有助于避免血流动力学的不稳定。

（4）痰液引流不畅：由于HFOV振荡气流流速高、通气量大，易导致患者气道干燥、痰液黏稠。同时，患者处于深度镇静甚至肌松状态，自主呼吸和咳嗽反射受到抑制，主动配合排痰的能力下降。上述因素均可导致患者气道分泌物清除受阻，痰液引流不畅，易导致患者肺内原发感染不易控制，并进一步增加患者合并呼吸机相关肺炎的风险。为改善痰液引流，在HFOV期间，必须强调充分的气道温湿化，建议温度设置为37~39℃，管路内湿度达到100%。此外，还可以采取间断气管镜下吸痰的方式主动清除深部气道的分泌物。

（5）人机对抗：HFOV属于非生理性通气，神志清醒的患者无法耐受。患者自主呼吸叠加于mPaw之上，还会造成mPaw的不稳定。在HFOV期间需要给患者深度镇静甚至肌松，保证患者的耐受性。通常患者的自主呼吸幅度较小，mPaw波动幅度不超过5cm$H_2O$时，毋需继续加大镇静或肌松剂剂量。需要在患者病情相对稳定后，实施每日唤醒，给予镇静剂量的评估，使患者处于恰当的镇静深度，避免镇静剂的过度蓄积和患者的痰液引流障碍。

（6）高能量增加肺损伤：HFOV的呼吸频率设置平均为5.5Hz。当应用1~3ml/kg理想体重的潮气量和高频率通气时，可能会增加输送到肺内的能量，并增加肺损伤的风险。近期的一项研究提示，高呼吸频率可能产生较高的输送能量，影响肺泡上皮细胞的弹性和细胞骨架状态，增加局部应力，引起细胞损伤，导致肺泡内液体积聚和肺水肿。

## 二、高频射流通气（HFJV）

**1. HFJV的原理和设备** 1977年Klain和Smith提出高频射流通气（HFJV）的概念，并在20世纪70年代末开始广泛试用于临床。HFJV的通气原理是吸气相以高压力气源经过一个小管径导管，以高于正常呼吸的频率（1~10Hz）输送一个很低的潮气量（1~3ml/kg），呼气相为被动呼气。最初，HFJV通过一种特殊制作的三腔气管内导管来实施。目前临床专用于HFJV的气管内导管为双腔导管，一腔用于通气，一腔用于监测气流和压力。HFJV可分为气管外（声门上）（图19-14C）通气和气管内通气（经气管插管或气管切开口）（图19-14A、B）。

近年来，已有专门设计的HFJV呼吸机包括“Bunnell Life Pulse”（Bunnell，Salt Lake City，Utah）、“Monsoon”（Acutronic Medical Systems，Ag，8816 Hirzel，Schweiz）和“Twinstream”（Carl Reiner GmbH，Vienna，Austria）（图19-15）。Bunnell Life Pulse可输送的频率范围为240~660次/分。后两种呼吸机可输送频率范围达4~1600次/分。

**2. 适应证和禁忌证**

（1）适应证：HFJV模式适用于耳鼻喉头颈外科、胸外科、严重气道阻塞性疾病和限制性通气功能障碍患者外科手术麻醉的呼吸支持。HFJV主要用于提供成人呼吸道手术或放置仪器时的短期通气支持。近年来开发出叠加HFJV通气模式，该模式与传统HFJV相比更有利于气体交换，清除二氧化碳的能力优于传统HFJV（图19-16）。尤其适用于外科手术患者。HFJV也可以用于重症ARDS患者，但其安全性和有效性尚未得到大规模临床试验的证实。

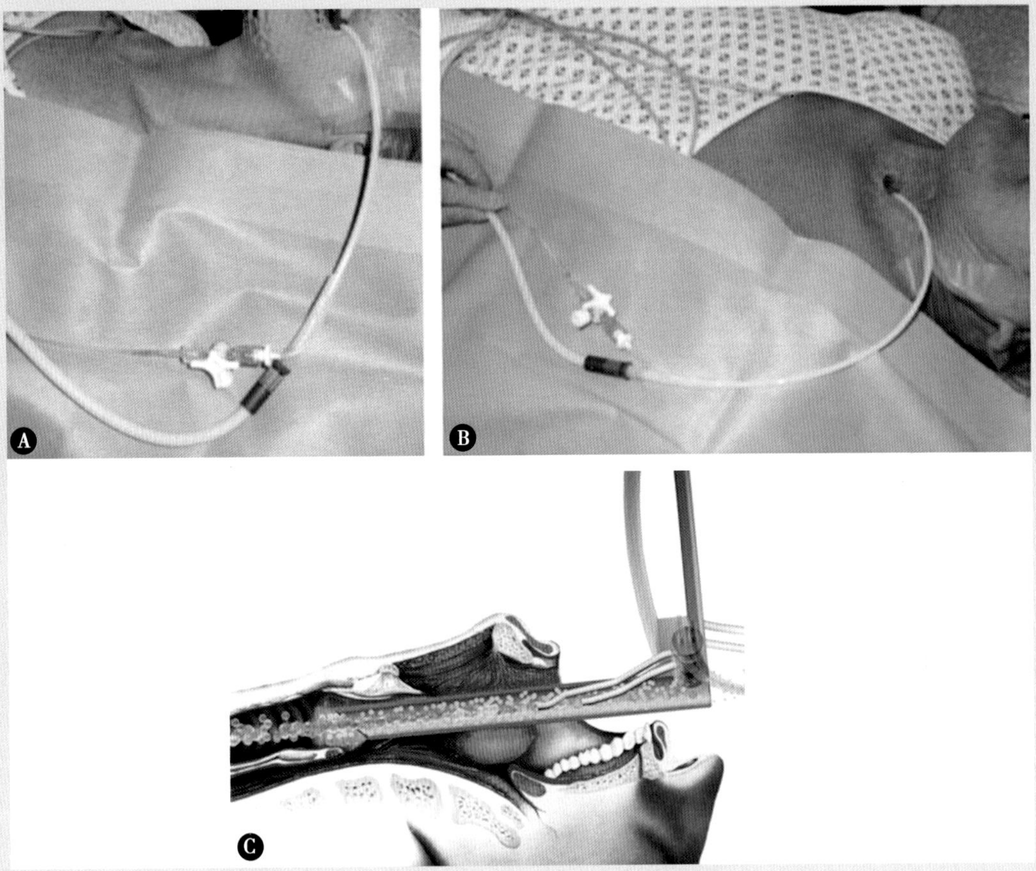

图 19–14 HFJV 的通气方式

A、B：声门下 HFJV；C：声门上 HFJV

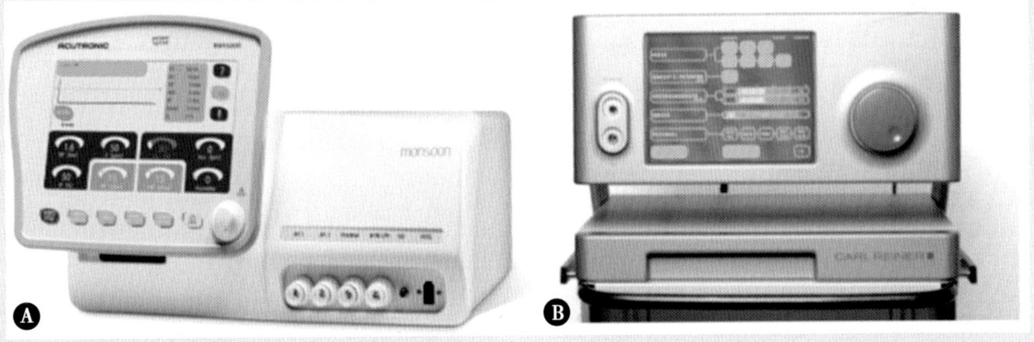


图 19–15 HFJV 呼吸机

A："Monsoon"呼吸机（Acutronic Medical Systems，Ag，8816 Hirzel，Schweiz）；B："Twinstream"呼吸机（Carl Reiner GmbH，Vienna，Austria）

（2）禁忌证：患者无自主呼吸。

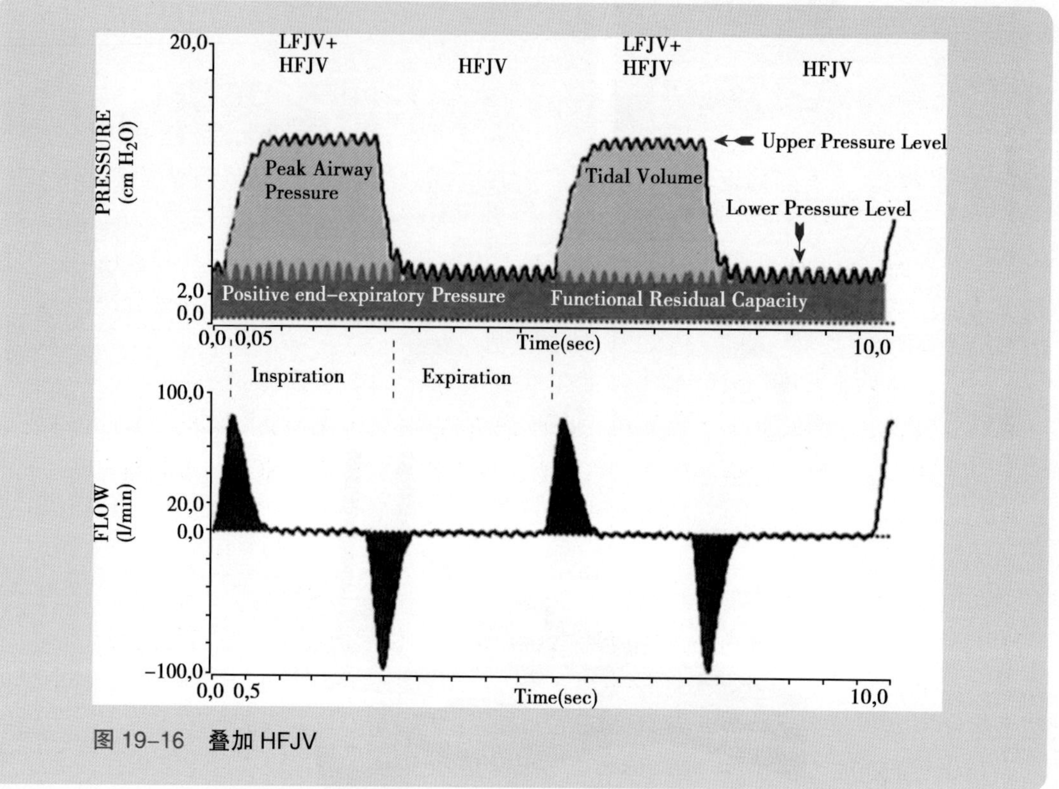


图 19-16 **叠加 HFJV**

**3. HFJV 通气参数设置** HFJV 呼吸机用于改善通气的主要参数为驱动压（driving pressure）、通气频率（f，次 / 分）和吸呼比（I∶E）。每一个脉冲射流的通气量由上述三个参数决定。

（1）驱动压力一般为 0.6~2.0kg/cm$^2$，最高不超过 2.5kg/cm$^2$。驱动压越高，通气和氧合越好。驱动压过高则可能导致通气变差。

（2）f 一般设置为 120~180 次 / 分。f 越小，通气量越大。

（3）吸呼比通常设置为 1∶2 左右。增加吸气时间可增加通气量。

（4）吸入氧浓度和温湿化水平也需要设置。

**4. HFJV 的注意事项**

（1）无法实时监测 $ETCO_2$：由于 HFJV 属于开放式通气，$ETCO_2$ 无法实时监测，也无法实时评价患者的通气状况。需及时监测血气的变化。

（2）有产生内源性呼气末正压和气压伤的风险：由于 HFJV 呼气是被动呼气，因此需要充分的呼气时间。当频率设置过快时会导致呼气时间缩短，有呼气不完全的风险，进而导致内源性呼气末正压增加和气压伤。

（3）气道黏膜干燥坏死：高速气流可导致黏膜脱水、损伤甚至坏死。注意保证充分的温湿化极为重要。

（贺航咏）

# 第七节 有创正压通气的撤离

有创正压通气是治疗各种呼吸衰竭的重要手段，已在临床广泛应用且效果肯定。虽然有创正压通气技术成熟，但应用过程中仍存在一定并发症，因此患者病情好转后应尽早停用呼吸机以减少并发症的发生风险。有创正压通气的撤离是逐渐降低机械通气支持水平，恢复患者自主呼吸，最终脱离呼吸机的过程，约占机械通气时间的40%。大约70%的机械通气患者撤机过程并不复杂，尤其无基础肺疾病、经过短时间机械通气病情即明显好转的患者。但其余30%的患者撤机困难，主要是由于存在慢性阻塞性或限制性肺部疾病、心衰、神经肌肉疾病等，撤机过程复杂且不易成功。

呼吸功能不全是导致撤机困难的主要机制。除慢性肺部基础疾病以外，长时间机械通气会导致膈肌无力和萎缩（尤其使用控制通气模式），引起呼吸泵功能障碍，不能满足通气需求。另外，其他因素也会导致呼吸肌无力，包括使用糖皮质激素、镇静和镇痛药、严重疾病相关肌病、脓毒症相关全身炎症反应、营养不良及卧床等。各种因素形成恶性循环，使患者撤机困难。

心衰是导致撤机困难的另一个常见危险因素。机械通气转化为自主呼吸的过程会发生明显的生理变化，其中胸内正压的消失尤为突出，其导致静脉回心血量增加，进而增加心脏前负荷和后负荷。另外，ICU患者大多存在不同程度的液体正平衡，更容易出现心衰，心脏做功增加还导致冠心病患者心肌耗氧增加并引起缺血，都需引起临床重视。

程序化撤机是在撤机程序指导下尽早完全撤离机械通气。撤机程序通常包括3个部分：①判断能否撤机的客观标准；②逐渐降低呼吸支持的操作指南；③评价能否拔除气管插管的标准。证据表明，采用程序化撤机能够缩短机械通气时间、撤机时间和住ICU时间，但并不能改善患者病死率和再次插管率。计算机系统可以通过闭环通气自动调节呼吸机支持水平，实现自动撤机。与非自动撤机相比，使用自动系统虽有报道可以缩短撤机时间、机械通气时间，但总的效果类似。程序化撤机不良事件发生率极低。因此，建议对于急症住院、机械通气超过24h的成人患者实施程序化撤机。撤机程序可以是自动撤机程序，也可以是非自动程序。

## 一、评价能否开始撤机

导致患者呼吸衰竭的病因一旦开始好转，即应开始进行撤机。延迟撤机会增加呼吸机相关性肺炎（ventilator-associated pneumonia，VAP）、呼吸机相关性肺损伤（ventilator induced lung injury，VILI）、呼吸机诱发的膈肌功能不全等并发症的发生风险，同时导致住院时间延长、病死率增加。但另一方面，过早撤机对患者也是不利的，会导致呼吸肌疲劳、气体交换障碍、容易发生误吸等，同时还可能因为失去人工气道而发生危险。因此，如何做到及时撤机一直是临床医生面临的难题，即使最有经验的临床医生也会低估患者成功撤机的可能性，临床上仍有许多患者未能及时撤机。因此，临床经验判断与客观标准相结合，有助于尽早撤机成功。准备撤机前，应仔细评估患者情况是否已经改善并达到以下撤机标准：

**1. 主观评价** 导致呼吸衰竭的病因已解决或改善；咳嗽有力；未使用肌松药；气道分泌物不多；不需持续镇静或镇静时仍足够清醒。

**2. 客观指标** 血流动力学稳定（例如心率≤ 140 次 / 分）；血压稳定（例如收缩压 90~160mmHg）；无或小剂量缩血管药或正性肌力药［<5μg/（kg·min）多巴胺或多巴酚丁胺］；无活动性心肌缺血；血红蛋白≥ 8~10g/dl；无发热（体温 <38℃）；氧合充分（例如 $PaO_2/FiO_2$ ≥ 150~200；PEEP ≤ 5~8cm$H_2O$；氧浓度≤ 0.4~0.5）。

## 二、评估患者自主呼吸能力

开始撤机后，应每日评估患者自主呼吸能力，以判断患者能否完全脱离呼吸机。临床上通常采用自主呼吸试验（spontaneous breathing trial，SBT）来评估患者自主呼吸能力，SBT 应该在患者清醒未镇静状态下进行。

**1. SBT 方法**

（1）T- 管法：通过 T- 管连接气管插管进行供氧。

（2）持续气道正压（CPAP）法：采用与 SBT 前机械通气设置的 PEEP 相同水平的 CPAP 进行 SBT。

（3）低水平压力支持通气（PSV）：5~8cm$H_2O$ 或采用导管补偿（TC）通气。

现有循证医学证据表明，吸气压力增加情况下实施的 SBT 更容易成功，拔管成功率更高，且与没有增加吸气压力情况下进行的 SBT 相比有降低 ICU 病死率的趋势。因此，对于急症住院、机械通气超过 24 小时的患者，建议使用 5~8cm$H_2O$ 吸气压进行首次 SBT，优于无吸气压力支持的 T- 管法或 CPAP 法。

**2. SBT 时程** 根据循证医学的研究结果，SBT 时程至少 30 分钟，但不要超过 120 分钟。SBT 开始后的几分钟应密切监测病情变化，判断是否能够继续。SBT 早期出现呼吸肌疲劳表现容易导致 SBT 失败。

**3. SBT 成功标准** 临床判断 SBT 成功的标准包括：呼吸频率 <35 次 / 分；$FiO_2$<40% 的情况下 $SaO_2$>90% 或 $PaO_2$>60mmHg；心率 <140 次 / 分或心率变异性持续性增加或降低 >20%；收缩压 <180mmHg 且 >80mmHg 或较基线变化幅度 <20%；无呼吸功增加表现（使用辅助呼吸肌、胸腹矛盾呼吸运动、肋间隙凹陷、鼻翼扇动），无呼吸窘迫的其他表现（大汗、躁动）。这些指标不能仅凭是否达到阈值来判断SBT是否成功，而是需要综合起来分析，并且对照基线值分析其变化。成功通过 SBT 的患者往往能够成功拔除气管插管、脱离呼吸机，反之则撤机失败和再次气管插管的概率明显升高。

**4. 基于 SBT 对撤机困难程度的定义**

（1）简单撤机：初次尝试 SBT 即获成功，随后机械通气转换为自主呼吸。

（2）困难撤机：初次进行 SBT 失败，需要最多达 3 次 SBT 才获成功，但转换为自主呼吸的时间 <7 天。

（3）延迟撤机：SBT 失败至少 3 次，或初次 SBT 失败后需继续机械通气至少 7d。

以上三种分级的患者撤机困难程度逐渐增加，机械通气时间、住 ICU 时间、住院时间、拔管失败率、病死率也随之增加。

由于临床判断可能对患者的具体情况估计不够准确，因此需要参考一些客观的评价指标。这些指标应该是简单易行、能够广泛应用的。有些指标与机械通气参数直接相关，如分钟通气量（VE）、肺活量（VC）；有些指标与需氧程度相关，如动脉肺泡氧分压比值（$PaO_2/PAO_2$）、氧合指数（$PaO_2/FiO_2$）或肺泡动脉氧梯度（A-a 梯度）；有些指标检测呼吸肌力，如最大吸气压（MIP）。之所以有这么多指标，是因为这些指标只是测量呼吸功能的一个方面，且检测实施过程存在很大程度的变异，而撤机过程是复杂的、受多因素影响的，因此这些评价指标的预测价值非常有限。

浅快呼吸指数（rapid shallow breathing index，RSBI）定义为呼吸频率（f）与潮气量（VT）的比值，应在 SBT 持续 30 分钟后计算。最早于 1991 年由 Yang 和 Tobin 提出，RSBI<105 与撤机成功相关，而 RSBI>105 与撤机失败相关，其敏感性、特异性、阳性预测值、阴性预测值分别为 97、64、78、95。之后该研究结果被多项研究证实，并被广泛应用于临床工作中。

近年来人们探索了一些其他的撤机预测指标，包括：

（1）心率变异性：撤机会导致血流动力学和自主神经系统的变化，前瞻性观察性研究表明，SBT 过程中心率变异性降低与拔管失败显著相关，另一项研究发现心率变异性与呼吸流量信号之间的频谱一致性分析可用于预测拔管失败。

（2）睡眠质量：睡眠质量差会影响呼吸肌功能和撤机转归。一项横断面研究利用睡眠量表评价睡眠质量，结果表明睡眠质量差与撤机失败显著相关。

（3）手握力：肌肉无力不利于撤机。通过握力计测量手握力的研究发现，握力与困难撤机或撤机延迟显著相关，但与拔管失败并不相关。

（4）膈肌功能：长时间机械通气继发的膈肌功能障碍可影响撤机转归。膈肌功能可通过超声观察吸气末和呼气末膈肌厚度的差值来评价，研究发现该差值≥ 30% 能够预测拔管失败，敏感性 88%，特异性 71%。

（5）氧化应激标志物：氧化应激是呼吸机诱发呼吸肌功能不全的重要机制，研究发现血浆中丙二醛和维生素 C 血浆水平升高、一氧化氮水平降低与 SBT 失败显著相关。

以上这些预测指标虽经初步研究证明其对撤机有一定指导意义，但仍需在大样本患者中进行验证。

## 三、评估能否拔管

SBT 成功后，下一步应评估患者是否能够去除人工气道，并评估是否存在容易导致拔管失败的危险因素。拔管失败定义为拔管 48h 内再次气管插管。再次气管插管与住院时间延长、住 ICU 时间延长、气管切开增加显著相关。再次气管插管率常作为评价撤机是否恰当的指标，其值过高表示撤机过早，其值过低则意味着撤机过于保守，有学者建议 5% ~ 20% 是可以接受的。导致拔管失败的危险因素包括：连续 2 次及以上 SBT 失败；慢性心衰；拔管后 $PaCO_2$>45mmHg; 具有一项以上除心衰以外的合并症；咳嗽无力；拔管后上气道阻塞；年龄≥ 65 岁；拔管时 APACHE Ⅱ 评分 >12 分；患者在内科、儿科或综合 ICU；引起呼吸衰竭的病因为肺炎。

**1. 气囊漏气试验（cuff leak test，CLT）** 拔管后喘鸣（Postextubation stridor，PES），即上气道阻塞，是由于上呼吸道狭窄所致。PES 危险因素包括拔管损伤、插管时间大于 6d、气管插管口过大、女性、非计划性拔管后的再次插管。

PES 可在拔管前通过 CLT 进行预测。气管插管的患者，将气囊完全放气后，呼吸机送入的气量会从气囊周围漏出。据此原理提出气囊漏气试验，即将气囊充气状态时和气囊放气后的呼气量进行对比，以两者的差值作为结果进行判读，间接判断上气道狭窄的可能性，但评判标准有一定争议。目前比较认可的是：成人患者呼气量差值≤ 110ml，或呼气量差值与气囊充气时呼气量的比值≤ 15%，提示阳性。

证据表明，CLT 阳性的患者拔管后 PES 或拔管失败的风险增加，使用 CLT 指导拔管可减少再次插管率及拔管后上气道阻塞发生率。但 CLT 假阳性率高，故容易导致拔管延迟，不能缩短机械通气时间。对于 CLT 阳性患者全身使用激素可能会降低再次插管率和拔管后上气道阻塞发生率。因此，建议机械通气符合拔管标准且被认为有高风险 PES 的患者实施 CLT；对于 CLT 阳性但准备拔管的成人患者，建议至少拔管前 4h 使用全身激素，不需要再重复进行 CLT。

**2. 气道保护能力** 评估患者通过有效咳嗽清除过多的分泌物以保护气道的能力。包括评价咳嗽质量、分泌物的量和吸痰频率。患者气道保护能力差者不建议拔管。

**3. 精神状态** 拔管前患者是否需要具备完全正常的认知功能尚存争议。研究表明，如果气道保护能力足够的话，格拉斯哥昏迷评分（Glasgow coma score，GCS）>8 分与拔管成功显著相关。

## 四、拔管后处理

**1. 无创通气（non-invasive ventilation，NIV）** 对于具有拔管失败高危因素的患者，拔管后预防性使用 NIV 可显著降低再次气管插管风险和 ICU 病死率，而当患者已经出现呼吸窘迫表现时再使用 NIV 则效果差。虽然在不同的预防性 NIV 研究中对高风险患者的定义具有异质性，但通常拔管失败危险因素包括：年龄较大、存在合并症如 COPD 或充血性心衰、SBT 过程中高碳酸血症。现有证据综合分析表明对于拔管成功率、住 ICU 时间、短期和长期病死率，预防性 NIV 优于无预防性 NIV。因此，对于具有拔管失败高风险且接受机械通气超过 24 小时的患者，若通过了 SBT，推荐拔管后预防性使用 NIV。

**2. 经鼻高流量氧疗（high flow nasal cannula，HFNC）** HFNC 可以提供高达 60L/min 的高速气流以及高达 100%的吸入氧浓度。在拔管前 $PaO_2/FiO_2$ ≤ 300 患者中，与传统氧疗相比，患者拔管后使用 HFNC 能够改善氧合、增加舒适性，并减少再次气管插管率。在拔管失败低风险的患者中，拔管后使用 HFNC 与传统氧疗相比可以显著降低 72h 再次插管率（4.9%对 12.2%，$P$=0.004）。在拔管失败高风险患者中，拔管后使用 HFNC 与使用 NIV 疗效相当，再次气管插管率和拔管后呼吸衰竭发生率无显著差异，但 HFNC 无不良反应发生，耐受性显著优于 NIV。

## 五、撤机过程中的其他注意事项

**1. 优化镇静方案** 过度镇静会影响 SBT 的实施并延长机械通气时间。采用程序化镇静方案的患者机械通气时间和住 ICU 时间较短，短期病死率较低。因此，对于急症住院、机械通气超过 24 小时的患者，建议采用程序化最小剂量镇静方案。

**2. 早期康复治疗** 接受以早期活动为目标的程序化康复治疗的患者机械通气时间更短，严重不良事件（如心律失常）发生率更低，出院后恢复行走能力的可能性更大。但与未接受早期程序化康复治疗的患者相比，这些患者的病死率、住 ICU 住院时间、ICU 出院后行走能力、6分钟步行距离以及无机械通气时间无显著差异。因此，对于急症住院、机械通气超过24小时的成人患者，推荐实施以早期活动为目标的程序化康复治疗。

### 六、结语

有创正压通气的撤离是临床医生处理重症患者时面临的一项艰巨任务，需要ICU工作团队每日进行细致的评估和协作，需要临床医生经验判断与各种预测方法相结合才能做出最终决定。及时、成功的撤机对于改善患者预后具有重要意义。

（周庆涛）

## 第八节 有创—无创序贯机械通气

有创—无创序贯机械通气是指对气管插管机械通气的患者，脱离有创机械通气（invasive ventilation，IV），去除人工气道，并改用无创机械通气（non-invasive ventilation，NIV）治疗，然后逐渐撤机的通气策略。已有多项研究表明，有创—无创序贯机械通气能够减少呼吸衰竭患者的有创机械通气时间，提高撤机成功率，避免并发症的发生，降低病死率。序贯通气有几层含义：①有创机械通气的原因；②脱离有创通气的时机和标准；③是否需要序贯无创通气及序贯无创通气后的监测，最终患者走向撤除无创呼吸机。

序贯机械通气的目的是尽早拔管，即使呼吸衰竭还没有纠正，但引起呼吸衰竭的主要原因已经控制，痰液引流不是主要问题，而无创通气替代后可以改善呼吸肌疲劳，纠正呼吸衰竭。尽早拔管的目的是减少气管插管引起的呼吸机相关肺炎的发生，同时无创通气续贯后可以显著减少再次插管的概率，也就是说减少呼吸机相关肺炎不是以再插管为代价，而是既缩短有创通气时间，又不增加甚至减少再次插管的概率。这里面气管插管机械通气之前引起呼衰的原因的纠正以及提前拔管的时机非常重要。太早拔管可能导致再次插管的概率增加，太晚拔管可能导致肺部感染的增多。

序贯通气主要用于慢性呼吸衰竭的急性加重，特别是慢性呼吸系统疾病呼吸衰竭的急性加重，绝大多数是慢性阻塞性肺病（慢阻肺）呼吸衰竭急性加重。近80%呼吸道感染所诱发的慢性阻塞性肺疾病急性加重以及部分严重呼吸衰竭患者常需要行气管插管和机械通气治疗。人工气道的建立和机械通气有助于痰液的引流，且能够部分减少、甚至完全缓解呼吸肌的负荷，改善呼吸困难和降低呼吸频率，改善动脉氧合水平、动脉二氧化碳分压和pH，利于支气管—肺感染的控制。由于慢性阻塞性肺疾病急性加重（acute exacerbation of COPD，AECOPD）早期，患者的咳痰能力尚能维持，此时呼吸肌疲劳是导致呼吸衰竭的主要原因，患者对缓解呼吸肌疲劳的需求甚于气道痰液清除的需求，NIV对该类患者有良好疗效。对伴有呼吸性酸中毒的重症AECOPD患者，早期采用NIV能够减少插管率，缩短ICU停留时间，降低病死率。但在痰液引流障碍或有效通气不能保障，或NIV治疗实施后2~4小时仍无法改善临床症状和血气分析参数时，应改用IV（表19-4）。急性危重症，如肺炎、肺水肿、ARDS，如人工气道机械通气后病情明显好转，无呼吸肌功能低下等难以纠正的因素，可迅速撤机、拔管，往往毋需序贯通气治疗。

表 19-4 无创通气和有创通气的指征

| 无创通气指征 | 有创通气指征 |
| --- | --- |
| 临床表现 | 心跳呼吸骤停 |
| 中重度呼吸困难 | 非呼吸性器官衰竭 |
| 呼吸频率 >25 次 / 分 | 血流动力学不稳定 |
| 明显的辅助呼吸肌运动 | 不稳定的心律失常 |
| 矛盾呼吸 | 面部手术后 |
| 气体交换异常 | 面部创伤或畸形 |
| $PaCO_2$>45mmHg | 上气道阻塞 |
| pH<7.35 | 患者无法配合 |
| $PaO_2/FiO_2$<250mmHg | 气道保护功能丧失 |
| | 分泌物和唾液引流障碍 |
| | 存在误吸高危因素 |

注：$FiO_2$：吸入气体氧分压；$PaO_2$：动脉血氧分压；$PaCO_2$：动脉血二氧化碳分压

在 COPD 发生呼衰患者中常存在呼吸肌疲劳、$CO_2$ 储留以及营养不良等情况，导致需要长时间机械通气，但长时间 IV 易导致诸多时间依赖的相关并发症的发生，包括气道损伤、呼吸机依赖以及呼吸机相关肺炎（VAP）等。VAP 的发生可导致 ICU 患者死亡风险显著增高，可达 30%~50%以上。因此，最大限度减少人工气道留置的时间，减少人工气道相关并发症，是危重患者治疗的一个重要目标。但过早撤机将可能需要再次插管，再插管的患者死亡风险明显增高。为兼顾IV 和 NIV 的优点，使患者从机械通气治疗中获益最大化，在充分改善呼吸功能的同时避免并发症的发生，中华医学会重症医学分会撰写的慢性阻塞性肺疾病急性加重患者的机械通气指南（2007）中提出，对尚未达到传统撤机标准而提前拔管的患者应早期应用 NIV。考虑拔管时需考虑的参数见表 19-5，应对 IV 患者每日进行评估。

中华医学会重症医学分会撰写的慢性阻塞性肺疾病急性加重患者的机械通气指南（2007）提出 IPPV 的撤机条件为：①引起呼衰的诱发因素得到有效控制；②意识清楚，可主动配合；③自主呼吸能力有所恢复；④通气及氧合功能良好（$PaO_2/FiO_2$>250mmHg，PEEP<5~8cmH$_2$O，pH>7.35，$PaCO_2$ 达缓解期水平；⑤血流动力学稳定（无活动性心肌缺血，未使用升压药物或升压药剂量较小）。自主呼吸试验（SBT）能够用于撤机前的参考。NIV 辅助撤机需要对患者进行谨慎评估。对感染为主要诱发因素的患者，在痰液引流明显恢复时，尽管肺部感染未彻底控制，在气道损伤不明显的情况下应尽早行 NIV 序贯治疗；对肺感染因素为主要引发因素者，应在诱发因素明确后尽早改用 NIV。同时，不适于采用 NIV 辅助撤机的因素包括：患者一般情况差或严重营养不良；生命体征不稳定；伴严重的肺外重要器官功能衰竭；伴严重且难以纠正的电解质紊乱；无法配合 NIV 的情况，如配戴鼻 / 面罩的上气道或面部损伤等；咳嗽反射弱或咳痰无力；基础肺功能很差，需要较高呼吸支持水平。这些患者应上述因素排除后改用 NIV，或满足 IV 撤机条件后撤机并拔管。NIV 辅助撤机的关键在于把握有创—无创切换的理想时间点。我国学者王辰教授等提出“肺部感染控制窗（pulmonary infection control window，PIC window）”的概念，定义为人工气道建

**表 19-5 有创通气撤机和拔管的参数评估**

| | |
|---|---|
| 临床评估 | 足够的咳嗽能力<br>无大量气管—支气管分泌物<br>导致患者插管的疾病急性期已缓解 |
| 客观评估 | 临床稳定<br>心血管状况稳定（如 HR<140 次 / 分 =SBP 90~160mmHg，需要无或少量血管加压药<br>代谢状况稳定<br>氧合充足<br>在 $FiO_2$=0.4 时 $SaO_2$>90%（或 $PaO_2/FiO_2$ ≥ 150mmHg）<br>PEEP ≤ 8cmH$_2$O<br>肺功能<br>fR ≤ 35 次 / 分<br>MIP ≤ -20~-25cmH$_2$O<br>VT>5ml/kg<br>fR/VT<105breaths/（min·L）<br>无明显的呼吸性酸中毒<br>意识清楚<br>未使用镇静剂或使用镇静剂但意识清楚（或神经功能稳定的患者） |

注：BP：血压；HR：心率；$FiO_2$：吸入氧分压；fR：呼吸频率；MIP：最大吸气正压；$PaO_2$：动脉血氧分压；PEEP：吸气末正压；$SaO_2$：动脉血氧饱和度；VT：潮气量

立、痰液引流并合理应用抗生素后，肺部感染得到控制的阶段，临床上表现为 IV 5~7 天后痰量减少、痰液黏度降低、体温下降、白细胞计数降低、影像学支气管—肺浸润影缩小（表 19-6）。在此阶段，痰液引流的问题已不突出，COPD 患者严重的高碳酸血症型呼吸衰竭趋于稳定，而呼吸肌疲劳相对显著，需通气支持。将这一阶段作为用 NIV 代替 IV 的最佳时间点，既能够进一步改善通气不足、缓解呼吸肌疲劳，同时避免下呼吸道感染和呼吸机相关肺炎的发生，也能减少医疗费用。多项随机对照研究证实，根据 PIC 窗切换 NIV，能够降低 ICU 停留时间和病死率，但如果对无创通气技术不熟悉，在进行序贯通气时有可能会增加病死率。因此，临床上应重视培训、技巧和诊治能力的提高和密切观察，确保对 PIC 窗的识别。此外，国外有研究以通气时间为标准，在气管内机械通气早期对 T 管撤机试验失败的患者施行 NIV 辅助撤机或 IV，前者可缩短机械通气时间、降低院内感染率，生存率提高或不变。

有创—无创序贯通气应建立在对疾病病理生理机制的认识的基础上，同时需具备 NIV 设备条件和操作技术。规范操作、对通气模式和参数的合理调节是保证有创—无创序贯治疗成功实施的重要因素（见第 20 章第五节）。改用 NIV 后应注意密切监测患者情况（表 19-7），尤其是临床表现、$SpO_2$ 和血气指标三个方面的监测。根据患者的临床表现，包括呼吸困难程度、呼吸频率、心率等调整呼吸机连接和参数设置。监测 $SpO_2$ 可快速指导 AECOPD 患者控制性氧疗的吸入气氧浓度调节，尽量维持 $SpO_2$ 在 0.90 左右。

**表 19-6 PIC 窗的标准**

| 指标 | 评估条件 |
|---|---|
| 影像学改变 | 影像学浸润明显减轻 |
| 呼吸机参数设置 | SIMV 10~12 次 / 分或 PSV 10~12cm$H_2O$ |
| 体温 | ≤ 38℃ |
| 白细胞计数 | 小于 $10 \times 10^9$/L 或较前下降 $2 \times 10^9$ |
| 痰量 | 明显减少 |
| 痰液颜色变浅 | 变白 |
| 痰液密度减低 | < Ⅱ级 |

注：PIC：肺部感染控制；PSV：正压支持通气；SIMV：同步间歇指令通气

有创—无创序贯通气策略是慢性呼吸衰竭的急性加重，尤其是 AECOPD 患者早期拔管的有效治疗手段。临床上可将 PIC 窗作为 IV 到 NIV 的切换点，充分发挥二者的优势，提高疗效，同时减少呼吸机相关并发症的发生。一项系统综述的研究总结了目前为止的所有符合要求的序贯通气的临床研究，明确了 PIC 在序贯通气中的地位，慢性阻塞性肺疾病呼衰患者根据 PIC 进行序贯通气，可以减少病死率和再插管率，而撤机失败率没有增加。近期研究显示，在慢性阻塞性肺疾病呼衰患者肺部感染不严重时，无创通气可辅助 SBT 撤机；若肺部感染较为严重，则需要根据肺部感染控制窗进行有创—无创的序贯治疗。但目前还没有数据比较根据达到 PIC 后无创序贯与达到 SBT 撤机标准后序贯无创的疗效。

**表 19-7 NPPV 治疗 AECOPD 时的监测内容**

| 项目 | 检测内容 |
|---|---|
| 一般生命体征 | 一般状态、意识等 |
| 呼吸系统 | 呼吸困难的程度、呼吸频率、胸腹活动、辅助呼吸肌活动、呼吸音、人机协调性等 |
| 循环系统 | 心率、血压等 |
| 同期参数 | 潮气量、压力、频率、吸气时间、漏气量等 |
| 血气和血氧饱和度 | $SpO_2$、pH、$PaCO_2$、$PaO_2$ 等 |
| 不良反应 | 胃肠胀气、误吸、口鼻咽干燥、鼻面部皮肤压伤、排痰障碍、不耐受、恐惧（幽闭症）、气压伤等 |

## 总结：

有创—无创序贯通气时临床机械通气的有效策略，尤其是患者为慢性阻塞性肺疾病呼衰患者，且呼衰原因为肺部感染时。这种策略可以缩短有创机械通气的时间，同时并不增加再插管率，是改善患者预后，减少整体死亡的关键同期技术。掌握患者良好的病理生理变化，把握 PIC 的时机，果断进行无创序贯通气，发挥无创通气的效果，是最大化机械通气效果的有效手段。

（侯东妮　宋元林）

## 参考文献


[1] Tobin MJ. Advances in mechanical ventilation. N Engl J Med,2001,344:1986-1996.

[2] Michael K. Complications of mechanical ventilation-The CDC's new surveillance paradigm. N Engl J Med,2013,368:1472-1475.

[3] Dettmer M,Damuth E,Bartock J,et al. Predictors of mortality in patients with prolonged mechanical ventilation:a systematic review. Crit Care Med,2015,43(12):180.

[4] Branson R. Principles and practice of mechanical ventilation,third edition. Crit Care Med,2014,42(6):e488.

[5] Louise R,Damon CS,Clare A,et al. Emergency department length of stay for critical care admissions. A population-based study. Ann Am Thorac Soc,2016,13(8):1324-1332.

[6] 代冰，赵洪文．机械通气模式分类及名词术语注释．中华结核和呼吸杂志,2012,35(5):390-393.

[7] 沈勤军，朱蕾．间歇指令通气的发展演变和临床应用．中华结核和呼吸杂志,2014,37(9):718-720.

[8] 解立新，刘又宁．容积控制通气的发展演变与临床应用．中华结核和呼吸杂志,2014,37(3):232-234.

[9] 胡小芸，杜斌．新型机械通气模式的工作原理与临床合理应用．中华结核和呼吸杂志,2013,36(3):234-235.

[10] 胡莉娟，朱蕾．通气模式的解读（一）. 中华结核和呼吸杂志,2016,39(10):831.

[11] 胡莉娟，朱蕾．通气模式的解读（二）. 中华结核和呼吸杂志,2016,39(10):832.

[12] 姚秀丽，詹庆元．全新的通气模式：神经调节通气辅助模式．中华结核和呼吸杂志,2010,33(7):544-545.

[13] 俞森洋．机械通气临床实践．北京:人民军医出版社,2008.

[14] 中华医学会重症医学分会．机械通气临床应用指南．中国危重病急救医学,2007,19(2):65-72.

[15] 中华医学会呼吸病学分会呼吸危重症医学学组．急性呼吸窘迫综合征患者机械通气指南．中华医学杂志,2016,96(6):404-424.

[16] 张波，高和．实用机械通气治疗手册．2版．北京:人民军医出版社,2006.

[17] Slutsky AS,Hudson LD. PEEP or no PEEP-lung recruitment may be the solution.N Engl J Med,2006,354(17):1839-1841.

[18] RD Restrepo,BK Walsh.Humidification during invasive and noninvasive mechanical ventilation.Respir Care,2012,57(5):782-788.

[19] Colombo D,Cammarota G,Alemani M,et al. Efficacy of ventilator waveforms observation in detecting patient-ventilator asynchrony. Crit Care Med,2011,39(11):2452-2457.

[20] Thille A W,Rodriguez P,Cabello B,et al. Patient-ventilator asynchrony during assisted mechanical ventilation. Intensive Care Med,2006,32(10):1515-1522.

[21] Thille A W,Cabello B,Galia F,et al. Reduction of patient-ventilator asynchrony by reducing tidal volume during pressure-support ventilation. Intensive Care Med,2008,34(8):1477-1486.

[22] Gilstrap D,Davies J. Patient-ventilator interactions. Clinics in Chest Medicine,2016,37(4):669-681.

[23] Thille A W,Rodriguez P,Cabello B,et al. Patient-ventilator asynchrony during assisted mechanical ventilation. Intensive Care Med,2006,32(10):1515-1522.

[24] 高志伟，刘玲，谢剑锋，等. 急性呼吸窘迫综合征机械通气患者人机不同步的研究进展. 中华医学杂志,2015,95(26):2126-2128.

[25] 邱海波，刘玲. 人机同步的临床评估与改进对策. 中华结核和呼吸杂志,2011,34(11):803-804.

[26] 杨勇，林润英，曹官铭. 机械通气治疗中人机对抗病因分析及处理对策. 海南医学,2014,25(2):243-245.

[27] Sinderby C,Brander L,Beck J. Bedside monitoring of diaphragm electrical activity during mechanical ventilation.//Yearbook of Intensive Care and Emergency Medicine,Berlin:Springer,2009:385-393.

[28] Papazian L,Forel JM,Gacouin A,et al. Neuromuscular blockers in early acute respiratory distress syndrome. New England Journal of Medicine,2010,363(12):1107-1116.

[29] Akoumianaki E,Lyazidi A,Rey N,et al. Mechanical ventilation-induced reverse-triggered breaths：a frequently unrecognized form of neuromechanical coupling. Chest,2013,143(4):927-938.

[30] Bryan AC.Comments of a devil's advocate.Am Rev Respir Dis,1974,110(62):143-144.

[31] Gattinoni L,Tognoni G,Pesenti A,et al. Effect of prone positioning on the survival of patients with acute respiratory failure. N Engl J Med,2001,345(8):568-573.

[32] Guérin C,Gaillard S,Lemasson S,et al. Effects of systematic prone positioning in hypoxemic acute respiratory failure:a randomized controlled trial. JAMA,2004,292(19):2379-2387.

[33] Mancebo J,Fernández R,Blanch L,et al. A multicenter trial of prolonged prone ventilation in severe acute respiratory distress syndrome. Am J Respir Crit Care Med,2006,173(11):1233-1239.

[34] Taccone P,Pesenti A,Latini R,et al. Prone positioning in patients with moderate and severe acute respiratory distress syndrome:a randomized controlled trial. JAMA,2009,302(18):1977-1984.

[35] Guérin C,Reignier J,Richard JC,et al. Prone positioning in severe acute respiratory distress syndrome. N Engl J Med,2013,368(23):2159-2168.

[36] Scholten EL,Beitler JR,Prisk GK,et al. Treatment of ARDS With Prone Positioning. Chest,2017,151(1):215-224.

[37] Cornejo RA,Diaz JC,Tobar EA,et al. Effects of prone positioning on lung protection in patients with acute respiratory distress syndrome. Am J Respir Crit Care Med,2013,188(4):440-448.

[38] Gattinoni L,Taccone P,Carlesso E,et al. Prone position in acute respiratory distress syndrome：rationale, indications,and limits. Am J Respir Crit Care Med,2013,188(11):1286-1293.

[39] Beitler JR,Shaefi S,Montesi SB,et al. Prone positioning reduces mortality from acute respiratory distress syndrome in the low tidal volume era:a meta-analysis. Intensive Care Med,2014,40(3):332-341.

[40] Albert RK,Keniston A,Baboi L,et al. Prone position induced improvement in gas exchange does not predict improved survival in the acute respiratory distress syndrome. Am J Respir Crit Care Med,2014,189(4):494-496.

[41] Jozwiak M,Teboul JL,Anguel N,et al. Beneficial hemodynamic dffects of prone positioning in patients with acute respiratory distress syndrome. Am J Respir Crit Care Med,2013,188(12):1428-1433.

[42] Taccone P,Pesenti A,Latini R,et al. Prone positioning in patients with moderate and severe acute respiratory distress syndrome:a randomized controlled trial. JAMA,2009,302(18):1977-1984.

[43] 邱海波，黄英姿. ICU 监测与治疗技术. 上海:上海科学技术出版社,2009.

[44] Sklar MC,Fan E,Goligher EC. High-frequency oscillatory ventilation in adults with ARDS:past,present,

and future. Chest, 2017, S0012-3692(17)31185-6.

[45] Galmén K, Harbut P, Freedman J, et al. The use of high-frequency ventilation during general anaesthesia: an update. F1000Res, 2017, 30(6): 756.

[46] Esteban A, Ferguson ND, Meade MO, et al. Evolution of mechanical ventilation in response to clinical research. Am J Respir Crit Care Med, 2008, 177(2): 170-177.

[47] McConville JF, Kress JP. Weaning patients from the ventilator. N Engl J Med, 2012, 367(23): 2233-2239.

[48] Girard TD, Alhazzani W, Kress JP, et al. An Official American Thoracic Society/American College of Chest Physicians Clinical Practice Guideline: liberation from mechanical ventilation in critically ill adults. Rehabilitation protocols, ventilator liberation protocols, and cuff leak tests. Am J Respir Crit Care Med, 2017, 195(1): 120-133.

[49] MacIntyre NR. The ventilator discontinuation process: an expanding evidence base. Respir Care, 2013, 58(6): 1074-1086.

[50] Ouellette DR, Patel S, Girard TD, et al. Liberation from mechanical ventilation in critically ill adults: An Official American College of Chest Physicians/American Thoracic Society Clinical Practice Guideline: inspiratory pressure augmentation during spontaneous breathing trials, protocols minimizing sedation, and noninvasive ventilation immediately after extubation. Chest, 2017, 151(1): 166-180.

[51] MacIntyre NR, Cook DJ, Ely EW, et al. Evidence-based guidelines for weaning and discontinuing ventilatory support: a collective task force facilitated by the American College of Chest Physicians; the American Association for Respiratory Care; and the American College of Critical Care Medicine. Chest, 2001, 120(6 Suppl): 375s-395s.

[52] Liu L, Liu H, Yang Y, et al. Neuroventilatory efficiency and extubation readiness in critically ill patients. Crit Care, 2012, 16(4): R143.

[53] Penuelas O, Thille AW, Esteban A. Discontinuation of ventilatory support: new solutions to old dilemmas. Curr Opin Crit Care, 2015, 21(1): 74-81.

[54] Yang KL, Tobin MJ. A prospective study of indexes predicting the outcome of trials of weaning from mechanical ventilation. N Engl J Med, 1991, 324(21): 1445-1450.

[55] Huang CT, Tsai YJ, Lin JW, et al. Application of heart-rate variability in patients undergoing weaning from mechanical ventilation. Crit Care, 2014, 18(1): R21.

[56] Arcentales A, Caminal P, Diaz I, et al. Classification of patients undergoing weaning from mechanical ventilation using the coherence between heart rate variability and respiratory flow signal. Physiol meas, 2015, 36(7): 1439-1452.

[57] Chen CJ, Hsu LN, McHugh G, et al. Predictors of sleep quality and successful weaning from mechanical ventilation among patients in respiratory care centers. J Nurs Res, 2015, 23(1): 65-74.

[58] Cottereau G, Dres M, Avenel A, et al. Handgrip strength predicts difficult weaning but not extubation failure in mechanically ventilated subjects. Respir care, 2015, 60(8): 1097-1104.

[59] DiNino E, Gartman EJ, Sethi JM, et al. Diaphragm ultrasound as a predictor of successful extubation from mechanical ventilation. Thorax, 2014, 69(5): 423-427.

[60] Verona C, Hackenhaar FS, Teixeira C, et al. Blood markers of oxidative stress predict weaning failure from mechanical ventilation. J Cell Mol Med, 2015, 19(6): 1253-1261.

[61] MacIntyre NR. The ventilator discontinuation process: an expanding evidence base. Respir care, 2013, 58 (6): 1074–1086.

[62] 中华医学会呼吸病学分会呼吸治疗学组. 人工气道气囊的管理专家共识（草案）. 中华结核和呼吸杂志, 2014, 37(11): 816–819.

[63] King CS, Moores LK, Epstein SK. Should patients be able to follow commands prior to extubation? Respir Care, 2010, 55(1): 56–65.

[64] Maggiore SM, Idone FA, Vaschetto R, et al. Nasal high–flow versus venturi mask oxygen therapy after extubation. Effects on oxygenation, comfort, and clinical outcome. Am J Respir Crit Care Med, 2014, 190 (3): 282–288.

[65] Hernández G, Vaquero C, González P, et al. Effect of postextubation high–flow Nasal cannula vs conventional oxygen therapy on reintubation in low–risk patients: a randomized clinical trial. JAMA, 2016, 315(13): 1354–1361.

[66] Hernández G, Vaquero C, Colinas L, et al. Effect of postextubation high–flow nasal cannula vs noninvasive ventilation on reintubation and postextubation respiratory failure in high–risk patients: a randomized clinical trial. JAMA, 2016, 316(15): 1565–1574.

[67] 中华医学会重症医学分会. 慢性阻塞性肺疾病急性加重患者的机械通气指南（2007）. 中国危重病急救医学, 2007, 19(9): 513–518.

[68] 慢性阻塞性肺疾病急性加重（AECOPD）诊治专家组. 慢性阻塞性肺疾病急性加重（AECOPD）诊治中国专家共识（2017 年更新版）. 国际呼吸杂志, 2017, 7(37): 1041–1057.

[69] 朱蕾，钮善福. 机械通气. 第 3 版. 上海: 上海科学技术出版社, 2012.

[70] Song Y, Chen R. The optimum timing to wean invasive ventilation for patients with AECOPD or COPD with pulmonary infection. Int J Chron Obstruct Pulmon Dis, 2016, 11: 535–542.

[71] Wang C, Shang M. Sequential non–invasive mechanical ventilation following short–term invasive mechanical ventilation in COPD induced hypercapnic respiratory failure. Chin Med J(Engl), 2003, 116: 39–43.

[72] Yingying LV, Qiurong LV, Quanchao LV, et al. Pulmonary infection control window as a switching point for sequential ventilation in treatment of COPD patients: a meta–analysis. IJCOPD, 2017, 12: 1255–1267

# 第 20 章 无创正压通气概要

## 一、无创正压通气的概念与范畴

无创通气（NIV）是指毋需建立人工气道（气管插管等）的机械通气方法，包括气道内正压通气、胸外负压通气、腹部正压带、植入型膈肌起搏、摇动床等。无创正压通气（non-invasive positive pressure ventilation，NPPV 或 NIPPV）是指不需要建立人工气道，通过多种类型的接口器（interface）连接患者与呼吸机的正压通气方法。双水平正压通气［Bi-level positive airway pressure，BiPAP——注册的术语，其实质是压力支持（PSV）或压力控制（PCV）+呼气末正压（PEEP）］和持续气道内正压（continuous positive airway pressure，CPAP）是目前最常用的通气模式。随着无创通气技术的不断发展和临床研究的深入，NPPV 的应用日益普遍，几乎取代了其他几种无创通气的方法。因此，现在狭义的无创通气通常是指 NPPV。因此，后续的叙述主要是针对 NPPV 的临床应用等问题。对于胸外负压通气等其他无创通气方法感兴趣的读者，可以参考有关的文献。

## 二、发展无创通气的必要性

相对于无创通气而言，需要气管插管或切开的机械通气也称作有创通气。有创通气主要用于严重的呼吸衰竭和危及生命的临床情况。然而，人工气道的建立给患者带来痛苦和有可能带来严重的并发症。对于早期、轻度和慢性呼吸衰竭的患者，不适合采用有创通气治疗。随着无创 CPAP 治疗睡眠呼吸暂停的技术进展，NPPV 逐渐用于呼吸衰竭的治疗并显现出其独特的优点。在随后的临床研究中充分证实了其临床重要的地位。

**1. 有创通气的不足** 机械通气的临床应用大大提高了对呼吸衰竭和危重症患者的救治能力。有创通气已经有数十年的应用历史和在临床上普遍应用，已经挽救了无数生命。为什么需要发展 NPPV？其最直接的原因是希望避免建立人工气道。人工气道的并发症是众所周知的，包括气管插管或切开过程中对患者的损伤或并发症、留置导管期间的并发症（尤其是呼吸机相关性肺炎）和长期留置导管所致的并发症（如拔管后的气道狭窄等）。此外，一个没有被充分注意的问题是人工气道给患者带来的痛苦、护理的负担和相应的经济负担。

**2. 无创通气的优点** 无创通气的优点包括有：①毋需插管（避免相应的并发症）；②减少入住 ICU 的需要 / 时间和降低医疗费用；③避免和减少镇静药使用；④减轻患者的痛苦；⑤保留正常的吞咽和饮食能力；⑥保留了上呼吸道的生理性的加温和湿化功能；⑦保留了生理性咳嗽反射；⑧可以交替应用不同的通气方法；⑨可以间歇使用、容易脱机等。无论对于医务人员或患者来说，这些优点都具有非常大的吸引力。

## 三、无创通气在现代机械通气中的重要地位

无创通气在现代机械通气治疗中具有无可替代的重要地位。无创通气的引入或扩大应用，不是削弱了有创通气的地位，而是形成重要的补充，使得机械通气治疗更加完善和应用的范畴更加广泛。

**1. 无创通气扩大了机械通气的应用范畴** 由于不需要建立人工气道和较少带来附件损害，使得机械通气的应用范畴得到扩大。从广义的无创通气（包括采用面罩连接呼吸气囊的短暂辅助通气）的角度来说，考虑需要机械通气时，都可以考虑无创通气。具体可以体现在下列几个方面。

其一，“早期”机械通气。由于“无创”的特点，可以用于呼吸衰竭的早期，减轻呼吸衰竭导致的病理生理学改变和器官功能损害。对于处于这一阶段的患者，不少的临床研究显示，无创通气与单纯的氧疗对比，能更好地改善患者的呼吸困难症状，减少入住 ICU 概率及缩短住院时间和降低住院病死率。

其二，提供了“过渡性”的辅助通气选择。在单纯氧疗与有创通气之间，NPPV 无疑是一种有效的过渡性治疗。在决策应用有创通气有困难时，可尝试应用 NPPV 治疗。在撤机过程中，NPPV 可以作为一种“桥梁”或“降低强度”的辅助通气方法，有助于成功撤机。

其三，作为一种短时或间歇的辅助通气方法，扩展了机械通气的应用领域。比如辅助进行纤维支气管镜检查，长期家庭应用，康复治疗，插管前准备等。随着 NPPV 技术的进步和临床研究的进展，NPPV 临床应用日趋广泛，其应用指征也逐步扩大。

**2. 无创通气与有创通气的配合形成机械通气的新时代** 现代的机械通气应该是有创通气和无创通气两者配合应用，在扩展机械通气应用领域的同时，最大限度提高机械通气的效果与减少其不良作用。这种配合应用从院前急救、早期干预、应急抢救、呼吸机撤离到长期应用（医院内或家庭中）都能够从配合应用中使患者获益。因此，对从事机械通气的医务工作者也提出了新的要求——同时熟练掌握无创与有创通气技术，从而能够合理选择应用。

NPPV 的临床价值已逐步得到学术界的肯定，但是 NPPV 的使用需要有较好的应用程序和技巧。本章将从 NPPV 技术的工程学原理、NPPV 的适应证及禁忌证、NPPV 的连接方式几部分阐述，从基础到临床应用阐述 NPPV 技术的原理及方法。希望本章能对开展 NPPV 治疗的临床工作者有参考和指导的作用，更期望能够激发大家对 NPPV 临床应用和基础研究的兴趣，共同促进学科的发展。

（陈荣昌）

# 第一节 NPPV 技术的工程学原理

## 一、无创正压呼吸机的特点以及与有创呼吸机的主要差异

无创正压呼吸机（NPPV 机）是指与患者不需建立有创伤的人工气道，通过口鼻面罩或鼻罩等无创伤的连接方式进行机械通气的装置，主要用以辅助患者的自主呼吸运动。通常无创正压呼吸机采用的是开放式单呼吸管路，呼出气体通过系统漏气装置排出。图 20–1 是具有空、氧混合控制的高端医用 NPPV 机的概念图。

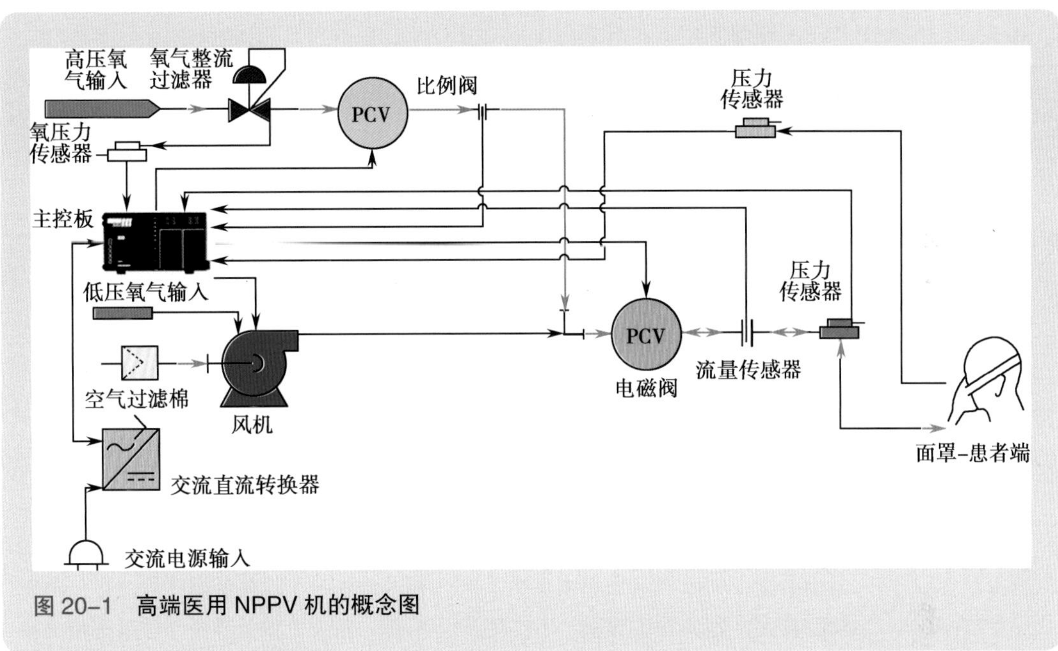


图 20–1 高端医用 NPPV 机的概念图

与有创正压呼吸机相比，NPPV 机需要通过排气装置持续排气，还要解决非意向性漏气对人机同步和气道压力的影响等问题。因此，NPPV 机需要解决 2 个关键技术问题。其一，高流量状态下能够维持气道压力相对稳定；其二，可变的非意向性漏气的监测和修正其对人机同步的影响。此外，敏感可靠的同步触发与撤换性能也是重要的技术参数。现归纳两者的区别如表 20–1。

## 二、无创正压呼吸机的关键性能指标

按照 NPPV 机的功能、性能及临床运用范围，可以分为高端医用和普通家用呼吸机。医用高端 NPPV 机功能较多，具有可以调节的参数较多和动态反应较快等特点，可以满足病情较重或变化较大的患者的辅助通气需求。家用 NPPV 呼吸机一般适用于病情稳定或在康复期的患者，除了基本疗效外，还要求使用简单、方便、舒适、安静等。

表 20-1 无创正压呼吸机和有创正压呼吸机的区别

| 呼吸机 | 无创正压呼吸机 | 有创正压呼吸机 |
|---|---|---|
| 呼吸机区别 | 体积较小、用户界面较简单、高流量低压力、漏气补偿强、监测报警功能简单、连接简便、携带方便 | 体积较大，用户界面复杂、低流量高压力、漏气补偿弱、监测报警功能完善、连接较复杂、携带不方便 |
| 呼吸机连接方式 | 经鼻罩、鼻面罩、全面罩等方式连接，多为单通路 | 经口、鼻气管插管或气管切开方式连接，一般为双通路 |
| 机械通气模式 | 较简单，主要有 Bilevel（相当于 PSV+PEEP）、PCV（T 模式）、CPAP、PAV、AVAPS 等 | 较复杂，主要有 CMV、SIMV、MMV、APRV、ASV、PSV、PEEP、CPAP 等 |
| 适用患者 | 有自主呼吸的轻中度呼吸衰竭患者 | 重度呼吸衰竭患者 |
| 主要应用范围 | 重症监护病房、急诊室、转运、普通病房、家庭 | 重症监护病房、急诊室、转运 |
| 优点 | 保留患者正常生理功能（说话、咳痰、进食等）<br>痛苦少、易耐受、避免有创机械通气的并发症、避免或减少镇静剂的应用、医疗费用相对较低 | 可用于生命支持、管路密闭性好、可以准确设置吸入氧浓度<br>气道管理相对容易、通气参数和报警设置完善、能够保证精确通气 |
| 缺点 | 容易导致面部皮肤损伤、<br>容易漏气、监测报警设置简单、无法精确设置吸入氧浓度、不利于气道分泌物引流、气体加温加湿不充分、无效腔较大、容易导致腹胀、不宜用于生命支持 | 无法保留患者讲话、吞咽等正常的生理功能、限制患者的活动和带来痛苦、常需应用镇静或肌松药物、机械通气相关并发症常见（口鼻黏膜、声带和气管的损伤、呼吸机相关肺炎、呼吸机相关肺损伤等）、容易导致呼吸机依赖、管路连接复杂、体积笨重、医疗费用昂贵 |

NPPV 机的性能指标包括静态指标和动态指标 2 个部分。由于动态指标和负载有关，一般呼吸机的标准和指标均以静态为主。静态指标主要是呼吸机在一固定的负载条件下的物理参数，如通气模式、工作压力—流量范围和精度、电源要求、备用呼吸频率、通气模式、报警设置和体积尺寸等。动态性能包括在不同的动态负载条件下的压力上升和下降所需时间、压力的稳定性、漏气计算、漏气补偿、人机同步等。动态性能指标相对比较复杂，与测试条件及负载变化相关。然而，在临床使用中，呼吸机的动态性能是 NPPV 治疗成功的关键。呼吸机的动态负载主要是由患者的呼吸系统机械参数和患者自主呼吸形态所决定的，呼吸机的响应速度越快，适应不同的临床通气要求的能力越强。

## 三、无创正压呼吸机的性能特点

### （一）气源

气源是维持压力和流量的动力。NPPV 机通常采用电动涡轮机（风机）来提供正压和气流，在一定的工作压力区间范围内能提供足够的气流输出。这种高流量低压力系统特别适合 NPPV 对流量要求大，对压力需求通常不超过 30cm$H_2O$ 的特点。由于风机有体积小、重量轻、成本低和对使用环境要求低的优势，目前无创正压呼吸机大多数是采用能够工作 20 000 小时以上的高速小型风机。其技术参数要求包括高效、可靠、低输出阻抗、稳定的压力—流量关系、低噪声、易平衡、小型化和低成本。一般医用 NPPV 机提供的流量需求压力在 30cm$H_2O$ 范围内可以提供 180L/min 或以上的流量。

### （二）传感器

精确、快速地测量压力和气流是保证 NPPV 性能的关键。随着集成电路（IC）技术的发展，目前无创呼吸机多采用小型的模拟或数字输出的半导体气压、气流量传感器。传感器的动态响应性能直接影响了 NPPV 压力和流量控制的快速和稳定。传感器的响应时间一般要小于 1ms。传感器的技术的进步改善了 NPPV 对气流压力与流量的监控灵敏度、准确性、可靠性和对使用环境的要求。促进了 NPPV 的小型化和降低成本。

### （三）压力、流量控制及 NPPV 的动态性能

数字化的 NPPV 的压力和流量控制是由传感器、压力和流量控制装置及软件算法的互相配合来实现的，采用了自动闭环控制的原理。在工作状态的每一时刻，NPPV 机的输出压力是根据不同的通气模式设定的。在工程学上，患者的呼吸系统和漏气是呼吸机的负载，负载的变化会造成压力的变化。传感器持续地采样，检测反馈测量点的压力或流量数值。一旦实际压力或流量与目标值有偏差，呼吸机的控制算法会计算出“修正值”并通过控制装置将压力或流量迅速将控制参数调节到“目标值”。这个过程在工程上被称为实时控制。检测的采样频率、压力与流量控制装置的动态响应和控制算法是实时控制成功的关键。若控制装置基本符合线性要求，控制算法多为采用不同形式的比例、积分、微分（PID）闭环自动控制技术。理论上，采样频率越快越好，但其受限于内置计算机的能力，传感器和控制装置的动态响应速度。

目前较普遍的 NPPV 机压力控制是通过涡轮风机的转速来实现的，压力和气流随着电机转速的提高而升高，反之亦然。这种控制方式使得呼吸机结构非常简单，在减小体积、降低成本及噪声方面有明显的优势。但是，由于受电机转轴及涡轮叶片重量等的限制，涡轮风机有着较大的惯性，不易快速地改变转速。电机转速改变还受系统散热能力的限制，不断快速地改变电机转速，部分动能会转成热能，使得电机的温度上升。采用风机压力控制结构的 NPPV 机较适合于家用、间断性的 NPPV 治疗。

为了进一步提高 NPPV 的动态性能，有的 NPPV 机压力控制采用了电磁阀技术。涡轮风机在一个恒定的速度运行，输出需要的压力和流量。气道内压力和气流的控制是通过电磁阀排气口径大小来实现的。与有创呼吸机的“高压低气流”的比例阀不同，无创呼吸机的电磁阀需要有“低压高气流”特征。NPPV 机的电磁阀一般使用音频线圈原理，排气孔径较大，控制部分位移较大。通过电磁阀控制，压力值从最低升到最高的时间可以小于 15ms。图 20-2 是电磁阀的原理图。

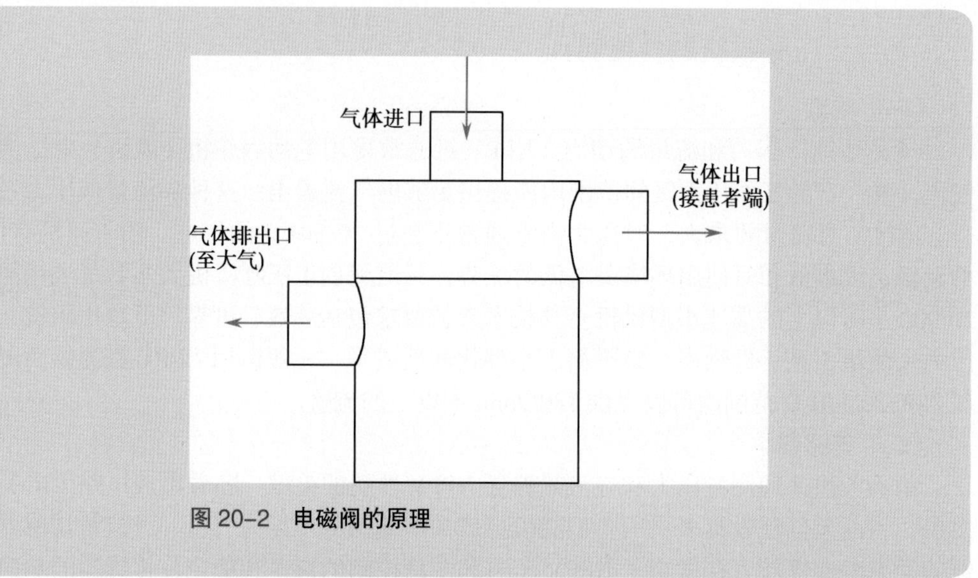

图 20-2 电磁阀的原理

在临床上，压力和气流控制性能将体现在吸气压力上升速度、压力波形的稳定性、传送呼吸功的有效性等。

**（四）通气模式**

NPPV 机的通气模式可分为两大类，一是提供一个相同的恒定压力（CPAP）；二是在吸气相提供较高的压力，在呼气相保持较低的压力，如双水平气道内正压（Bilevel）、比例通气（PAV）等。CPAP 只是在呼吸道口提供了一个恒定压力，没有直接为患者的呼吸做功，只是通过气道内的压力，维持气道开放，改变肺容量等间接机制来帮助患者的呼吸。

NPPV 机是通过吸气相和呼气相的压差来辅助或支持患者呼吸用功的（WOB）。从时间域来看，呼吸有 4 个阶段：呼气阶段、呼气向吸气转换阶段、吸气阶段和吸气向呼气转换阶段。准确判断和控制呼和吸两个转换阶段是 NPPV 功能和患者呼吸努力同步的关键。不同的呼吸机或不同的通气模式，在 4 个不同时段提供不同的呼吸机输出压力和变化速度。

**（五）漏气计算**

由于 NPPV 机采用的是单支管路和固定的漏气孔原理，部分呼出气体将滞留在呼吸管路里。滞留的呼出气体是否会被再次吸入取决于呼气正压（EPAP）、排气装置的漏气特性、呼气时间、患者的呼吸频率与潮气量等。为了保证最低限度的呼气相排气量，NPPV 机通常的 EPAP 不能低于 4cm$H_2O$。对于配有主动漏气阀或双管路的 NPPV 机，则 EPAP 没有最低限制。NPPV 机输出的气流，一部分进入患者呼吸系统，一部分通过排气装置排出（intentional leak，系统意向性漏气）。还有可能通过额外的漏气（unintentional leak，非意向性漏气，在 NPPV 治疗过程中几乎都会出现）排出进入了大气。意向性漏气一般是通过近面罩端的孔隙或漏气伐来实现的，取决于漏气阀的设计特性，是已知和可控的。“非意向性漏气”是指罩与患者脸部之间的漏气、鼻罩通气时经口的漏气或其他非预设的漏气，是变化和呼吸机无法控制的。非意向性漏气的精确检测存在技术上的困难。由于 NPPV 治疗过程中不可能在患者与面罩之间安放流量传感器，总漏气值是要通过内置传感器压力和流量采样值和呼吸波形态分析进行估算的。较精确的动态漏气算法技术是影响无创呼吸机性能的关键，直接影响到 NPPV 人机同步、呼吸参数实时监测等性能。对没有在患者端压力设有压力监测的 NPPV 机，漏气计算结果可以用于 NPPV 机的漏气补偿功以保证 NPPV 机的输出压力在不同气流量时的稳定性。

总之，NPPV 机与有创呼吸机在工作原理上存在明显的差别，通常采用风机作为气流和压力的来源，单管连接患者与呼吸机，通过排气装置（孔隙或排气阀）持续漏气来清除呼出的气体。其压力与相应流量变化的调控通过改变风机的转速或（和）电磁阀开放的程度来实现，与有创呼吸机显著不同。意向性漏气的特性、非意向性漏气估算的准确性和补偿的算法是决定 NPPV 呼吸机性能的重要技术参数。临床应用时，除了注意 NPPV 机的静态参数外，还需要注意动态的性能参数。通过观察呼吸机的反应时间、压力上升时间、气道压力的平稳性和人机同步性能等，评估 NPPV 呼吸机的性能。

（孙建国　陈荣昌）

## 第二节 NPPV 适应证与禁忌证

根据 2009 年《无创正压通气临床应用专家共识》指出的 NPPV 的应用指征主要包括以下两个部分：① NPPV 应用的总体应用指征；② NPPV 在不同疾病中的应用。

### 一、NPPV 的总体应用指征

总的来说，与有创通气相似，无创正压通气通过提供有效的呼吸支持，改善患者的通气及气体交换，并降低患者呼吸做功。因此其应用的指征是各种疾病导致的急性呼吸衰竭和慢性呼吸衰竭。

对于急性呼吸衰竭患者，NPPV 应用的参考指征主要从以下几个方面考虑。

**1. 患者的病情严重程度** 即是否有需要辅助通气的指标：①中至重度的呼吸困难，表现为呼吸急促（COPD 患者的呼吸频率 >24 次 / 分，充血性心衰患者的呼吸频率 >30 次 / 分）；动用辅助呼吸肌肉或胸腹矛盾运动；②血气异常［pH<7.35，$PaCO_2$>45mmHg，或氧合指数（OI）<200mmHg］。

**2. 导致呼吸衰竭的病因和病情的可逆性（图 20-3）**

**3. 对 NPPV 治疗的反应性** 症状和血气改善，基础疾病控制；症状和血气改善，基础疾病稳定；症状和血气保持稳定，基础疾病有所进展，但无紧急插管的指征；符合以上条件者均可继续应用无创正压通气治疗。

**4. 暂时无应用 NPPV 的禁忌证** 对于慢性呼吸衰竭患者，NPPV 应用的参考指征包括①疲劳、晨起头痛、嗜睡、夜梦、遗尿、呼吸困难等症状。②肺心病体征。③气体交换障碍：对于限制性肺病和中枢性低通气患者，白天 $PaCO_2$>45mmHg 或夜间 $SaO_2$<90% 并持续 5 分钟以上或 >10% 的总监测时间。对于稳定期 COPD 患者，$PaCO_2$ ≥ 55mmHg 或 50mmHg<$PaCO_2$ ≤ 54mmHg 伴 $SaO_2$<88% 持续时间 >10 % 总监测时间。④急性呼吸衰竭缓解后仍持续较长时间的 $CO_2$ 储留。⑤因急性呼吸衰竭反复住院。⑥无应用 NPPV 的禁忌证。

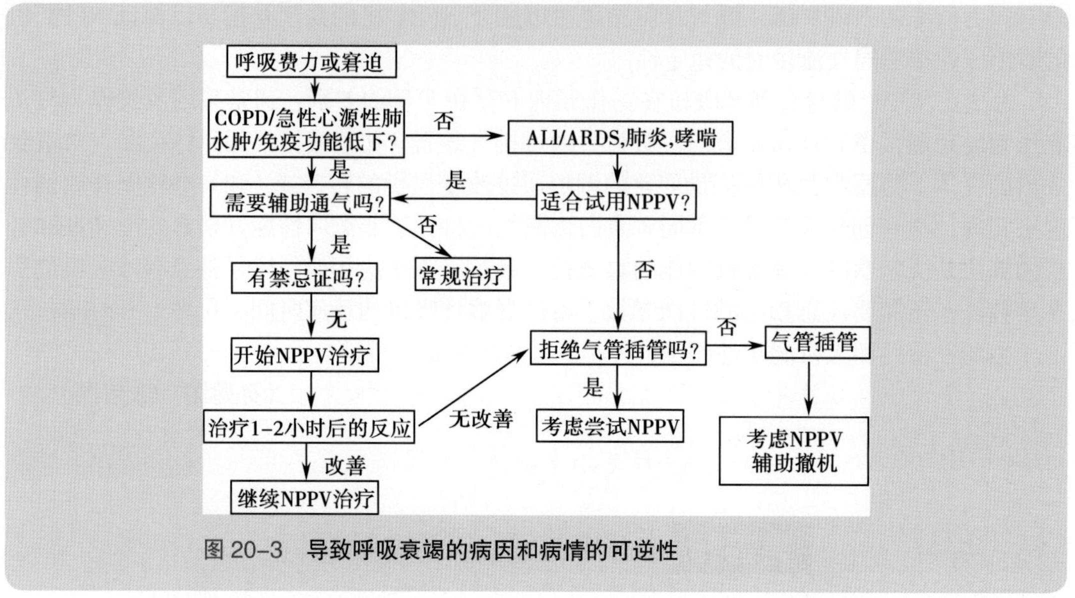

图 20-3 导致呼吸衰竭的病因和病情的可逆性

对于处于疾病终末期的患者也可应用 NPPV 治疗，但其主要目的是缓解呼吸肌肉疲劳、改善呼吸困难和生活质量。目前暂时缺乏相关的 NPPV 应用指征，因此，只要患者感觉舒适且无相关应用 NPPV 的禁忌证就是 NPPV 的适应证。

## 二、NPPV 在不同疾病的应用

### （一）慢性阻塞性肺疾病急性加重期（AECOPD）

多项随机对照研究（RCT）及荟萃分析均显示，与常规氧疗相比，NPPV 可显著改善 AECOPD 患者的呼吸困难症状，减少入住 ICU 概率及缩短住院时间和降低住院病死率。如何在 AECOPD 中选择合适的患者接受 NPPV 治疗，临床上仍然缺乏统一的标准。目前多数采用动脉血 pH 来对 AECOPD 导致的呼吸衰竭进行分层：轻度呼吸性酸中毒（pH ≥ 7.35）、中度呼吸性酸中毒（pH 7.25~7.35）和重度呼吸性酸中毒（pH<7.25）。中—重度呼吸性酸中毒的 AECOPD 患者，为了减少 AECOPD 患者气管插管事件及病死率，应尽早实施 NPPV 治疗。轻度呼吸性酸中毒的 AECOPD 患者中 NPPV 的获益及必要性仍存在争论。虽然动脉血 pH 是目前决定是否使用 NPPV 治疗的最重要的决定因素，但应综合考虑其他，如呼吸急促、呼吸困难的严重程度以及辅助呼吸肌肉的使用等临床因素。对于出现意识水平改变的 AECOPD 患者是否适合尝试 NPPV 的问题，目前的研究结果不支持在有意识障碍的患者中使用 NPPV 治疗。然而，如果患者的意识改变与 $CO_2$ 储留有关，NPPV 治疗后意识显著改善，可以继续 NPPV 治疗。

### （二）稳定期 COPD

对于稳定期 COPD 患者 NPPV 应用指征尚无统一标准，目前暂时应用的参考指征：

①伴有乏力、呼吸困难、嗜睡等症状；②气体交换异常，$PaCO_2$ ≥ 55mmHg 或在低流量给氧情况下 $PaCO_2$ 为 50~55mmHg，伴有夜间 $SaO_2$<88% 的累积时间占监测时间的 10% 以上；③对支气管扩张剂、激素、氧疗等内科治疗无效。通常治疗 2 个月后重新评价，如果依从性好（>4h/d）且治疗有效则继续应用。

### （三）心源性肺水肿

多个随机对照试验和 Meta 分析均证实了 CAPA 和 NPPV 改善患者的临床症状及心功能；降低气管插管率和病死率。目前建议用于常规药物治疗效果不佳的患者，特别是存在明显低氧血症的患者，而合并心肌梗死或低血压患者慎用。

### （四）免疫功能低下合并呼吸衰竭

各种免疫功能低下患者（如恶性血液病、AIDS、实质性器官或骨髓移植术后等）的呼吸衰竭以低氧性呼吸衰竭为主。2017 年国内学者发表的 meta 分析结果显示，与单纯吸氧治疗比较，早期 NPPV 治疗显著降低其短期病死率、降低插管率和缩短入住 ICU 时间，但两者的远期病死率无显著性差异。由于此类患者总体的病死率较高，建议在 ICU 密切监护的条件下使用。

### （五）NPPV 辅助撤机

目前 NPPV 辅助撤机主要应用于以下 3 种情况：

**1. 有创无创序贯辅助撤机** 我国的多中心随机前瞻对照研究显示，NPPV 可提高撤机 COPD 患者的成功率和降低住院病死率。提出了 NPPV 辅助撤机策略的应用指征：①急性发作前生活基本可以自理；②感染是 AECOPD 的原因；③经过治疗后肺部感染得到有效控制；④全身一般状态比较好，神志清晰；⑤痰液不多和气道清除能力较好；⑥需要的通气参数：吸入氧浓度 <40%、压力支持 <12cmH$_2$O、SIMV 频率 <12 次 / 分。

**2. 治疗撤机后有再发呼吸衰竭高风险的患者，避免再次气管插管** 再发呼吸衰竭高风险的指标包括：①年龄 >65 岁；②心衰是初次气管插管的原因；③拔管时 APACHE Ⅱ 评分 >12；④ AECOPD；⑤因慢性肺病机械通气 >48h 且自主呼吸试验时出现高碳酸血症；⑥符合以下任何一项条件：连续多次脱机失败，慢性心功能不全，拔管后动脉血 $PaCO_2$>45mmHg，多种合并病，拔管后咳嗽能力差或伴喘息。

**3. 治疗撤机后 48~72 小时内发生呼吸衰竭，防止再次气管插管** 但现有的研究结果显示，与立即气管插管组对比，NPPV 治疗组的病死率更高。

### （六）支气管哮喘急性严重发作

支气管哮喘是慢性气道炎症性疾病，与变态反应相关。荟萃分析结果提示：NPPV 治疗可以帮助支气管哮喘急性加重患者降低呼吸肌负荷，减轻呼吸肌肉的做功，缓解呼吸肌肉疲劳，辅助通气帮助吸入支气管舒张剂的吸入，从而增加支气管扩张剂的疗效。目前应用的参考指征如下：①经过系统的药物治疗无改善；②有一定程度的呼吸窘迫（RR>25BPM，辅助呼吸肌肉动用或讲话困难）；③ pH 7.25~7.35，$PaCO_2$ 45~55mmHg。

### （七）肺炎

当肺炎引起急性呼吸衰竭时往往需要机械通气辅助呼吸。现有的研究结果表明：与氧疗组对比，无创正压通气治疗可降低肺炎导致严重呼吸衰竭的气管插管率。目前建议，如果氧合指数 <300mmHg，而患者一般状况比较好，可以尝试使用 NPPV（CPAP 或 BiPAP）治疗，尤其适合于有基础 COPD 疾病的合并高碳酸血症的肺炎患者。肺炎患者 NPPV 治疗

必须在 ICU 中密切监护下实施，避免延误气管插管。

### （八）急性肺损伤 / 急性呼吸窘迫综合征（ALI/ARDS）

ALI/ARDS 是临床各科常见的呼吸危重症，除控制原发病外，机械通气是最为重要的治疗手段。从现有的应用经验和研究的结果来看，不建议常规应用 NPPV。对符合以下条件者可试行治疗：①患者清醒合作，病情相对稳定；②无痰或痰液清除能力好；③无多器官功能衰竭；④ SAPS Ⅱ ≤ 34；⑤ NPPV 治疗 1~2h 后 $PaO_2/FiO_2$>175mmHg；⑥基础疾病容易控制和可逆（如手术后、创伤等）。但 NPPV 只是一种呼吸支持治疗，而不是病因治疗。开始治疗有改善并不代表最终治疗的有效。需要密切监测病情变化，一旦病情恶化并达到气管插管的指标则转为有创通气，避免延误气管插管。

### （九）睡眠呼吸障碍疾病

大量研究证实，应用 CPAP 治疗阻塞性睡眠呼吸暂停低通气综合征（obstructive sleep apnea hypopnea syndrome，OSAHS）可以有效地减少睡眠呼吸暂停及低通气事件的发生，纠正缺氧以及呼吸努力相关的微觉醒，改善睡眠呼吸暂停指数（apnea-hypopnea index，AHI）、日间嗜睡及认知功能，提高患者生活质量。也可改善患者高血压和肺动脉高压。

适应证：①中、重度 OSAHS；② OSAHS 伴有认知障碍、日间嗜睡，合并高血压及其他心脑血管疾病等；③ OSAHS 合并严重的心肺疾病而不能耐受手术治疗者；④重度 OSAHS 行外科治疗的围术期应用；⑤不愿接受手术治疗，或手术及其他治疗无效者；⑥虽然为轻度患者（AHI<15/h），但伴随明显其他症状，如认知障碍、日间嗜睡、抑郁，或合并高血压及其他心脑血管疾病者。

禁忌证：①存在鼻息肉、下鼻甲肥大；②扁桃体重度肿大，腭垂粗、长，舌体肥大、舌根后坠、腺样体肥大等；③严重鼻中隔偏曲；④鼻窦炎、脑脊液鼻漏。以上禁忌证在经过治疗后或在严密监护的情况下仍可以接受 CPAP 治疗。

### （十）手术后呼吸衰竭

术后胸肺部并发症仍然是外科手术后的常见问题，尤其是胸腹部手术，是影响临床疗效、增加手术风险和病死率的重要因素之一。

手术后 NPPV 应用缺乏统一的指征。从应用策略来说，可以分为预防性应用和治疗性应用。预防性应用主要是针对术后呼吸衰竭发生率高的人群，如老年人、肥胖、慢性阻塞性肺疾病、心脏疾病等。治疗性应用的指征参照 NPPV 总体的应用指征。在选择应用时，还需要总体考虑患者的情况，尤其是导致术后呼吸衰竭的原因是否容易控制和可逆，患者的总体健康状况等。2016 年一项多中心、平行随机对照研究中将 293 例接受腹部手术 7 天内发生呼吸衰竭患者的研究结果发现，与常规氧疗相比，NPPV 治疗可以延长的患者插管时间及减少 90 天死亡率。

### （十一）辅助纤维支气管镜检查

电子 / 纤维支气管镜在急危重症患者诊疗中扮演重要的角色。但是对于合并有急慢性心肺功能不全、低氧血症的患者，气管镜由于堵塞气管管腔面积的 10% ~15%，从而增加呼吸功耗，使 $PaO_2$ 降低，甚至危及患者生命安全。在内镜诊疗过程中应用无创正压通气（NPPV）通过可以有效改善肺的通气与换气功能，纠正低氧血症，促进二氧化碳排出，进一步拓展了呼吸内镜诊治的适应人群，增加了内镜操作的安全性。既往文献研究的结果显示，无创通气可减少纤维支气管镜检查期间的低氧血症和检查后呼吸衰竭的风险。但基于本操作的高风险性，应由有丰富经验的医生实施。目前参考的适应证是：患者病情较重，无法耐受气管镜检查过程中出现低氧血症和呼吸困难，但是神志尚清，能够配合 NPPV 治疗。

（十二）辅助气管插管的应用

气管插管建立人工气道进行有创正压机械通气是挽救危重患者的关键医疗手段，但是气管插管短期内会导致缺氧进一步加重而可能危及患者的生命。理论上，NPPV 能够有效改善所有气管插管患者的预氧合，改善患者呼吸肌功能，促进肺泡复张，增加肺泡有效通气容积和减少分流，因此可防治气管插管所致低氧血症。一项比较持续正压通气和常规氧疗改善择期手术患者在插管过程中预测氧合的研究结果显示，持续正压通气患者的呼吸暂停安全时间更长。

（十三）拒绝气管插管的呼吸衰竭

对于拒绝气管插管的呼吸衰竭患者，NPPV 可以作为一种有效的替代治疗。其成功率与基础疾病类型、感染的情况、疾病的严重程度、患者的综合健康状况等多种因素有关。对于清醒且有较强咳嗽能力的 COPD 或急性充血性心力衰竭等基础疾病合并呼吸衰竭且有一定的可逆性的患者，NPPV 替代治疗的有效率相对较高。NPPV 应用的参考指征可参照总体的应用指征。

（十四）胸壁畸形 / 神经肌肉疾病

胸壁畸形 / 神经肌肉疾病特点是表现为胸壁顺应性下降及呼吸力学受损，从而导致通气下降和高碳酸血症。既往研究发现，NPPV 不仅可以提高胸壁畸形 / 神经肌肉疾病患者的血气分析参数、运动耐力、睡眠质量和健康相关生活质量，同时肺容积、呼吸肌功能和生存期得到改善。应用的参考指征主要如下。①症状：疲劳、晨起头痛、嗜睡、噩梦、遗尿、呼吸困难等；②体征：肺心病；③气体交换指标：白天 $PaCO_2 \geq 45mmHg$ 或夜间 $SaO_2$ 下降（$SaO_2<90\%$ 的持续时间 >5 分钟或累积的时间 >10% 的总监测时间）；④合并 $CO_2$ 储留的急性呼吸衰竭恢复期或因急性呼吸衰竭反复住院；⑤ FVC<50% 预计值。

（十五）胸部创伤

胸部创伤包括手术、外伤等多种因素对胸壁和肺的损伤。NPPV 可以改善胸部创伤导致的呼吸受限、通气 / 血流比例失调，肺不张、促进分泌物的排出、增加通气量，从而改善低氧血症和呼吸困难，但也有可能加重潜在的气胸。既往研究结果显示，NPPV 可以改善胸部创伤患者的气促与氧合功能和减少气管插管的需要。目前应用 NPPV 的参考指征包括：①经过高流量（10L/min）面罩吸氧仍然有低氧血症，氧合指数（$PaO_2$ / $FiO_2$）<200mmHg；② RR ≥ 35 次 / 分，伴明显呼吸困难，呼吸辅助肌参与呼吸运动；③ $PaCO_2 \geq 45mmHg$。因治疗时需要注意肺创伤的其他并发症（如气胸等）的风险，建议开始治疗在 ICU 中监护下进行。

（十六）其他疾病

NPPV 也有应用于多种疾病导致的呼吸衰竭的治疗的报道，包括肺囊性纤维化，支气管扩张症辅助麻醉手术等。

根据 2009 年《无创正压通气临床应用专家共识》，不同的基础疾病中，NPPV 应用的依据和指征存在较大的差异。不同疾病中 NPPV 应用的依据的级别和建议的应用场所，见表 20-2。

表 20-2 NPPV 在各种原因导致的急性呼吸衰竭的效果和合适应用场所

| 急性呼吸衰竭的原因 | 证据水平 | 应用场所 |
|---|---|---|
| AECOPD | A | 病房、呼吸科、过渡 ICU、ICU |
| 脱机（AECOPD） | A | 呼吸科、过渡 ICU、ICU |
| 心源性肺水肿 | A | 呼吸科、过渡 ICU、ICU |
| 免疫功能受损患者 | A | 呼吸科、过渡 ICU、ICU |
| 手术后呼吸衰竭 | B | ICU |
| 气管插管前的氧合 | B | ICU |
| 内镜检查 | B | 根据病情严重程度 |
| 支气管哮喘急性发作期 | C | 呼吸科、过渡 ICU、ICU |
| ALI/ARDS | C | ICU |
| 拔管失败的补救治疗 | C | ICU |
| 拒绝气管插管 | C | 病房、呼吸科、过渡 ICU |
| 肺炎 | C | 呼吸科、过渡 ICU、ICU |

注：证据水平：A：有随机对照试验，具备足够的数据；B：有限数据的随机对照试验依据；C：非随机的试验，观察性的研究依据

## 三、禁忌证

NPPV 的禁忌证可以分为绝对禁忌证和相对禁忌证。目前，多数专家共识或指南中建议的禁忌证见表 20-3。

表 20-3 NPPV 禁忌证

| 绝对禁忌证 | 相对禁忌证 |
|---|---|
| 心跳或呼吸停止 | 血流动力学不稳定（如休克、严重心律失常） |
| 自主呼吸微弱、昏迷 | 未引流的气胸或纵隔气肿 |
| 严重呕吐及消化道大出血 / 穿孔者 | 近期面部、颈部、口腔、咽腔、食管及胃部手术者 |
| 误吸危险性高及不能清除口咽及上呼吸道分泌物、呼吸道保护能力差 | 明显不合作或极度紧张 |
| 颈部面部创伤、烧伤及畸形 | 严重低氧血症（$PaO_2$<45mmHg）、严重酸中毒（pH ≤ 7.20） |
| 上呼吸道梗阻 | 严重感染<br>气道分泌物多或排痰障碍 |

（刘 妮 罗 群 陈荣昌）

## 第三节 NPPV的连接方式

无创正压通气（noninvasive positive pressure ventilation，NPPV）通过无创性地连接呼吸机与患者，这是无创通气与有创通气的关键区别。众多的研究团队探索优化的连接方式设计。临床上，合理选择连接方式与NPPV治疗的成败有关，也与耐受性有关。目前临床中常见的连接方式包括口鼻面罩、鼻罩、全面罩、头盔型面罩、咬口器、鼻枕等。口鼻面罩和鼻罩是最常用的两种，各有优劣。本节将对不同NPPV连接方式的特点进行详细描述，以指导临床医务人员对NPPV连接方式进行正确地选择，提高NPPV治疗的成功率。

### 一、连接方式的种类与优缺点对比

#### （一）鼻罩

鼻罩（nasal mask）是早期应用NPPV治疗急性呼吸衰竭的常用连接方式之一。与口鼻面罩相比，鼻罩连接较舒适简便，增加的无效腔量小，较少出现幽闭恐怖症，佩戴时患者能说话、排痰、摄食饮水，耐受性较好。对于神经肌肉疾病和胸壁畸形的患者，需长期运用NPPV治疗，鼻罩是最受欢迎的连接方式。然而，部分阻塞性睡眠呼吸暂停（OSA）患者入睡后无法闭口呼吸，产生漏气；急性呼吸衰竭患者呼吸困难，常需张口呼吸，影响通气效果。张口呼吸是经鼻罩行NPPV治疗失败的最主要原因。另外，对于鼻腔畸形、鼻腔阻塞的患者，通气有效性常常会显著降低。

鼻枕（nasal pillow）比鼻罩具有更低的无效腔量，患者的耐受性更好，但压力高时易漏气。它的优点和缺点与鼻罩相似，与鼻罩不同的是，它不对鼻背施压，但可能产生局部刺激。在临床中，可与鼻罩或面罩交替使用，这样能增加患者对NPPV的耐受性，延长正压通气时间，改善通气效果。

#### （二）口鼻面罩

口鼻面罩（oronasal mask），顾名思义要同时罩住鼻部和口部，因其能允许患者经口呼吸、对患者的要求较低、不易漏气，并能给予较高的吸气压力，常被应用于急性呼吸衰竭患者。研究报道口鼻面罩改善通气和血气的效果要优于鼻罩。Girault研究90例急慢性高碳酸血症患者，认为两种面罩的临床受益相同，但鼻面罩失败率更高，因此推荐优先使用口鼻面罩。一般认为鼻罩耐受性优于口鼻面罩，但在急性呼吸衰竭的情况下，口鼻面罩的耐受性似乎更好。加拿大重症实验组（CCCTG）和重症学会（CCCS）推荐在紧急情况下上口鼻面罩而不是鼻罩。它的缺点主要是阻碍了患者日常交流和进食饮水，因此慢性呼吸衰竭患者对其耐受性较鼻罩较差；另外存在呕吐误吸风险，无效腔增大导致$CO_2$重复呼吸，出现幽闭恐怖症等。随着面罩材料和设计的改进，患者对口鼻面罩的耐受性逐渐增强；快速拆除扣的发明使患者在发生呕吐或窒息等紧急情况时，可以快速地摘除面罩；当呼吸机故障或管路断开时，面罩上的安全阀可自动打开与外界空气相通，防止患者重复呼吸和窒息；双流向面罩，有利于改善$CO_2$储留患者的$PaCO_2$。

#### （三）全面罩

全面罩（full-face mask）相当于放大的口鼻面罩，覆盖额头至下颌之间的全部脸部。

该面罩在下颌附件的接触面与口鼻面罩相似，但上部利用了额头的平面作为密封接触面，避免了对鼻背附件组织的压迫。使用全面罩过程中患者可以通过鼻或口腔呼吸，气流抵抗减少。与鼻罩和口鼻罩相比，它更能增加患者的耐受性、减少漏气和有效地改善通气。Criner 等应用全面罩治疗慢性呼吸衰竭患者的研究也证实了这一观点。在 Bruce 等在对 13 例急性呼吸衰竭患者的回顾性研究中发现，全面罩不需要特别配合，最适合急性呼吸衰竭的患者。还能有效地应用于不能耐受传统鼻罩和口鼻面罩的 NPPV 患者，它不仅能改善酸中毒，降低动脉血二氧化碳分压，增加动脉血氧分压，还能减少 NPPV 相关并发症的发生，如漏气、鼻背及面部皮肤的压伤等。为改善 NPPV 连接方式的漏气和增加患者耐受性可考虑使用全面罩，英国胸科协会和重症监护协会推荐对于 COPD 患者入院 24h 常规先用全面罩，再按患者舒适度和意愿换鼻罩（Grade C）；对于急性呼吸衰竭的患者，将全面罩作为第一考虑（Grade D）。此连接方式的缺点是同时盖住眼、鼻和口，无效腔效应较大（通常是采用双流向的排气设计来避免无效腔效应），易使患者产生幽闭恐怖症，胃胀气和眼睛刺激等症状，但在目前研究中此类并发症的发生并不明显。

**（四）头盔型面罩**

头盔（helmet）最早是为高压氧疗时提供高浓度氧气而设计的，从 20 世纪 90 年代才开始逐渐应用于 NPPV 治疗。头盔由一个透明的头罩（hood）、一个固定头罩于颈部的柔软领口（collar）以及连接头罩和领口的硬塑料圈（ring）组成。头盔不接触面部，不会造成面部的压伤；允许患者说话和阅读，医患交流方便。对于面部有创伤或结构异常等因素不能应用面罩的患者可考虑使用头盔。目前应用头盔较成功的经验是通过持续气道内正压（CPAP）方式治疗心源性肺水肿。有些学者应用头盔进行 NPPV 治疗时采用压力支持通气（PSV）模式，与面罩相比，能同样有效地改善通气和氧合，漏气量小，并且 NPPV 相关的并发症更少，患者更容易耐受。

与面罩相比，头盔的同步性较差；增压和提高辅助通气效果的作用受到一定的影响；噪声较大，必要时需使用耳塞；不能进行气体湿化。头盔主要的缺点还有无效腔量较大[同样也是通过双流向的排气方式——呼吸机送气端接口与排气阀分别在头盔的两侧，以及增加排气阀的排气量（>30L/min），来降低二氧化碳重复呼吸]。

**（五）咬口器**

咬口器（mouthpiece）的主要优点是使用方便和患者的耐受性较好，易于撤离和无效腔量小。但咬口器需要患者用力咬住和容易出现大的漏气量，故仅适用于意识清楚，能主动配合的患者。目前此连接方式常应用于需长期 NPPV 治疗的慢性呼吸衰竭患者，如神经肌肉疾病患者和囊性纤维化患者等。总的来说，咬口器的连接不是很理想，漏气多，特别是压力高时从唇周和鼻孔漏气，不同步，更不舒适，还可能会增加唾液分泌、刺激咽反射，导致呕吐误吸，诱发患者吞咽气流导致腹胀。目前有针对咬口器特点的 NPPV 辅助通气模式，其目的是减少持续大量漏气的发生。

## 二、连接方式的选择和使用方法

在临床上，应该准备多种类型的连接方式，根据临床需要、连接方式的特点和患者试用后的效果来选择应用（表 20-4）。鼻罩和口鼻面罩临床上最常用。鼻罩比较适合病情不严重的患者使用，出现明显漏气或患者张口呼吸难以纠正时，可考虑更换口鼻罩。口鼻面罩和全面罩在疾病严重的情况下优先考虑。目前我国指南推荐：轻度呼吸衰竭患者可先应用鼻罩，当呼吸衰竭比较严重时，尤其张口呼吸者，初始治疗时应选用口鼻面罩，待病情改善后可以更换为鼻罩。NPPV 初始治疗，在患者不熟悉通气辅助的情况下，都应优先考虑使用口鼻罩。Lemyze 等观察了 36 例拒绝气管插管的患者进行 NPPV 来治疗急性呼吸衰竭。开始均采用口鼻面罩，这些患者中 24 例未获得病情改善，转而使用全面罩后，23 例的病情好转。证明无创通气的成败与连接方式的选择有关。如何优化连接方法的设计和合理选用，是值得深入探讨的临床问题。

**表 20-4 连接方式——鼻面罩、口鼻面罩、全面罩、头盔的对比**

| | 鼻面罩 | 口鼻面罩 | 全面罩 | 头盔 |
|---|---|---|---|---|
| 患者状态 | 合作的 | 不能合作的 | 不要求患者合作 | 对患者要求低 |
| 疾病情况 | 病情不严重的 | 较严重的 | 较严重的 | 较严重的 |
| 呼吸状态 | 用鼻闭口呼吸 | 用嘴或口呼吸 | 用嘴或口呼吸 | 都可 |
| 生理解剖 | 鼻畸形、鼻腔阻塞使用受限 | 缺齿的 | 缺齿的 | 无特殊要求，也可以用于面部结构异常，如面部创伤者 |
| 耐受性 | 很好，可以咳嗽、排痰，说话，饮水 | 较好，没办法咳嗽、排痰，说话，饮水 | 较好，没办法咳嗽、排痰，说话，饮水 | 更加舒适 |
| 通气效果 | 一般 | 好 | 更好，气流抵抗减少 | 高基础流量，辅助通气效果略差 |
| 漏气 | 可能性大 | 少 | 少 | 最少 |
| 幽闭恐惧 | 无 | 有 | 有 | 可能有 |
| 呕吐误吸 | 风险小 | 有风险 | 有风险 | 风险小 |
| 无效腔 | 小 | 大 | 更大 | 最大 |
| 皮肤问题 | 少 | 鼻背损伤常见 | 不会造成鼻背损伤 | 不会造成皮肤损伤 |
| 胃胀气 | 不易 | 较易 | 较易 | 中等 |
| 推荐程度 | 失败率较高 | 紧急情况推荐使用（CCCTG/CCCS Grade 2C） | AHRF 时，一线推荐（BTS/ICS Grade D） | 与全面罩相比，推荐前者 |

注：AHRF：急性高二氧化碳呼吸衰竭；CCCTG/CCCS：加拿大危重病医学临床试验协作组 / 加拿大重症医学协会；BTS/ICS：英国胸科协会 / 英国重症监护协会

选好合适的连接方式后，具体操作步骤：

（1）协助患者摆好体位，选择好给氧的通路。

（2）根据患者面型和临床状况选择适合的罩。

（3）在氧疗状态下佩戴罩。首先将罩置于患者面部合适的位置，鼓励患者用手扶持罩，操作者用头带将罩固定；调整好罩的位置和固定带的松紧度，要求头带下可插入 1 或 2 根手指，使之佩戴舒适，漏气量最小。

**注意事项：**

（1）可以在不加绑带的情况下，让患者熟悉面罩和呼吸机。加绑带时，尽量减小鼻和面部的压力，漏气是所有连接方式难以克服的问题，但过度加压固定罩会增加接触皮肤坏死和损伤的危险；固定头带的松紧度需要反复调节，以避免明显漏气的最低张力为宜。

（2）在吸氧状态下将罩或咬口器连接稳固舒适后，再连接呼吸机管道。不能将呼吸机管道与罩或咬口器连接后再连接患者，以免在连接过程中由于漏气而使患者感到明显的不适。

（3）对于自理能力较强的患者，应鼓励患者自己掌握佩戴和拆除的方法。

（4）连接的舒适性、密封性和稳定性对疗效和患者的耐受性影响很大。目前尚无法预测每位患者应用哪一种连接器好，指南建议备用各种类型和型号的面罩让患者试用。

（5）无论选择什么样的通气连接方式，加热加湿法使 NPPV 回路中的气体达到温度 32~37℃和相对湿度达 100%，可增加患者的舒适感和气道分泌物的清除。

（6）佩戴鼻面罩和无创呼吸机的顺序：将供氧管连接到将要使用的鼻罩或鼻面罩上，将罩固定好，调节松紧度；调高吸氧流量使 $SpO_2\%$ >90%；打开呼吸机和初始化设置参数；明确呼吸机能够正常工作和送气后，将呼吸机管道和排气阀连鼻罩 / 鼻面罩。随后根据患者的情况调整呼吸机参数和吸入氧浓度。

（7）呼吸机参数调节：根据患者的感觉和通气效果调节参数；根据患者的外周血氧饱和度调节吸入氧气浓度或供氧流量；随后仍然需要对患者进行监测和根据临床情况重复调整呼吸机的参数。

（8）对于部分气道分泌物较多，但仍然有一定的自我排痰能力的患者，可以尝试带有接痰装置的 CPAP 阀（郑氏多功能呼吸康复排痰阀（图 20-4）进行 CPAP 治疗。患者可以随时咳嗽，由于压力可以释放，不会导致气压伤。

（9）保证无创呼吸机测压管的通畅性：无创呼吸机需要检测到正确的面罩内压力来调节呼吸机的工作。如果测压管出现冷凝液，将会影响压力的检查和影响人机同步性。

## 三、总结和展望

连接方式需持续改进，不断提高患者耐受性，避免无创通气所导致的面部皮肤压损，减少无效腔和漏气，提高人机同步性，保证通气效果。由于目前仍然缺乏理想的连接方式，不少企业和研究者仍然在探索研究新的连接方式。从设计、材料、功能、密封性等方面都有进步。此外，无创通气治疗过程中，通过罩上面的阀门进行操作也是研究探索的热点。允许在维持无创通气的前提下进行支气管镜检查、气管插管、放置胃管等。此外，采用 3D 打印技术，探索个体化定制各种类型的罩，增加患者舒适度和耐受性以及减少漏气。无创通气操作实施者需要明确合理选择应用连接方式的重要性，综合考虑患者的特点，辅助通气强度的需求，使用过程中患者的耐受性等问题，在临床工作中做好连接方式的合理选择。

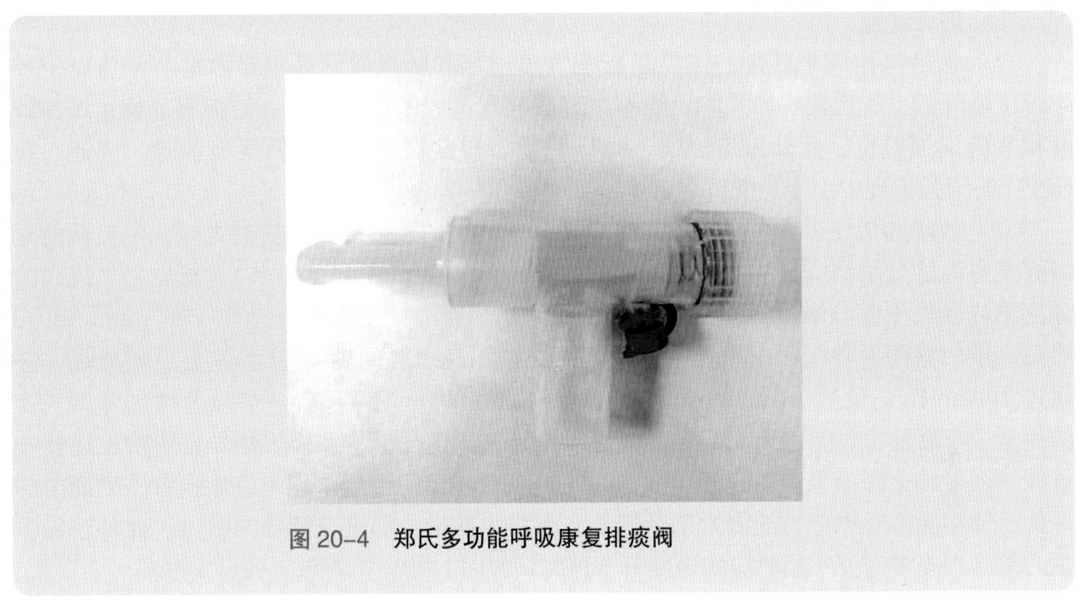

图 20-4　郑氏多功能呼吸康复排痰阀

（周露茜　郑则广　陈荣昌）

## 第四节　NPPV 条件下的气道维护与管理

无创正压通气（non-invasive positive pressure ventilation，NPPV）是治疗急性和慢性呼吸衰竭患者常用和惯用的一种呼吸支持方式，通过鼻罩、口鼻面罩或全面罩等无创性连接方式为患者提供正压通气辅助。因无人工气道闭合呼吸回路，NPPV 本质上是一种“漏气”的通气方式。为达到理想的治疗效果，一方面，要求 NPPV 呼吸机能够解决如何在回路漏气情况下实现良好的人机同步和有效的肺泡通气；另一方面，在无人工气道辅助下，如何维持患者自然气道的通畅并实施有效的气道维护则是确保 NPPV 治疗成功的基础、条件和前提。虽然 NPPV 保留了患者自然气道的功能，如气体通道、吸入气体的加温加湿、咳嗽咳痰和吞咽功能等，但在临床中仍常会出现下列严重的气道问题：口鼻腔黏膜充血（50%）、口鼻腔干燥（30%~50%）、胃肠胀气（30%~40%）和误吸（<5%），甚至偶尔还有痰栓阻塞气道的发生。为减轻上述气道问题对 NPPV 疗效的影响，临床中主要通过以下 3 个方面来加强患者的气道维护：维持自然气道的通畅、加强气道的温湿化以及预防胃肠胀气的发生。

## 一、维持自然气道的通畅

虽然NPPV具有一定的气道扩张作用，如预防舌根后坠、扩张软化气道和避免慢性阻塞性肺疾病患者小气道的塌陷等，但大部分急性和慢性呼吸衰竭患者仍需要综合内在和外在途径维持自然气道的通畅，促进气道内分泌物的引流。其中内在途径是维持气道通畅的基础。

### 1．内在途径

（1）保持坐位或半卧位：体位是影响气道通畅和肺泡通气的重要因素。保持坐位或半卧位能降低上气道梗阻的风险；能够减轻腹腔对胸腔的压迫作用，使膈肌下移，增加肺容积和肺泡通气量；此外，坐位或半卧位能预防胃食管反流，降低误吸风险。因此，在NPPV的床旁护理中应注意保持患者坐位或半卧位。

（2）鼓励和指导患者自主咳嗽：咳嗽是自然气道的重要保护性机制之一，主要功能是清除气道内的分泌物或异物。正常的咳嗽动作分为4个步骤（图20–5）：首先，气道内的分泌物或异物引起咳嗽反射；接着，吸气肌肉用力收缩产生深吸气动作（吸气量1~2L）；然后，声门紧闭，呼气肌肉用力收缩，胸膜腔内压在短时间内（0.2秒）会急速增加，并超过100mmHg；最后，声门骤然开放，此时胸膜腔内压的瞬间释放会显著增加呼出气体的流量（峰流量一般能达到12L/s），剪切、粉碎气道内分泌物并排出体外。影响上述任一步骤的因素均会降低患者的有效咳嗽，因此，在NPPV的患者管理中应加强对咳嗽能力的评价，针对影响咳嗽能力的因素正确指导患者自主咳嗽，促进分泌物的引流。此外，需注意的是，当患者需要咳痰时应短暂断开NPPV，勿因NPPV妨碍患者的自主咳痰。

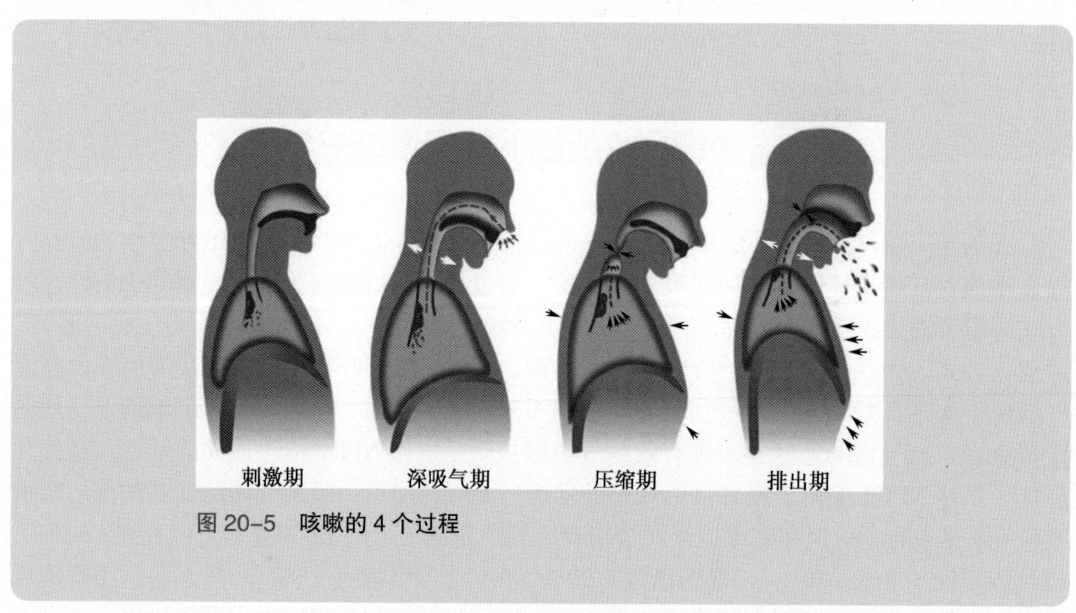


图20–5 咳嗽的4个过程

（3）维护纤毛—黏液转运系统的功能：纤毛—黏液转运系统是气道内分泌物引流的一个重要的生理学机制，它主要通过纤毛摆动将肺深部分泌物缓慢移至中央气道，最后经咳嗽反射排出体外。NPPV患者伴随的气道炎症、气道温湿化不足、药物和高吸入氧气浓度等问题常常会严重损害该系统的正常功能，因此，在临床中应积极控制 NPPV 患者的气道和肺部炎症，加强气道温湿化，保持气道黏膜的正常物理化学特性，以维护该系统的正常功能。

（4）鼓励早期活动：早期活动能够有效预防危重症患者 ICU 获得性肌无力的发生，减少 VAP 的发生，纠正机体代谢异常，缩短住 ICU 和住院时间，甚至能够降低患者的病死率。对于 NPPV 患者，在病情允许的情况下也应早期进行床上和床下活动，不仅利于肢体和呼吸功能的康复，亦能促进气道内分泌物的引流。

**2．外在途径** 当患者通过内在途径难以维持自然气道通畅时，应借助外在途径进行立体、多元地维持气道通畅和促进气道内分泌物的引流，如经口鼻腔吸痰、床旁纤维支气管镜、雾化吸入治疗、胸部物理治疗或药物治疗等。

（1）经口鼻腔吸痰：经口鼻腔吸痰是维持自然气道通畅的基础措施。与经人工气道内吸痰相比，经口鼻腔吸痰的技术难度较大。为保证吸痰管能准确地进入气管和减少吸痰相关并发症的发生，临床操作时应注意以下几点：患者取坐位或半卧位；当吸痰管进入咽后壁时应嘱患者头部后仰，在患者深吸气或咳嗽吸气期时置入吸痰管；放置吸痰管过程中不能接通负压；吸痰管置入气管后，可让患者恢复至舒适体位等。

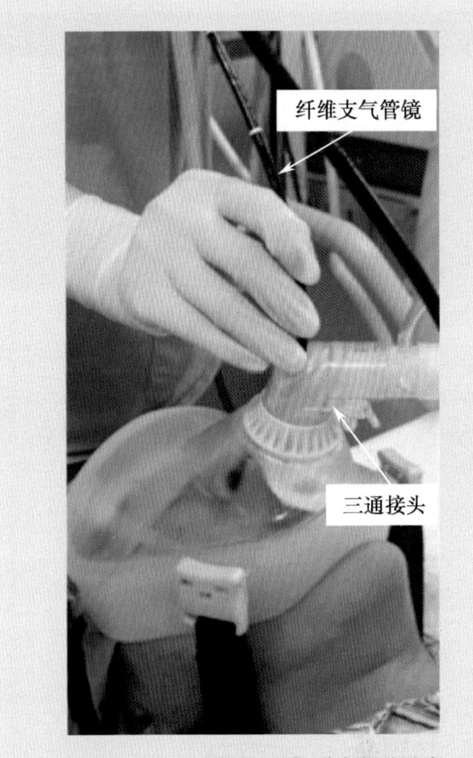


**图 20-6 无创正压通气联合纤维支气管镜检查**

纤维支气管镜通过“三通接头”置入患者的鼻腔或口腔

（2）床旁纤维支气管镜检查：床旁纤维支气管镜（简称“纤支镜”）检查不仅有利于气道内分泌物的引流，还能直接评估气道和收集下呼吸道分泌物进行病原学检测，目前已成为 ICU 的常规检查手段。大量临床研究表明，对于 NPPV 治疗的急性呼吸衰竭患者，纤维支气管镜可以通过面罩上的“三通接头”（图 20-6）置入患者的口腔或鼻腔进行操作，这种方式不仅能够有效减轻在操作过程中出现的氧合下降和 $CO_2$ 储留，亦能显著改善 NPPV 的通气效果，避免部分患者气管插管。

（3）雾化吸入治疗：对于存在严重的气道痉挛或分泌物增多等情况的 NPPV 患者，临床中亦常采用雾化吸入治疗辅助维持气道的通畅，常用的雾化吸入治疗药物包括糖皮质激素、支气管舒张剂、祛痰药和抗菌药物等。虽然雾化吸入治疗是呼吸与危重症医学科的常规治疗手段之一，但目前临床中不规范应用现象仍较为普遍，这与医务人员对雾化吸入治疗相关知识的缺乏有关，严重地影响了治疗效果。为规范雾化吸入治疗，2016 年中华医学会呼吸病学分会发表了《气道雾化吸入疗法在呼吸疾病中的应用专家共识》。

对于不能断开 NPPV 进行雾化吸入治疗的患者，可以将雾化器（小剂量雾化器或定量吸入器）连接在 NPPV 呼吸回路中，但由于此时影响药物沉积的因素较多，NPPV 患者的吸入药物沉积率一般仅为 1% ~6%。为提高 NPPV 联合雾化吸入治疗的疗效，Dhand 等提出了 NPPV 联合雾化吸入治疗的临床操作规范建议（表 20–5）。雾化器连接在 NPPV 呼吸回路中的示意图请见图 20–7。

表 20–5 NPPV 联合雾化吸入治疗的操作规范建议

| NPPV 联合小剂量雾化器（SVN） | NPPV 联合定量气雾吸入器（MDI） |
|---|---|
| • 评估患者，保证面罩的舒适性和人机同步<br>• 尽可能地减少面罩和呼吸回路的漏气量<br>• 加入药液 4~6ml<br>• 将雾化器放置于面罩与呼气阀之间<br>• 设置 CPAP/EPAP 5cm$H_2O$，IPAP 10~15cm$H_2O$<br>• 如果 NPPV 应用超过 30min，需对吸入气体进行加温加湿<br>• 雾化器氧气流量设置为 6~8 L/min<br>• 轻拍雾化器侧壁减少雾化器无效腔量<br>• 移开雾化器，用无菌蒸馏水冲洗，晾干放置<br>• 恢复呼吸机原先参数设置<br>• 观察并记录临床反应 | • 评估患者，保证面罩的舒适性和人机同步<br>• 尽可能地减少面罩和回路的漏气量<br>• 将储雾罐（spacer）放置于面罩与呼气阀之间<br>• 充分摇晃 MDI，并将其置于储雾罐接口处<br>• 设置 CPAP/EPAP 5cm$H_2O$，IPAP 10~15cmH2O<br>• 如果 NPPV 应用超过 30min，需对吸入气体进行加温加湿<br>• 在呼吸机送气初揿压 MDI<br>• 两喷间隔至少 15s<br>• 恢复呼吸机原先参数设置<br>• 观察并记录临床反应 |

注：CPAP：持续气道内正压通气；EPAP：呼气气道正压；IPAP：吸气气道正压；NPPV：无创正压通气

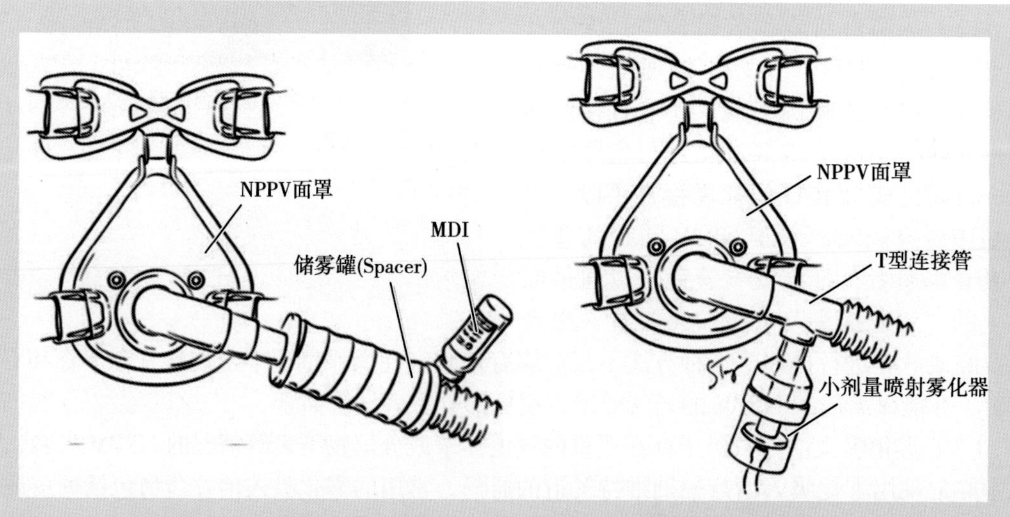


图 20–7 MDI 和小剂量喷射雾化器连接在 NPPV 回路中的示意图

（4）胸部物理治疗：临床中常用的胸部物理治疗方式包括胸部振动叩拍、高频胸壁振荡、肺内振荡、呼气正压、手动辅助咳痰和机械性充气—排气（mechanical insufflation-exsufflation, MIE）等。虽然目前临床指南推荐不常规应用胸部物理治疗来改善患者的预后，但其在促进气道内分泌物引流方面仍起到重要作用，一般联合应用效果优于单独使用。为保证胸部物理治疗技术的疗效，操作者应严格掌握各技术的临床应用指征和操作规范，具体可参见美国呼吸治疗协会和美国胸科医师协会制定的相关指南。

## 二、加强气道的温化和湿化

气道温化和湿化对于维持气道的正常功能、保障肺泡的有效通气和氧合功能起到了非常重要的作用。正常情况下肺泡内气体75%湿度来自上呼吸道的作用。虽然NPPV保留了上呼吸道的加温湿化功能，但30%~50%患者仍会出现不同程度的与气道湿化不足相关的并发症，如口鼻腔黏膜充血、干燥，气道阻力增加，痰液黏稠和痰痂形成，甚至有痰栓堵塞气道的可能。此外，学者还发现NPPV时气道湿化不足可能会增加困难气管插管的发生和降低NPPV的耐受性，而耐受性的下降是NPPV治疗失败的一个独立危险因素。

**1. 影响NPPV患者气道温湿化的因素** 临床中影响NPPV患者气道温湿化的因素很多，主要包括：①漏气。漏气是NPPV最常见的并发症，不仅会影响通气效果，还会导致呼吸回路内气体流量增大，使吸入气体温度和湿度降低。②分钟通气量的增加。急性呼吸衰竭患者常由于缺氧、二氧化碳储留或紧张焦虑等原因出现分钟通气量的明显增加，亦会使气道湿化不足。③张口呼吸。张口呼吸会引起漏气量增加，同时因呼出气体未经过鼻腔而降低上气道对吸入气体的温湿化作用。④无创连接方式。如鼻罩易出现张口呼吸而影响气道湿化，应用头盔时呼出气体在头盔内的储存利于吸入气体的加温加湿。⑤NPPV呼吸机的类型。与使用室内空气的无创呼吸机相比，使用高压医疗气体的无创呼吸机因输送的气体干冷更易出现气道湿化不足的情况。⑥湿化器类型。如加热湿化器的湿化效果优于被动湿化器（即热湿交换器，HME，又称人工鼻）。⑦其他因素。如室温、呼吸机回路材质等。

**2. 加强气道温湿化的主要措施** 选择合适的气道湿化装置是改善气道湿化不足的重要方法。目前临床中常用的湿化装置包括HME和加热湿化器。虽然两者在改善NPPV患者气道湿化方面的效果相似，但HME会显著增加气道阻力、无效腔量和呼吸功耗。因此，目前美国呼吸治疗协会推荐使用加热湿化器以改善NPPV患者的气道湿化和提高治疗的耐受性。吸入气体的温度和湿度应根据患者的耐受性进行调节。

此外，临床中还应采取下列措施以加强气道的温湿化：漏气量控制在25L/min以下；鼓励患者闭口呼吸；间断饮水咳痰，保持其上气道的湿润和通畅；使用口鼻面罩等。

## 三、预防胃肠胀气

NPPV患者气道维护的另一重要内容是避免吸入气体因各种原因进入胃肠道内。30%~40% NPPV患者会出现不同程度的胃肠胀气。一旦出现胃肠胀气，膈肌上抬会降低肺泡通气，出现肺不张和痰液引流障碍等并发症。一些病例报道还发现，若胃肠胀气未被及时发现和纠正会导致呕吐、误吸、腹腔高压、食管破裂，甚至呼吸心脏骤停等严重并发症的发生。因此，在NPPV患者的护理中应常规预防和监测胃肠胀气的发生。

引起NPPV患者出现胃肠胀气的原因较多，主要包括体位变化、NPPV气道压力和潮气量过大、咽反射水平的降低、呼吸系统阻力的增加和食管贲门括约肌张力的降低等。为避免和减少 NPPV 时胃肠胀气和误吸的发生，应注意以下几点：①保持坐位或半卧位，避免高枕卧位；②闭口呼吸；③避免吸气压高于 25cm$H_2O$；④减少人机对抗，改善 NPPV 耐受性；⑤餐后应保持坐位 1~1.5h；⑥对于已发生胃肠胀气的患者可以放置鼻胃管进行胃肠减压，严重者亦可尝试肛管排气或辅以中药调理。

综上所述，NPPV 之特征在于无人工气道，而 NPPV 之成功基础在于维护好自然气道。因此，气道维护问题是 NPPV 治疗成败的关键因素之一，在 NPPV 的床旁护理中应时刻警惕患者的气道问题，尤其在维护气道通畅、加强气道温湿化以及预防和纠正胃肠胀气等方面，以提高 NPPV 的有效性和安全性。

（夏金根）

## 第五节 NPPV 的模式和参数设置

无创正压通气（noninvasive positive pressure ventilation，NPPV）是指通过鼻罩、面罩或接口器等方式连接患者，毋需气管插管或气管切开的正压机械通气。在过去 20 多年，NPPV 已经成为治疗急慢性呼吸衰竭的重要方法之一。和有创通气相比，这种通气模式有显著的优点。在急诊患者，可保留正常的生理功能（咳嗽、吞咽、进食和说话），减少气道损伤，预防呼吸道感染。在门诊患者，它既可提供通气支持，又可保留正常生理功能，使患者在一定程度上可外出活动或在家治疗。

无创正压通气是和传统的"无创负压通气"（如铁肺）相比较而言的，前者是由体外机械驱动使气道口和肺泡产生正压力差，而呼气是在撤去体外机械驱动压后胸廓及肺弹性回缩产生肺泡与气道口被动性正压力差而呼气，即呼吸周期均存在"被动性正压力差"而完成呼吸。NPPV 最典型和简单的应用即持续气道正压（continuous positive airway pressure，CPAP）。较为复杂的应用采用了两个不同的压力水平，即在吸气相和呼气相的压力不一。随着技术的进步，根据机械通气时压力输送的触发水平、压力水平的控制以及呼吸周期的转换等参数，晚近产生了一些新的 NPPV 模式（表 20-6）。许多有创机械通气模式也可用于无创通气。表 20-6 所列的通气模式主要用于 NPPV。

表 20-6 无创通气模式

| 模式 | 描述 |
| --- | --- |
| 持续气道正压（continuous positive airway pressure，CPAP） | 自主呼吸模式，呼吸机只给予一个持续的正压，患者自主完成呼吸过程 |
| 自主调节气道正压（auto-adjusting positive airway pressure） | CPAP 水平根据呼吸机内部固化的特定算法进行自主调节以使气道阻塞相关的呼吸暂停或低通气最小化 |

续表

| 模式 | 描述 |
| --- | --- |
| 双相气道正压（bilevel positive airway pressure，BiPAP） | 在呼吸周期中，吸气相（inspiratory positive airway pressure，IPAP）和呼气相（expiratory positive airway pressure，EPAP）交替切换两个压力水平 |
| 自主滴定双相气道正压（auto-titrating bilevel positive airway pressure） | IPAP 和 EPAP 根据特定算法进行调节使气道阻塞事件最小化 |
| 自适应伺服通气（adaptive servo ventilation，ASV） | ASV 的通气目的是通过最小呼吸做功完成目标通气量，ASV 可根据患者肺部力学状况，自动调节吸气正压和呼吸频率，使其满足患者要求，避免过度通气和通气不足的发生。IPAP 在每个吸气相均进行调节，以维持动态的目标通气量，后者设置为数分钟内平均分钟通气量的 90%。另外一种算法则根据数分钟内漏气量进行设置 |
| 容量支持通气（volume support ventilation，VSV） | VSV 模式是一种双重控制模式。呼吸机吸气相气体输送过程和 PSV 模式是一致的，也是属于定压型辅助。但 VSV 模式下每一次通气辅助的 PSV 水平并非是固定的，而是根据目标潮气量和实际潮气量的差别进行调节的。当实际潮气量大于目标潮气量时，下一次通气时呼吸机会降低 PSV 水平；若实际潮气量小于目标潮气量时，则下一次通气时呼吸机会增加 PSV 水平 |
| 容量控制通气（volume-controlled ventilation） | 预设潮气量、呼吸频率，通气效率保证，气道压力可变 |
| 按比例辅助通气（proportional-assist ventilation，PAV） | 一种患者控制吸气容积和吸气流速，并由呼吸机通过测量流量和吸气容积来获得压力辅助的一种通气模式，在吸气过程中压力辅助是不断变化的，但是当患者的呼吸动作不能产生气流或者负压时，则不能触发呼吸机呼吸，这种模式提高了人机同步性，舒适度较好 |
| 神经调节辅助通气（neurally adjusted ventilatory assist，NAVA） | 为一种通过放在食管中的导管测定膈角横膈肌的肌电活动（diaphragm electromyographic activity，EMGdi）来实现当横膈肌受到刺激时触发呼吸机工作的一种辅助通气模式，呼吸机输送空气的压力值是根据 EMGdi 按一定的比例增加，适用于有自主通气但无或低气流的患者，比如 OSA 或 COPD 等 |

续表

| 模式 | 描述 |
| --- | --- |
| 容量保证压力支持通气（volume assured pressure support，VAPS） | VAPS 模式是将容量保障和压力支持通气联合在一起。与 PSV 模式相比，VAPS 模式更适合于呼吸不稳定的患者，提高了呼吸支持过程中的安全性。VAPS 模式时吸气相气体由 PSV 的按需流量与定容型的恒定流量同时输送，呼吸机在吸气早期迅速达到预定压力支持水平，此时呼吸机快速测算出已输送的潮气量，并与预设潮气量进行比较。如输送气量已达到预设潮气量，即转换为呼气；若输送气体小于预设潮气量，随着 PSV 下流量降低，呼吸将从 PSV 转换到定容型通气，此时流量将保持恒定，直至达预设潮气量后转为呼气 |

无创通气模式的初始选择取决于下列因素：操作者的经验、无创呼吸机性能、患者病情。大部分患者使用的是压力支持通气，最常用和基础的通气支持为 CPAP。CPAP 最常用于充血性心力衰竭和阻塞性睡眠呼吸暂停，并且行之有效。

BiPAP 是最常用的无创正压通气模式，提供不同水平的 IPAP 和 EPAP，二者之间的差值反映了压力支持的水平，EPAP 是 PEEP 的同义词。PAV 在每个呼吸周期均提供流量和吸气容积辅助。临床研究发现，PAV 和 BiPAP 在治疗急性呼吸衰竭方面无明显差异。BiPAP 是最为普及和常用的无创通气模式，相比之下，PAV 使用较少。容量控制呼吸机也可提供无创通气支持，但前述通气模式更为普及，患者舒适度和同步性能更佳。

**1. 初始呼吸机设置和调节** 无创通气的主要目的是确保足够的通气和氧合、纠正呼吸衰竭，给予患者一定的舒适度，为患者所接受。呼吸机参数的设置和调节是达到上述目的的主要措施。初始呼吸机设置在于保证足够的潮气量，常为 5~7ml/kg。可提供额外的呼吸支持，以使呼吸频率低于 25 次 / 分。调整吸氧流量使脉氧大于 90% 以保证氧合。须动态监测动脉血气，观察疗效以指导进一步调节呼吸机参数。在呼吸窘迫和从未使用过无创通气的患者，建议参照下列参数进行呼吸机初始设置。在长期进行无创通气支持的患者，参数设置应参考原来的支持水平，如原有设置不适当可增加患者不耐受或治疗失败的可能性。如无法确定原有参数设置，须在床旁进行参数滴定，增加患者舒适度或呼出潮气量。

**2. 初始 IPAP/EPAP 设置**

（1）IPAP 10cm$H_2O$/EPAP 5cm$H_2O$。

（2）不建议 IPAP/EPAP 低于 8cm$H_2O$/4cm$H_2O$。

（3）初始调节应确保潮气量达到 5~7ml/kg（IPAP/EPAP）。

**3. 以后调节应根据动脉血气分析结果进行**

（1）如存在持续高碳酸血症，可每次增加 IPAP 2cm$H_2O$。

（2）如存在持续低氧血症，可每次分别增加 IPAP 和 EPAP 2cm$H_2O$。

（3）IPAP 最大可致 20~25cm$H_2O$（避免胃胀气，改善患者舒适度）。

（4）EPAP 最大可致 10~15cm$H_2O$。

（5）吸氧 30 分钟后根据血氧饱和度调节吸氧浓度。如血氧饱和度 <90%，逐步提高

吸氧浓度，直到血氧饱和度达到 90%。吸氧浓度应保持在确保血氧饱和度达到 90%时的最低水平。

（6）备份呼吸频率为 12~16 次 / 分。

**4. 压力控制通气和 VAPS 通气** 上述参数调节适合于 COPD 和慢性心衰患者，二者是高碳酸血症或低氧性呼吸窘迫和呼吸衰竭的主要原因。神经肌肉疾病患者（肌萎缩性脊髓侧索硬化症、脊髓灰质炎后综合征、肌肉营养不良症）、胸廓疾病（严重脊柱后侧凸）更适合采用其他通气模式，包括压力控制通气或 VAPS 通气。在压力控制模式，需设定吸气压和吸气时间。而在 BiPAP，吸气时间由患者控制。神经肌肉疾病患者缺乏足够的呼吸肌力，不能产生适当的吸气压和吸气时间，所以这类患者尤其适合采用压力控制模式。在参数设置时，增加吸气时间可增加吸气容积；如果设置的吸气时间长于患者所需，也会增加人机不同步。另外，部分患者需设置备用呼吸频率，包括中枢性呼吸暂停相关的疾病（缺乏自主呼吸驱动）、持续性高碳酸血症（需增加分钟通气量）和神经肌肉疾病（自主呼吸微弱不能触发呼吸机）。

VAPS 通气是神经肌肉疾病患者的另一个选择，也用于严重的肥胖低通气综合征患者。已经注意到，VAPS 通气模式不能广泛用于急性呼吸窘迫患者，更适合于急性失代偿疾病已经恢复或正在恢复的患者。虽然 VAPS 模式大多用于治疗 COPD 慢性呼吸衰竭患者，但也有研究显示该模式用于治疗 COPD 急性失代偿期肺性脑病患者，患者神志和 $PaCO_2$ 恢复较快。

在其他压力控制模式，如果人机同步性差、肺顺应性或阻力变化（体位变化时，尤其在肥胖患者），气体容积就会产生很大变化。固定值的压力支持不能代偿相应的气体容积变化，导致输出的潮气量下降。AVAPS 通过自动调节压力支持水平来保证设定的潮气量。当潮气量低于目标值时则提高压力支持，反之则降低压力支持。需预设目标潮气量或根据理想体重估算的肺泡潮气量，预设 EPAP、最大和最小 IPAP、备用呼吸频率及 IPAP 时间或最小和最大压力支持。AVAPS 通过内部算法使压力支持水平产生相应变化达到目标潮气量，但该变化的幅度较小且耗时数分钟（1~2.5cm$H_2O$/min）。所以在患者的呼吸力学急性变化时，不宜采用 AVAPS 治疗。

AVAPS 所涉及的参数设置主要是 3 个：目标潮气量（Target Vt）、最小吸气压力（IPAPmin）和最大吸气压力（IPAPmax）。①目标潮气量：需要参考患者体重与潮气量之间的换算关系（7~8ml/kg），但同时也要依据患者病理承受能力、临床效果等具体情况进行设置和调整，结合血气分析的指导综合确定更好。② IPAPmin 设置：在关闭 AVAPS 的状态下常规使用呼吸机（即常规的压力支持），以目标潮气量为标准，找到一个可以基本维持目标潮气量的 IPAP。比如，患者需要大约 500ml 潮气量，通过不断调整 IPAP 进行滴定，找到一个能够基本维持这个目标潮气量的 IPAP，比如 10cm$H_2O$。那么在 AVAPS 状态下，可以 10cm$H_2O$ 为基准进行 IPAPmin 设置，略微下调 2~3cm$H_2O$。IPAPmin 最低为 8cm$H_2O$。③ IPAPmax 设置：IPAPmax 通常设置为 20~25cm$H_2O$。亦有将 IPAPmax 设置为在 IPAPmin 的数值上增加 4~6cm$H_2O$。

从上述设置方法中我们可以看到，IPAPmin 和 IPAPmax 实际上是以维持目标潮气量所需的 IPAP 为基准而限定的范围。随着患者病情发展，呼吸肌肉进一步无力，胸廓弹性和气道顺应性下降，维持目标潮气量所需的 IPAP 可能会逐渐增大，因而 IPAPmin 和 IPAPmax 也需要相应变化。

因此，AVAPS 的参数设置是个随患者病情变化而逐渐调整的过程，需要特别注意的是 IPAPmax 在一开始不能设置过大，否则会失去低呼出潮气量报警的保护，有可能因为患者突发的气道不畅问题导致压力过高的气压伤。

（林 勇）

## 第六节 NPPV 的人机不协调

人机不协调是指患者的自主呼吸和呼吸机辅助的通气不匹配。除了吸气时相和呼吸时相的不匹配外，还包括流量不同步，即呼吸机送气流速和患者的吸气流速需求不匹配。人机不协调也可以看作患者呼吸系统与呼吸机工作系统之间的不匹配：即由于呼吸机本身固有的触发灵敏度与反应时间等技术的缺陷，以致无法完全满足患者内在的通气需求。另外，无创正压通气是一个半开放的系统，通气界面周围的漏气是不可避免的，在通气初期的前几个小时尤为明显，使呼吸机固有的技术缺陷更为明显。另外，理论上，患者对辅助通气的反应有两种方式：第一，患者自身呼吸肌肉收缩力量不变，利用呼吸机做功增加肺泡通气量；第二，利用呼吸机做功以减轻呼吸肌肉的工作负荷，从而保持原有的肺泡通气量不变。而由于患者自身呼吸系统疾病所导致的反馈机制失灵，也使得患者无法很好地适应呼吸机的工作，并在呼吸机固有的技术缺陷基础上重新调整自身的通气。因此，患者的病情越严重，即通气需求越高时，发生人机不协调的可能性越大。目前不同研究报道的人机不协调发生率相差甚远，有研究报道可高达 80%。其原因主要与观察的起始时间、观察时间长短、检测人机不协调的方法（食管压、跨膈压、膈肌肌电图和呼吸机面板上实时监测的压力波形、流量波形和容量波形）、人机不协调的类型、有临床意义的人机不协调的定义、观察对象、机械通气的类型（包括通气模式、吸气触发技术、呼气切换技术、通气支持的水平）以及镇静等其他因素相关。

目前检测人机不协调的金标准主要有膈肌肌电图、食管压和跨膈压，但这三种方法都是有创性的，检测膈肌肌电图需要放置食管电极；检测跨食管压和膈压需放置食管气管和胃气管。因此在临床实践中，实施这两种方法的可行性不高，更多是依赖对呼吸机压力曲线、流量曲线及患者呼吸频率等的综合分析。

### 一、人机不协调的类型

人机不协调的类型主要包括无效触发、延迟触发、自动触发、双触发、呼气切换过早、呼气切换延迟和流量不同步。

**1. 无效触发** 指患者有吸气努力[即食管压下降、跨膈压升高和（或）膈肌肌电活动]，但没有触发呼吸机送气，故也称为无效吸气努力。食管压曲线下降，而流量和气道压曲线未显示呼吸机送气（图 20-8）。不同步指数是指无效吸气努力次数 / 患者总吸气努力次数的百分比，当不同步指数≥ 10%时被称为高发频率的无效吸气努力事件。在临床实践中，认真分析呼吸机版面上显示的时间—流量曲线和时间—压力曲线后，也可识别无效触发。在患者呼气时相内出现气道压力突然下降（通常大于 0.5cm$H_2O$），但没有发生呼吸机送气时，即被认为是无效触发。绝大部分的无效触发主要发生在患者的呼气相，但也可发生于吸气相，此时在压力支持通气中，可观察到流量波形突然抬高，但没有触发呼吸机额外送气。发生无效触发的原因包括：动态过度充气（即内源性呼气末正压）、呼吸中枢驱动下降（包括对患者镇静过度）、通气压力支持水平过高、通气界面周围漏气量过大、呼吸肌肉无力和呼吸机触发灵敏度设置过低。

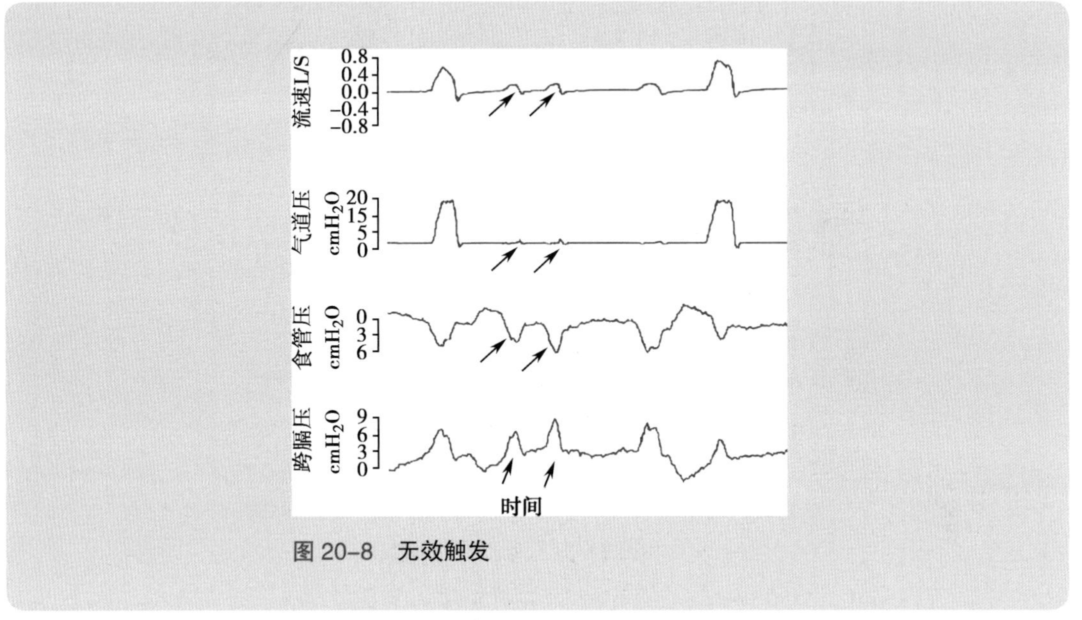


图 20-8 无效触发

2. 双触发 即参照患者平均的吸气时间，如在半个平均吸气时间以内发生 2 次呼吸机送气，2 次呼吸机送气之间只有极短的呼气时间，称为双触发。即跨膈压曲线上升过程中，在半个平均吸气时间以内，可看到流量和气道压曲线出现 2 次上升，2 次上升之间有极短的时间间隔。如发生 3 次呼吸机送气则称为三触发。其原因主要与患者呼吸中枢驱动过高、呼吸机通气支持水平不足或者患者的吸气时间比设置的呼吸机送气时间更长等因素相关。

3. 自动触发 指在缺乏患者吸气努力且无指令性呼吸机送气的前提下，呼吸机自动给患者送气。从食管压、跨膈压、气道压和流量等曲线上可看到，无食管压曲线下降和跨膈压曲线上升的前提下，有气道压和流量曲线的上升。主要与呼吸机触发灵敏度设置过高、漏气、呼吸机管道积水所致的瞬间流速变化或心脏搏动过强等因素有关。通常见于呼吸中枢驱动水平低、呼吸频率低和无内源性呼气末正压的患者。

4. 延迟触发 指患者吸气努力后可触发呼吸机送气，但送气时间明显延迟。即跨膈压曲线从基线的上升（膈肌开始收缩）至流量和气道压力曲线开始从基线水平上升的时间差，这个时间段代表患者需要克服内源性呼气末正压所需的时间和因呼吸机固有的技术缺陷（如无效腔量增加及电磁阀的打开）所导致的延迟触发时间。常见于使用旧式呼吸机和慢性阻塞性肺疾病及支气管哮喘等呼气气流受限的患者。在吸气触发期间的触发延迟，T1 提示需要更高跨膈压才可以触发呼吸机送气（图 20-9）。T2 提示呼吸机对患者吸气努力的反应过慢。

5. 呼气切换过早 指患者还在吸气时，呼吸机提前停止送气。即压力曲线已经下降并接近基线时，跨膈压曲线持续抬高，提示呼吸机停止送气时吸气肌肉还持续收缩（图20-10）。这种人机不协调常见于呼吸机参数设置不当（如呼气切换灵敏度太高）、呼吸机送气流速不足或急性肺损伤和急性间质性肺炎等呼吸窘迫的患者。

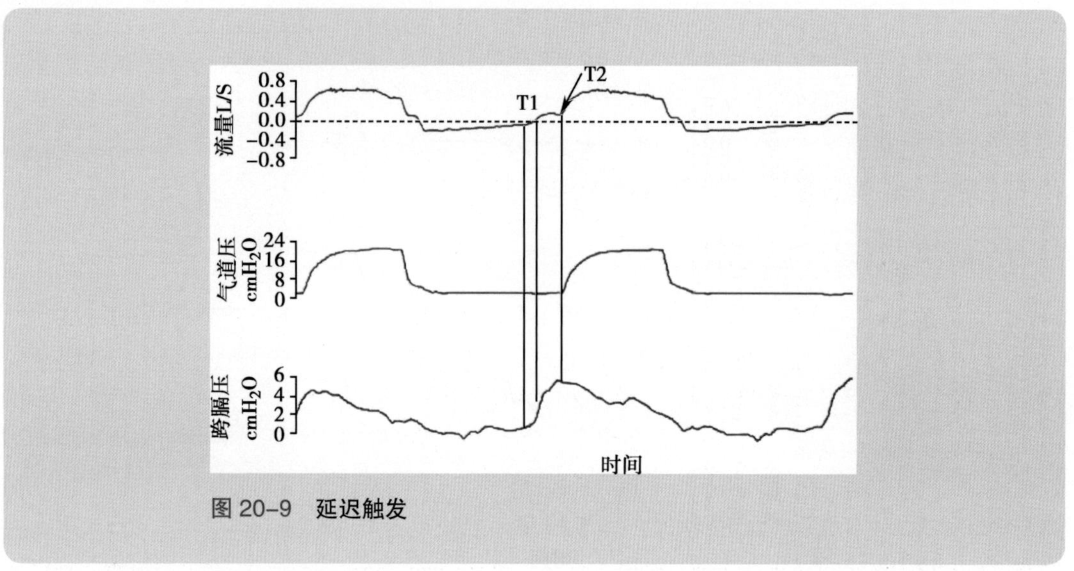


图 20-9 **延迟触发**

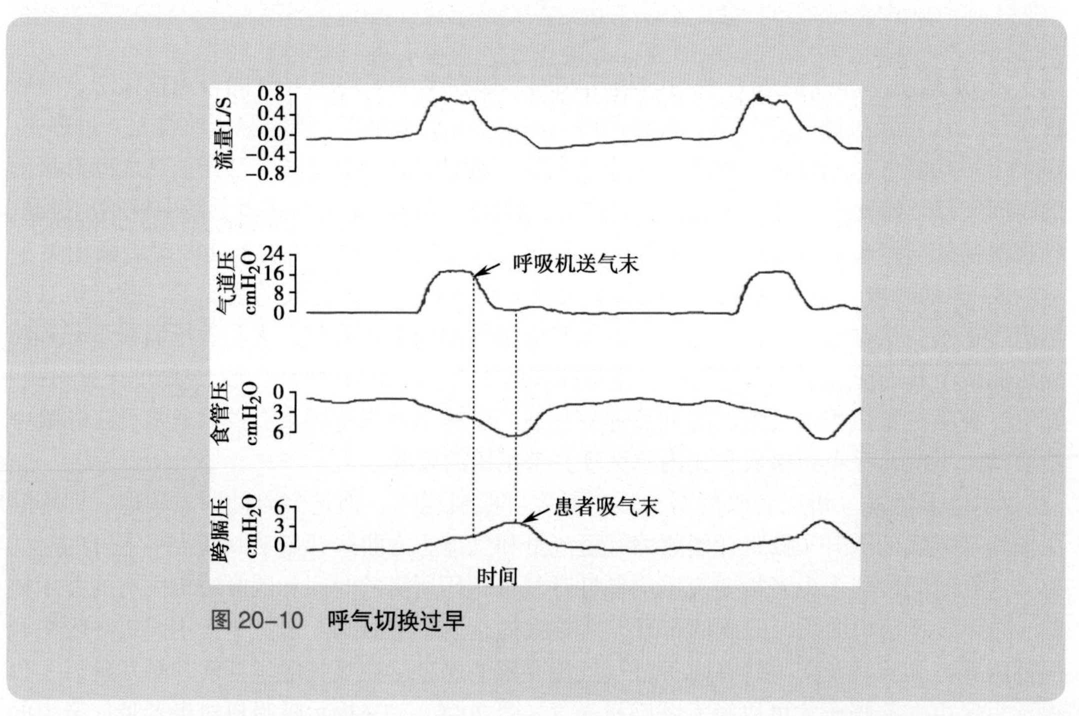


图 20-10 **呼气切换过早**

**6. 呼气切换延迟** 这也是一种临床实践中常见的人机不协调形式。患者吸气末后膈肌已经放松时，呼吸机仍持续送气较长时间后才停止。即跨膈压曲线上升至峰值并开始下降后，流量和气道压力曲线仍持续维持一段时间才开始下降，其时间差称为呼吸机延迟停止送气时间。呼气切换延迟常见于漏气。如漏气量较大时，由于呼吸机对漏气的补偿性能很好，保持送气，吸气流量无法下降至呼气切换阈值。因此，现代的呼吸机厂家出于对患者安全的考虑，强制设定最长送气时间为3秒，之后呼吸机将自动切换进入呼气相。

**7. 流量不同步** 通常发生于呼吸机送气的流速或者压力上升时间过慢，不能满足患者的通气需求；常见于重症肺炎、急性肺损伤和急性间质性肺炎等呼吸中枢驱动水平很高的患者。它也是导致双触发的重要原因之一。流量不同步也指呼吸机送气的流速过快或者压力上升时间过快，导致患者屏气以阻断呼吸机送气。

## 二、影响人机不协调的相关因素

**1. 患者的相关因素** ①呼吸中枢驱动：患者呼吸中枢驱动下降可导致无效触发；高水平的压力支持通气也可通过减少患者的呼吸做功，诱发呼吸中枢驱动下降，从而增加患者的无效触发。②患者呼吸时间：当患者的通气需求不能得到满足时，患者的吸气时间比呼吸机的送气时间长，从而导致双触发。相反，患者的吸气时间比呼吸机的送气时间短时，呼吸机的持续送气缩短患者的呼气时间，使下一次的吸气努力发生在肺容积的高容量位，以致无法克服呼吸系统的高弹性回缩力，发生无效触发。因此，患者吸气时间短和高水平压力支持通气均增加患者吸气时间和呼吸机送气时间不匹配的风险，并诱发人机不协调。患者开始呼气和呼吸机停止送气的时间不一致也可导致人机不协调。当患者通气需求高时，呼气肌肉在吸气相后期收缩，使肺容积低于功能残气位，膈肌处于最佳收缩功能位，此时呼气肌肉已减轻了下一次吸气的呼吸做功。当患者通气需求高且合并呼气气流受限时，呼气肌肉在吸气相后期的收缩不但不能减少肺容积，还诱发了人机不协调的发生。

**2. 呼吸机相关因素** ①通气模式：压力支持通气是无创正压通气最常用的通气模式。理论上，压力支持通气允许患者控制呼吸频率和吸气时间已达到完美的人机协调；有研究报道高达50%患者行家庭无创压力支持通气时发生无效触发。出现较大漏气时，由于呼吸机送气流量不能下降至呼气切换阈值，患者会动用呼气肌肉主动对抗呼吸机送气以致人机不协调和无创正压通气治疗失败。比例辅助通气是新一代无创机械通气模式，它不以固定的压力、流量和容量为目标，呼吸机产生与患者吸气努力成比例的压力，并随患者吸气努力和呼吸方式的变化而调整。理论上它比压力支持通气达到更好的人机协调。但由于比例辅助通气的吸气触发方式与压力支持通气一样，对于呼气气流受限的患者，患者的吸气努力需要克服内源性呼气末正压才能触发呼吸机送气，尽管应用呼气末正压可以抵消患者的内源性呼气末正压。但在临床实践中，由于无法正确滴定患者的内源性呼气末正压，因此比例辅助通气时的人机协调性并不让人满意。神经调节辅助通气是为解决以上两种通气模式固有的缺陷而提出来的一种新的通气模式，通过检测患者的膈肌肌电活动，定量评估呼吸中枢神经输出，从而准确判定患者的吸气和呼气时相以及呼吸用力程度。因此，即使患者的内源性呼气末正压、呼吸系统力学特征和漏气量等因素不断变化，患者和呼吸机工作的配合依然很协调。但这种通气模式还没在临床实践中广泛应用。②呼吸机性能：目前临床上应用的大部分呼吸机的触发和切换延迟时间小于100毫秒，少数呼吸机120~300毫秒。漏气对每种呼吸机触发和切换延迟时间的影响不一致，有些呼吸机不受影响，有些延迟，有些则缩短。但呼吸机的触发灵敏度过高也会诱发双触发。③通气界面：目前通气界面对人机协调性的影响的相关研究很少，大多数的研究结果提示，无创正压通气时，与面罩对比，头罩时的人机协调性更差，触发延迟尤为明显。但也有研究证实在高压力通气支持水平时，头罩通气的人机协调性更好。总体来说，不同通气界面对人机协调性的影响取决于漏气量的大小。④加湿器：理论上加湿器可增加患者吸气努力和无效腔量，从而影响人机协调性。但至今还缺乏相关的研究。⑤镇静剂：理论上镇静剂可改善人机协调性，但也可能抑制患者的呼吸中枢驱动而导致无效触发，故镇静剂在无创正压通气中的应用需非常谨慎。

## 三、人机不协调对患者的影响

如以上所示，人机不协调是无创正压通气治疗中常见的并发症。现有的研究显示，频发的人机不协调可影响患者的临床结果（表20-7）。尽管无效触发均可发生于任何呼吸时相，但90%发生于呼气相。目前已有一些相关动物研究证实吸气肌肉在放松拉长过程中突然出现收缩时，可损伤肌纤维。因此，患者在呼气相期间，随着肺容积的缩小，吸气肌肉逐渐拉长过程中，出现吸气肌肉的收缩时，可增加肌肉损伤的风险。人机不协调本身也加重呼吸力学异常，从而进一步加重人机不协调。如双触发可以增加吸气潮气量，同时也导致慢性阻塞性肺疾病和支气管哮喘等呼气气流受限患者的动态过度充气，从而增加患者的呼吸做功，膈肌功能不全和无效触发。如呼气切换延迟也可减少患者的呼气时间，引起气体闭陷和动态过度充气。动态过度充气/通气血流严重不匹配时可导致低氧血症和高碳酸血症。而自动触发可增加分钟通气量，从而导致不必要的低碳酸血症和碱中毒。

**表20-7 人机不协调对患者的影响**

| 人机不协调对患者的影响 |
| --- |
| 对呼吸肌肉超微结构的损伤 |
| 加重损害呼吸力学（内源性呼气末正压升高） |
| 气体交换恶化（自动触发诱发低碳酸血症） |
| 增加呼吸做功（不必要的吸气负荷） |
| 干扰肺保护通气策略（双触发导致的潮气量升高） |
| 通气效率下降和患者对无创正压通气的耐受性下降 |
| 患者睡眠质量下降 |
| 患者不舒适和呼吸窘迫（对镇静剂的需求升高） |
| 干扰对患者病情的评估 |

（罗　群）

## 第七节 NPPV 患者的镇静

随着呼吸支持和监测技术的不断发展，经面（鼻）罩无创正压通气（NPPV）由于不需要建立人工气道而避免了有创机械通气引起的许多并发症，不仅保留了患者的正常吞咽、说话、咳嗽功能，而且还有实施简单、院内感染率低、撤除方便等优点。因此，NPPV 广泛应用于各种原因导致的呼吸衰竭患者，并已取得良好的疗效，目前 NPPV 已成为慢性阻塞性肺疾病急性加重患者的常规治疗手段。然而，NPPV 是一个双刃剑，既可以挽救生命，但其失败可以有严重的后果，导致病死率增加，其中患者不耐受是 NPPV 失败的重要原因。

### 一、NPPV 不耐受的原因和结局

在 NPPV 实施过程中，患者的舒适度和耐受性是 NPPV 成功的关键因素。但是部分患者由于面罩压迫引起的疼痛、幽闭恐怖症、胃肠胀气等不适感，导致患者紧张焦虑、烦躁不安、谵妄，进而不耐受 NPPV；另外，患者的基础疾病、病情严重程度、无创呼吸机性能以及重症加强治疗病房（intensive care unit，ICU）工作人员使用无创呼吸机的熟练程度等因素均对患者是否配合和耐受 NPPV 以及 NPPV 治疗能否成功产生重要影响。上述这些因素均可导致患者拒绝或无法配合 NPPV，最终导致 NPPV 失败，而不得不改用气管插管进行有创机械通气治疗。有研究显示，由于面罩引起的疼痛、不适或幽闭症引起的面罩不耐受导致最终气管插管的概率为 9%~22%。虽然已有大量研究致力于选择合适的通气界面（面罩 / 头罩）以增加患者的舒适度，但仍有 10% 以上的患者会因 NIV 不耐受而导致治疗失败，而且这类患者的病死率显著增加。值得注意的是，患者躁动被认为是 NPPV 的相对禁忌证。因此，在对患者 NPPV 治疗过程中，减少躁动、使患者保持安静合作状态、提高患者的依从性和耐受性是保证 NPPV 治疗成功的重要因素。

### 二、NPPV 不耐受的非药物干预方法

患者不耐受是 NPPV 失败的主要原因。有很多的已知的非药物方法可以帮助改善 NPPV 患者的舒适性、耐受性和配合度，例如合适的教育和解释通常能减轻或消除恐惧；合适人机连接介质的选择（类型、尺寸、材质和密封性）；正确的操作程序、通气参数的初始化和适应性调节；合适的呼吸机参数和模式的选择和设置；及时处理 NPPV 常见副作用（如口咽干燥、罩压迫和鼻背皮肤损伤、胃胀气等）；漏气的控制；减少人机不同步；选择更好的人机同步性的新模式；选择性能优越的呼吸机；培养经验丰富的 NPPV 团队等。然而，尽管如此，仍会有一部分患者还是不能耐受和不愿意配合 NPPV，此时在气管插管前，镇静辅助治疗是值得尝试的。

### 三、NPPV 镇静治疗的应用现状

镇静和镇痛普遍用于改善患者的舒适性和耐受性，降低不良刺激和应激反应，调节患者呼吸用力、驱动或节律。理想的镇静治疗一方面需要解除患者心理及生理应激、缓解疼

痛、减少患者的激惹和谵妄、抑制躁动，减低交感兴奋阈值、保持安静舒适的状态、提高患者对 NPPV 的耐受性；另一方面又不能对患者的神经、呼吸、心血管中枢及咳嗽反射等重要生理反射造成抑制。Devlin 等针对欧美地区的临床医生进行了一项关于应用 NPPV 治疗急性呼吸衰竭过程中应用镇静治疗的问卷调查。结果显示，大多数医生并不经常将镇静和镇痛治疗用于NPPV患者（<25%），其选择的药物和用药方法亦更不相同。Muriel 等报道，大多数急性呼吸衰竭的患者（约 80%）进行 NPPV 治疗时并不需要接受任何形式的镇静治疗，患者仍可以成功耐受。因此，在 NPPV 治疗过程中镇静并不是常规治疗，但是在特殊情况下可能是有帮助的。

## 四、镇静治疗对 NPPV 成功或失败的影响

尽管 NPPV 越来越多地应用于呼吸衰竭的患者，但目前在 NPPV 治疗过程中有关进行镇静辅助治疗的研究较少，所用镇静药物的种类也不尽相同，而且对不耐受患者是否应给予镇静辅助治疗的意见也不完全统一。

近年来，有多项研究提出 NPPV 期间应用镇静剂可以改善 NPPV 的舒适度和耐受性。然而，镇静疗法也可能造成过度镇静和气管插管的风险。Hilbert 等认为，NPPV 期间进行镇静治疗是可行的、安全的且有益的，虽然 NPPV 时镇静的理想指征尚不明确，但患者出现不耐受和（或）缺乏配合而拒绝继续 NPPV 时，为了避免气管插管，NPPV 期间对不耐受患者进行辅助镇静治疗可能是一个有价值的选择，甚至能够避免 55% ~70%的病例气管插管。Muriel 等评价了镇痛和（或）镇静药物对 NPPV 失败风险的影响，结果发现，在绝大多数患者中，单独使用镇静或镇痛药物并没有对 NPPV 产生不良影响，而可能有助于改善NPPV的耐受性；但联合使用却与NPPV失败、ICU病死率和28天病死率有显著的相关性，并提出在单药应用失败的病例中，联合应用镇静和镇痛的药物无法进一步提高 NPPV 的耐受性，反而可能是有害的。

Conti 等认为，除非非药物方法仍无法使患者耐受 NPPV，否则不要对患者进行镇静治疗；在没有熟练医护人员和恰当监测下，也不要对 NPPV 患者进行镇痛和镇静，因为患者对药物的敏感性和代谢率的个体差异很大，镇静和镇痛药物的剂量是很难掌握的，例如，长期使用苯二氮䓬类或阿片类药物的患者对于药物有很强的耐受性，往往需要较大的剂量。而很少使用的，特别是呼吸衰竭和慢性二氧化碳储留的患者，即使很小剂量即可出现严重的呼吸抑制。应该注意，单次静脉注射也许会非常危险。因此，在缺乏严密监测的环境下，必须十分谨慎地使用镇静和镇痛，而且要求频繁地调整剂量，以避免镇静过度，否则可能给患者带来危险。镇静治疗必须是改善 NPPV 患者不耐受的最后手段。

## 五、NPPV 镇静药物的选择

镇静和镇痛药物对呼吸功能的抑制作用个体差异很大，取决于药物的选择和剂量、镇静或镇痛效能以及患者的敏感性和代谢能力。目前尚无强有力的数据支持哪种药物适合于 NPPV 镇静的所有标准，最终药物的选择取决于系列的临床原因。

临床上用于 NPPV 不耐受患者镇静镇痛的常用药物包括：GABA 能激动剂（咪达唑仑或丙泊酚）和阿片类药物（吗啡或瑞芬太尼）。但是这两类药物都抑制呼吸中枢，尤其是过度镇静后患者的咳嗽反射、咳痰能力下降，易导致痰液阻塞气道发生意外情况，同时苯二

氮䓬类（咪达唑仑）和丙泊酚还有增加谵妄发生的风险。

右美托咪定是一种新型替代药物，是一种具有不同作用机制的 α－2 肾上腺素受体激动剂，通过蓝斑核受体产生镇静和抗焦虑作用，同时通过在脊髓的止痛受体而产生镇痛作用，降低应激反应，而无明显呼吸抑制。由于没有呼吸抑制的副作用，所以可能会更适合 NPPV 的患者。Huang 等纳入了 62 例急性肺水肿引起的低氧血症但因为不耐受而拒绝继续 NPPV 治疗的患者，对比了右美托咪定和咪达唑仑辅助镇静作用。结果发现，右美托咪定除了心动过缓发生率较高外（18.2% 对 0，$P$=0.016），没有其他严重不良反应，也没有患者中断研究方案。右美托咪定组 NPPV 失败率（21%）明显低于咪达唑仑组（45%），$P$=0.043。另外，右美托咪定组患者镇静水平达到清醒的数量更多、机械通气时间和 ICU 住院时间短、院内感染的发生率低。

### 六、结语

对于在 NPPV 治疗过程中镇静不是常规治疗，但对于不耐受患者可以采用有效的镇静药物进行镇静治疗，以保证 NPPV 的安全、有效实施。然而，在考虑使用镇静药物来改善患者舒适感之前，临床医生应首先考虑已知的能够改善患者耐受性和配合度的非药物干预的其他办法。在缺乏有经验的医护人员和密切监护下，NPPV 时的镇静治疗是存在风险的，因此，在 NPPV 应用期间使用镇静药物应限于重症监护室。因为目前在 NPPV 治疗过程中有关进行镇静治疗的研究较少，而且样本量不大、结果不一致，所以仍需进一步的随机对照试验来明确 NPPV 过程中镇静治疗的适应证、“理想”的镇静药物以及最佳的剂量、给药途径和方式。

（侯海佳　赵洪文）

## 第八节　NPPV 并发症的防治

无创正压通气的目的是改善呼吸困难、减少呼吸做功和避免气管插管。无创正压通气的远期利益是减少气管插管、医院获得性肺炎、住重症监护室时间、总住院时间和病死率。但无创正压通气也有相应的并发症，有些并发症较常见，可以预测；有些很少见，且无法预测。因此，负责无创正压通气的医护人员需密切监测、预防和及时发现并处理相关的并发症。

### 一、通气界面相关并发症

通气界面相关的并发症指无创正压通气治疗过程中，和通气界面相关的并发症，通常比较常见，但对患者的临床结果的影响均较小。

**1. 上肢水肿和血栓形成**　上肢水肿只见于头罩正压通气，因为头罩是通过两侧的腋窝支架固定的。长时间通气时，腋窝支架压迫静脉和淋巴管，导致血液和淋巴液体回流障碍，最终发生上肢水肿，多见于严重营养不良和恶病质患者。上肢水肿还可促使腋窝深静脉血栓形成，因此对于严重营养不良的患者，需密切监测腋窝头罩支架的张力和位置。

**2. $CO_2$重复呼吸** 呼吸管路和通气界面均额外增加患者的无效腔通气量并导致$CO_2$重复呼吸。与头罩通气相比，在常规潮气量通气的前提下，鼻面罩的无效腔量更小，$CO_2$重复呼吸的水平更低。另外，没有呼气阀的单管道通气、快呼吸频率、没有或低水平呼气末正压和呼气时间缩短等因素均可增加$CO_2$重复呼吸的水平。但低水平的$CO_2$重复呼吸是否具有重要的临床意义，至今还是一个很有争议的问题。部分研究显示，鼻面罩通气和头罩通气时的$CO_2$重复呼吸水平均低于1.5%，故没有临床意义。其他研究则显示$CO_2$重复呼吸可影响$CO_2$的清除，且不利于呼吸肌肉的减负和休息。然而，对于急性呼吸衰竭患者，需要快速地提高肺泡通气量时，头罩通气纠正高碳酸血症的效率则明显低于鼻面罩通气。因此，使用双通道和防重复呼吸阀、低呼吸频率、添加呼气末正压和延长呼气时间等均是降低$CO_2$重复呼吸的重要措施。

**3. 幽闭恐怖症** 幽闭恐怖症指患者对密闭空间、被限制和窒息感的恐惧，发生率5%~10%。此类患者通常拒绝开始应用或继续应用无创正压通气治疗。所应用的通气界面对幽闭恐怖症有重要的影响。与头罩比较，焦虑的患者对面罩的耐受性更差，大多数患者对鼻罩的耐受性最好。有研究显示先应用持续气道正压通气，必要时再调整为低水平的压力支持通气，这样可减轻患者的恐惧。镇静剂可预防和改善患者的幽闭恐怖症。

**4. 不舒适** 代表患者不愉快的感觉，与所应用的通气界面/呼吸机类型等装置和压力支持水平相关。一项研究证实，患者对咬嘴的耐受性最差，其次是鼻罩和面罩。几乎所有的通气界面对眼睛的刺激都很小，但几乎同时它们对皮肤的影响也都较大。与鼻罩和面罩比较，由于头罩没有直接压迫面部皮肤，大部分患者感觉更舒适。相对面罩，它还方便患者和医务工作者交流、进食以及阅读，故患者可以更长时间地接受无创正压通气治疗。患者舒适性和压力支持水平的相关性呈U形表现，即在低压力支持水平和高压力支持水平时，患者均感觉不舒适，中等程度压力支持水平时患者感觉最舒适。鼻罩通气时，生理盐水滴鼻、鼻润滑剂或使用加温湿化器等均可减轻鼻部阻力并改善患者总体的不舒适。对于耐受性很差的患者，必要时可使用镇静剂。

**5. 机械故障** 常见的机械故障包括连接管道意外脱落/呼吸机内的管路漏气、电源故障、送气压力不足等。如头罩通气时，呼吸机送气意外中断可引发严重的后果：头罩内$CO_2$水平升高；头罩内$CO_2$分压升高和$O_2$的消耗等引起的吸氧浓度下降；呼气末正压的短暂消失；呼吸困难加重及发生强烈窒息感；分钟通气量升高。基于以上这些原因，只要定期系统检查呼吸机工作运行情况均可防止和避免机械故障的发生。必要时做好球囊通气的相关准备。

**6. 鼻背溃疡** 鼻黏膜和鼻背疼痛以及通气界面压迫所致的鼻背红斑或溃疡等均是无创正压通气时常见的并发症。文献报道无创正压通气治疗持续48h后，因长时间通气界面压迫所致的皮肤坏死和磨损发生率7%~100%。鼻背所承受的平均压力约等于正常舒张期血压，并远高于其他面部部位。皮肤受压坏死可影响患者对无创正压通气的耐受性并缩短治疗时间。使用前额垫片、降低头戴张力、在鼻背上放置人工皮肤材料、在通气界面压迫部位放置防压疮贴膜、转换不同型号通气界面（如鼻塞）、制定个体化鼻面罩或头罩等均可防范压力性溃疡的发生和加重。

**7. 噪声** 无创正压通气时发生的噪声可影响患者的健康，当大于环境的背景噪声时就会增加患者的不舒适感，并干扰患者睡眠和听力。头罩通气时，罩内的噪声大约105dB，主要是气流通过连接管道时发生的湍流所致。而鼻面罩通气时的噪声约65dB，与环境的背景噪声相似，主要是因呼吸机内涡轮运转所致。噪声还影响患者的沟通交流能力，头罩和面罩通气时尤为明显。过大的噪声可引起患者听阈暂时性上升，通常需几天后才能恢复，但严重者可导致永久性听力丧失。耳鸣多见于原有听力下降的患者，通常是短暂的，可自行改善。连接热湿交换过滤器尽管不能降低噪声的强度，但可提高患者对噪声耐受性，至今其机制尚未清楚。耳塞可减轻噪声对患者睡眠的干扰，同时也影响患者和外界的沟通及交流。在通气管路内放置聚声器可降低头罩内的噪声。

**8. 人机不协调** 由于目前无创呼吸机都是以压力和气流流速的变化作为送气触发和切换的基础机制，因此呼吸机自身结构特征（无效腔量和顺应性）可影响人机之间的交互作用。呼吸机送气的触发切换和患者吸气努力的开始及结束之间的显著不一致是常见的人机不协调现象。其他人机不协调表现包括：无效触发、触发延迟、自动触发、呼切换过早及切换延迟等。不同的通气界面对人机不协调也有显著的影响。经头罩或咬嘴通气时的人机不协调发生概率则远高于经鼻罩或面罩通气。理论上，比例辅助通气和神经调节辅助通气比压力支持通气时的人机协调性更好。

## 二、气压和气流相关并发症

气压和气流是无创正压通气的基本要素，但同时也是各种无创正压通气相关并发症的重要原因，因此，在实施通气过程中必须密切监测气压和气流的变化。

**1. 漏气** 现有的通气界面均无法提供完美的密封性，经口和通气界面周围的漏气是无创正压通气常见的并发症。在各种通气界面中，咬嘴的漏气量是最大的，其他通气界面之间的漏气量对比则无显著差异。大号面罩和小号面罩的漏气量也基本相似。但至今，各种通气界面的详细漏气量均无法量化。除了通气界面的选择是否合适外，通气的气道峰压和平台压也可影响漏气量的大小。较大漏气量可降低无创正压通气的效率，影响呼吸机的触发，并导致严重的高碳酸血症。因此，在临床实践中，必须选择合适的通气界面以及适度的固定通气界面的张力，并密切监测漏气量。对于经鼻通气的患者，应用下颌托、下颌带等装置可减少漏气量；如无效，则改用面罩或头罩通气。必要时，在保证患者最低通气需求的前提下，尽量降低通气压力，以减少漏气量。

**2. 口鼻干燥和鼻黏膜充血** 呼吸机输送的气体通常都是很干燥的气体，如得不到恰当的加温湿化，常导致口鼻温度下降和水分的丢失。当发生高速气流经口漏气时，患者常自觉口鼻干燥。气道水分的丢失和脱水还可导致气管和支气管上皮细胞的损伤、气道分泌物干燥和肺不张。目前各种减少漏气的方法或生理盐水滴鼻、润滑剂和加温湿化器均可改善这些症状。鼻黏膜充血和流鼻涕也是常见的并发症，局部解充血药或激素治疗可改善这些症状，必要时可联合口服抗组胺或解充血药。

**3. 胃胀气** 胃食管连接处的食管括约肌张力大约为20~25cm$H_2O$，可防止胃内容物反流和呼吸机输送的气体进入胃肠道。因此，无创正压通气时胃胀气的发生率并不高，可一旦发生则通常无法耐受，影响患者生活质量。在病情危重的患者中，胃胀气常压迫肺组织，导致肺顺应性下降，使需求的压力通气支持水平升高，最终危及患者生命安全。而通气的压力支持水平越高，发生胃胀气的风险也越高，并形成恶性循环。采取坐位、通气压力支持水平低于20cm$H_2O$以及进食半小时后才进行通气等措施可减少胃胀气的发生。

### 三、患者相关并发症

严格把握患者的适应证和禁忌证是无创正压通气治疗成功的关键。但即使在高选择的患者中，由于患者临床状态的异质性极大，也偶有发生一些不可预测的严重的并发症。

**1. 吸入性肺炎** 无创正压通气时吸入性肺炎的发生率约5%。严格把握无创正压通气的禁忌证、除外上呼吸道功能受损和气道分泌物多且清除障碍的患者、避免给吸入性肺炎高风险患者经口进食等措施可减少吸入性肺炎的发生。对于存在胃肠胀气、恶心和呕吐等吸入性肺炎高风险的患者，应慎用无创正压通气治疗，如有很强的应用无创正压通气治疗的指征，也应在留置经鼻胃管的前提下使用。但因留置经鼻胃管影响通气界面的密封性，并增加漏气和患者的不舒适，故不建议常规留置经鼻胃管。

**2. 气压伤** 气压伤是正压通气的常见并发症，是因肺泡和邻近血管的压力差升高，肺泡过度膨胀和破裂，导致气体进入肺间质，并沿着肺血管扩散。常见的表现为间质肺气肿、纵隔气肿、皮下气肿、气胸、气腹和张力性气胸所致的血管内气体栓塞等。多发生于慢性阻塞性肺疾病、肺炎所致的急性肺损伤、囊性纤维化和神经肌肉性疾病。由于无创正压通气期间，传递的送气压力经上气道时即明显下降，通气界面周围的漏气则起到安全阀的作用，这些因素都在一定程度上避免过高气道压力所致的气道上皮的受损。但人机不同步时所致的瞬间气道峰压升高可引起局部肺泡过度膨胀和肺泡毛细血管膜撕裂。因此，确保气道峰压维持在30cmH$_2$O以下以及尽量避免人机不协调是降低气压伤风险的重要措施。

**3. 血流动力学效应** 与有创正压通气比较，无创正压通气时应用的通气压力水平相对较低，因此对血流动力学的影响均较小，无创正压通气可减慢患者的心率、收缩压和全身血管阻力。由于通气时心排血量和射血分数同步升高，故收缩压通常下降不明显。但对于既往有高血压史、低血容量及未得到充分治疗的心脏病患者，则可能发生低血压和低心排血量。与持续气道正压通气比较，双水平气道正压通气可使平均胸膜腔内压升高，静脉回流下降，血压下降显著，从而增加心源性肺水肿患者心肌梗死的风险。因此，对于心源性肺水肿患者，在密切监测治疗反应的前提下，建议给予持续气道正压通气或低压力的双水平气道正压通气（吸气压11~12cmH$_2$O，呼气末正压4~5cmH$_2$O）。对于不稳定的心肌缺血或心律失常患者，应避免使用双水平气道正压通气。

（罗　群）

## 第九节 NPPV的临床操作流程

自20世纪70年代后期NPPV在临床应用以来，技术逐渐成熟，临床应用范围逐渐扩大，取得了很好的临床治疗效果。它不仅避免了气管插管或气管切开的有创操作及相关并发症，对于保留患者正常生理解剖结构及功能，改善治疗舒适感方面有很大益处，同时也为临床医生提供了新型有效的治疗手段。无创机械通气（NPPV）通过改善通气及气体交换、降低呼吸功的消耗，对呼吸衰竭患者提供有效的呼吸支持，其适用范围包括从急性呼吸衰竭到慢性呼吸衰竭的多种疾病。NPPV治疗的成败除了与疾病和NPPV技术的特点有关外，实施人员、程序和条件对效果有显著的影响。接受过规范培训的实施者，依据规范的操作流程操作，对提高依从性、临床疗效、减轻不良反应和并发症具有重要的影响。

目前统一的操作规程比较难觅。不同的学者和不同的医院推荐的操作流程也有一定的差异。因此本文参考多个 NPPV 的操作流程及结合实际临床工作经验后归纳如下。



## 一、选择合适的 NPPV 切入点

NPPV 主要是通过压力支持通气的方式达到辅助通气的目的，对于一些不同原因导致的呼吸衰竭而需要辅助通气的患者，可改善通气和换气，缓解呼吸肌疲劳，降低呼吸功的消耗。但并非所有呼吸衰竭需要呼吸支持的患者均适用 NPPV，同一位患者同一种疾病在不同的时期可能需要选用不同的呼吸支持方式，因此我们在临床应用时首先要选择合适的 NPPV 切入点。

早在 2009 年，我国无创通气专家共识就指出，NPPV 主要适合于轻中度呼吸衰竭、没有紧急插管指征、生命体征相对稳定和没有 NPPV 禁忌证的患者，用于呼吸衰竭早期干预和辅助撤机。

NPPV 可应用于多种疾病及原因引起的急慢性呼吸衰竭，国内外多个指南和共识都对 NPPV 的适应证和禁忌证作出了类似推荐（表 20–8）。

表 20–8 NPPV 的适应证和禁忌证

| 适应证 | 禁忌证 |
|---|---|
| COPD 患者急性加重期高碳酸血症呼吸衰竭 | 心跳、呼吸骤停 |
| 心源性肺水肿所致急性呼吸衰竭 | 其他器官衰竭：神经系统 gcs 评分 <10 分；严重的上消化道出血；血流动力学不稳定 |
| 免疫缺陷患者急性低氧性呼吸衰竭 | 头面部创伤、烧伤、畸形致面罩佩戴问题 |
| 序贯撤机 | 大气道阻塞 |
| 慢性低通气综合征 | 患者不配合 |
| 术后或外伤后急性呼吸衰竭 | 气道保护功能丧失 |
| 睡眠呼吸暂停综合征 | 痰液清除障碍 |
| 胸部钝器伤 | 高误吸风险 |
|  | 未引流的气胸 |

拔管风险高的患者需要 NPPV 序贯撤机，其预测因素：①年龄大于 65 岁；②插管原因为心衰；③拔管时 APACHE 评分大于 12 分；④咳嗽咳痰能力弱；⑤拔管后上气道喘鸣但毋需即刻重新插管。注意 NPPV 序贯撤机是为了减少有创通气并发症的发生，需要临床医生把握好拔管序贯的时机，减少重插管的概率。

高误吸风险预测：①腹胀，腹高压；②胃食管反流；③胃幽门梗阻。

总的来说，NPPV 主要应用于较轻的呼吸衰竭的治疗，在有禁忌证的患者中不宜使用。除了适应证外，还应考虑实施 NIPPV 的基本条件，因此欲行 NPPV 要求患者具备以下基本条件，当不具备这些条件时，宜行有创通气。实施 NPPV 时，要求患者具备一定的条件：①清醒能够合作，有自主呼吸；②血流动力学稳定；③气道保护功能完整（即患者无昏迷、吞咽困难、误吸、严重消化道出血、气道分泌物过多且排痰不利等情况）。

## 二、选择合适的无创呼吸机及其配件

我国目前医用无创呼吸机主要有两大类：一是具有完善监测和报警功能的大型多功能呼吸机（即危重症无创呼吸机）；另一类是便携式专用无创呼吸机（表 20-9）。

表 20-9 两类无创呼吸机特点对比

| 危重症无创呼吸机 | 专用无创呼吸机 |
| --- | --- |
| 存在独立的呼气阀和双回路，可有效减少重复呼吸 | 单回路，没有专门的呼气阀，通过面罩与管路之间连接一个呼气装置实现呼气 |
| 呼吸机内部有电脑控制的空氧混合器，可控制吸氧浓度 21% ~100%。 | 除 BiPAP Vison 和 V60 呼吸机外，单回路呼吸机需要额外的氧源接入，无空氧混合器，实际吸入氧浓度不可精确调整，且容易受患者及漏气的影响 |
| 一般不具备补偿功能，漏气时容易出现通气不足和假触发。因此，需要选用无漏气孔的面罩，并采取措施尽量减少漏气 | 有漏气补偿，在一定范围内允许漏气 |
| 需要高压氧源，不适用于家庭或社区使用 | 毋需高压氧源，便携 |

随着科技的发展，部分危重症呼吸机通过加装“漏气补偿”软件，使在允许的漏气范围内仍能维持较为准确的触发和切换，也可用于无创通气。专用无创呼吸机 BiPAP Vison 和 V60 需要接高压氧源，其吸氧浓度在 21% ~100% 内可精确控制，不受漏气的影响。因此，对于重度低氧性呼吸衰竭的患者来说，宜选用危重症无创呼吸机或 BiPAP Vison 和 V60 呼吸机；而低通气以通气支持为主要需求的患者，则可选用专用无创呼吸机。

由于专用无创呼吸机采用漏气通气方式，无论吸气还是呼气，呼吸机回路都有气体漏出，漏气量的大小与管路内压力及呼气阀的种类都有关系，呼吸机设计时通过精确计算并对其进行补偿，以利于监测和触发。由此可知，不同品牌的呼吸机呼气阀最好不要混用。很多无创呼吸机采用面罩上的漏气孔代替呼气阀，因此，不同品牌的呼吸机面罩也最好也不要混用。

## 三、患者的教育

NPPV 需要患者的配合并且强调患者的舒适性和依从性，对患者的教育可以消除恐惧，争取配合，提高依从性和安全性，教育的内容包括：①操作者的自我介绍和呼吸机的功能介绍；②介绍应用 NPPV 的必要性；③介绍上机的过程和时间，强调长时间持续使用无创呼吸机；④讲解在治疗过程中可能会出现的各种感觉以及可能的评估措施（动脉血气，血氧饱和度监测等），帮助患者正确区分和客观评价所出现的症状；⑤介绍面罩连接和拆除的方法（尤其是紧急情况下的迅速拆除），呼吸机暂停和重启的方法；⑥介绍 NPPV 治疗过程中可能出现的问题及相应措施，如鼻 / 面罩可能使面部有不适感，使用鼻罩时要闭口呼吸以及注意咳痰和减少漏气等；⑦指导患者有规律地放松呼吸，鼓励主动排痰，并介绍吐痰的方法；⑧嘱咐患者（或家人）有不适时及时通知相关医务人员等。

## 四、连接方式的选择与佩戴

NPPV 正是由于采用鼻罩、口鼻罩、全面罩等无创性的方式将患者与呼吸机相连进行正压通气而与有创正压通气相区别。因此，面罩作为呼吸机与患者之间的介质，其对患者感官的舒适性至关重要。面罩不合适是造成人际不协调的常见因素，面罩过大或过小都将导致漏气的增加，导致患者触发呼吸机困难、呼吸机终止送气或频繁报警。不同的患者的面型和对面罩的偏好不一样，因此需要根据各种连接方式的特点（表 20–10）选用不同的面罩。为患者选择合适面罩的原则是：① 非故意漏气量最小化；②舒适度最大化；③治疗效果最优化。

**表 20–10 不同类型连接方式的对比**

| 类型 | 优点 | 缺点 |
|---|---|---|
| 鼻罩 | 可以说话、喝水；允许咳嗽；降低呕吐危险；窒息风险小 | 张口时漏气；鼻部皮肤损伤；需要鼻腔通畅 |
| 口鼻罩 | 漏气少；需要较少配合；可以调整到舒适 | 呕吐风险高；幽闭恐惧者不适用；鼻部皮肤损伤；说话咳嗽困难 |
| 鼻枕 | 鼻罩的优点；没有鼻部皮肤损伤 | 呼吸时漏气；呼出潮气量监测不可靠；鼻部黏膜刺激 |
| 接口器 | 没有鼻部皮肤损伤 | 漏气；呕吐与唾液分泌；胃胀气；说话咳嗽困难 |
| 全面罩 | 漏气少；需要较少配合；容易适应和接受 | 呕吐窒息风险；幽闭恐惧；说话咳嗽困难；无效腔量较大 |
| 头盔 | 漏气少；需要较少配合；无鼻面部皮肤损伤 | 重复呼吸；呕吐窒息风险；噪声；人际不协调 |

针对不同的患者和病情选用合适的连接方式：如通常轻症的患者可先试用鼻罩、鼻囊管或接口器；比较严重的呼吸衰竭患者多数需用口鼻罩；老年或无牙的患者口腔支撑能力较差，主张用口鼻罩；口鼻部有特殊情况的低氧性呼吸衰竭的患者可以使用全面罩。另外，建议根据患者的面型和口鼻大小选择面罩的尺寸，一般面罩有 S、M、L 型号，中国南方女性大多适用 S 型号面罩，男性多适用 M 型号面罩。选择面罩型号时可以采用面罩试戴的方式，也可以使用量鼻器（图 20–11）。为了提高人机协调性，原则上选用与呼吸机同一品牌配套面罩。

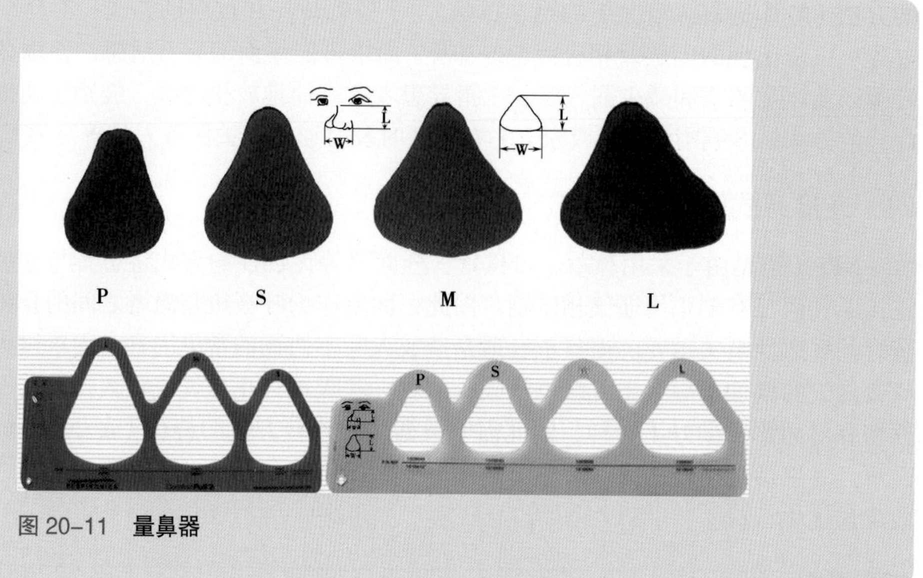


图 20-11 **量鼻器**

佩戴的过程本身对患者的舒适性和耐受性有影响。建议在吸氧状态下将面罩佩戴（此时不连接呼吸机），摆好位置和调节好头带的松紧度后，再连接呼吸机管道，避免在呼吸机运行时佩戴面罩，因无创呼吸机的漏气补偿，将增加患者的不适和恐惧感。面罩佩戴的具体步骤：

（1）协助患者摆好体位（保持半坐位，上身抬高 30°~45°），选择好给氧的通路。

（2）选择适合患者面型的鼻 / 面罩，将鼻 / 面罩正确置于患者面部，鼓励患者扶持鼻 / 面罩，用头带将面罩固定；

（3）调整好鼻 / 面罩的位置和固定带的松紧度，要求罩与面部平行，覆盖鼻背区域，嘴角两侧及下唇下方，头带下可插入 1、2 根手指，松紧合适，非故意漏气量最小。对于自理能力较强的患者，应该鼓励患者自己掌握佩戴和拆除的方法。

## 五、通气参数的设置和调节

针对患者病情设置个体化的治疗参数至关重要，通常给予比较低的吸气压力，当患者逐渐适应正压通气后，采取适应性调节方式，直至达到满意的通气水平，如潮气量达 8~10ml/kg，或患者可能耐受的最高水平。当然，整个 NPPV 治疗过程还需要根据患者的病情的变化随时调整通气参数。最终以达到缓解气促，减慢呼吸频率，增加潮气量和改善动脉血气为目标。以下为 NPPV 参数设置的一些建议：

1. 在参数设置之前，首先要明确使用 NPPV 的目的是解决什么问题：急性高碳酸血症？低氧性呼吸衰竭？或两者均有？

（1）如果仅仅是低氧血症，说明此时通气支持不是主要问题，首选 CPAP 模式。经动脉血气证实，对于慢性呼吸衰竭的患者来说，低氧血症常导致过度通气，给予呼吸支持则将进一步加重 $PaCO_2$ 的下降。

（2）如果仅表现为急性高碳酸血症，治疗上宜选用 BiPAP 并设置较低的 EPAP 水平，因为此时最主要的是增加通气。

（3）如果既有低氧血症又有急性高碳酸血症，则应选用 BiPAP 并设置较高水平的 EPAP，此时治疗目的既需通气支持又需提高氧合。

2. 参数设置时要兼顾患者舒适性和人机同步性，同时，需要根据患者病情变化而调整。以下为初始设置及参数调整的一些建议：

（1）低氧血症 CPAP/EPAP 的设置：①初始吸氧浓度 100%；② CPAP/EPAP 初始设为 $4cmH_2O$，根据患者的耐受程度和目标氧饱和度，每 5 分钟增加 $2cmH_2O$。如果需要高于 $14cmH_2O$ 水平的 CPAP/EPAP 来维持目标氧合，则需要向主管医生汇报，以备采取其他措施：增加 CPAP/EPAP、药物治疗、插管等。

（2）急性高碳酸血症 BiPAP 设置：①根据目标氧合设置初始吸氧浓度 21%~50%；② EPAP 从 $4\sim6cmH_2O$ 开始设置，如合并低氧血症，则根据患者的耐受程度和目标氧饱和度，每 5 分钟增加 $2cmH_2O$；③ IPAP 从 EPAP 水平上 $6\sim12cmH_2O$ 开始设置，根据患者的需要以及分钟通气量，潮气量、呼吸频率、患者的呼吸状态以及血气来进行调整，每 5 分钟增加 / 降低 $2cmH_2O$，直至达到满意的通气水平，如潮气量达 8~10ml/kg，或患者可能耐受的最高水平。

（3）报警参数的设置：后备通气频率一般设置在 10~12 次 / 分，根据患者的参数设置报警参数：如高压报警 $=IPAP+5cmH_2O$，低压报警 $=IPAP-5cmH_2O$，窒息报警 20 秒等。

针对患者病情设置个体化的治疗参数至关重要，整个 NPPV 治疗过程还需要根据患者的病情的变化随时调整通气参数。最终以达到缓解气促，减慢呼吸频率，增加潮气量和改善动脉血气为目标。注意，S 模式下要设置后备通气频率，建议初始设置在每分钟 10 次，可以在一定程度上保障患者在出现睡眠呼吸暂停时的通气安全。对于那些难以触发呼吸机送气的患者，如神经肌肉疾病、严重 COPD 患者等，建议直接选用 S/T 模式。

## 六、湿化

NPPV 虽然保留了上气道功能，但因其气流流速往往较大，依靠自然气道湿化难以满足需求，易导致痰液黏稠排出困难，应注意保证患者足够的液体量，鼓励其间断多次饮水，鼓励拍背及主动排痰（断开呼吸机），应用功能较强的主动加温湿化器，并根据患者的耐受程度调整湿化器温度，以保证痰液的引流。

## 七、监测和评估

密切监测是判断疗效、调节合理的参数及发现不良反应和问题的重要措施，是提高患者的耐受性和疗效的重要因素，也是避免因 NPPV 治疗无效而延误气管插管的重要环节。

表 20-11 NPPV 治疗时的监测内容

| 一般状况 | 神志、精神状态等 |
|---|---|
| 临床表现 | 呼吸困难程度、呼吸运动情况、呼吸音、人机协调性、心率、血压、呼吸频率 |
| 通气参数 | 潮气量、压力、频率、分钟通气量、漏气量等 |
| 血气分析 | pH、$PaCO_2$、$PaO_2$、$SpO_2$ |
| 呼吸机及配件 | 面罩的合适程度、漏气、头带的松紧、系统的完整性、湿化等 |
| 不良反应 | 胃肠胀气、误吸、口鼻干燥、皮肤压伤、排痰困难、气压伤 |

评估程序：①上机 30~120 分钟，意识状态是否好转，呼吸过快是否纠正，氧合改善，动脉血气中 pH 和 $PaCO_2$ 改善，心动过速是否改善，心电图有无异常，临床表现是否恶化；②上机 12~24 小时重复以上评估；每 24 小时进行一次评估。如果患者以上评估均有好转则可进入撤机评估。如无明显改善，需要进一步调整参数或检查面罩和漏气情况，重新进入评估程序，若仍无改善，则需考虑停止 NPPV，插管行有创通气。

## 八、NPPV 的撤除

尽管给予 NPPV 治疗后可能仅 15 分钟患者情况就会有所好转，但血气和其他方面的改善可能需要 1 小时或更长时间，因此，一般急性呼吸衰竭的患者，如果能耐受并无恶化或其他并发症发生时，至少上机数小时至 24h。如果患者情况改善，进行相关评估后可考虑撤离 NPPV，撤机条件包括：意识清醒、呼吸频率 <30 次 / 分、血流动力学稳定、在 $FiO_2 \leq 0.4$ 及 PEEP<5cmH$_2$O 时 $PaO_2/FiO_2$>200、无酸中毒或 $PaCO_2$ 上升、临床表现好转。多数文献报道慢性呼吸衰竭治疗 >4h/d，2 个月后作疗效评价。如果有效者，可以长期应用。NPPV 每天的治疗时间和总体疗程因人而异，可以允许间歇进行其他治疗和进食等。总体疗程主要取决于患者病情的改善。

NPPV 撤除的方法有：①逐渐降低压力支持水平；②逐渐减少通气时间（先减少昼间通气时间，再减少夜间通气时间）；③以上两者联合使用。

NPPV 撤除具体操作：① EPAP。保持目标 $SaO_2$，逐渐降低 EPAP，每次 2cmH$_2$O，直至 <8cmH$_2$O；然后下调 $FiO_2$，每次下调 10％。待 $FiO_2$ 下调至 50％后再进一步降低 EPAP。② IPAP。根据患者耐受及血气目标，逐渐降低 IPAP，每次 2cmH$_2$O，直至支持压 <6cmH$_2$O；间断撤离 NPPV，观察患者生命体征、临床表现及血气。

撤机后 4~6 小时内仍要密切观察患者情况，复查血气分析，如有恶化则继续上机。

使用 NPPV 能否成功受很多因素的影响：操作者（对 NPPV 的认识程度，应用经验和水平、及时解决相关问题的能力、责任心）、仪器设备（呼吸机、面罩、温湿化）、治疗环境（监测、护理）、患者（病情、理解和配合）、家属（理解、支持）等。NPPV 实际应用于临床才数十年，人们对其经验不足，很多领域尚未深入，而 NPPV 应用和疗效非常个体化，具有不确定性，因此，对于呼吸衰竭或呼吸肌疲劳的患者，只要没有禁忌证，均可短时间试用，但应注意密切监测，一旦失败应及时转换为有创通气。推荐各单位根据自己的经验及患者病情个体化合理使用。

NPPV 临床操作流程如图 20-12 所示。

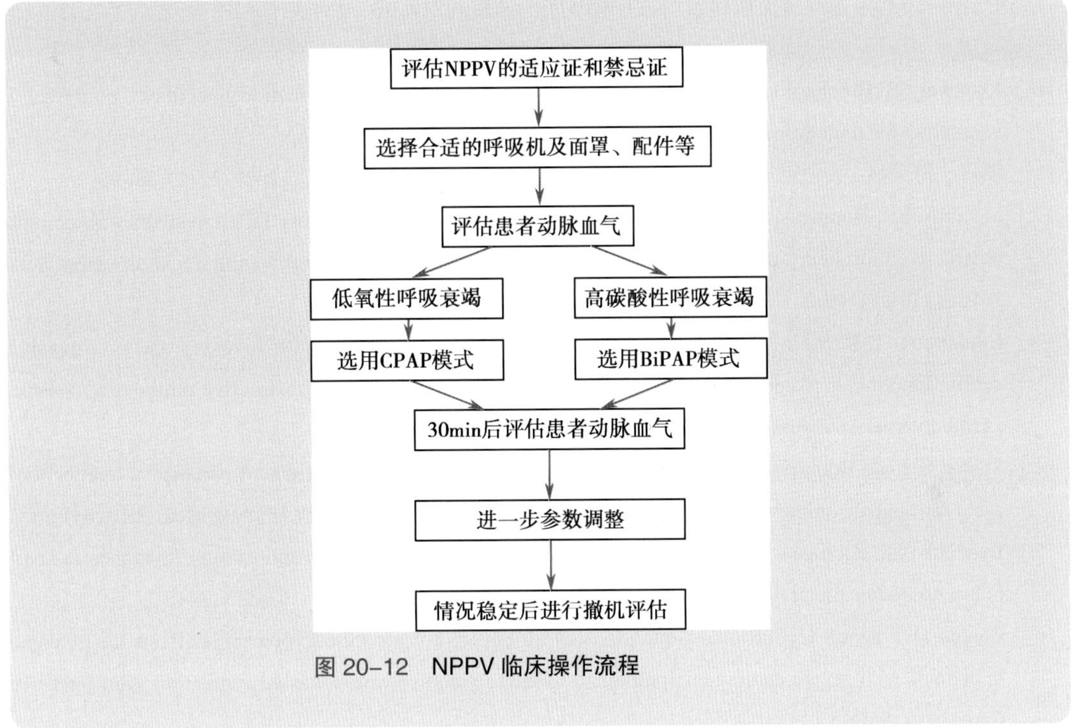


图 20-12　NPPV 临床操作流程

（陆蓉莉　潘频华）

## 参考文献


[1] MEHTA S, HILL NS. Noninvasive ventilation. Am J Respir Crit Care Med, 2001, 163: 540–577.

[2] 中华医学会呼吸病学分会呼吸生理与重症监护学组 . 无创正压通气临床应用专家共识 . 中华结核和呼吸杂志, 2009, 32(2): 86–98.

[3] Corrada A, Gorini M, Villella G, et al, Negative pressure ventilation in the treatment of acute respiratory failure: an old noninvasive technique reconsidered. Eur Respir J, 1996, 9: 1531–1544.

[4] Hill NS.Clinical application of body ventilator. Chest, 1986, 90: 897–905.

[5] Pingleton SK.Complications of acute respiratory failure. Am Rev Respir Dis, 1988, 137: 1463–1493.

[6] Criner GJ, Tzouanakis A, Kreimer DT. Overview of improving tolerance of long-term mechanical ventilation. Crit Care Clin, 1994, 10: 845–866.

[7] Ambrosino N, Noninvasive mechanical ventilation in acute respiratory failure. Eur Respir J, 1996, 9 : 795–807.

[8] Collaborative Research Group of Noninvasive Mechanical Ventilation for Chronic Obstructive Pulmonary Disease.Early use of non-invasive positive pressure ventilation for acute exacerbations of chronic obstructive pulmonary disease: a multicentre randomized controlled trial. Chin Med J, 2005, 118(24): 2034-2040.

[9] 有创-无创序贯机械通气多中心研究协作组. 以肺部感染控制窗为切换点行有创与无创序贯机械通气治疗慢性阻塞性肺疾病所致严重呼吸衰竭的随机对照研究. 中华结核和呼吸杂志, 2006, 29(1): 14-18.

[10] Rochwerg B, Brochard L, Elliott MW, et al. Official ERS/ATS clinical practice guidelines : noninvasive ventilation for acute respiratory failure. Eur Respir J, 2017, 50(2): 1602426.

[11] 罗群，陈荣昌. 无创正压通气临床应用专家共识. 中华结核和呼吸杂志, 2009, 32(2): 86-98.

[12] Mccurdy BR. Noninvasive positive pressure ventilation for acute respiratory failure patients with chronic obstructive pulmonary disease (COPD): an evidence-based analysis. Ont Health Technol Assess Ser, 2012, 12(8): 1-102.

[13] Lindenauer P K, Stefan M S, Shieh M, et al. Outcomes associated with invasive and noninvasive ventilation among patients hospitalized with exacerbations of chronic obstructive pulmonary disease. JAMA Internal Medicine, 2014, 174(12): 1982.

[14] Spijker E E, de Bont M, Bax M, et al. Practical use, effects and complications of prehospital treatment of acute cardiogenic pulmonary edema using the Boussignac CPAP system. Int J Emerg Med, 2013, 6(1): 8.

[15] Bundchen DC, Gonzales AI, Noronha MD, et al. Noninvasive ventilation and exercise tolerance in heart failure: A systematic review and meta-analysis. Braz J Phys Ther, 2014, 18(5): 385-394.

[16] Contou D, Fragnoli C, Cordoba-Izquierdo A, et al. Severe but not mild hypercapnia affects the outcome in patients with severe cardiogenic pulmonary edema treated by non-invasive ventilation. Ann Intensive Care, 2015, 5(1): 55.

[17] Huang HB, Xu B, Liu GY, et al. Use of noninvasive ventilation in immunocompromised patients with acute respiratory failure: a systematic review and meta-analysis. Crit Care, 2017, 21(1): 4.

[18] 梁国鹏，王波，曾奕华，等. 无创通气辅助困难撤机的运用现状及新进展. 中国呼吸与危重监护杂志, 2012(05): 504-510.

[19] Soroksky A, Klinowski E, Ilgyev E, et al. Noninvasive positive pressure ventilation in acute asthmatic attack. Eur Respir Rev, 2010, 19(115): 39-45.

[20] Brambilla A M, Aliberti S, Prina E, et al. Helmet CPAP vs. oxygen therapy in severe hypoxemic respiratory failure due to pneumonia. Intensive Care Med, 2014, 40(7): 942-949.

[21] Huang Z, Liu Z, Luo Q, et al. Long-term effects of continuous positive airway pressure on blood pressure and prognosis in hypertensive patients with coronary heart disease and obstructive sleep apnea: a randomized controlled trial. Am J Hypertens, 2015, 28(3): 300-306.

[22] Drager L, Borges F F, Lorenzi-Filho G. Effectiveness of continuous positive airway pressure in lowering blood pressure in patients with obstructive sleep apnea: a critical review of the literature. Integrated Blood Pressure Control, 2016, 9: 43-47.

[23] Jaber S, Lescot T, Futier E, et al. Effect of noninvasive ventilation on tracheal reintubation among patients with hypoxemic respiratory failure following abdominal surgery. JAMA, 2016, 315(13): 1345.

[24] Heunks LM, de Bruin CJ, van der Hoeven J G, et al. Non-invasive mechanical ventilation for diagnostic bronchoscopy using a new fac mask: an observational feasibility study. Intensive Care Med, 2010, 36(1): 143-147.

[25] Chiner E, Sancho-Chust J N, Llombart M, et al. Fiberoptic bronchoscopy during nasal non-invasive ventilation in acute respiratory failure. Respiration, 2010, 80(4): 321-326.

[26] Esquinas A, Zuil M, Scala R, et al. Bronchoscopy during non-invasive mechanical ventilation: a review of techniques and procedures. Arch Bronconeumol, 2013, 49(3): 105-112.

[27] Jaber S, Molinari N, De Jong A. New method of preoxygenation for orotracheal intubation in patients with hypoxaemic acute respiratory failure in the intensive care unit, non-invasive ventilation combined with apnoeic oxygenation by high flow nasal oxygen : the randomised OPTINIV study protocol. BMJ Open, 2016, 6(8): e11298.

[28] Levy M, Tanios M A, Nelson D, et al. Outcomes of patients with do-not-intubate orders treated with noninvasive ventilation. Crit Care Med, 2004, 32(10): 2002-2007.

[29] Ward S. Randomised controlled trial of non-invasive ventilation (NIV) for nocturnal hypoventilation in neuromuscular and chest wall disease patients with daytime normocapnia. Thorax, 2005, 60(12): 1019-1024.

[30] Schoser B, Fong E, Geberhiwot T, et al. Maximum inspiratory pressure as a clinically meaningful trial endpoint for neuromuscular diseases: a comprehensive review of the literature. Orphanet J Rare Dis, 2017, 12(1): 52-63.

[31] Karcz MK. Noninvasive ventilation in trauma. World Journal of Critical Care Medicine, 2015, 4(1): 47.

[32] Chiumello D, Coppola S, Froio S, et al. Noninvasive ventilation in chest trauma : systematic review and meta-analysis. Intensive Care Med, 2013, 39(7): 1171-1180.

[33] Mas A, Masip J. Noninvasive ventilation in acute respiratory failure. Int J Chron Obstruct Pulmon Dis, 2014, 9: 837-852.

[34] Nava S, Navalesi P, Conti G. Time of non-invasive ventilation. Time of non invasive ventilation, 2006, 32(3): 361-370.

[35] 中华医学会呼吸病学分会呼吸生理与重症监护学组．无创正压通气临床应用专家共识．中华结核和呼吸杂志, 2009, 32(2): 86-98.

[36] Schonhofer B, Sortor-Leger S. Equipment needs for noninvasive mechanical ventilation. Eur Respir J, 2002, 20(4): 1029-1036.

[37] Crimi C, Noto A, Princi P, et al. A European survey of noninvasive ventilation practices. Eur Respir J, 2010, 36(2): 362-369.

[38] Navalesi P, Fanfulla F, Frigerio P, et al. Physiologic evaluation of noninvasive mechanical ventilation delivered with three types of masks in patients with chronic hypercapnic respiratory failure. Crit Care Med, 2000, 28(6): 1785-1790.

[39] Hess DR. Noninvasive ventilation in neuromuscular disease : equipment and application. Respir Care, 2006, 51(8): 896-911; discussion 911-892.

[40] Girault C, Briel A, Benichou J, et al. Interface strategy during noninvasive positive pressure ventilation for hypercapnic acute respiratory failure. Crit Care Med, 2009, 37(1): 124-131.

[41] Kwok H, McCormack J, Cece R, et al. Controlled trial of oronasal versus nasal mask ventilation in the treatment of acute respiratory failure. Crit Care Med, 2003, 31(2): 468-473.

[42] Keenan SP, Sinuff T, Burns KE, et al. Clinical practice guidelines for the use of noninvasive positive-pressure ventilation and noninvasive continuous positive airway pressure in the acute care setting. CMAJ, 2011, 183(3): E195-214.

[43] Chacur FH, Vilella Felipe LM, Fernandes CG, et al. The total face mask is more comfortable than the oronasal mask in noninvasive ventilation but is not associated with improved outcome. Respiration, 2011, 82(5): 426-430.

[44] Criner GJ, Travaline JM, Brennan KJ, et al. Efficacy of a new full face mask for noninvasive positive pressure ventilation. Chest, 1994, 106(4): 1109-1115.

[45] Roy B, Cordova FC, Travaline JM, et al. Full face mask for noninvasive positive-pressure ventilation in patients with acute respiratory failure. J Am Osteopath Assoc, 2007, 107(4): 148-156.

[46] Davidson AC, Banham S, Elliott M, et al. BTS/ICS guideline for the ventilatory management of acute hypercapnic respiratory failure in adults. Thorax, 2016, 71 Suppl 2: ii1-35.

[47] Tonnelier JM, Prat G, Nowak E, et al. Noninvasive continuous positive airway pressure ventilation using a new helmet interface: a case-control prospective pilot study. Time of non invasive ventilation, 2003, 29(11): 2077-2080.

[48] Foti G, Sangalli F, Berra L, et al. Is helmet CPAP first line pre-hospital treatment of presumed severe acute pulmonary edema? Time of non invasive ventilation, 2009, 35(4): 656-662.

[49] Scandroglio M, Piccolo U, Mazzone E, et al. Use and nursing of the helmet in delivering non invasive ventilation. Minerva Anestesiol, 2002, 68(5): 475-480.

[50] Antonelli M, Conti G, Pelosi P, et al. New treatment of acute hypoxemic respiratory failure: noninvasive pressure support ventilation delivered by helmet--a pilot controlled trial. Crit Care Med, 2002, 30(3): 602-608.

[51] Vaschetto R, De Jong A, Conseil M, et al. Comparative evaluation of three interfaces for non-invasive ventilation: a randomized cross-over design physiologic study on healthy volunteers. Crit Care, 2014, 18(1): R2.

[52] Patroniti N, Foti G, Manfio A, et al. Head helmet versus face mask for non-invasive continuous positive airway pressure: a physiological study. Time of non invasive ventilation, 2003, 29(10): 1680-1687.

[53] Bach JR, Alba AS, Saporito LR. Intermittent positive pressure ventilation via the mouth as an alternative to tracheostomy for 257 ventilator users. Chest, 1993, 103(1): 174-182.

[54] Madden BP, Kariyawasam H, Siddiqi AJ, et al. Noninvasive ventilation in cystic fibrosis patients with acute or chronic respiratory failure. Eur Respir J, 2002, 19(2): 310-313.

[55] Fraticelli AT, Lellouche F, L' Her E, et al. Physiological effects of different interfaces during noninvasive ventilation for acute respiratory failure. Crit Care Med, 2009, 37(3): 939-945.

[56] Lemyze M, Mallat J, Nigeon O, et al. Rescue therapy by switching to total face mask after failure of face mask-delivered noninvasive ventilation in do-not-intubate patients in acute respiratory failure. Crit Care Med, 2013, 41(2): 481-488.

[57] Holland AE, Denehy L, Buchan CA, et al. Efficacy of a heated passover humidifier during noninvasive

ventilation: a bench study. Respir Care, 2007, 52(1): 38–44.

[58] 郑则广.一种多功能的呼气阀,CN205759104U. 2016. CN205759104U2016.

[59] 郑则广.一种保证压力触发敏感的无创通气鼻或面罩的触发装置.CN203802924U.2014.

[60] 胡杰英,郑则广,陆浩南,等.无创正压通气回路中测压管内冷凝液对志愿者人机同步的实验研究.中华结核和呼吸杂志,2016,39(9):704–708.

[61] Frat JP, Thille AW, Mercat A, et al. High–flow oxygen through nasal cannula in acute hypoxemic respiratory failure. N Engl J Med, 2015, 372(23): 2185–2196.

[62] Barjaktarevic I, Berlin D. Bronchoscopic intubation during continuous nasal positive pressure ventilation in the treatment of hypoxemic respiratory failure. J Intensive Care Med, 2015, 30(3): 161–166.

[63] 陈荣昌,郑则广,钟南山.一种多功能的无创通气面罩.CN102921085A. 2013.

[64] Carroll A, Amirav I, Marchand R, et al. Three–dimensional modeled custom–made noninvasive positive pressure ventilation masks in an infant. Am J Respir Crit Care Med, 2014, 190(8): 950.

[65] Ramirez A, Delord V, Khirani S, et al. Interfaces for long–term noninvasive positive pressure ventilation in children. Time of non invasive ventilation, 2012, 38(4): 655–662.

[66] Visscher MO, White CC, Jones JM, et al. Face masks for noninvasive ventilation: fit, excess skin hydration, and pressure ulcers. Respir Care, 2015, 60(11): 1536–1547.

[67] Keenan SP, Sinuff T, Burns KE, et al. Clinical practice guidelines for the use of noninvasive positive–pressure ventilation and noninvasive continuous positive airway pressure in the acute care setting. CMAJ, 2011, 183(3): E195–214.

[68] Lloyd–Owen SJ, Donaldson GC, Ambrosino N, et al. Patterns of home mechanical ventilation use in europe: Results from the eurovent survey. Eur Respir J, 2005, 25(6): 1025–1031.

[69] Chandra D, Stamm JA, Taylor B, et al. Outcomes of noninvasive ventilation for acute exacerbations of chronic obstructive pulmonary disease in the united states, 1998–2008. Am J Respir Crit Care Med, 2012, 185(2): 152–159.

[70] 中华医学会呼吸病学分会呼吸生理与重症监护学组.无创正压通气临床应用专家共识.中华结核和呼吸杂志,2009,32(2):86–89.

[71] Carron M, Freo U, BaHammam AS, et al. Complications of non–invasive ventilation techniques: A comprehensive qualitative review of randomized trials. Br J Anaesth, 2013, 110(6): 896–914.

[72] Gay PC. Complications of noninvasive ventilation in acute care. Respir Care, 2009, 54(2): 246–257; discussion 257–248.

[73] Hill NS. Complications of noninvasive ventilation. Respir Care, 2000, 45(5): 480–481.

[74] Wood KE, Flaten AL, Backes WJ. Inspissated secretions: a life–threatening complication of prolonged noninvasive ventilation. Respir Care, 2000, 45(5): 491–493.

[75] Roy B, Samson N, Moreau–Bussiere F, et al. Mechanisms of active laryngeal closure during noninvasive intermittent positive pressure ventilation in nonsedated lambs. J Appl Physiol (1985), 2008, 105(5): 1406–1412.

[76] Parreira VF, Jounieaux V, Aubert G, et al. Nasal two–level positive–pressure ventilation in normal subjects. Effects of the glottis and ventilation. Am J Respir Crit Care Med, 1996, 153(5): 1616–1623.

[77] Chi SY, Wu SC, Hsieh KC, et al. Noninvasive positive pressure ventilation in the management of post–

thyroidectomy tracheomalacia. World J Surg, 2011, 35(9): 1977–1983.

[78] Marini JJ. Dynamic hyperinflation and auto–positive end–expiratory pressure : lessons learned over 30 years. Am J Respir Crit Care Med, 2011, 184(7): 756–762.

[79] Boitano LJ. Management of airway clearance in neuromuscular disease. Respir Care, 2006, 51(8): 913–922; discussion 922–914.

[80] Esquinas Rodriguez AM, Scala R, Soroksky A, et al. Clinical review : Humidifiers during non–invasive ventilation––key topics and practical implications. Crit Care, 2012, 16(1): 203.

[81] 李正东，詹庆元，申艳玲，等. 早期活动对机械通气患者的影响. 中华医学杂志, 2015, 95(45): 3714–3717.

[82] Schweickert WD, Pohlman MC, Pohlman AS, et al. Early physical and occupational therapy in mechanically ventilated, critically ill patients : a randomised controlled trial. Lancet, 2009, 373(9678): 1874–1882.

[83] Needham DM. Mobilizing patients in the intensive care unit : Improving neuromuscular weakness and physical function. JAMA, 2008, 300(14): 1685–1690.

[84] Strickland SL, Rubin BK, Drescher GS, et al. Aarc clinical practice guideline : Effectiveness of nonpharmacologic airway clearance therapies in hospitalized patients. Respir Care, 2013, 58(12): 2187–2193.

[85] Korkmaz Ekren P, Basarik Aydogan B, Gurgun A, et al. Can fiberoptic bronchoscopy be applied to critically ill patients treated with noninvasive ventilation for acute respiratory distress syndrome? Prospective observational study. BMC Pulm Med, 2016, 16(1): 89.

[86] Antonelli M. The feasibility and safety of fiberoptic bronchoscopy during noninvasive ventilation in patients with established acute lung injury: Another small brick in the wall. Crit Care, 2011, 15(5): 191.

[87] Maitre B, Jaber S, Maggiore SM, et al. Continuous positive airway pressure during fiberoptic bronchoscopy in hypoxemic patients. A randomized double–blind study using a new device. Am J Respir Crit Care Med, 2000, 162(3 Pt 1): 1063–1067.

[88] Antonelli M, Conti G, Rocco M, et al. Noninvasive positive–pressure ventilation vs. Conventional oxygen supplementation in hypoxemic patients undergoing diagnostic bronchoscopy. Chest, 2002, 121(4): 1149–1154.

[89] Zhu Z, Zheng J, Wu Z, et al. Clinical practice of nebulized therapy in china : A national questionnaire survey. J Aerosol Med Pulm Drug Deliv, 2014, 27(5): 386–391.

[90] 中华医学会呼吸病学分会. 雾化吸入疗法在呼吸疾病中的应用专家共识. 中华医学杂志, 2016, 96(34): 2696–2708.

[91] Dhand R. Aerosol therapy in patients receiving noninvasive positive pressure ventilation. J Aerosol Med Pulm Drug Deliv, 2012, 25(2): 63–78.

[92] McCool FD, Rosen MJ. Nonpharmacologic airway clearance therapies : Accp evidence–based clinical practice guidelines. Chest, 2006, 129(1 Suppl): 250S–259S.

[93] American Association for Respiratory Care. Restrepo RD, Walsh BK. Humidification during invasive and noninvasive mechanical ventilation: 2012. Respir Care, 2012, 57(5): 782–788.

[94] Richards GN, Cistulli PA, Ungar RG, et al. Mouth leak with nasal continuous positive airway pressure

increases nasal airway resistance. Am J Respir Crit Care Med, 1996, 154 (1): 182–186.

[95] Esquinas A NS, Scala R, et al. Intubation in failure of noninvasive mechanical ventilation. Preliminary results. Am J Respir Crit Care Med, 2008, 177: A644.

[96] Carlucci A, Richard JC, Wysocki M, et al. Noninvasive versus conventional mechanical ventilation. An epidemiologic survey. Am J Respir Crit Care Med, 2001, 163 (4): 874–880.

[97] Nava S, Navalesi P, Gregoretti C. Interfaces and humidification for noninvasive mechanical ventilation. Respir Care, 2009, 54 (1): 71–84.

[98] Jaber S, Chanques G, Matecki S, et al. Comparison of the effects of heat and moisture exchangers and heated humidifiers on ventilation and gas exchange during non-invasive ventilation. Intensive Care Med, 2002, 28 (11): 1590–1594.

[99] Lellouche F, Maggiore SM, Deye N, et al. Effect of the humidification device on the work of breathing during noninvasive ventilation. Intensive Care Med, 2002, 28 (11): 1582–1589.

[100] De Keulenaer BL, De Backer A, Schepens DR, et al. Abdominal compartment syndrome related to noninvasive ventilation. Intensive Care Med, 2003, 29 (7): 1177–1181.

[101] Van de Louw A, Brocas E, Boiteau R, et al. Esophageal perforation associated with noninvasive ventilation: a case report. Chest, 2002, 122 (5): 1857–1858.

[102] Yamada S, Nishimiya J, Kurokawa K, et al. Bilevel nasal positive airway pressure and ballooning of the stomach. Chest, 2001, 119 (6): 1965–1966.

[103] Luria O, Reshef L, Barnea O. Analysis of non-invasive ventilation effects on gastric inflation using a non-linear mathematical model. Resuscitation, 2006, 71 (3): 358–364.

[104] Ambrosino N, Vagheggini G. Noninvasive positive pressure ventilation in the acute care setting: where are we? Eur Respir J, 2008, 31 (4): 874–886.

[105] Hill NS, Brennan J, Garpestad E, et al. Noninvasive ventilation in acute respiratory failure. Crit Care Med, 2007, 35 (10): 2402–2407.

[106] Nava S, Navalesi P, Conti G. Time of non-invasive ventilation. Intensive Care Med, 2006, 32 (3): 361–370.

[107] Organized jointly by the American Thoracic Society, the European Respiratory Society, the European Society of Intensive Care Medicine, and the Société de Réanimation de Langue Francaise, and approved by ATS Board of Directors, December 2000. International Consensus Conferences in intensive care medicine: noninvasive positive pressure ventilation in acute respiratory failure. Am J Respir Crit Care Med, 2001, 163 (1): 283–291.

[108] Firestone K S, Beck J, Stein H. Neurally Adjusted ventilatory assist for noninvasive support in neonates. [J]. Clinics in Perinatology, 2016, 43 (4): 707–724.

[109] Wysocki M, Richard JC, Meshaka P. Noninvasive proportional assist ventilation compared with noninvasive pressure support ventilation in hypercapnic acute respiratory failure. Crit Care Med, 2002, 30 (2): 323–329.

[110] Fernández-Vivas M, Caturla-Such J, González de la Rosa J, et al. Noninvasive pressure support versus proportional assist ventilation in acute respiratory failure. Intensive Care Med, 2003, 29 (7): 1126–1133.

[111] Briones Claudett KH, Briones Claudett M, Chung Sang Wong M, et al. Noninvasive mechanical

ventilation with average volume assured pressure support (AVAPS) in patients with chronic obstructive pulmonary disease and hypercapnic encephalopathy. BMC Pulm Med, 2013, 12.13: 12 .

[112] Stell IM, Paul G, Lee KC, et al. Noninvasive ventilator triggering in chronic obstructive pulmonary disease. A test lung comparison. Am J Respir Crit care Med, 2001, 164: 2092–2097.

[113] Thille AW, Rodriguez P, Cabello B, et al.Patient ventilator asynchrony during assisted mechanical ventilation. Intensive Care, 2006, 23: 1515–1522.

[114] Calderini E, Confalonieri M, Puccio PG, et al.Patient–ventilator asynchrony during noninvasive ventilation: the role of expiratory trigger. Intensive Care Med, 1999, 25: 662–667.

[115] Prinianakis G, Delmastro M, Carlucci A, et al. Effect of varying the pressurisation rate during noninvasive pressure support ventilation. Eur Respir J, 2004, 23: 314–320.

[116] Navalesi P, Costa R. New modes of mechanical ventilation : proportional assist ventilation, neurally adjusted ventilatory assist, and fractal ventilation. Curr Opin Crit Care, 2003, 9: 51–58.

[117] Navalesi P, Longhini F.Neurally adjusted ventilatory assist. Curr Opin Crit Care, 2015, 21: 58–64.

[118] Divay C, Jason AS, Brian T, et al. Outcomes of non–invasive ventilation for acute exacerbations of COPD in the United States, 1998–2008. Am J Respir Crit Care Med, 2011, 20 (4): 20–26.

[119] 中华医学会呼吸病学分会呼吸生理与重症监护学组．无创正压通气临床应用专家共识．中华结核和呼吸杂志, 2009, 32 (2): 86–98.

[120] Dres M, Demoule A. Noninvasive ventilation: do not tolerate intolerance. Respiratory care, 2016, 61 (3): 393–394.

[121] Hilbert G, Clouzeau B, NamBui H, et al. Sedation during noninvasive ventilation. Minerva Anest, 2012, 78 (7): 842–846.

[122] Antonelli M, Conti G, Moro M, et al. Predictors of failure of noninvasive positive pressure ventilation in patients with acute hypox emic respiratory failure: a multi–center study. Intensive Care Medicine, 2001, 27 (11): 1718–1728.

[123] Liesching T, Kwok H, Hill NS. Acute applications of noninvasive positive pressure ventilation. Chest, 2003, 124: 699–713.

[124] Girault C, Briel A, Benichou J, et al. Interface strategy during noninvasive positive pressure ventilation for hypercapnic acute respiratory failure. Crit Care Med, 2009, 37 (1): 124–131.

[125] Carteaux G, Lyazidi A, Cordoba–Izquierdo A, et al. Patient–ventilator asynchrony during noninvasive ventilation: a bench and clinical study. Chest, 2012, 142 (2): 367–367.

[126] Carlucci A, Delmastro M, Rubini F, et al. Changes in the practice of non–invasive ventilation in treating COPD patients over 8 years. Intensive Care Med, 2003, 29: 419–425.

[127] Conti G, Hill NS, Nava S. Is sedation safe and beneficial in patients receiving NIV? No. Intensive Care Med, 2015, 41 (9): 1692–1695.

[128] Hilbert G, Navalesi P, Girault C. Is sedation safe and beneficial in patients receiving NIV? Yes. Intensive Care Med, 2015, 41 (9): 1688–1691.

[129] Devlin JW, Nava S, Fong JJ, et al. Survey of sedation practices during noninvasive positive–pressure ventilation to treat acute respiratory failure. Crit Care Med, 2007, 35 (10): 2298–2302.

[130] Muriel A, Penuelas O, Frutos–Vivar F, et al. Impact of sedation and analgesia during noninvasive

positive pressure ventilation on outcome : a marginal structural model causal analysis. Intensive Care Medicine, 2015, 41(9): 1586–1600.

[131] Devlin JW, Fraser GL, Kanji S, et al. Sedation assessment in critically ill adults. Ann Pharmacother, 2001, 35: 1624–1632.

[132] Longrois D, Conti G, Mantz J, et al. Sedation in non–invasive ventilation: do we know what to do (and why)? Multidisciplinary Res Med, 2014, 9: 56.

[133] Goodman NW, Black AM, Carter JA. Some ventilatory effects of propofol as sole anesthetic agent. Br J Anaesth, 1987, 59: 1497–1503.

[134] Morel DR, Forster A, Bachmann M, et al. Effect of intravenous midazolam on breathing pattern and chest wall mechanics in human. J Appl Physiol, 1984, 57(4): 1104–1110.

[135] Cavaliere F, Antonelli M, Arcangeli A et al. A low–dose remifentanil infusion is well tolerated for sedation in mechanically ventilated, critically–ill patients. Can J Anaesth, 2002, 49: 1088–1094.

[136] Conti G, Arcangeli A, Antonelli M, et al. Sedation with sufentanil in patients receiving pressure support ventilation has no effects on respiration: a pilot study. Can J Anaesth, 2004, 51(5): 494–499.

[137] Mcpherson C. Sedation and analgesia in mechanically ventilated preterm neonates: continue standard of care or experiment. Pediatr Pharmacal Ther, 2012, 17(4): 351–364.

[138] Barr J, Fraser GL, Puntillo K, et al .Clinical practice guidelines for the management of pain, agitation, and delirium in adult patients in the intensive care unit. Crit Care Med, 2013, 41(1): 263–306.

[139] Venn RM, Hell J, Grounds RM. Respiratory effects of dexmedetomidine in the surgical patient requiring intensive care. Crit Care, 2000, 4(5): 302–308.

[140] Huang Z, Chen YS, Yang ZL, et al. Dexmedetomidine versus midazolam for the sedation of patients with noninvasive ventilation failure. Internal Med, 2012, 51(17): 2299–2305.

[141] Senoglu N, Oksuz H, Dogan Z, et al. Sedation During Noninvasive Mechanical Ventilation With Dexmedetomidine or Midazolam : A Randomized, Double–Blind, Prospective Study. Curr Therap Res Clin Exper, 2010, 71(3): 141–153.

[142] Antonelli M, Pennisi MA, Pelosi P, et al. Noninvasive positive pressure ventilation using a helmet in patients with acute exacerbation of chronic obstructive pulmonary disease : a feasibility study. Anesthesiology, 2004, 100: 16–24.

[143] Fraticelli AT, Lellouche F, L'her E, et al. Physiological effects of different interfaces during noninvasive ventilation for acute respiratory failure. Crit Care Med, 2009, 37: 939–945.

[144] Munckton K, Ho KM, Dobb GJ, et al. The pressure effects of facemasks during noninvasive ventilation: a volunteer study. Anaesthesia, 2007, 62: 1126–1131.

[145] Calderini E, Confalonieri M, Puccio PG, et al. Patient–ventilator asynchrony during noninvasive ventilation: the role of expiratory trigger. Intensive Care Med, 1999, 25: 662–667.

[146] 曹志新，王辰 . 无创机械通气的应用范围及指征 . 中华结核和呼吸杂志, 2001, 25(3): 136–137.

[147] 王辰，梁宗安，詹庆元，等 . 呼吸治疗教程，北京: 人民卫生出版社, 2010.

[148] J.M.Cairo. 机械通气学生理学与临床应用 .5 版 . 卞金俊，邓小明，译 . 北京：人民卫生出版社，2015.

[149] 中华医学会呼吸病学分会呼吸生理与重症监护学组 . 无创正压通气临床应用专家共识，中华结核

和呼吸杂志，2009，32(2)：86–98.

[150] 中华医学会重症医学分会．机械通气临床应用指南(2006). 中国危重病急救医学，2007，19(2)：65–72.

[151] Kelly CR，Higgins AR，Chandra S.Noninvasive Positive–Pressure Ventilation. N Engl J Med，2015 Sep 24，373(13)：1279.

[152] Sangeeta M，Nicholas S. noninvasive ventilation.Am J Respir Crit Care Med，2001，163：540–577.

[153] BTS Standards of Care Committee . Guild line：Non–invasive ventilation in acute respiratory failure. Thorax，2002，57：192–211.

[154] Antro C，Merico F，Urbino R，Gai V. Non–invasive ventilation as a first–line treatment for acute respiratory failure："real life" experience in the emergency department. Emerg Med J，2005，22：772–777.

[155] Schettino G，Altobelli N，Kacmarek RM. Noninvasive positive– pressure ventilation in acute respiratory failure outside clinical trials：experience at the Massachusetts General Hospital. Crit Care Med，2008，36：441–447.

[156] Organized jointly by the American Thoracic Society，the Euro– pean Respiratory Society，the European Society of Intensive Care Medicine，and the Societe de Reanimation de Langue Francaise，and approved by ATS Board of Directors，December 2000. International consensus conferences in intensive care medicine：noninvasive positive pressure ventilation in acute respiratory failure. Am J Respir Crit Care Med，2001，163：283–291.

[157] Duggal A，Perez P，Golan E，et al. The safety and efficacy of noninvasive ventilation in patients with blunt chest trauma：a systematic review. Crit Care，2013 Jul 22，17(4)：R142.

[158] Esquinas Rodriguez AM，Scala R，et al. Clinical review：humidifiers during non–invasive ventilation–key topics and practical implications. Crit Care，2012 Feb 8，16(1)：203.

[159] Garpestad E，Brennan J，Hill NS. Noninvasive ventilation for critical care. Chest，2007 Aug，132(2)：711–720.

[160] Keenan SP，Sinuff T，Burns KE，et al. Clinical practice guidelines for the use of noninvasive positive–pressure ventilation and noninvasive continuous positive airway pressure in the acute care setting. CMAJ，2011，183(3)：E195–214.

[161] McNeill GBS，Glossop AJ. Clinical applications of non–invasive ventilation in critical care. Contin Educ Anaesth Crit Care Pain，2012，12(1)：33–37.

[162] Nava S，Hill N. Non–invasive ventilation in acute respiratory failure. Lancet，2009，374(9685)：250–259.

[163] Nava S，Navalesi P，Carlucci A. Non–invasive ventilation. Minerva Anestesiol，2009，75(1–2)：31–36.

[164] Ram FS，Picot J，Lightowler J，et al. Non–invasive positive pressure ventilation for treatment of respiratory failure due to exacerbations of chronic obstructive pulmonary disease. Cochrane Database Syst Rev，2004，(3)：CD004104.

[165] Vital FM，Ladeira MT，Atallah AN. Non–invasive positive pressure ventilation (CPAP or bilevel NPPV) for cardiogenic pulmonary oedema. Cochrane Database Syst Rev，2013，5：CD005351.

# 第 21 章 正压机械通气在不同种类疾病中的应用

正压机械通气技术是治疗急慢性呼吸功能不全的最主要呼吸支持技术，通过改善通气 / 血流比例失调，维持最适氧合，增加有效肺泡通气量促进二氧化碳排出，逆转威胁生命的低氧血症及进行性加重的呼吸性酸中毒；并通过开放气道、缓解呼吸肌疲劳、减少呼吸做功等作用对慢性呼吸功能不全，睡眠呼吸暂停低通气综合征等患者具有积极的治疗作用。临床常规应用的正压机械通气技术包括无创正压通气和有创正压通气，二者有各自的临床适用范围、优势和不足，正确应用、准确把握无创和有创正压通气技术在临床应用非常重要。不同疾病病理生理状态对机械通气具有特异性要求，本章节将结合最新临床诊疗指南，主要介绍正压机械通气在不同种类疾病的临床应用价值及操作要点。

## 第一节 慢性阻塞性肺疾病的正压通气治疗

慢性阻塞性肺疾病（chronic obstructive pulmonary disease，COPD）是一种常见的以持续的呼吸道症状和气流受限为特征的可以预防和治疗的疾病，气流受限不完全可逆，呈进行性发展。世界卫生组织（WHO）预计，到 2020 年 COPD 将成为第三位死亡病因。最新的国内大样本流行病学调查结果，在我国 40 岁以上人群中的患病率为 13.6%，与国家十一五期间对 40 岁以上人群患病率流行病学调查结果为 8.2% 相比，上升了近 1 倍，目前国内 COPD 管理形式异常严峻。而相关研究已经证明，COPD 患者急性加重是患者病情恶化乃至死亡的独立危险因素，而有效的呼吸支持手段是救治 COPD 患者急性加重继发呼吸衰竭乃至稳定期的最为有效的治疗手段，熟悉并掌握呼吸支持技术是非常重要的。

## 一、慢性阻塞性肺疾病发生呼吸衰竭的病理生理机制

作为一种累及气道和肺实质的慢性炎性疾病，随着病情的逐渐进展，肺实质破坏和肺血管异常等改变通气—血流比例，降低了肺气体交换能力，产生低氧血症；由于外周小气道阻塞、肺泡弹性回缩力下降出现小叶中央型肺气肿，产生内源性 PEEP（intrinsic positive end expiratory pressure，PEEPi）导致功能残气量和生理无效腔增加、肺泡有效通气量下降，可出现高碳酸血症；COPD 肺血管改变以血管壁增厚为特征，长期慢性缺氧引起平滑肌细胞增生肥大、血管壁炎性细胞浸润和胶原增多，有血管内膜增生，某些血管发生纤维化和闭塞，导致肺血管广泛收缩和肺动脉高压，肺循环的结构重组；慢性阻塞性肺疾病晚期合并肺动脉高压，进而出现慢性肺源性心脏病及右心功能衰竭，提示预后不良。

## 二、慢性阻塞性肺疾病的呼吸支持治疗

COPD 由于肺实质广泛破坏导致肺弹性回缩力下降，肺部呈过度充气状态，使穹隆状膈肌低平且活动度降低，致膈肌收缩时的呼吸做功增加，此时辅助吸气肌（斜角肌、胸锁乳突肌）等参与呼吸运动；由于 COPD 患者肺泡在呼气末气道陷闭产生内源性呼气末正压（PEEPi），气体陷闭导致过度充气增加呼吸功，需要更大的吸气压力克服 PEEPi，吸气肌负荷增加，甚至出现矛盾呼吸，容易发生呼吸肌疲劳。

COPD 患者应用机械通气的效果是值得肯定的。对于伴有低氧血症和（或）高碳酸血症的稳定期和急性加重期 COPD 患者来说，正确、合理的正压机械通气（包括无创正压通气和有创正压通气）或氧疗支持可以有效改善患者肺通气和换气功能，减少急性加重次数，改善病情，延缓疾病恶化，提高患者的生活质量。

### （一）慢性阻塞性肺疾病机械通气的目的

机械通气的根本目的是改善肺的通气和部分换气功能，改善通气 / 血流比例失调，纠正和维持最适氧合，增加有效肺泡通气量，促进二氧化碳排出，逆转威胁生命的低氧血症及进行性加重的呼吸性酸中毒；缓解呼吸肌疲劳，减少呼吸做功；利用建立的人工气道将痰液充分引流，在降低呼吸负荷的同时为控制感染创造条件。临床常规应用的呼吸支持技术包括无创正压通气和有创正压通气，二者有各自的临床适用范围、优势和不足，正确应用、准确把握无创和有创正压通气技术对慢性阻塞性肺疾病患者非常重要，首先我们应该了解无创与有创机械通气的区别（表 21-1）。

**表 21-1 无创、有创正压通气区别**

| | 无创正压通气 | 有创正压通气 |
|---|---|---|
| 呼吸机区别 | 体积较小，面板简单<br>高流量低压力、漏气补偿较好<br>监测报警设置简单<br>多没有空氧混合气、无法准确设置吸入氧浓度 | 体积较大，面板复杂<br>低流量高压力、漏气补偿较差<br>监测报警设置完善<br>均有空氧混合气、可以准确设置吸入氧浓度 |

续表

| | 无创正压通气 | 有创正压通气 |
|---|---|---|
| 呼吸机连接方式 | 经口鼻面罩、鼻罩等连接 | 经口、鼻气管插管或气管切开连接 |
| 机械通气模式 | 较少，BiPAP（Bi-level，I/E）、CPAP 等 | 较多，VCV、PCV、SMV、PSV 等 |
| 适用病人 | 轻中度呼吸衰竭患者 | 重度呼吸衰竭患者 |
| 应用范围 | 重症监护病房、普通病房、家庭 | 重症监护病房 |
| 优点 | 连接简便，携带方便<br>保留患者正常生理功能（说话、咳痰、进食等）<br>痛苦小、易耐受<br>避免有创机械通气的并发症<br>避免或者减少镇静剂的应用<br>医疗费用相对较低 | 管路密闭性能好<br>人机配合较好，通气参数精确，能够保证精确通气<br>气道管理容易保证<br>气体加温加湿充分<br>通气参数和报警设置完善，能够及时发现问题 |
| 缺点 | 气道密闭性差，容易漏气<br>监测报警设置简单<br>无法精确设置吸入氧浓度，不容易有效观察通气效果<br>不利于气道分泌物引流<br>气体加温加湿不充分<br>死腔较大<br>容易导致腹胀<br>容易导致面部损伤 | 管路连接复杂，体积笨重<br>无法保留患者正常的生理能力<br>病人耐受性差，需经常应用镇静或肌松药物<br>机械通气相关并发症常见（口鼻黏膜和声带的损伤、呼吸机相关肺炎、呼吸机相关肺损伤等），部分患者因并发症而加重病情甚至危及生命，部分患者容易导致呼吸机依赖<br>医疗费用昂贵 |

注：转自解立新，刘又宁．呼吸衰竭的机械通气策略．中国医刊，2006，41（2）：16-19.

### （二）慢性阻塞性肺疾病急性加重期呼吸支持治疗

**1. 无创正压通气在慢性阻塞性肺疾病急性加重期的应用**　慢性阻塞性肺疾病急性加重（AECOPD）肺部感染等因素导致通气／血流比异常加重，气管分泌物增多，通气功能恶化和呼吸做功增加，导致呼吸衰竭。NPPV 通过气道内正压增加吸气的驱动力，改善通气，减轻呼吸做功和改善可能存在的呼吸肌肉疲劳；通过呼气末正压（positive end-expiratory pressure，PEEP）对抗 PEEPi，改善通气血流比例，改善呼吸做功，从而改善呼吸困难和呼吸衰竭，为基础病的治疗和控制诱发因素提供时间和条件。近年来，NPPV 在治疗 AECOPD 进行了较深入的研究，并取得了显著进展，已经成为 AECOPD 机械通气一线治疗措施。相比常规治疗而言，NPPV 可降低 AECOPD 的气管插管需求率、住院时间以及院内病死率。

2017年慢性阻塞性肺疾病全球倡议（GOLD 2017）推荐NPPV是AECOPD的常规治疗手段，至少符合以下一项的AECOPD患者具有应用NPPV指征：出现呼吸性酸中毒（动脉血pH ≤ 7.35，$PaCO_2$>45mmHg）者；明显呼吸困难（如辅助呼吸肌参与、胸腹矛盾呼吸或肋间隙凹陷）的AECOPD患者，推荐早期应用NPPV。但NPPV并非对所有的AECOPD患者都适用，选择合适的病例是NPPV成功的关键，对于出现严重呼吸性酸中毒（pH<7.25）的AECOPD患者，在严密观察的前提下可短时间（1~2小时）试用NPPV；对于伴有严重意识障碍的AECOPD患者不宜行NPPV。NPPV时患者要满足的基本条件为：神志基本清楚、能配合进行NPPV、气道保护能力可（分泌物少或咳嗽咳痰能力较强）、血流动力学状态稳定（稳定或仅需较少量的血管活性药物维持）等。对于大多数伴有高碳酸血症COPD患者，建议目标动脉血氧饱和度（$SaO_2$）范围在88%~92%，而治疗AECOPD时应依据稳定期的血气结果确定目标血氧，$SaO_2$>92%时应及时调整吸氧浓度。

应用NPPV的禁忌证：①心脏骤停；②误吸危险性高及气道保护能力差，如呕吐、过多的气道分泌物且排除障碍等；③面部、颈部和口咽腔创伤、烧伤、畸形或近期手术；④上呼吸道梗阻等。

NPPV应用相对禁忌证：①无法配合NPPV者，如紧张、不合作或精神疾病，神志不清者；②严重低氧血症；③严重的或难以纠正的血流动力学不稳定；④肠梗阻；⑤近期食管及上腹部手术。

在NPPV初期应鼓励患者尽量持续使用NPPV，直至病情改善，若在应用NPPV1~2h出现下列情况，可判定NPPV失败：①意识状态恶化；②病情进行性恶化：呼吸困难和动脉血气指标无明显改善；③出现新的症状或并发症，如气胸、误吸、痰液严重潴留且排除障碍等；④患者严重不耐受，出现明显人机对抗；⑤血流动力学不稳定等。此时应尽快建立人工气道，进行有创机械通气。

关于无创呼吸机的选择，在ICU应用的无创呼吸机建议应用带有空氧混合、$FiO_2$>80%、配有ICU专用湿化器、漏气补偿能力>30L/min、吸气压力>30cm$H_2O$的ICU专用无创呼吸机，对于恢复期和稳定期患者，可以考虑应用普通的双水平NPPV无创呼吸机（IPAP>20cm$H_2O$）。

NPPV通气模式和参数的选择：持续气道正压（CPAP）、双水平正压通气（S/T）、压力/容量控制通气（PCV/VCV）、比例辅助通气（PAV）等，其中以双水平正压通气和持续气道正压模式最为常用。在NPPV过程中，压力和潮气量设置过低会导致治疗失败，但过高也将导致漏气和不耐受的可能性增加，一般采取如下调节方式：呼气相压力（EPAP）从2~4cm$H_2O$开始，逐渐上调压力水平，一般4~6cm$H_2O$即可，以尽量保证患者每一次吸气动作都能触发呼吸机送气；吸气相压力（IPAP）从4~8cm$H_2O$开始，待患者耐受后再逐渐上调，IPAP和EPAP差值在4~6cm$H_2O$，有助于纠正呼吸肌疲劳，保证一定水平的有效肺泡通气量，直至达到理想的通气水平（即合适的潮气量、呼吸频率及人机同步性，患者矛盾呼吸明显减少，pH水平逐渐好转，$PaCO_2$逐渐下降达到稳定期水平）。同时要注意调整吸气触发、吸气上升时间、呼气触发灵敏度等参数，原则上Ⅱ型呼衰“短吸长呼”，吸呼比1:（2~3），呼气相延长，以促进$CO_2$排出。调整呼吸机参数要根据患者的具体情况进行调整，目标是维持患者良好的通气、换气指标和人机同步，原则上$SpO_2$达到

88% ~92%，气血指标能够达到患者稳定期水平即可。

无创正压通气在临床应用中需要注意的关键问题便是人机同步性问题。①面罩选择：选择面罩一定要根据患者面型选择合适的型号，急性失代偿期呼吸衰竭常规应用口鼻面罩或者全面罩，其优点是密闭性较好，可以维持良好的通气和高水平的气道压力，而恢复期的轻中度患者可以考虑应用鼻罩，面罩的松紧程度以可以插入 1 或 2 根手指为宜；②漏气接头的选择和合理的漏气量：因无创呼吸机是单一呼吸回路，必须允许一定的漏气冲洗无效腔以排出二氧化碳，建议漏气量维持 15~25 L/min，在保证有效人机同步的同时，可以有效解决重复呼吸的问题；③气体加温加湿装置：NPPV 治疗气体的加温加湿问题远比有创机械通气要严峻，观察患者的咳痰，如果痰液黏稠、不易咳出，一定要密切关注，并及时采取有效措施；④呼吸机连接：建议患者半卧位，建议先带面罩，接氧气，同时将呼吸机开机并设置好参数，接上模肺，待患者适应面罩后连接呼吸机；要注意的是，上机后 30~60 分钟内应在床旁观察病情和人机配合情况，注意和患者沟通，及时调整；⑤医患沟通问题：由于 NPPV 治疗患者幽闭综合征发生比例不低，尤其在 ICU 时发病率会明显增高，有效的心理舒缓和心理治疗非常关键，可在一定程度上决定 NPPV 治疗的成败；⑥并发症预防：NPPV 常见不良反应有胃肠胀气、误吸、口鼻咽干燥、面罩压迫和鼻面部皮肤损伤、排痰困难、气压伤及幽闭综合征等，在 NPPV 过程中要对这些不良反应进行监测并采取相应的预防处理措施。

### 2. 有创正压机械通气（IPPV）在慢性阻塞性肺疾病急性加重期的应用

（1）IPPV 治疗慢性阻塞性肺疾病急性加重临床适应证：根据 GOLD 2017 中推荐的 IPPV 适应证：不能耐受 NIV 或 NIV 治疗失败；心跳、呼吸停止；意识丧失；意识减弱、情绪激动 / 狂躁；大量误吸；不能自行排出呼吸道分泌物；心率 <50 次 / 分，且不能自我警示；严重的血流动力学异常，且液体复苏和血管活性药物治疗无效；严重室性心律失常；威胁生命的低氧血症患者不能耐受 NIV。

一旦患者进行了气管插管，机械通气的基本目标就是改善氧合同时避免由于肺泡过度牵张和萎陷而导致的呼吸机相关肺损伤。插管起始可采用容量控制通气，小潮气（5~7ml/kg）、慢频率（12~15 次 / 分）、长呼气（I/E<1:1.5），允许 $PaCO_2$ 轻度高于正常，原则上 PEEP 水平不宜过高，为静态 PEEPi（内源性 PEEP）的 70% ~80%，不建议长期吸入高浓度氧（维持动脉血氧饱和度在 92% ~94%左右），不建议常规镇静，禁用肌松剂，避免呼吸机依赖，插管原因纠正或改善后尽早采用辅助或部分辅助通气。

（2）IPPV 模式选择：机械通气模式的选择主要取决于患者自主呼吸的强弱，无自主呼吸或自主呼吸较弱的患者选择控制通气（controlled ventilation，CV）或辅助 – 控制通气（assist-control ventilation，A-CV），有较强自主呼吸者可选择辅助通气模式，比如同步间歇指令通气（SIMV）或压力支持模式（PSV）或者 SIMV+PSV。

针对于 COPD 急性加重期患者，机械通气的一般原则是：在通气早期，为了使已经疲劳的呼吸肌得到良好的休息，使用控制通气（CV 或 A-CV），但需尽量减少控制通气的时间，以避免大量镇静剂的使用和肺不张、通气血流比失调及呼吸肌失用性萎缩的发生，一旦患者的自主呼吸有所恢复，宜尽早采用辅助通气模式，保留患者的自主呼吸，使患者的通气能力得到锻炼和恢复，为撤机做好准备，争取早日撤机拔管，降低呼吸机相关性肺炎的风险。

自主呼吸部分恢复后，一般应用 SIMV+PSV 模式较多，随着患者自主呼吸的逐步恢复而减少 SIMV 的频率，当减到 <8 次 / 分后，通气模式更换为 PSV 模式，此时吸气触发、吸气流速和吸呼切换三个环节均由患者控制，为撤机做准备。

（3）IPPV 常见并发症

1）气压伤：常见类型包括肺间质气肿（pulmonary interstitial emphysema，PIE）、皮下气肿、纵隔气肿和气胸等，其中 PIE 是气压伤的早期表现，因此保证患者基本通气和氧合的条件下限制气道压力（平台压小于 $30cmH_2O$）和潮气量，有肺大疱的患者应格外注意。

2）呼吸机相关性肺炎（VAP）：COPD 是发生 VAP 的一项独立危险因素，而且此类患者一旦行IPPV，其气管插管的时间较长，易发生VAP，由于VAP使患者住 ICU时间延长，死亡风险显著增加；VAP 预防措施主要包括：经口气管插管，半卧位，声门下分泌物的引流，应用人工鼻，有创—无创序贯通气辅助早日撤机等。

人机对抗：AECOPD 患者出现人机对抗除与患者本身的病情变化和呼吸机及人工气道故障有关外，还常见于通气模式和参数设置的不当，包括 PEEPe、潮气量、峰流速和流速波形等；人机不协调会进一步加重肺过度动态充气，进而出现低血压、休克等严重的并发症，增加呼吸功耗，加重呼吸肌疲劳，呼吸频率增快，出现呼吸性碱中毒等；出现人机不协调后，应在保证患者基本通气和氧合的条件下积极查找原因并加以处理。

**（三）慢性阻塞性肺疾病急性加重患者机械通气的撤离**

**1. 机械通气撤离时机及条件** 有创正压通气（invasive positive pressure ventilation，IPPV）可以挽救患者生命，但呼吸机相关性肺损伤、呼吸机相关性肺炎及部分患者可能产生呼吸机依赖等并发症发生率较高。一旦潜在的呼吸系统疾病开始好转后，考虑何时停止机械通气是非常重要的。尽管一直在探索临床多样性和个体生理的差异性，机械通气撤机专家小组建议满足以下情况考虑撤机：①导致机械通气原因得到纠正或改善；②气体交换充足，较低水平的 $PEEP/FiO_2$，即 $PEEP<8cmH_2O$，同时 $FiO_2<0.5$；③血流动力学指标稳定，患者不再应用或少量应用血管活性药物；④患者能够自主呼吸。

撤机的必要条件：①神志清醒，有自主呼吸能力（未应用镇静、麻醉剂）；②咳嗽反射可，有咳痰能力。“撤机时间窗”基于以上这些变量，至少每天进行评估。如果患者被认为有能力开始进行撤机，建议进行自主呼吸试验（spontaneous breathing trial，SBT）被认为是能够评估患者撤离人工气道后自主呼吸能力的有效指标。但因为 COPD 机械通气患者的特殊性，对于部分 SBT 成功的 AECOPD 患者，并不一定能够成功拔管或者拔管后 48 小时内可能需要重新插管。因此，SBT 只可作为 AECOPD 撤机前的参考，SBT 实验成功就拔管的撤机方法应用于 COPD 患者时要非常慎重。

**2. 无创正压通气在慢性阻塞性肺疾病撤机中的应用** 在 AECOPD 早期，患者神志清楚，痰液引流问题并不十分突出，呼吸肌疲劳是导致呼吸衰竭的主要原因，此时给予 NPPV 一般可获得较好的疗效，若痰液引流障碍或有效通气不能保障时，需建立人工气道行有创正压机械通气（invasive positive pressure ventilation，IPPV）以有效引流痰液和提供更有效的通气。一旦病因控制，自主呼吸功能有所恢复，痰液引流问题已不是主要问题时，可撤离 IPPV，改用 NPPV 以辅助通气和进一步缓解呼吸肌疲劳，被称为有创—无创序贯机械通气撤机。国内外已有多项随机试验证实这种方法可显著提高 AECOPD 的撤机成功率，缩短 IPPV 和住 ICU 时间，降低院内感染率，增加患者存活率，已成为临床上 AECOPD 机械通气治疗的最常用方法。

实施序贯通气的关键在于正确把握有创通气转为无创通气的切换点。以“下呼吸道/肺部感染控制窗（pulmonary infection control window，PIC 窗）”作为有创通气和无创通气之间的切换点，符合 AECOPD 的治疗规律，能比较准确地判断早期拔管时机。通过气管插管有创通气、有效引流痰液、合理应用抗生素后，感染多可得到控制，临床上表现为痰量减少变稀、痰色转白、体温下降、白细胞计数降低、X 线胸片上支气管—肺部感染影消退，这一肺部感染得到有效控制的阶段即称 PIC 窗。PIC 窗是支气管—肺部感染相关的临床征象出现好转的一段时间，而呼吸肌疲劳仍明显，并成为需使用机械通气的主要原因，此时撤离有创通气，继之无创通气，既可进一步缓解呼吸肌疲劳，又可改善通气功能，为以后逐步撤除呼吸机创造条件，又可避免呼吸机相关性肺炎及呼吸肌依赖风险的发生。

COPD 患者有创正压通气的撤离需要注意的问题：①对于长期存在慢性呼吸衰竭的患者，撤机前的 $PaCO_2$ 不宜纠正到正常范围，达到或接近本次发病前的水平即可；②撤机过程中要注意电解质情况，尤其是经常应用利尿剂的患者；③营养不良会使呼吸肌力量减弱从而导致撤机失败，这类患者要注意加强营养支持，改善营养状况，同时制定科学的康复训练计划；④患者能脱离呼吸机并不意味着能拔除气管内导管，在拔管前应确认患者的咳嗽反射正常，方可考虑拔管；⑤若拔管后出现气道阻塞、呼吸窘迫、血气指标的严重恶化等情况需及时重新气管插管。

### （四）慢性阻塞性肺疾病稳定期呼吸支持治疗

**1. 无创正压通气在 COPD 稳定期的应用** 近些年来，越来越多的临床证据证明重度慢性阻塞性肺疾病稳定期患者能够从 NPPV 治疗获益，NPPV 治疗稳定期慢性阻塞性肺疾病患者的临床应用指征包括（满足一项即可）：伴有乏力、呼吸困难、嗜睡等症状伴有气体交换异常；$PaCO_2 \geqslant 50mmHg$ 或在给氧情况下 $PaCO_2$ 50~55mmHg，$SaO_2$<88%，并持续监测 1 小时以上；对支气管扩张剂和（或）激素、氧疗等内科治疗仍存在高碳酸血症或严重的呼吸窘迫；中重度的阻塞性睡眠呼吸暂停而持续气道正压通气（CPAP）无效，可考虑无创正压机械通气支持。而长期应用 NPPV 治疗伴慢性高碳酸血症 COPD 患者临床收益目前尚存争议。NPPV 联合长期氧疗对某些患者，尤其是在日间有明显高碳酸血症的患者或许有一定益处。

**2. 高流量呼吸湿化氧疗在 COPD 稳定期的应用** 经鼻高流量湿化氧疗（humidified high flow nasal cannula，HHFNC）作为新型呼吸治疗方法，在改善患者缺氧，清除上呼吸道二氧化碳储留，保障患者舒适度，进行有效呼吸支持方面具有很大临床应用价值。HHFNC 通过输出高流量气体超过患者主动吸气的最大流速，产生类似 PEEP 效应（3~5cm$H_2O$），可对抗肺动态过度充气时产生的内源性 PEEP，使吸气阻力下降，有效降低呼吸做功；高流量气体（35~60L/min）冲刷上气道，可减少无效腔，清除二氧化碳，避免重复呼吸；提供稳定精确的吸氧浓度（21%~100%）及充分加温加湿的氧气，改善黏膜清除功能，提高患者的舒适度和耐受度，可作为部分中重度慢性阻塞性肺疾病稳定期患者替代 NPPV 的治疗手段。研究证实，对于慢性阻塞性肺疾病稳定期患者每日 ≥ 7h 持续应用 HHFNC 可明显减少慢性阻塞性肺疾病患者急性加重次数。但要注意的是，高流量湿化氧疗仪只能提供低水平的 PEEP，无法通过改善有效肺泡通气量，降低二氧化碳，应用不当反而会加重二氧化碳储留导致病情恶化，甚至危及患者生命，因此对合并有高碳酸血症慢性阻塞性肺疾病稳定期患者不建议常规推荐。

**3. 长期氧疗在COPD稳定期的应用** 氧疗就是吸氧治疗，即通过提高吸入气体中的氧气含量来达到纠正患者缺氧状态的目的。指南对于氧疗的原则、目标及方法均有明确规定：以保证动脉血氧饱和度（$SaO_2$）88%~92%为目标，氧疗30~60分钟复查动脉血气以确定最佳氧合、无二氧化碳储留和酸中毒，若$SaO_2$>92%，应及时调整吸氧浓度。静息状态下严重低氧血症的患者，长期氧疗（每日>15h）可以改善生存。GOLD 2017推荐对于具有以下指征之一的慢性阻塞性肺疾病稳定期患者，均需考虑长期氧疗（LTOT）：①3周内2次以上$PaO_2$≤55mmHg（7.3kPa）或$SaO_2$≤88%，伴或不伴有高碳酸血症；②$PaO_2$维持在55~60mmHg（7.3~8.0kPa），或$SaO_2$ 88%，合并肺动脉高压、肺源性心脏病、继发性红细胞增多（血细胞比容>55%）者。一般来说，氧疗的效果与氧疗的时间密切相关。夜间氧疗可使慢性阻塞性肺疾病患者的生存率提高50%，若氧疗时间大于15h/d，生存率可提高60%，并可减低急性加重住院率。GOLD 2017推荐持续低流量吸氧是每天平均吸氧15h，鼻导管吸氧流量为3L/min或文丘里面罩31%，以避免$CO_2$储留的加重及对呼吸的抑制。

有关慢性阻塞性肺疾病长期家庭氧疗，需要注意以下几点：①一般遵循持续、低流量吸氧原则，在氧疗时要尽量避免$PaCO_2$的上升，因为吸氧的目的是解除低氧血症，但并不需要使$PaO_2$维持过高水平，吸氧浓度过高可抑制呼吸中枢，加重慢性阻塞性肺疾病患者慢性呼吸衰竭；②合理选择吸氧时间：家庭氧疗应每天坚持使用>15h的氧疗，主张夜间持续使用氧疗，白天间断使用。同时，在日常生活中氧疗是非常重要的；③气道湿化：主动湿化可以增加患者的依从性和舒适度，防止气道内分泌物的结痂堵塞导致呼吸做功的增加。

（肖　坤　解立新）

## 第二节　重度哮喘急性发作患者的机械通气治疗

支气管哮喘（哮喘）是严重危害人类健康的重要慢性气道疾病之一，患病率正呈现快速上升趋势，尽管哮喘的规范化治疗的普及使得哮喘患者控制率显著提高，仍有5%~10%的患者会经历一次重度哮喘急性发作，需要急诊就诊或住院治疗，其中2%~4%的住院患者会发展为呼吸衰竭，需要接受机械通气治疗，这部分患者的病死率在6.5%~10.3%。重度哮喘急性发作是导致哮喘患者死亡的主要原因，及时给予机械通气治疗，合理选择通气方式，正确设置通气参数，优化治疗策略将有助于减少并发症，改善患者的预后。

### 一、重度哮喘急性发作时病理生理特点

重度哮喘急性发作时气道黏膜严重充血、水肿；支气管平滑肌严重痉挛；支气管管壁炎症细胞浸润和气道黏液分泌显著增多，可有支气管内广泛痰栓形成，导致气道阻塞，进而引起一系列的病理生理改变。

**1. 高水平的内源性呼气末正压（intrinsic positive end-expiratory pressure，PEEPi）** 原因是严重气道阻塞和呼气时声门变窄，气道阻力增加，使呼气不完全，以致在下一次吸气之前，肺组织未能回复到正常的功能残气位，导致呼气末肺泡内压力为正值，重度哮喘急性发作患者的 PEEPi 常常在 10~15cm$H_2O$，甚至更高。由于 PEEPi 存在，患者必须首先产生足够的吸气压力，以克服 PEEPi 才可能使肺内压低于大气压而产生吸气气流，导致吸气负荷增加。

**2. 肺过度充气** 肺组织的弹性回缩力降低及呼气期间吸气肌持续收缩导致胸廓存在较大的外向弹力，以致呼气气流的驱动力减弱，并且气道阻力的显著增加，这些共同导致呼气气流极度受限，吸入的潮气量呼出不完全，出现肺过度充气。临床表现为功能残气量增加，严重时可达正常的 2 倍。肺过度充气导致辅助呼吸肌的动用，胸廓过度扩张，并压迫膈肌使其处于不利的收缩位置，膈肌和辅助呼吸收缩效率低，容易发生呼吸肌疲劳，而且增加了氧耗量。

**3. 通气 / 血流失衡和气体交换障碍** 患者的换气功能相对完善，尽管哮喘发作时存在显著的通气不均，但低通气区域的肺泡可接受旁路通气，同时低氧会引起低通气区域的肺血管收缩，故极少出现严重通气 / 血流失衡，并且患者的低氧血症可通过吸氧得到纠正。只有大面积气道严重阻塞时，才会导致通气 / 血流比例严重失调（通常 <0.1），导致患者出现难治性低氧血症。

**4. 气道高反应性** 整个气道，包括咽喉部的敏感性显著增高，外来刺激（如气管插管和机械通气等）容易导致严重的喉痉挛和气道痉挛，可在短时间内发生通气量的急剧下降，导致致死性低氧血症和严重的呼吸性酸中毒；也容易产生瞬间的高跨肺压和高剪切力，导致气压伤。

**5. 循环功能相对稳定** 过度充气可导致肺循环阻力的显著增加、胸腔负压的下降以及心脏的活动受限，而代偿性呼吸加深则显著增加胸腔负压和肺间质负压，从而维持体循环和肺循环的相对稳定。

## 二、机械通气治疗的时机与方式选择

**1. 重度哮喘急性发作类型** 可分为两种类型，Ⅰ型缓发持续性，约占 80%，长期哮喘控制欠佳，诱发因素为病毒感染等未知因素，以黏液栓和黏膜水肿为主，气道炎症细胞主要为嗜酸细胞，支气管扩张剂疗效较差，需要早期给予激素治疗，机械通气时间常常需要数天。Ⅱ型速发急进性，约占 20%，哮喘症状较轻，诱发因素为过敏、非甾体药物、气道高反应和情绪紧张等未知因素，以支气管痉挛为主，气道炎症细胞主要为中性粒细胞，支气管扩张剂起效快，疗效好，需要机械通气治疗时间短，甚至不到 1 天。

**2. 致死性哮喘的识别** 重度哮喘发作亦可见于轻度或控制良好的哮喘患者，因此，识别具有哮喘相关死亡高危因素的患者非常重要。高危患者包括：①曾经有过气管插管和机械通气治疗，濒于致死性哮喘的病史；②在过去 1 年中因为哮喘而住院或急诊就诊；③正在使用或最近刚刚停用口服激素；④目前未使用吸入激素；⑤过分依赖短效支气管扩张剂，特别是每月使用沙丁胺醇（或等效药物）超过 1 支；⑥有心理疾病或社会心理问题，包括使用镇静剂；⑦哮喘治疗依从性差；⑧有食物过敏史。

**3. 无创正压通气的指证** 有研究显示，无创正压通气（noninvasive positive pressure

ventilation，NPPV）可以改善患者血气和肺功能，其机制可能包括：气道内正压直接机械性扩张气道，降低气道阻力；提高雾化吸入药物的效率；缓解呼吸肌疲劳。最近美国的流行病学资料发现，致命性哮喘患者应用无创通气比例明显增加，而有创通气比例则逐渐减少。荟萃分析发现，112 例患者尽管应用了支气管扩张剂和糖皮质激素后仍存在持续高碳酸血症或呼吸窘迫，应用 NPPV 后，只有 19 例最终需要气管插管。而另一项研究中，NPPV 和有创通气在降低高碳酸血症患者的 $PaCO_2$ 方面是同样有效的。现有随机对照研究中，患者的病情均较轻，样本量也较小；而入选病情危重患者的研究均为回顾性研究；并且气管插管作为重度哮喘急性治疗的成功率高，并发症发生率较低。因此，在哮喘重症发作中，如何合理选用 NPPV 仍存在争议。目前指南推荐，如果没有紧急插管的指征和无创正压的禁忌证，可以尝试应用。

虽然 NPPV 对重症哮喘患者有效，但亦可能会延误气管插管时机。因此，识别哪类患者能从 NPPV 中获益非常重要。临床上常选取轻到中度呼吸窘迫，并且无明显禁忌证的患者。NPPV 治疗哮喘的绝对禁忌证包括①需要立即气管插管；②意识不清；③呼吸道分泌物多及存在误吸风险；④既往面部手术史致无法佩戴面罩。相对禁忌证包括：①血流动力学不稳定；②严重的低氧血症和（或）高碳酸血症（氧合指数 <200mmHg，$PaCO_2$>60mmHg）；③患者不配合，严重躁动；④治疗团队的 NPPV 经验不足。

**4. 有创通气的指征** 在常规治疗无效的情况下，气管插管机械通气治疗是挽救生命的必然和必要的措施，但气管插管可能刺激气道，导致痉挛加重以及机械通气的并发症较多，应严格掌握指征。气管插管时机的把握应综合患者的临床表现和实验室检查，重点关注患者是否出现呼吸肌疲劳和神志的改变。虽经积极治疗，但仍出现以下情况之一者应考虑及早行气管插管：①心脏骤停；②呼吸减慢或停止；③意识障碍；④沉默肺；⑤纯氧面罩给氧情况下 $PaO_2$<60mmHg 或 pH<7.2，或 $PaCO_2$ >55mmHg 或以 5mmHg/h 速度上升；⑥呼吸过快，≥ 40 次 / 分；⑦并发气胸或难以纠正的乳酸酸中毒；⑧ NPPV 治疗无效。

**5. 气管插管的实施** 哮喘患者存在气道高反应性，气管插管容易诱发严重的喉痉挛。气管插管延迟或操作不顺利是危重哮喘患者的主要死亡原因，因此应由有经验的医生来进行，采取合适的插管技术。既往认为经鼻气管插管可减少对喉的刺激，患者舒适度较好，便于留置固定。但哮喘患者大多合并鼻息肉或鼻窦疾病，不利于插管或容易继发鼻窦炎，并且哮喘急性发作大多可以较快缓解，经口气管插管操作方便快捷，可以放置大管径的导管，有利于降低导管阻力，便于痰液的吸引或纤维支气管镜治疗，因此首选经口气管插管。重度哮喘急性发作患者再次重度发作的可能性很大，而气管切开容易导致气管狭窄，增加下一次气管插管的难度，因此即使在撤机困难的情况下，也应尽量避免。

## 三、机械通气模式和参数的设置

重度哮喘急性发作患者机械通气治疗时应避免过高的气道内压和最大限度地减少肺过度充气，采取肺保护通气和允许性高碳酸血的策略。

**1. 通气模式的选择** 虽然定容通气（volume control ventilation，VCV）或定压通气模式（pressure control ventilation，PCV）都可以应用在重度哮喘急性发作患者中。大多数学者推荐在机械通气的初期给予 VCV，因为患者的气道阻力显著增高，需要高驱动压使气流通过阻塞的气道，VCV 可以实现较高的驱动压力，保障通气量。机械通气的中后期选择何种通气模式尚无定论，哮喘患者的气道阻力和 PEEPi 波动大，PCV 会造成潮气量波动，可出现严重的低肺泡通气，但气道阻塞迅速缓解时又会出现通气过度；VCV 虽避免了上述问题，但需注意气道压力变化。当患者自主呼吸恢复后，应兼顾自主呼吸和机械辅助通气，尽量选择自主通气模式，如压力支持通气或同步间隙指令通气。

**2. 通气参数的初始调节** 高分钟通气量是导致肺过度充气的主要危险因素，因而采取小潮气量，低呼吸频率，高吸气流速，缩短吸气时间，尽量延长呼气时间。潮气量设置为 6~8ml/kg，呼吸频率 10~15 次 / 分，分钟通气量小于 10L/min，吸气流速 60~80L/min，吸气时间 0.8~1.2 秒，吸呼比大于 1∶2。初始的吸氧浓度应设置为 100%，随后根据患者的脉搏血氧饱和度和血气分析，滴定式调节吸氧浓度，保证血氧饱和度 >90%。通气参数的调节应避免肺过度充气的加重，需要通过监测气道压力来评估肺过度充气。

**3. PEEP 的设置** 外源性 PEEP（external positive end-expiratory pressure，PEEPe）可扩张陷闭小气道，抵消部分 PEEPi，降低吸气肌负荷，减少呼吸肌做功，改善人机同步，临床上常根据 PEEPi 高低来设置 PEEPe。哮喘患者 PEEPi 的形成原因主要为气道阻塞，PEEP 扩张气道的作用有限。在机械通气初期行控制通气时，由于患者是被动呼吸，呼气时没有流量限制，不存在 PEEPi，此时 PEEPe 对减少患者呼吸功没有任何作用，相反，给予 PEEPe 可能会增加呼气末肺容积，加重病情。而当患者呼吸肌肌力恢复或能触发呼吸机时，外周气道可能存在延迟阻塞，而产生呼气流量限制，此时低水平的 PEEPe 可能会起到一定的作用。可以尝试低水平 PEEPe（通常≤ 5cm$H_2O$），同时需严密监测平台压，如果平台压增加，应降低所设定的 PEEPe。

**4. 允许性高碳酸血症** 有研究发现，如果要维持重度哮喘急性发作患者正常 $PaCO_2$，常需要 15~20L/min 的通气量，这种通气水平往往导致肺过度充气加重，使得病情恶化。允许性高碳酸血症是低潮气量通气的必然结果，维持正常动脉血气与限制肺过度充气常常不能同时兼顾，为减少气压伤及对循环功能的抑制作用，可允许 $PaCO_2$ 在一定范围内升高，pH 适度降低（不低于 7.20~7.25）。但慎用于高颅内压和明显心功能不全的患者。各种机械通气方式的最终目的是为哮喘的药物治疗提供机会，而酸中毒可降低激素及解痉药物的敏感性，应尽量将 pH 维持在 7.30 以上。

**5. 镇静和肌松药物的使用** 为了达到避免人机不协调和控制性低通气的目的而进行深度镇静常常是必要的。常用的镇静方案是联合使用丙泊酚（或苯二氮䓬类）和芬太尼，为了达到深度镇静，可能需要较高剂量。哮喘患者的气道梗阻往往在 24~48h 内可以得到明显改善，应特别注意避免由于镇静剂的残留所致的非必要延迟拔管。丙泊酚相比苯二氮䓬类药物的主要优势在于起效迅速且兼具支气管舒张作用，停药后迅速唤醒，因而应用最为广泛，但使用时应注意监测血压。单独使用镇静剂疗效欠佳时，可以考虑使用肌松药物。在使用方法上，间断给药优于持续输注，因为按需间断给药有利于对镇静深度评估，降低肌病和肌肉麻痹的发生，以免影响撤机。

**6. 肺过度充气的监测** PEEPi 可反映气道闭陷的程度并评估过度充气对血流动力学影响，但重度哮喘急性发作患者的 PEEPi 通常难以测得，并且可能存在隐匿性 PEEPi 的现象，导致对 PEEPi 的低估。平台压是反映肺过度充气和气压伤危险性的最常用有效指标，平台压应尽量控制在 30cm$H_2O$ 以下。监测平台压的变化可以反映不断变化的 PEEPi，如果增加呼吸频率使平台压增加，提示 PEEPi 的增加，如果降低呼吸频率使平台压降低，提示 PEEPi 的下降。我们应尽量避免峰压过高，对于哮喘患者，没有证据提示过高的峰压可能导致肺损伤，因为它仅驱动气体通过阻塞的气道，而不是直接作用于肺部，为了维持最低的通气量，峰压可能高达 60~80cm$H_2O$。

**7. 拔管时机的选择** 患者的撤机拔管一般较容易，但部分患者可能无法很好地耐受自主呼吸试验，因为镇静停止后，易出现气管导管诱发的支气管痉挛，这些患者一旦评估哮喘症状得到了较好的控制，即可毋需自主呼吸试验而直接拔管。

## 四、并发症的预防和处理

**1. 低血压** 哮喘患者机械通气时最常见的并发症是血流动力学不稳定，表现为低血压。这可能与肺过度充气加重致回心血量的减少以及右心后负荷增加有关。可在预先充分氧合的情况下，短暂地脱离呼吸机 30~60s，如果血压立即上升，则考虑与肺过度充气有关，相应调整呼吸机参数。如果呼吸暂停试验和快速补液均不能使血压回升，应警惕张力性气胸和心肌抑制。

**2. 气压伤** 哮喘患者机械通气时气胸的发生率在 3% ~6%，即使是少量气胸对于机械通气的重症哮喘患者也是致命的，因为过度充气的肺可以快速增加胸腔内压力，往往伴随着患者临床病情的突然加重，甚至导致死亡。因此气胸应需要早期诊断并迅速处理。肺部超声的应用可以给我们床边快速诊断提供很好的帮助。

**3. 中枢神经系统损伤** 最严重的并发症是不可逆的中枢神经系统损伤，绝大多数情况下，是因为在给予气管插管前患者就出现了心脏骤停，导致脑缺氧。如果没有心脏骤停的发生，很少有哮喘持续状态的患者发生不可逆的脑损伤。严重的高碳酸血症可引起患者昏迷，但长期的神经系统后遗症是罕见的，即使二氧化碳水平明显升高。

**4. 肌病** 大约 15% 接受机械通气的重症哮喘患者会因为严重的肌病出现全身无力，一般来说，膈肌相对幸免，严重的肌病本身很少引起拔管延迟。严重肌病的发病机制仍未十分清楚，可能归因于糖皮质激素和长时间肌松药物治疗的叠加效应。部分患者即使使用最小剂量肌松药物，也会并发严重的肌病。并发严重肌病的患者，接受机械通气时间一般在 5~12d，长时间的肌肉静止状态很可能是并发严重肌病的关键因素。虽然有些患者需要 ≥ 2 周的物理治疗，但最后都能完全恢复。

（代　冰）

# 第三节 急性呼吸窘迫综合征的正压通气

急性呼吸窘迫综合征（acute respiratory distress syndrome，ARDS）是指短时间内（1 周内），由严重感染、创伤、休克等各种肺内外致病因素所导致的以肺泡毛细血管及肺泡上皮损伤为主要表现的临床综合征。主要病理特征是肺微血管通透性增高，肺泡腔渗出富含蛋白质的液体，进而导致肺水肿及透明膜形成，常伴有肺泡出血。主要病理生理改变是肺容积减少、肺顺应性降低和严重通气 / 血流比例失调。临床表现为呼吸窘迫、顽固性低氧血症和呼吸衰竭，肺部影像学表现为双肺弥漫渗出性病变。

## 一、概述

### （一）病因与发病机制

临床上多种因素均可造成 ARDS 的发生。根据对肺损伤作用途径的不同，可将 ARDS 的病因分为直接肺损伤因素（肺源性 ARDS）和间接肺损伤因素（肺外源性 ARDS），前者指对肺的直接损伤，后者指肺外疾病或损伤通过激活全身炎症反应所产生的肺损伤。

直接肺损伤因素主要包括①严重肺部感染，包括细菌、真菌、病毒及肺囊虫感染等；②误吸，包括胃内容物、烟雾及毒气等误吸；③肺挫伤；④淹溺；⑤肺栓塞，包括脂肪、羊水、血栓栓塞等；⑥放射性肺损伤；⑦氧中毒等。

间接肺损伤因素主要包括①严重感染及感染性休克；②严重非肺部创伤；③急性重症胰腺炎；④体外循环；⑤大量输血；⑥大面积烧伤；⑦弥散性血管内凝血；⑧神经源性（见于脑干或下丘脑）损伤等。

ARDS 的发病机制尚未完全阐明。尽管有些致病因素可以对肺泡膜造成直接损伤，但是 ARDS 的本质是多种炎症细胞（巨噬细胞、中性粒细胞、血管内皮细胞、血小板）及其释放的炎性介质和细胞因子间接介导的肺脏炎症反应。ARDS 是全身炎症反应综合征（systemic inflammatory response syndrome，SIRS）的肺部表现。SIRS 即指机体失控的自我持续放大和自我破坏的炎症瀑布反应；机体与 SIRS 同时启动的一系列内源性抗炎介质和抗炎性内分泌激素引起的抗炎反应称为代偿性抗炎症反应综合征（compensatory anti-inflammatory response syndrome，CARS）。如果 SIRS 和 CARS 在病变发展过程中出现平衡失调，则会导致多器官功能障碍综合征（multiple organ dysfunction syndrome，MODS）。ARDS 是 MODS 发生时最常出现的脏器功能障碍表现。

### （二）病理与病理生理

ARDS 的病理改变为弥漫性肺泡损伤（diffuse alveolar damage，DAD），主要表现为肺广泛性充血水肿和肺泡腔内透明膜形成。病理过程可分为渗出期、增生期和纤维化期三个阶段，三个阶段常重叠存在。ARDS 肺脏大体表现为暗红色或暗紫红色的肝样变，重量明显增加，可见水肿、出血，切面有液体渗出，故有“湿肺”之称。显微镜下可见肺微血管充血、出血、微血栓形成，肺间质和肺泡腔内有富含蛋白质的水肿液及炎症细胞浸润。经过约 72 小时后，由凝结的血浆蛋白、细胞碎片、纤维素及残余的肺表面活性物质混合形成透明膜，伴灶性或大面积肺泡萎陷。可见Ⅰ型肺泡上皮细胞受损坏死。经 1~3 周以后，逐渐过渡到增生期和纤维化期。可见Ⅱ型肺泡上皮细胞、成纤维细胞增生和胶原沉积。部分肺泡的透明膜经吸收消散而修复，亦可有部分形成纤维化。ARDS 患者容易合并或继发肺部感染。

由于肺毛细血管内皮细胞和肺泡上皮细胞损伤，肺泡膜通透性增加，引起肺间质和肺泡水肿；肺表面活性物质减少，导致小气道陷闭和肺泡萎陷不张。通过 CT 观察发现，ARDS 肺形态改变具有两个特点，一是肺水肿和肺不张在肺内呈“不均一”分布，即在重力依赖区（dependent regions，仰卧位时靠近背部的肺区）以肺水肿和肺不张为主，通气功能极差，而在非重力依赖区（non-dependent regions，仰卧位时靠近前胸壁的肺区）的肺泡通气功能基本正常；二是由于肺水肿和肺泡萎陷，使功能残气量和有效参与气体交换的肺泡数量减少，因而称 ARDS 患者的肺为“婴儿肺（baby lung）”或“小肺（small lung)”。上述病理和肺形态改变可引起严重通气/血流比例失调、肺内分流和弥散障碍，造成顽固性低氧血症和呼吸窘迫。呼吸窘迫的发生机制主要有：①低氧血症刺激颈动脉体和主动脉体化学感受器，反射性刺激呼吸中枢，产生过度通气；②肺充血、水肿刺激毛细血管旁J感受器，反射性使呼吸加深、加快，导致呼吸窘迫。由于呼吸的代偿，$PaCO_2$最初可以降低或正常。极端严重者，由于肺通气量减少以及呼吸窘迫加重呼吸肌疲劳，可发生高碳酸血症。

### （三）临床表现

ARDS大多数于原发病起病后72小时内发生，90%以上的患者不超过7d。除原发病的相应症状和体征外，最早出现的症状是呼吸增快，并呈进行性加重的呼吸困难、发绀，常伴有烦躁、焦虑、出汗等。其呼吸困难的特点是呼吸深快、费力，患者常感到胸廓紧束、严重憋气，即呼吸窘迫，不能用通常的吸氧疗法改善，亦不能用其他原发心肺疾病（如气胸、肺气肿、肺不张、肺炎、心衰）解释。早期体征可无异常，或仅在双肺闻及少量细湿啰音；后期多可闻及水泡音，可有管状呼吸音；如合并肺纤维化，可闻及爆裂音。

### （四）影像及实验室检查

**1. X线胸片** 早期可无异常，或呈轻度间质改变，表现为边缘模糊的肺纹理增多，继之出现斑片状以至融合成大片状的磨玻璃或实变浸润影（图21-1）。其演变过程符合肺水肿的特点，快速多变；后期可出现肺间质纤维化的改变。

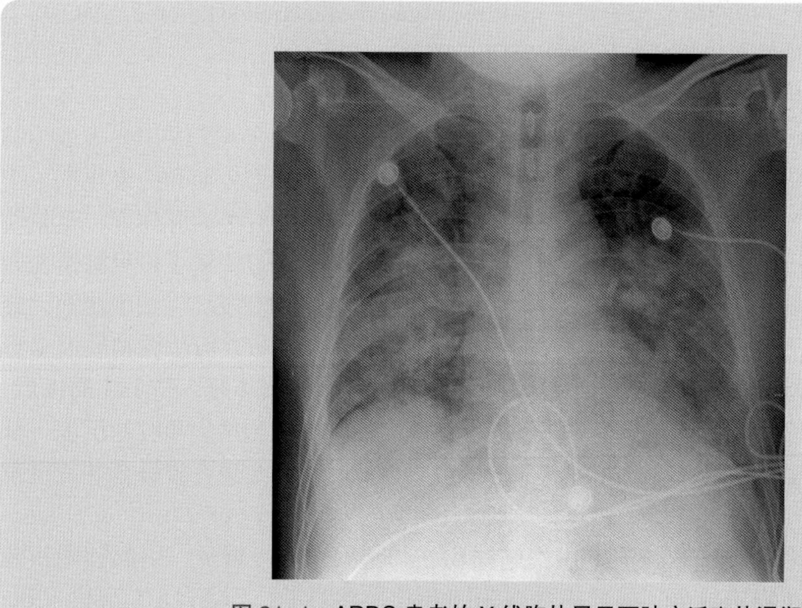

图21-1 ARDS患者的X线胸片显示两肺广泛斑片浸润影

2. 动脉血气分析　典型的改变为 $PaO_2$ 降低，$PaCO_2$ 降低，pH 升高。根据动脉血气分析和吸入氧浓度可计算肺氧合功能指标，如肺泡 — 动脉氧分压 [$P_{(A-a)}O_2$]、氧合指数（$PaO_2/FiO_2$）等指标，对建立诊断、严重性分级和疗效评价等均有重要意义。目前在临床上以 $PaO_2/FiO_2$ 最为常用，$PaO_2$ 的单位采用 mmHg，$FiO_2$ 为吸入氧的分数值，如某位患者在吸入 40% 氧气（吸入氧比例为 0.4）的条件下，$PaO_2$ 为 80mmHg，则 $PaO_2/FiO_2$ 为 80/0.4=200mmHg。$PaO_2/FiO_2 \leqslant 300$mmHg 是诊断 ARDS 的必要条件。考虑到 ARDS 的病理生理特点，新的 ARDS 柏林定义对监测 $PaO_2/FiO_2$ 时患者的呼吸支持形式进行了限制，规定在监测动脉血气分析时患者应用的呼气末正压（PEEP）/ 持续气道内正压（CPAP）不低于 5cm$H_2O$。早期由于过度通气而出现呼吸性碱中毒，pH 可高于正常，$PaCO_2$ 低于正常。后期若出现呼吸肌疲劳或肺纤维化（如肺大疱）导致的无效腔通气增加，则 pH 可低于正常，甚至出现 $PaCO_2$ 高于正常。

3. 心脏超声和 Swan-Ganz 导管检查　有助于明确心脏情况和指导治疗。通过置入 Swan-Ganz 导管可测定肺动脉楔压（PAWP），这是反映左心房压较为可靠的指标。PAWP 一般 <12mmHg，若 >18mmHg 则支持左心衰竭的诊断。考虑到心源性肺水肿和 ARDS 有合并存在的可能性，目前认为 PAWP>18mmHg 并非 ARDS 的排除标准，如果呼吸衰竭的临床表现不能完全用左心衰竭解释时，应考虑 ARDS 诊断。由于超声的广泛应用，Swan-Ganz 导管逐渐被床旁超声所取代。如条件具备，诊断 ARDS 应常规行超声检查。

### （五）诊断

根据 ARDS 柏林定义，满足如下 4 项条件方可诊断 ARDS。

1. 明确诱因下，1 周内出现的急性或进展性呼吸困难。

2. 胸部 X 线平片 / 胸部 CT 显示双肺浸润影，不能完全用胸腔积液、肺叶 / 全肺不张和结节影解释。

3. 呼吸衰竭不能完全用心脏衰竭和液体负荷过重解释。如果临床没有危险因素，需要用客观检查（如超声心动图）来评价心源性肺水肿。

4. 低氧血症　根据 $PaO_2/FiO_2$ 确立 ARDS 诊断，并将其按严重程度分为轻度、中度和重度 3 种。需要注意的是，上述氧合指数中 $PaO_2$ 的监测都是在机械通气参数 PEEP/CPAP 不低于 5cm$H_2O$ 的条件下测得；所在地海拔超过 1000m 时，需对 $PaO_2/FiO_2$ 进行校正，校正后的 $PaO_2/FiO_2$ =（$PaO_2/FiO_2$）×（所在地大气压值 /760）。

轻度：200mmHg<$PaO_2/FiO_2 \leqslant$ 300mmHg。

中度：100mmHg<$PaO_2/FiO_2 \leqslant$ 200mmHg。

重度：$PaO_2/FiO_2 \leqslant$ 100mmHg。

自 ARDS 柏林定义发布以来，最近多项临床研究评估了其在 ARDS 诊断和预后预测中的价值。Thille 等对符合柏林定义的 356 例 ARDS 患者的尸解结果分析发现，弥漫性肺泡损伤（DAD）随病情严重程度分级的增加而明显增多；而且发现若中重度的 ARDS 患者病程超过 72 小时，DAD 的发生率明显增加（62%）。该研究结果从而验证了柏林定义的准确性。

### （六）治疗

治疗原则与一般急性呼吸衰竭相同。主要治疗措施包括：积极治疗原发病、呼吸支持以及调节液体平衡等。

**1. 原发病的治疗** 是治疗 ARDS 的基础，应积极寻找原发病并予以彻底治疗。感染是 ARDS 的常见原因，也是 ARDS 的首位高危因素，而 ARDS 又易并发感染，所以对所有患者都应怀疑感染的可能，除非有明确的其他导致 ARDS 的原因存在。治疗上宜选择广谱抗生素。

**2. 呼吸支持** 采取有效的呼吸支持措施以改善氧合是 ARDS 治疗的重要目标。一般维持 $PaO_2 \geqslant 60mmHg$ 或 $SaO_2 \geqslant 90\%$ 即可。呼吸支持方式包括面罩给氧、经鼻高流量氧疗、无创正压通气、有创正压通气、体外膜式氧合等。本节主要介绍正压通气，其他内容可参考相关章节。

**3. 液体管理** 对于存在血流动力学不稳定的 ARDS 患者，早期积极的液体复苏能够改善预后。为减轻肺水肿，应合理限制液体入量，以可允许的较低循环容量来维持有效循环，保持肺脏处于相对“干”的状态。在血压稳定和保证脏器组织灌注前提下，液体出入量宜轻度负平衡，可使用利尿药促进水肿的消退。关于补液性质尚存在争议，由于毛细血管通透性增加，胶体物质可能渗至肺间质，所以在 ARDS 早期，除非有严重的低蛋白血症，不宜输注较多胶体液。

**4. 其他治疗** 包括营养支持与监护等。糖皮质激素、$\beta_2$ 肾上腺素受体激动剂、他汀类药物、肺泡表面活性物质、鱼油和吸入一氧化氮等在 ARDS 中的治疗价值尚不确定。

## 二、无创正压通气

由于 NPPV 可以避免人工气道的建立及其并发症的发生，近年来被广泛应用于治疗多种疾病所致的呼吸衰竭。与传统氧疗方式相比，NPPV 可提供一定水平的肺泡内正压，因此能开放塌陷的肺泡，减轻肺水肿和改善氧合，并可能降低患者气管插管需求和病死率。

目前大部分观察性研究和 RCT 研究均证实 NPPV 较常规氧疗相比可显著改善 ARDS 患者的氧合和呼吸功耗等生理学指标，但在气管插管率和病死率方面的研究较少。最初的 1 项仅纳入 10 例 ARDS 患者的观察性研究提示，NPPV 可使 66% ARDS 患者避免气管插管，存活率达到 70%，且未发现与 NPPV 相关的不良反应。2010 年 Agarwal 等纳入 13 项临床研究共 540 例 ARDS 患者的荟萃分析提示，NPPV 患者的插管率范围波动于 30% ~86%，合并插管率达到 48%；病死率范围波动于 15% ~71%，合并病死率为 35%。因该荟萃分析中各研究具有极大的异质性，因此亦未能在插管率和病死率方面得出肯定结论。2012 年，我们发表了 1 项应用 NPPV 治疗轻度 ARDS 患者（$200mmHg<PaO_2/FiO_2<300mmHg$）的 RCT 研究，结果发现与常规氧疗组（19 例）相比，无创通气组（21 例）患者气管插管率（5%对 37%，$P$=0.02）更低，病死率（5%对 26%，$P$=0.09）亦呈下降趋势。最近发表的 1 项纳入 6 项 RCT 研究（共 227 例 ARDS 患者）的荟萃分析提示，早期 NPPV 可降低轻度 ARDS 患者的气管插管率和住院病死率。

由于 ARDS 的病因和疾病严重程度各异，NPPV 失败率在 50%左右，而一旦失败，患者病死率高达 60% ~70%。因此，早期识别 NPPV 治疗 ARDS 患者失败的高危因素可以显著提高 NPPV 治疗 ARDS 的安全性。临床中常见的预测 NPPV 治疗 ARDS 患者失败的高危因素（表 21-2）。

**表 21-2 预测 NPPV 治疗 ARDS 失败的高危因素**

| 预测 NPPV 治疗 ARDS 失败的高危因素 |
|---|
| 年龄 >58 岁 |
| 感染性休克 |
| 代谢性酸中毒 |
| 病原学诊断不明确 |
| 外科术后并发急性肾功能不全和心肌梗死 |
| 基础 $PaO_2/FiO_2$<140mmHg |
| NPPV 治疗后 1h，$PaO_2/FiO_2$<175mmHg；呼吸频率 >25 次 / 分；pH<7.37 |
| NPPV 治疗时出现高通气需求，如分钟通气量 >14L/min，潮气量 >500ml |

注：NPPV：无创正压通气；ARDS：急性呼吸窘迫综合征；$PaO_2$：动脉氧分压；$FiO_2$：吸氧浓度；1mmHg=0.133kPa

## 三、有创正压机械通气

如上所述，由于 ARDS 肺病变具有“不均一性”和“小肺”的特点，当采用较大潮气量通气时，气体容易进入顺应性较好、位于非重力依赖区的肺泡，使这些肺泡过度扩张，造成肺泡上皮和血管内皮损伤，加重肺损伤；而萎陷的肺泡在通气过程中仍维持于萎陷状态，在局部扩张肺泡和萎陷肺泡之间产生剪切力，也可引起严重肺损伤。因此 ARDS 机械通气的关键在于：复张萎陷的肺泡并使其维持开放状态，以增加肺容积和改善氧合，同时避免肺泡过度扩张和反复开闭所造成的损伤。目前，ARDS 的有创机械通气推荐采用肺保护性通气策略，主要措施包括合适水平的 PEEP 和小潮气量。ARDS 机械通气具体实施主要包括以下内容。

### （一）潮气量的调节

小潮气量通气策略的实施可参考 ARMA 研究的设置方法。逐渐降低 Vt 水平至 6ml/kg（理想体重）。理想体重的计算方法：

男性：理想体重（kg）=50 + 0.91 × [身高（cm）−152.4]。

女性：理想体重（kg）=45.5 + 0.91 × [身高（cm）−152.4]。

调节潮气量后，应注意监测平台压大小，目标水平应低于 30cm$H_2O$。测量平台压时应给予充分的镇静或肌松以避免自主呼吸的干扰。若平台压 >30cm$H_2O$，应逐渐以 1ml/kg 的梯度降低 Vt 至最低水平 4ml/kg。降低 Vt 后应逐渐增加呼吸频率以维持患者分钟通气量，呼吸频率最大可调节至 35 次 / 分，同时应注意气体陷闭的发生。需注意的是，降低 Vt 后，虽然最大限度地调节呼吸频率（35 次 / 分），但部分患者仍会出现严重的高碳酸血症。除伴有颅内高压、血流动力学不稳定等情况的患者外，一般大多数患者能耐受高碳酸血症的发生，即采用允许性高碳酸血症。对于非常严重的 $CO_2$ 储留患者（经积极处理后 pH 仍低于 7.2），有条件的单位此时可考虑联合应用 ECLA 技术，如 ECMO、体外 $CO_2$ 清除技术等。

虽然大多数研究采用 6ml/kg 的 Vt 为小潮气量通气的标准，但对于重度 ARDS 患者，

6ml/kg 的 VT 仍可能会加重肺损伤的发生，其原因可能是由于不同 ARDS 患者正常通气肺组织容积差异较大，因而会出现同一 Vt 通气时不同 ARDS 肺组织所受应力水平存在显著差异。因此，ARDS 患者潮气量的选择应强调个体化，应综合考虑患者病变程度、平台压水平（低于 30cm$H_2O$）、胸壁顺应性和自主呼吸强度等因素的影响。如对于胸壁顺应性显著降低的患者（如严重肥胖、腹腔高压），常因胸腔内压力异常增加导致大量肺泡塌陷，为增加跨肺泡压复张塌陷肺泡，此时平台压水平有可能会超过 30cm$H_2O$。此外，对于重度 ARDS 患者，过强的自主吸气努力会显著增大跨肺泡压和增加肺泡过度牵张的风险，此时应适当降低平台压水平或抑制自主呼吸强度。建议对于有条件的单位可进行食管压力监测评估跨肺泡压大小，避免吸气末跨肺泡压 >20~25cm$H_2O$ 和维持呼气末跨肺泡压 >0cm$H_2O$。

### （二）PEEP 的调节

适当水平的 PEEP 可使萎陷的小气道和肺泡再开放，防止肺泡随呼吸周期反复开闭，使呼气末肺容量增加，并可减轻肺损伤和肺泡水肿，从而改善肺泡弥散功能和通气 / 血流比例，减少肺内分流，达到改善氧合和肺顺应性的目的。但 PEEP 可增加胸内正压，减少回心血量，并有加重肺损伤的潜在危险。

研究表明，高水平 PEEP（>12cm$H_2O$）不能改善整体 ARDS 患者的病死率，但可能有益于中重度 ARDS 患者，轻度 ARDS 患者应避免使用高水平 PEEP 治疗。目前有学者建议根据肺的可复张性调节 PEEP 水平，因为不同 ARDS 患者肺组织可复张性差异较大。若 ARDS 患者出现了下列情况之一，即可认为肺可复张性高：① $PaO_2/FiO_2$ 在 PEEP=5cm$H_2O$ 时 <150mmHg；② PEEP 由 5cm$H_2O$ 增加至 15cm$H_2O$ 20min 后，患者出现两种或以上的下述情况：$PaO_2$ 增加、呼吸系统顺应性增加和无效腔量降低。对于肺泡可复张性较差的患者，高 PEEP 可能会导致正常肺泡的过度牵张，加重肺损伤，此时应给予低水平 PEEP 治疗（参见表 21-3 中 ARDSnet 研究的低 PEEP 设置方法）；相反，对于肺泡可复张性高的患者，高 PEEP 能复张萎陷肺泡，减轻肺组织剪切伤和应变，应给予高水平 PEEP 治疗（参见表 21-3 中 ARDSnet 研究的高 PEEP 设置方法）。

在临床实践中，个体化滴定 PEEP 的方法很多（表 21-4），但目前未有研究证实何种 PEEP 设置方法最佳，有条件的单位可参考这些设置方法指导 PEEP 的个体化设置。

表 21-3 ARDSnet 研究中根据 PEEP-$FiO_2$ 表格设置高 / 低水平 PEEP

| 设置方法 | 参数调节 | | | | | | | | | | | | | |
|---|---|---|---|---|---|---|---|---|---|---|---|---|---|---|
| 低水平 PEEP | | | | | | | | | | | | | | |
| $FiO_2$ | 0.3 | 0.4 | 0.4 | 0.5 | 0.5 | 0.6 | 0.7 | 0.7 | 0.7 | 0.8 | 0.9 | 0.9 | 0.9 | 1.0 |
| PEEP（cm$H_2O$） | 5 | 5 | 8 | 8 | 10 | 10 | 10 | 12 | 14 | 14 | 14 | 16 | 18 | 18~24 |
| 高水平 PEEP | | | | | | | | | | | | | | |
| $FiO_2$ | 0.3 | 0.3 | 0.4 | 0.4 | 0.5 | 0.5 | 0.5~0.8 | 0.8 | 0.9 | 1.0 | | | | |
| PEEP（cm$H_2O$） | 12 | 14 | 14 | 16 | 16 | 18 | 20 | 22 | 22 | 22~24 | | | | |

调节 PEEP 和 $FiO_2$ 维持氧合目标：$SpO_2$88%~95% 和 $PaO_2$ 55~80mmHg；调节时应根据氧合目标渐进式调节，如在低水平 PEEP 的设置方法中，若患者初始 $FiO_2$=0.5，PEEP=8cm$H_2O$，但氧合未能达标，此时依据表格可将 PEEP 调至 10cm$H_2O$；若氧合仍未达标，下一步则将 $FiO_2$ 调至 0.6，此后依此类推。PEEP. 呼气末正压；$FiO_2$. 吸氧浓度；1cm$H_2O$=0.098kPa；1mmHg=0.133kPa。

**表 21-4 临床常见的 PEEP 设置方法**

| 设置方法 | 方法描述 |
| --- | --- |
| PEEP-$FiO_2$ 表格法 | 结合 PEEP 和 $FiO_2$ 的调节达到氧合目标（$PaO_2$ 55~88mmHg 和 $SpO_2$ 88%~95%） |
| 食管压法 | 通过食管压间接评估胸腔压，调节 PEEP 使呼气末跨肺压 >0，维持肺泡在呼气末的开放状态，限制吸气末跨肺泡压低于 25cmH2O |
| 应力指数法 | 在持续流量送气的容量控制通气模式下，观察压力时间曲线的形态和计算应力指数。若应力指数 >1，提示 PEEP 水平较高，若 <1，提示应增加 PEEP 复张肺泡 |
| PEEP 递减法 | 开始将 PEEP 设置于较高水平（如 >20cm$H_2O$），然后逐渐降低 PEEP 水平直到出现 $PaO_2$ 和肺顺应性下降 |
| P-V 曲线法 | 设置 PEEP 于该曲线低位拐点之上 1~2cm$H_2O$ |
| 影像学法 | 通过 CT、超声和体层阻抗扫描等影像技术评估肺泡的复张情况 |

注：PEEP：呼气末正压；$FiO_2$. 吸氧浓度；$PaO_2$：动脉氧分压；$SpO_2$：. 经皮血氧饱和度；P-V：曲线 . 压力—容积曲线；1mmHg=0.133kPa；1cm$H_2O$=0.098kPa

PEEP 与 $FiO_2$ 是改善氧合最重要的手段，应结合 PEEP 调节 $FiO_2$ 水平维持 $SpO_2$ 88%~95% 和 $PaO_2$ 55~80mmHg，以避免高氧血症导致不良后果；一旦氧合改善，应及时降低 $FiO_2$。临床中，对于严重的低氧血症，为达到该氧疗目标可能需进行高浓度吸氧，甚至需调节至 100%。此时虽有可能会出现氧中毒，但目前未有临床研究证实单独高浓度吸氧会加重 ARDS 肺损伤，而不及时纠正严重的低氧血症会危及患者的生命安全。此外，一些已发表的大规模临床研究也提示，当患者出现严重低氧血症时上调 $FiO_2$ 不会增加患者的病死率。如在 ARDSnet 研究中，虽然小潮气量组 $FiO_2$ 稍高于对照组，但小潮气量组的病死率仍低于对照组；在研究 PEEP 对 ARDS 影响的研究中也发现，虽然低 PEEP 组的 $FiO_2$ 显著高于对照组，$PaO_2/FiO_2$ 值低于对照组，但两组间的病死率差异无统计学意义。因此，当 ARDS 患者出现危及生命的低氧血症时，应积极上调 $FiO_2$ 维持基本氧合（$SpO_2$ 88%~95% 和 $PaO_2$ 55~80mmHg），保证机体氧供。对于不同病情的 ARDS 患者，氧疗目标的设定还应根据患者是否存在组织缺氧的危险因素进行适当调整，如血色素下降、血容量不足和心排血量降低等。

### （三）肺复张（recruitment maneuver，RM）

小潮气量通气除了不能保证有效的通气和氧合外，由于使萎陷肺泡复张（recruitment）所需的压力较通常使用的驱动压要高出许多，因而采用限压的肺保护性通气策略所给予的驱动压往往不能使更多萎陷的肺泡复张；此外，长时间的小潮气量通气和高浓度吸氧以及反复吸痰等断开呼吸机管路的操作也会导致进行性吸收性肺不张（reabsorption atelectasis）。肺泡复张手法（recruitment maneuver，RM）是指在机械通气过程中，间断地给予高于常规平均气道压的压力并维持一定的时间（30s~2min），一方面可使更多的萎陷肺泡重新复张，另一方面还可以防止吸收性肺不张。大量的研究表明，这种肺泡复张的方法可以减少终末气道和肺泡在每一呼吸周期中的反复开闭所导致的肺损伤和肺泡表面活性物质的损失，并减少继发性的炎性介质的产生，改善氧合和呼吸力学状况。

临床中常见的RM方法如表21-5。到目前为止，未有研究证实何种RM优于其他方式，而且RM时最佳的气道压力、实施时间和频率仍不清楚。无论实施何种RM，应注意以下几点问题：①在大多数显示RM有效性的研究中，90%患者是中重度ARDS患者（$PaO_2/FiO_2$<200mmHg），因此，RM可能对于这些患者更有效；②目前研究发现RM后设置高水平PEEP可以使RM改善氧合的效果延长4~6小时，因此多数学者建议通过PEEP递减法设置RM后的PEEP水平；③预测RM实施可能有效的因素包括早期ARDS患者（机械通气时间<48小时），病变呈弥漫性改变的肺外源性ARDS患者，低PEEP水平，重度ARDS，呼吸系统顺应性高（>30ml/$cmH_2O$）和胸壁顺应性正常患者；④对血流动力学不稳定和有气压伤高危风险人群实施RM应慎重。

**表21-5 临床实施肺复张手法的常用方法**

| 实施方法 | 方法描述 |
|---|---|
| 控制性肺膨胀（SI）/CPAP法 | CPAP水平30~50$cmH_2O$，维持20~40s |
| 压力控制通气法 | 压力控制通气模式，调节吸气压10~15$cmH_2O$和PEEP 25~30$cmH_2O$，使峰压达到40~45$cmH_2O$，维持2min |
| 叹气法（sign） | 每分钟3次连续的叹气呼吸，叹气呼吸时调节潮气量使平台压达到45$cmH_2O$ |
| 增强叹气法 | 逐步增加PEEP水平（每次5$cmH_2O$，维持30s），同时降低潮气量，直到PEEP水平达到30$cmH_2O$，维持30s，然后以相同方式降低PEEP水平和增加VT直到恢复基础通气 |
| 间断PEEP递增法 | 间断（每分钟连续2次）增加PEEP水平至预设水平 |

注：CPAP：持续气道内正压通气；PEEP：呼气末正压；1$cmH_2O$=0.098kPa

### （四）俯卧位通气

俯卧位通气通过体位改变增加ARDS肺组织背侧的通气，改善肺组织通气/血流比及分流和氧合。此外，俯卧位通气还会使肺内胸腔压梯度趋于均一，改善肺组织的应力和应变分布，从而减轻VALI的发生。最近发表的一项多中心RCT研究最终证实了俯卧位通气能显著改善中重度ARDS患者的病死率。

目前俯卧位通气主要用于治疗早期重度ARDS（$PaO_2/FiO_2$<100mmHg），尤其对于

PEEP 水平 >10cmH$_2$O 的患者。俯卧位通气时，采用肺保护性通气策略可以显著减少 VALI 的发生，因此联合二者可能有相互叠加作用。此外，俯卧位复张肺泡具有时间依赖性，俯卧位通气时间与病死率呈一定的负相关，因此，应尽量延长俯卧位通气时间（>12h/d）。在实施俯卧位通气时，需注意并发症的预防，其中压疮和气管插管堵塞最为常见。因此，临床医生在决定实施俯卧位通气之前一定要考虑本单位实际的临床操作经验。

（五）高频振荡通气（HFOV）

HFOV 是一种完全迥异于传统机械通气的呼吸支持方式，气道内气体在设定的平均气道压力水平上进行高频振荡，从而产生小于解剖无效腔的潮气量（1~4ml/kg）和高通气频率（3~15Hz，即 180~900 次 / 分）。在理论上，HFOV 是一种理想的肺保护性通气策略，通过较高的平均气道压持续维持肺泡开放，改善氧合；同时因其潮气量很小，能避免肺泡过度牵张，减轻 VALI 的发生。虽然前期研究显示了 HFOV 可能会降低 ARDS 患者的病死率，但近期发表的 2 项大样本 RCT 研究（OSCILLATE 研究和 OSCAR 研究）却未能显示它的优势，因此，HFOV 目前不能常规应用于 ARDS 患者。尽管如此，多数研究均显示 HFOV 能显著降低难治性低氧血症的发生，因此，对于有丰富经验的单位，HFOV 仍可以作为 ARDS 患者出现难治性低氧血症的补救措施。在临床实施中，为改善 HFOV 治疗效果和降低其相关并发症的发生应注意以下几点：①患者选择。ARDS 患者病因很复杂，肺部损伤程度也不一致，因此，不同患者对 HFOV 治疗可能会存在不一样的反应。有研究发现，HFOV 更能显著改善肺外源性 ARDS 患者的氧合，可能与该类患者的肺可复张性高有关。HFOV 能稳定肺泡的开放状态，减少肺泡周期性复张和萎陷，因而可能对伴发气胸的 ARDS 患者有益。另外，在患者选择方面，患者的原发病、病变程度和循环状态等因素都是需要考虑的因素。②参数设置。目前对于最佳的 HFOV 参数设置尚无统一标准，但前期研究提示 HFOV 应避免较高的平均气道压（尽量 <30cmH$_2$O），同时尽量增加振荡频率（>7Hz），减少循环抑制和肺泡过度充气。③尝试联合应用其他通气策略（如俯卧位和 RM 等）以发挥其叠加效应来改善临床效果，但关于此方面的临床研究还较少。④注意严密监测 HFOV 相关并发症的发生，若有条件可进行右心功能的监测。一旦发现 HFOV 无效或病情恶化，应立即改换为其他通气方式。

（六）肌松药的应用

恰当的肌松药应用能增加胸壁顺应性，促进人机同步，减少机体氧耗和呼吸功，甚至可能会降低 VALI 的发生；但肌松药的不合理应用亦会导致痰液引流障碍、肺不张、通气血流比失衡、呼吸机相关膈肌功能不全（VIDD）和 ICU 获得性衰弱等严重并发症的发生。有研究表明，对于中重度 ARDS 患者（PaO$_2$/FiO$_2$<150mmHg），早期短时（48 小时）应用肌松药可以改善患者的生理学指标和病死率，但其具体机制仍不清楚。需注意的是，该结论主要来自同一研究团队，仅对阿曲库铵药物进行了研究，不能充分说明其他肌松药亦有相似效果；此外，临床中不适当地应用肌松药还会导致痰液引流障碍、肺不张、通气血流比失衡、VIDD 和 ICU 获得性衰弱等严重并发症的发生。因此，目前仍需大规模的临床研究进一步证实和规范肌松药在临床中的应用。

目前已有大量临床研究发现，保留适度的自主呼吸能显著改善轻中度 ARDS 患者的生理学指标，如改善气体交换功能、降低 VALI 发生风险、维持循环的稳定、降低镇静镇痛和肌松药物的使用和降低 VIDD 的发生等，但对临床转归的影响亟待进一步证实。在保留自主呼吸时，应避免患者自主吸气努力程度过大导致跨肺泡压（即肺泡压与胸腔内压之间的压差）的显著增加和肺组织的过度牵张，若此时 ARDS 病情较重（$PaO_2/FiO_2$<150mmHg）应考虑短时间（<48 小时）应用肌松药。

（夏金根　詹庆元）

## 第四节　心源性肺水肿的正压通气

各种原因导致的左房压或左室压快速升高，使肺静脉和肺毛细血管淤血，静水压升高，低蛋白液进入间质和肺泡引起气体交换障碍，称为急性心源性肺水肿（acute cardiogenic pulmonary edema，ACPE）。心源性肺水肿是导致急性呼吸衰竭的常见原因，其临床表现为进行性呼吸困难、端坐呼吸或咳粉红色泡沫痰。导致心源性肺水肿的疾病很多，包括心肌梗死、慢性心衰、高血压、严重心律失常、二尖瓣或主动脉瓣功能失调、容量负荷过重等。传统治疗措施包括氧疗、吗啡、血管扩张剂、利尿剂及正性肌力药物。虽然很多患者对标准治疗反应敏感，仍有一部分患者迅速进展出现严重呼吸窘迫，并出现一些相关并发症，如急性呼吸衰竭和严重代谢性酸中毒而需要气管插管和正压机械通气。随着正压通气技术的日渐成熟以及在临床应用越来越广泛，对于 ACPE 患者尤其在常规药物治疗效果欠佳时，可早期使用正压通气。

### 一、心源性肺水肿的发生机制

根据肺水肿严重程度将其分为肺间质水肿和肺泡水肿。一般认为，在肺毛细血管，影响液体转运的有毛细血管静水压（Ps）、胶体渗透压（Pp）、肺间质静水压（Pis）和肺间质胶体渗透压（Pip），其中 Ps、Pip 促进毛细血管水分进入间质，Pp、Pis 则对抗毛细血管液体的漏出，促进间质液的回流，即滤过压 =（Ps + Pip）-（Pp + Pis）。滤过压大于 0 时，水分由毛细血管进入间质；滤过压小于 0 时，水分由间质进入毛细血管。心源性肺水肿时左房舒张末压或左室压快速升高，使肺静脉和肺毛细血管静水压升高，滤过压升高，水分进入肺间质，形成间质水肿。在肺泡周围，肺泡上皮和毛细血管内皮基底膜融合在一起，称为“肺泡毛细血管膜（ACM）”，周围压力受肺泡内压影响较大，平均滤过压小于零，水分不能滤出，即肺泡周围是“相对干燥”的，当肺毛细血管压严重升高时（肺毛细血管压 >25mmHg），ACM 滤过压也超过零，水分进入肺泡，形成肺泡水肿。

### 二、心源性肺水肿对机体的影响

肺间质水肿导致肺泡间隔增宽，血气屏障增厚，弥散障碍，患者表现为咳嗽、气促、低氧血症。肺泡水肿时肺泡表面活性物质的代谢和活性受损，肺泡萎陷，通气血流比例失调加重，此时患者表现为严重呼吸窘迫、双肺湿啰音和严重的氧合障碍，病程迁延、呼吸机疲劳或病情进一步加重可出现二氧化碳储留。以上改变使机体代偿性呼吸加深加快，机体耗氧增加，吸气努力增加，同时吸气时产生非常大的胸腔负压增加左心室跨壁压，使左心室后负荷增加，心排血量下降。另外，很大的胸腔负压使回心血量迅速增加，加重心脏负担。

## 三、正压通气对肺水肿的治疗作用

**（一）改善呼吸功能**

肺间质水肿和肺泡水肿导致肺顺应性降低、气道阻力增加。另外，肺水肿时 V/Q 失调及肺泡毛细血管膜的增厚均可导致气体交换障碍而发生低氧血症。正压通气时吸气正压可以克服气道阻力，改善通气，减少呼吸肌做功，降低氧耗；PEEP 可以扩张气道和肺泡，从而降低气道阻力、增加肺顺应性、增加功能残气量（FRC），使萎陷的肺泡复张，改善通气血流比，纠正低氧血症。

**（二）减轻肺水肿**

肺泡内正压对肺间质的直接挤压作用可减少肺毛细血管内液体的漏出，有利于肺间质水肿的消退；加压气流可使肺泡内泡沫破碎，有利于通气。

**（三）改善心功能**

对于心功能正常患者，正压通气时可能降低心排血量及减少心肌供血，对于血容量不足患者此影响更明显。但是对于左心功能不全患者，正压通气可增加心排血量及改善心肌氧供和血供。其对心源性肺水肿的治疗作用很大程度得益于其对心功能的改善。

**1. 正压通气对心功能正常患者的不利影响**

（1）降低心排血量：正压通气时胸腔内正压使回心血量减少，心脏前负荷下降。正压通气时肺泡壁上的肺毛细血管牵张变窄，肺循环的阻力增加，右室后负荷增加，引起右室扩张。扩张的右室引起室间隔左移，左室舒张末压增加，左室充盈减少，搏出量降低。另外，肺泡的正压可直接传递至心脏，抑制左室的扩张，降低左室的排血量。在吸气时间过长及气道峰压过高时这种作用更明显。

（2）减少心肌供血：冠状血管的血供取决于灌注压的大小，左室冠状动脉压力梯度等于大动脉平均舒张压与左室舒张压之差；右室冠状动脉压力梯度等于大动脉平均舒张压与肺动脉收缩压之差。导致灌注压减低的因素都可以引起冠状动脉血供的减少。正压通气可引起心排血量减少、血压降低、冠状动脉痉挛或者胸腔内压力增加，从而引起灌注压降低导致心肌缺血。

**2. 正压通气对左室功能障碍患者的有利影响** 心功能不全患者行 6 分钟步行试验前予以无创通气治疗可增加 6 分钟步行距离，提示正压通气可改善这部分患者的心功能。正压通气主要通过增加心排血量、改善心肌供血及改善氧合而改善心功能。

（1）增加心排血量：决定心排血量的因素包括心率和心脏每搏量，而对于心源性肺水肿患者，每搏量主要取决于心肌收缩力和左心室后负荷，心肌收缩力增强及左室后负荷下降时，每搏量增加。

正压通气时胸腔内压增高，回心血量减少，心脏前负荷降低，使扩张的左室体积缩小；同时较高的 PEEP 引起的功能残气量增加可提高肺循环阻力，增加右心室后负荷，室间隔左移，进一步缩小扩张的左室体积，心肌长度—张力关系改善，心肌收缩力增强。

左室后负荷大小主要取决于左室跨壁收缩压及外周血管阻力，正压通气时胸腔内压升高，缺氧改善，反射性地降低交感神经兴奋性，外周血管舒张，压力下降。另外，根据左室跨壁收缩压（$P_{TM}$）= 左室内压力 – 胸腔内压，左室跨壁收缩压也将减小。因而正压通气时左室后负荷降低。

（2）改善心肌氧供和血供：正压通气减少呼吸做功降低氧耗，同时 PEEP 改善氧合，因此，心肌氧供增加，心功能改善。

正压通气可以降低心脏前负荷及后负荷，使心室舒张末容积减少，心肌张力下降，从而改善冠状动脉供血。因此，机械通气也可用于心肌梗死伴血压下降的患者。

## 四、正压通气的时机选择

### （一）无创正压通气时机选择

正压通气可以缓解各种原因导致的呼吸衰竭，尤其能使心源性肺水肿患者极大获益。传统正压通气采用有创的方式，需要气管插管或气管切开，增加患者痛苦及并发症（呼吸机相关性肺炎）的发生，导致住院时间延长、病死率增加。随着近 10 余年无创正压通气的广泛应用，无创通气可以达到与有创通气相同的生理学效应，并且可以避免气管插管，降低病死率及并发症，近年来已成为心源性肺水肿患者的首选治疗方案，与药物治疗同等重要，在急性心源性肺水肿早期即可积极使用。目前比较一致的观点认为，一旦考虑 ACPE 诊断，如果没有无创通气使用的禁忌证，就可以积极使用无创通气治疗。

无创通气是指通过鼻罩、口鼻罩、全面罩等无创方式与患者连接进行的正压通气，而不需要侵入式气管插管操作，有持续气道正压（continuous positive airway pressure，CPAP）和双水平气道正压（bilevel positive airway pressure，BiPAP）两种方式。大量研究证实，CPAP 可以降低左室跨壁压，增加心排血量及左室射血分数，对急性心源性肺水肿有治疗作用。与常规治疗相比，CPAP 及 BiPAP 均可改善急性心源性肺水肿患者气管插管率及病死率。较 BiPAP 而言，CPAP 由于只提供持续气道正压，漏气量大时对机器工作无影响，因此参数调节及操作更简单，人机协调性更好，用于院外及急诊 ACPE 患者救治更方便。而 BiPAP 额外提供吸气压（IPAP），可直接减少呼吸做功，因而能更快地改善氧合及缓解呼吸窘迫。因此，在有专业人员及严密监护条件的重症监护室（intensive care units，ICU），两种模式均可选择。

### （二）有创正压通气时机选择

在无创机械通气治疗无效或存在无创机械通气使用禁忌时需行气管插管有创机械通气。

急性心源性肺水肿有创机械通气的指征：①严重的肺水肿，经高浓度氧疗未能纠正严重缺氧，$PaO_2<55mmHg$，$SaO_2<0.85$，或伴有 $PaCO_2$ 升高及 pH 降低，但存在无创使用禁忌证，如颜面部手术、创伤和严重畸形，上气道阻塞，不能清除气道分泌物，高误吸风险及不能配合等；②严重的肺水肿，经无创通气和内科常规治疗病情未好转且有恶化趋势；③患者出现意识障碍；④心脏骤停或自主呼吸节律不齐，出现呼吸暂停或抽泣样呼吸；⑤出现难以纠正的休克。

## 五、呼吸机模式和参数的选择

无创通气模式和参数选择：对于心源性肺水肿患者，CPAP 和 BiPAP 两种模式治疗对患者预后没有显著差异，但两种模式各有优势，对于合并有慢性呼吸系统疾病的患者首选 BiPAP 模式，而对于肺水肿导致二氧化碳储留的患者，BiPAP 模式降二氧化碳较 CPAP 并没有优势，两种模式均可选择。

为了提高患者的耐受性，初始治疗时压力可由较低值逐渐上调至目标值。CPAP 模式时 CPAP 可由 4~6cm$H_2O$ 逐渐上调至目标值。BiPAP 多选用 ST 模式，初始参数设置为吸气压（IPAP）8cm$H_2O$、呼气末正压（EPAP）4cm$H_2O$，根据病情逐渐上调。观察患者生命体征及呼吸困难症状，并在治疗稳定后 2 小时检查动脉血气分析以确定参数设置是否合适。患者呼吸困难症状缓解，生命体征趋于平稳，血气分析结果好转即为设置合适。两种模式的参数设置详见表 21-6。

**表 21-6 无创通气模式及参数设置**

| 参数 | 模式 | |
|---|---|---|
| | CPAP | ST |
| 吸气压（IPAP，cm$H_2O$） | 无 | 10~25，维持潮气量 6~8ml/kg（标准体重）+10% ~20% |
| 持续气道正压 / 呼气末正压（CPAP/EPAP，cm$H_2O$） | 6~10，一般不超过 12 | 同左 |
| 压力上升时间（ms） | 无 | 50~300 |
| 呼吸频率（RR，次 / 分） | 无 | 16~20 |
| 氧浓度（$FiO_2$） | 根据指脉氧调节，用最低的氧浓度维持指脉氧（$SpO_2$）在 94% ~98%或动脉血氧分压（$PaO_2$）在 60~80mmHg | |

有创机械通气需建立人工气道，建立人工气道的方式有经口气管插管、经鼻气管插管及气管切开。急性心源性肺水肿一般可在短时间内好转，可选择经口气管插管，具备娴熟的经鼻插管技术及设备情况下也可以选择经鼻气管插管。考虑气管切开创伤大，一般不作为心源性肺水肿患者建立人工气道的方式。

有创机械通气模式和参数选择：初始阶段选择辅助 / 控制（A/C）模式，病情好转后可改为压力支持（PSV）模式。具体参数设置见表 21-7。

**表 21-7 有创通气模式及参数设置**

| 参数 | 模式 | |
|---|---|---|
| | A/C | PSV |
| 潮气量（Vt，ml/kg） | 6~8（标准体重），保证平台压≤ 30cm$H_2O$ | 无 |
| 控制 / 支持压力（PC/PS，cm$H_2O$） | 10~20，维持足够的潮气量 | 同左 |

续表

| 参数 | 模式 | |
|---|---|---|
| | A/C | PSV |
| 峰流速（Flow，L/min） | 60~100 | 无 |
| 呼吸频率（RR，次/分） | 16~20 | 无 |
| 吸呼比（I∶E） | 1∶1.5~1∶2 | 无 |
| 呼气末正压（PEEP，$cmH_2O$） | 6~10 | 同左 |
| 氧浓度（$FiO_2$） | 根据指脉氧调节，维持指脉氧（$SpO_2$）在 94%~98%或动脉血氧分压（$PaO_2$）在 60~80mmHg | |

### 六、正压通气的撤离

对于单纯补液量增多导致的肺水肿患者，肺水肿改善后机械通气能在较短时间内直接撤离，不需要行脱机试验。但是对于有基础心脏病变的患者，需要逐渐降低通气支持至 CPAP 4$cmH_2O$ 或 BiPAP 降低至 IPAP 8$cmH_2O$、EPAP 4$cmH_2O$ 再进行撤机。值得注意的是，此类患者在机械通气撤离过程中可能再次出现 ACPE 或心肌缺血。撤机过程中，由正压通气转变为自主呼吸（负压），胸腔内压力由正压变为负压，回心血量增多，左室后负荷增加，左室射血分数下降，导致左室扩张，左室压快速升高。此外，撤机过程中患者呼吸做功增加，交感肾上腺轴激活，均可使心肌做功及心肌耗氧增加，从而导致心肌缺血。有基础心脏病变患者心脏耐受性更差，因此，脱机过程中发生 ACPE 或心肌缺血概率更高。为此，建议通过脱机试验前结合肺动脉漂浮导管、BNP、超声心动图、心率、血压的变化，被动抬腿试验等检查结果预测脱机成功率。出现脱机诱发的肺水肿时，建议使用利尿剂及血管舒张药物。

（张　晗　罗　红）

## 第五节　严重免疫抑制合并呼吸衰竭的正压通气

肺部感染是免疫功能抑制宿主（immuno compromised host，ICH；immuno suppressed patient，ISP）最常见的获得性感染。与免疫功能正常患者相比，ISP 罹患社区获得性肺炎后的总体病死率更高（13.7%），而其最常见的死亡原因是肺部感染引起急性呼吸衰竭（acute respiratory failure，ARF）。在呼吸支持方面，由于已经有研究证实有创通气合并呼吸机相关肺炎时将显著增加病死率，因此国内外指南均在不同级别推荐无创正压通气（noninvasive positive pressure ventilation，NPPV）首选应用于 ISP 合并 ARF，总体临床效果是乐观的。然而，也有指南鉴于临床证据尚不够充分，在 NPPV 方面没有给出推荐意见；也就是说有创通气的呼吸支持地位仍不能否定。无创通气和有创通气的合理选择、科学序贯是取得呼吸支持成功的重要理念。

## 一、无创通气与常规吸氧治疗的疗效比较

对于ISP合并感染所致ARF患者，应用NPPV较常规吸氧治疗能够取得更好的近期和远期疗效，因此当呼吸衰竭早期并存在NPPV适应证时，及时试用NPPV也是临床的通行做法。Hilbert等将52例有肺部浸润、发热和ARF的ISP随机分为常规吸氧治疗组（$n$=26）和NPPV组（$n$=26）。结果显示，与常规吸氧治疗组相比，NPPV组有更低的气管插管率（46%对77%，$P$=0.03）、VAP发生率（8%对23%，$P$=0.12）、ICU病死率（38%对69%，$P$=0.03）和医院病死率（50%对81%，$P$=0.02）。Antonelli等将40例实体器官移植后ARF患者随机分为NPPV组（$n$=20）和常规吸氧治疗组（$n$=20）。结果显示，接受治疗的第1小时内，NPPV组（14/20，70%）与常规吸氧组（5/20，25%）均改善了氧合指数（$P$=0.05）；随着时间的发展，两组在持续改善氧合指数（$PaO_2/FiO_2$）方面出现差异（12/20，60%对5/20，25%，$P$=0.03）；另外，NPPV组明显减少气管插管率（20%对70%，$P$=0.002）、致命性并发症的发生率（20%对50%，$P$=0.05）以及ICU病死率（20%对50%，$P$=0.05），但在医院病死率方面两组没有明显差异。

## 二、无创通气与有创通气的疗效比较

Johnson等选择了1946例老年（年龄≥65）免疫功能低下机械通气患者，回归分析了有创通气和无创通气对这些患者预后的影响。在免疫功能低下原因方面，入选患者中1572例（81%）使用免疫抑制药物，1011例（52%）口服皮质激素，6例（0.3%）为获得性免疫缺陷综合征，163例（8%）有白血病、淋巴瘤和多发骨髓瘤。这些患者中，717例（37%）应用无创通气，1229例（63%）应用有创通气。结果显示，与有创通气相比，无创通气能显著减少患者90d病死率（$P$<0.001），但在30d病死率方面没有显著差异。Molina等前瞻性观察分析了300例发生呼吸衰竭需要机械通气的血液系统恶性肿瘤患者，其中169例为有创通气，131例为无创通气。结果提示，在病死率方面，NPPV组（42.3%）明显低于有创通气组（72.2%）或NPPV失败组（79.7%）。为什么有创通气支持的病死率常高于无创通气呢？主要原因是VAP在有创通气的ISP人群中发生率更高，是最常见的院内获得性感染，对ISP并呼吸衰竭患者的预后产生显著的负面影响。Antonelli的研究提示，发生VAP的ISP患者病死率甚至高达100%。其次，有创通气的气道管理、模式与参数选择、撤机时机等临床技能的把握程度也影响着患者的预后。总之，避免气管插管是ISP并ARF患者目前的呼吸治疗策略，从而避免插管的并发症及高病死率。

## 三、无创通气连接介质的选择

合适的NPPV连接介质是临床疗效良好的前提，其主要原则是减少漏气和皮肤损伤以及增加患者舒适性。目前最常用的是鼻罩和口鼻罩，头盔的应用较少。Holanda等选择了24例健康志愿者，随机交叉使用鼻罩、口鼻罩和全面罩。结果显示，无论使用何种连接方式，舒适性方面没有显著差异，而且随着压力增高舒适性均会有所降低；与全面罩相比，鼻罩和口鼻罩易发生鼻面部压痛；漏气方面，口鼻罩高于鼻罩和全面罩。

上述结果基于健康志愿者的主观描述和检测，与ARF患者的实际临床应用可能存

在差异。Rocco 等将 19 例免疫功能低下（8 例血液系统恶性肿瘤，8 例实质器官移植，3 例 AIDS）并发生发热、肺部浸润及急性低氧性呼吸衰竭的患者通过头盔给予 NPPV，另 19 例基线情况相似的患者通过口鼻面罩给予无创通气。两组在 PEEP 水平（8 ± 2cm$H_2O$ 对 7 ± 2cm$H_2O$；$P$= 0.23）、压力支持水平（15 ± 2cm$H_2O$ 对 15 ± 2cm$H_2O$；$P$=0.30）以及 NPPV 使用时间（3.3 ± 1 天 对 3.7 ± 2 天，$P$=0.4；11 ± 3 h/d 对 13 ± 6 h/d，$P$=0.15）方面没有显著差异。结果显示，头盔组与面罩组相比，均能改善气体交换；在避免气管插管方面也无明显差异（插管率 37%对 47%，$P$=0.37）；在持续改善氧合指数方面，头盔组效果较好（74%对 37%，$P$=0.02）；并发症方面，面罩组 7 例（47%）发生鼻部皮肤损伤，而头盔组只有 2 例发生腋窝部皮肤损伤（$P$=0.01）；另外，两组均无幽闭恐怖症的发生；虽然头盔组在 ICU 和院内病死率方面较面罩组低，但没有统计学差异。Piastra 等选择 23 例发生急性低氧性呼吸衰竭的 AIDS 患儿（年龄 10.2 ± 4.7），通过面罩（$n$=10，43.5%）和头盔（$n$=13，56.5%）给予无创通气，结果与前者基本一致。因此，ISP 呼吸衰竭患者进行无创通气时，鼻罩和面罩的主要差异在于并发症的发生率（如皮肤损伤、漏气），可以通过调节头带的松紧度予以解决。同时当患者出现鼻面部压痛或皮损或不能耐受时，头盔可作为一种可靠选择。

## 四、无创通气模式的选择

持续气道正压（continuous positive airway pressure，CPAP）通气可扩张陷闭气道和肺泡，降低心室前后负荷，促进肺水肿液的重新分布。基于此，其已被广泛应用于急性心源性肺水肿和阻塞性睡眠呼吸暂停综合征的治疗，并取得很好疗效。而双水平正压通气（bi-level positive airway pressure，BiPAP）通过给予压力支持，能显著改善患者呼吸肌疲劳，降低氧耗，增加潮气量，从而纠正患者呼吸性酸中毒。所以，BiPAP 在 COPD 患者急性加重期甚至稳定期的应用取得显著效果。

而 Hilbert 等前瞻性研究了入住 ICU 的 64 例出现发热和急性低氧性呼吸衰竭（$PaO_2/F_iO_2$<200）的中性粒细胞减少患者。在给予 CPAP 后 24 小时内，53%的患者呼吸频率降至 25 次 / 分以下；平均氧合指数由 128 ± 32 上升至 218 ± 28；25%（16/64）的患者避免了气管插管。显示出 CPAP 模式的良好疗效。在需要气管插管的原因方面，29%（14/64）是由于低氧血症加重，17%（8/64）由于 $PaCO_2$ 升高。Conti 等分析了 16 例发生 ARF 的血液系统恶性肿瘤患者，这些患者均通过鼻罩给予无创通气，模式为 BiPAP。在给予无创通气的 24 小时内，患者氧分压（90 ± 26 对 43 ± 10，$P$< 0.001）和氧合指数（185 ± 84 对 87 ± 22，$P$<0.001）显著改善，但 pH、RR 和二氧化碳分压并没有明显变化。Razlaf 等的研究中，120 例患者中，34 例（28.3%）患者仅应用 CPAP，75 例（62.5%）患者接受 BiPAP，11 例（9.2%）患者初始应用 CPAP 后因为肌肉疲劳而改为 BiPAP，结果发现不管是初始（45/75，60%）或是后续需要（8/11，72.7%）使用 BiPAP 的患者发生 NPPV 失败的概率较单纯应用 CPAP（13/34，38.2%；$P$<0.05）的患者显著增高。由此可见，对免疫功能低下 ARF 患者进行无创通气，CPAP 和 BiPAP 均能改善患者的氧合以及降低呼吸频率。两者相比较而言，与 BiPAP 相比，应用 CPAP 的患者可因 $PaCO_2$ 升高而需要插管；与 CPAP 相比，BiPAP 更多应用于严重呼吸衰竭或呼吸肌肉疲劳和高碳酸性呼吸衰竭。与传统的氧疗相比，2011 年加拿大指南推荐 BiPAP 用于 ISP 合并 ARF 救治（2B），由于缺乏足够的随机

对照研究，对 CPAP 则没有推荐（NA）。总之，在获得 NPPV 治疗成功方面，还不能得出 CPAP 优于 BiPAP 的结论，需要个体化和动态化。

## 五、无创通气参数的设置

NPPV 是定压型通气模式，其中设置呼气末气道正压（positive end-expiratory pressure，PEEP）可通过防止肺泡陷闭，增加功能残气量，减轻肺水肿及纠正通气血流比例失调等方式增加患者氧合，从而被广泛用于 ARDS、COPD 和急性心源性肺水肿的治疗。但怎样确定 PEEP 水平还没有可操作性的规程。Anjos 等在 30 例发生 ARF 的 AIDS 患者实施无创通气时，随机并顺序给予三种不同水平 PEEP（5，10 和 15cm$H_2O$），同时给予 5cm$H_2O$ 压力支持。结果显示，无论第一次给予的 PEEP 水平是多少，患者氧合情况均很接近。只有当第一次 PEEP 水平为 5cm$H_2O$ 时，随着更高水平 PEEP 的应用，氧合才会进一步改善；但是，随着 PEEP 水平的提高，$PaCO_2$ 水平也相应升高。5cm$H_2O$ 的压力支持在所有 PEEP 水平下均能显著和持续改善患者呼吸困难症状以及降低呼吸频率。所以，免疫功能低下发生低氧性呼吸衰竭进行无创通气的患者，在密切监测的情况下，滴定式给予最佳 PEEP，在保证改善氧合的同时，避免由于气体分布不均而引起 $PaCO_2$ 水平升高。同时合适的压力支持能够改善患者呼吸急促的症状以及缓解呼吸肌肉疲劳。

## 六、无创通气失败的预测因素

明确 NPPV 在 ISP 并 ARF 患者疗效失败的预测因素，将为保障患者呼吸治疗的连续性提供帮助。Razlaf 等回顾性分析了 2005—2011 年收入监护室的 120 例进行无创通气的免疫缺陷患者，以探讨由肺炎或者肺外脓毒症引起免疫低下患者呼吸衰竭后进行 NPPV 的失败率以及失败风险因素。这些患者免疫低下的原因包括血液系统恶性肿瘤（白血病、淋巴瘤）、骨髓移植、实质器官移植、自身免疫病和 AIDS，但这些患者除了血清肌酐有明显差异外（$P<0.002$），其他基础情况基本相近。其中 59.2% 的患者是肺部浸润引起的 ARF，而 40.8% 是由于肺外脓毒症引起的继发性 ARF，前者有较长的住 ICU 时间（16.3d 对 13.2d；$P<0.047$），更长的 NPPV 使用时间（87 ± 102 小时 对 65.6 ± 97.8 小时；$P<0.056$）。系统性炎症反应综合征与肺炎患者相比，NPPV 失败率没有明显差异。所有患者的氧合指数在应用 NPPV 开始的 1~2 小时内有显著改善，但后续直至通气结束并没有进一步的改善。虽然病理生理学不同，但肺源性或肺外因素引起的 ARF 并不影响 NPPV 成功或失败；高 APACHE Ⅱ评分、儿茶酚胺的需求（$P<0.05$）、低氧合指数（$P<0.05$）是 NPPV 失败的风险因素。而在 Hilbert 等的研究结果中，初始氧合指数并不是 CPAP 有效与否的预测变量。入选时患者 SAPS Ⅱ（$P<0.034$）和肝功能衰竭（$P<0.007$）是预测 CPAP 失败的指标。另外，Molina 等的研究结果提示，与无创失败组相比，无创成功组有更高的年龄（$P=0.004$）、发生充血性心力衰竭的概率（$P=0.02$）、发生菌血症的概率（$P=0.03$），SOFA 评分更低。Bello G 等在综述中总结多个研究，提出以下预测因素：高 SAPS Ⅱ评分显示基础病情重；NPPV 后仍然高呼吸频率；入住 ICU 后 NPPV 延迟；需要血管活性药物维持血压；需要 CRRT；出现 ALI/ARDS。

## 七、序贯有创通气的临床指征及策略

在法国 14 个 ICU 中 122 例 ISP 合并 ARF 首选了 NPPV 作为呼吸支持方式，后续需要改为有创通气者为 43 例（35%）。对 64 例中性粒细胞缺乏伴 ARF 患者选择 CPAP 模式进行 NPPV（CPAP 7 ± 1cm$H_2O$，$FIO_2$ 0.7 ± 0.1），结果其中 48 例（75%）需要改为插管通气。检索 NPPV 治疗 AIDS 合并 PCP-ARF，CPAP 模式及 BiPAP 模式避免插管率分别 72% 和 77%。值得关注的是，对 30 例非 HIV 合并 PCP-ARF 的死亡危险因素分析显示，插管延迟（$P$=0.03）和有创通气时间过长（$P$=0.003）均是重要原因。可见，NPPV 治疗 ISP 合并 ARF 存在一定的失败率，插管通气仍然是 NPPV 的后备呼吸支持措施。准确判定无创通气转换为有创通气的指征和时机，对于提高临床救治成功率是极其重要的。

Hilbert 等的研究中，无创通气改为气管插管的原因包括氧合指数小于 85、$PaCO_2$ 升高导致酸中毒、严重的肺性脑病、严重血流动力学不稳定以及控制气道分泌物，结果导致 NPPV 组 46%（12/26）的患者气管插管。在 Antonelli 等的研究中，无创通气失败指标包括 $FiO_2 \geqslant 0.6$ 时 $PaO_2 \leqslant$ 65mmHg、病情进展需要气管插管以保护气道（昏迷或癫痫）或者处理痰液高分泌、血流动力学或心电图不稳定以及无法耐受面罩，其最终结果是 NPPV 组 20%（4/20）患者进行了气管插管。管中窥豹，不同研究中由 NPPV 改为气管插管指标的关键点是氧合水平和二氧化碳储留程度。Bello 等汇总多个研究结论，提出以下转换指征：① $FiO_2$ 为 0.6 时 $PaO_2 \leqslant$ 65mmHg/ 氧合指数 ≤ 85，或者 NPPV 应用 1 小时后氧合指数 ≤ 150；②昏迷、癫痫等原因需要插管保护气道；③仍然气憋和呼吸急促，或者明显呼吸辅助肌做功；④重度血流动力学或心电紊乱；⑤无法忍受面罩；⑥ $CO_2$ 升高导致 pH ≤ 7.3；⑦谵妄需要镇静；⑧痰液增多。

基于 ISP 合并 ARF 的主要病理生理机制是肺内型 ARDS，因此有创通气参考 ARDS 国内外指南实施肺保护性通气策略。主要的理念包括：小潮气量（≤ 7ml/kg），低平台压（≤ 30cm$H_2O$），允许性高碳酸血症（pH 目标值 7.30~7.45），最佳 PEEP 的设定。其次，对中重度 ARDS 患者实施肺复张手法，重度 ARDS 患者（$PaO_2/FiO_2$<100mmHg）实施俯卧位通气，对早期中重度 ARDS 患者（$PaO_2/FiO_2$<150mmHg）进行机械通气时可短时间使用肌松药（如 48h 左右）。

总而言之，ISP 肺部感染致 ARF 起病隐匿、症状不典型、早期易忽视、进展迅速、机会菌感染、病原体难确定及病死率高等临床特点，使得机械通气的使用时机、通气方式、模式选择、参数设置、撤离指征等操作要素一定是复杂多样的、个体化的和动态化的。鉴于免疫功能受损的基础状况，易发生 VAP 的临床事实，目前倾向于首选 NPPV 进行呼吸治疗。NPPV 对于 ISP 并 ARF 患者能够显著改善氧合，减少插管率及降低病死率。但疾病的复杂性和感染的难控制性决定了有创通气一定是后备的呼吸支持方式，并应尽量缩短插管时间，尽快过渡到 NPPV 及（或）加温加湿高流量氧疗，减少 VAP 的发生概率。无创通气和有创通气的合理选择、科学序贯是取得呼吸治疗成功的关键策略。

（宋立强）

## 第六节 正压通气在休克中的合理应用

休克是机体在各种致病因素作用下，有效循环血量急剧减少，器官和组织微循环灌注不足，致使组织缺氧、细胞代谢紊乱和器官功能受损的综合征。迅速改善组织灌注，恢复细胞供氧，维持正常的细胞功能是治疗休克的关键。

正压通气是临床救治休克患者的非常重要的手段。吸气相正压可改善潮气量及氧耗、减少呼吸做功，呼气相正压可打开气道、防止肺泡萎陷；同时，正压通气还可增加胸腔压力、减少右心回心血量，从而减轻左室前负荷、跨壁压及左室相对后负荷，改善心脏射血分数而不增加心肌耗氧量。但是正压通气对血流动力学有较大影响，尤其是过高呼气末正压（PEEP）可使右心回血量及肺循环血量减少，左心射血及每搏输出量下降，加剧血压下降，使休克患者组织脏器缺血缺氧更加突出。正压通气对于休克患者是一双刃剑，恰当运用不仅可纠正低氧，还可改善循环；反之则加重循环衰竭、促进多脏器功能衰竭（MODF）的发生。因此，合理应用正压通气至关重要。

根据休克发生的始动环节不同，可分为心源性休克、血管源性休克及低血容量性休克，其病因、病理生理机制不同，正压通气的策略亦不相同。

## 一、心源性休克（CS）

**1. 病因及病理生理改变** CS是由于心脏泵血功能障碍，心排血量（CO）急剧减少，致有效循环血量和微循环灌流量显著下降。常见病因有心肌源性（大面积心肌梗死、心肌病、严重心律失常、心瓣膜病等）及非心肌源性（急性心脏压塞、心脏肿瘤、张力性气胸、肺栓塞、肺动脉高压等），其中急性心肌梗死（AMI）诱发的CS占5%~10%，其病死率高达80%以上。

主要病理生理改变：①肺静脉及毛细血管静水压升高、肺血管血容量增加、肺泡滤过压升高，肺间质水肿和肺泡水肿，V/Q失调，致严重低氧血症发生。②呼吸显著增强，胸腔负压增大，左心室跨壁压及后负荷增大，但因心功能受损，CO不再增加。

**2. 正压通气的临床应用** CS是否使用正压通气尤其是PEEP，曾存在争议。随着对心力衰竭和休克病理生理的深入了解、对正压通气时血流动力学变化的研究，正压通气治疗CS得到肯定。合理的正压通气可提高吸入氧浓度、迅速纠正缺氧，改善心肌及全身氧供；扩张陷闭肺泡，增加肺泡功能残气量，减少呼吸功；增加肺泡内压和肺间质静水压，总体减少肺血流量；改善胸腔内负压、减低左心室后负荷和右心室前负荷，改善心功能，增加CO及血压。

（1）通气指征：常规氧疗（COT）或高流量氧疗未能纠正的难治性低氧血症（$PaO_2$<60mmHg和$SaO_2$<90%）和（或）$PaCO_2$>45mmHg；或呼吸窘迫不能改善。

（2）通气方法：如无无创通气应用禁忌，首选NIPPV，CPAP或BiPAP（PSV+PEEP），观察呼吸困难症状、呼吸频率、心率、血压情况，如无创通气无效，或出现意识障碍、窒息、$PaO_2$持续下降等，立即给予气管插管有创通气治疗。

（3）PEEP：设置适当的PEEP至关重要。CS时机体血流动力学不稳定，PEEP可降低静脉回流，减少肺内分流血量，保证机体其他组织器官氧供，降低左心室充盈压和降低心排血量和全身灌注，同时使部分中心血容量转入周围静脉系统，从而使扩张的左室舒张末容量下降，有利于改善心力衰竭；但过高的PEEP增加跨肺压使心排血量下降，加重心力衰竭和休克，同时肺气压伤的风险也随之增高。

目前认为，后负荷敏感的左心功能不全诱发的休克，中等水平PEEP既减轻了对血流动力学的影响，又能减少肺内分流血量，同时也保证了机体各组织器官氧供；而在后负荷相关的其他心衰时，尤其右室心肌梗死或低血容量时，需要特别注意PEEP可导致静脉回流血量减少、右室射血量减少，加重体循环低血容量性状态。因此，在临床中左心功能不全性休克，常以 5cm$H_2O$ 的 PEEP 起始，密切监测 CO 进行 PEEP 调节；低血容量性休克或右心功能不全诱发的休克，首选液体复苏，若病情未好转，再以低水平 PEEP（3~5cm$H_2O$）起始，并根据氧合调节，严密监测血压；若非以上原因诱发的休克，则直接以低水平 PEEP（3~5cm$H_2O$）起始，并根据氧合调节，同时严密监测血压。

（4）正压通气和主动脉内球囊反搏（IABP）联合应用：近年来，临床研究发现，CS 患者应用适当 PEEP 的正压通气可增强 IABP 对左心室功能的有益作用。在急性心肌梗死或重症心肌炎所致的 CS，应用正压通气 +IABP 的患者 BP、SBP 和 $PaO_2$ 均低于单独使用 IABP 的患者，提示应用正压通气的患者心肺功能更差，该类患者肺部感染和肾功能不全的发生率也更高，但治疗后左心功能（LVEF）却能得到显著改善，而 IABP 单独治疗组却无此现象。正压通气联合 IABP 并未降低住院病死率，可能与入组正压通气 +IABP 患者病情过重有关。IABP 的 CS 患者随机应用正压通气及 10cm$H_2O$ 的 PEEP，比不用者更容易脱 IABP 并存活出院。一项小队列研究提示，IABP 联合 PEEP 可改善预后。

**3. 临床效果及存在的问题**　虽然在理论上和一些病例报道及临床研究证实正压通气，尤其是中等水平 PEEP 有效救治重度 LV 不全和 CS，早期应用有可能预防 MODS，在综合治疗基础上应尽快应用正压通气，但目前并没有证据证明正压通气能提高 CS 存活率，亦未有资料证实其可作为心源性休克的常规治疗手段。此外，确定适当的患者及最佳时机也很重要，而临床上往往基于医生主观标准。但早期应用正压通气也可能使本可选择无创治疗方法的患者出现 MV 相关并发症，并引起不良临床结果。

## 二、血管源性休克

**1. 病因及病理生理学特点**　血管源性休克是由于各种原因，如内、外源性血管活性物质异常分泌（感染性休克或过敏性休克）及交感缩血管功能障碍（脑部、脊髓损伤或麻醉、创伤），导致外周血管扩张，血管床容量增加，大量血液淤滞在扩张的小血管内，有效循环血量减少且分布异常，组织灌流量减少。其中脓毒症休克是血管源性休克最常见的类型，其病死率高达 30%，合并呼吸功能受损需通气支持的高达 81%。

脓毒症休克主要病理生理学特点：①全身炎症反应及感染病原体毒素致肺血管通透性增高、肺水肿、肺实变及脓毒症性肺损伤甚至 ARDS，肺部病变不均一，通气及弥散功能明显降低，可出现严重的顽固性低氧血症。②血管反应性降低、舒收缩功能失调，血液分流、血压下降；同时微循环血管内皮细胞激活、线粒体功能受损，氧合作用降低，组织器官缺血缺氧。③体循环阻力下降伴有 CO 正常或增加，严重时左右心室的功能受到明显抑制，心室射血分数（EF）下降，心肌顺应性下降。

**2. 正压通气的临床应用**　由于脓毒性休克往往并发 ARDS 致严重低氧血症，多数患者需要正压通气。但正压通气可引起胸腔内压增加，影响 CO，加重血流动力学不稳定性，同时可能引起肺部物理性损伤，加重全身炎症介质的释放诱发 MODS。因此，正压通气需在进行有效的容量复苏后，如患者仍存在低氧血症时才考虑使用，并实施肺保护性通气策略。

（1）通气方式：NIPPV 仅用于轻中度 ARDS 且呼吸衰竭早期，需密切观察并评估治疗效果，以免延误插管；血流动力学仍不稳定或严重低氧血症患者需有创通气，VC 模式最常用，亦可选 PC 或 AV，通气模式并不影响病死率。

（2）肺保护性通气策略：无论脓毒症性休克是否存在ARDS，都要实施肺保护通气策略，其主要作用在于维持足够氧合，减少正压通气对肺的损伤和对静脉回流及 CO 的影响。

小潮气量：开始机械通气的 1~2 小时内将潮气量从初始值降至小潮气量（约 6ml/kg），并监测平台压，使吸气相平台压≤ 30cmH$_2$O。若气道平台压仍 >30cmH$_2$O，可继续减少潮气量至 4ml/kg，目的是降低高潮气量和高平台压所致的肺损伤，但易致患者高碳酸血症，根据患者具体情况可酌情使用碳酸氢钠或氨丁三醇对症处理。

高 PEEP：难治性低氧血症时，建议使用高水平 PEEP 来维持气道正压，减轻液体渗出及开放气道。最佳 PEEP 选择有一定困难，理论上选择肺复张容积有大幅度增加时的 PEEP 最为合适。临床常用的方法有：从最小 PEEP 5cmH$_2$O 开始，①根据 P-V 曲线选择高于 PLIP 2~3cmH$_2$O；②根据氧合情况即 PEEP-PaO$_2$，升高 PEEP 达氧合不再升高或下降；③根据床旁胸片或 CT 所示肺形态图形，判别肺复张与肺过度通气间的平衡，调节 PEEP 及潮气量达最好顺应性。高 PEEP 患者最好有动脉通路监测有创血压，因为可能加重低血压及循环抑制。

**3. 其他** 俯卧位通气可作为难治性低氧血症（脓毒症性 ARDS PaO$_2$/FiO$_2$<150）的补救措施，对于以上手段均无效的严重难治性低氧血症患者可采用较高水平 PEEP 联合肺复张手法改善患者氧合。亦可试用高频振荡通气、气道压力释放通气及体外膜肺氧合（ECMO）等方法治疗。

**4. 临床效果及存在的问题** 正压通气及肺保护通气策略显著降低了脓毒症休克 ARDS 住院病死率，改善了患者预后。但脓毒症患者肺保护性通气能否减缓 ARDS 发展还未确定，也有多个随机对照研究发现高 PEEP 可降低难治性低氧血症发生率，但亦能导致低血压、气胸等并发症，并未改善患者总体生存率。有研究发现，脓毒症休克机械通气患者新发生左心收缩或舒张功能障碍（LVSD、LVDD）并不影响住院预后和 IMV，这一结论还需更多的研究验证。脓毒症休克患者在应用正压通气时 FiO$_2$ 未有明确，有文献认为低 FiO$_2$ 优于高 FiO$_2$，可结合 PEEP-FiO$_2$ 调节，开始时 FiO$_2$ 1.0，随着 PEEP 升高下调 FiO$_2$，维持 PaO$_2$>60mmHg 和（或）SpO$_2$ 88% ~95%。一项多中心随机对照研究发现，脓毒症休克患者第一个 24h FiO$_2$ 1.0（高氧组）与设置 FiO$_2$ 达 SpO$_2$ 88% ~95%（常氧组）相比，高氧组 ICU 获得性无力、肺不张发生率显著增高，可增加死亡风险。

## 三、低血容量性休克

**1. 病因及病理生理学特点** 低血容量性休克常见病因有失血、失液、烧伤、创伤等，大量体液丢失或血管通透性增加，血容量急剧减少，静脉回流不足，CO 减少和血压下降，组织灌注量不足。其中烧伤性休克并发呼吸道并发症（肺部感染、ARDS、肺栓塞）致死占总病死率的 34% ~45%。

主要病理生理学改变：①大量失血失液致有效循环血容量急剧减少，组织低灌注、无氧代谢增加、乳酸性酸中毒，细胞代谢紊乱及功能受损；②持续酸中毒影响心肌细胞钙离子跨膜转运，心肌收缩力下降，CO 明显降低，加剧组织低灌注；③内皮细胞受损、血管通透性增高，器官组织水肿，如肺水肿；④再灌注损伤及内毒素移位，大量炎性介质入血，最终出现 MODS；⑤ PBMC 对内毒素免疫应答减弱，机体免疫抑制，易继发感染出现脓毒性休克。

**2. 正压通气的临床应用** 低血容量性休克低氧血症主要与心脏每搏输出量及血红蛋白显著降低、机体氧输送明显下降有关，救治成功的关键在于尽早去除休克病因，尽快恢复有效的组织灌注，改善组织细胞氧供，重建氧供需平衡和恢复正常的细胞功能。通过氧疗增加血氧分压对提高氧输送（$DO_2$）有效。因此首要抢救措施是液体复苏和常规氧疗，如仍存在低氧血症才考虑正压通气。

研究发现，过早给予有创机械通气，如院前行气管插管，患者结局不良。相比于有创通气，无创面罩吸氧更有利于血流动力学的稳定及组织器官的灌注。有研究提出给氧浓度低至40%以下可减少氧化应激的发生，进而缓解组织器官损伤。多项动物实验发现，过快过度氧疗可明显激活中性粒细胞，促进细胞因子表达，局部氧化应激、炎症反应加剧，氧自由基增加而致线粒体损伤，细胞凋亡，出现多器官功能衰竭，甚至死亡；给予低 $FiO_2$ 维持较低水平氧分压，相比常氧输送及高氧输送，更有利于稳定血流动力学状态，缓解氧化应激及炎症反应，减少氧自由基产生，减轻线粒体损伤，降低肺血管通透性。

**3. 现存的问题或争议** 低血容量性休克出现低氧血症时，首先液体复苏，并不推荐激进的通气治疗，尤其是有创通气治疗。允许性低氧分压及低氧治疗仅在动物实验中被证实可改善氧合及病情，而未在临床研究中证实。因此在低血容量性休克中，如何选择通气方式及氧疗方法仍需进一步研究。

（邢丽华）

## 第七节 神经肌肉疾病的正压通气

### 一、神经肌肉疾病概述

神经肌肉疾病（neuromuscular disease）是指一系列累及周围神经系统和（或）肌肉的疾病，主要包括运动神经元病、周围神经病、神经—肌肉接头疾病和肌肉疾病等。这些病变会最终累及呼吸系统，引起呼吸衰竭。呼吸系统主要由肺、胸廓和呼吸肌等器官和组织构成。肺脏是吸入气体和血液交换的场所，胸廓为呼吸泵形成结构支撑。脑干的呼吸中枢发出神经冲动，经脊髓传出作用于呼吸肌，从而促使气体在肺部进出（图21-2）。正常通气的维持主要依赖于功能正常的神经肌肉系统，它主要通过3种方式调节呼吸：①调节呼吸冲动和节律；②呼吸肌力的控制；③咳嗽和气道保护机制。影响大脑、神经、肌肉的疾病都能导致呼吸衰竭或低氧血症。神经肌肉疾病一般会出现以下问题：

**1. 呼吸驱动或节律的异常** 包括过度通气、低通气、中枢性呼吸暂停。

**2. 呼吸肌力控制与调节的异常** 包括呼吸功耗增加引起的呼吸衰竭，肺不张导致的低氧血症、肺心病、肺动脉高压继发的慢性低氧血症。

**3. 咳嗽和气道保护功能的异常** 包括误吸、阻塞性睡眠呼吸暂停、痰液阻塞、肺炎。

一些能引起神经肌肉系统疾病的全身性疾病也能导致肺间质性改变，最终出现呼吸功能异常。呼吸衰竭常合并肺部感染，这也是神经肌肉疾病患者最常见的死亡原因。

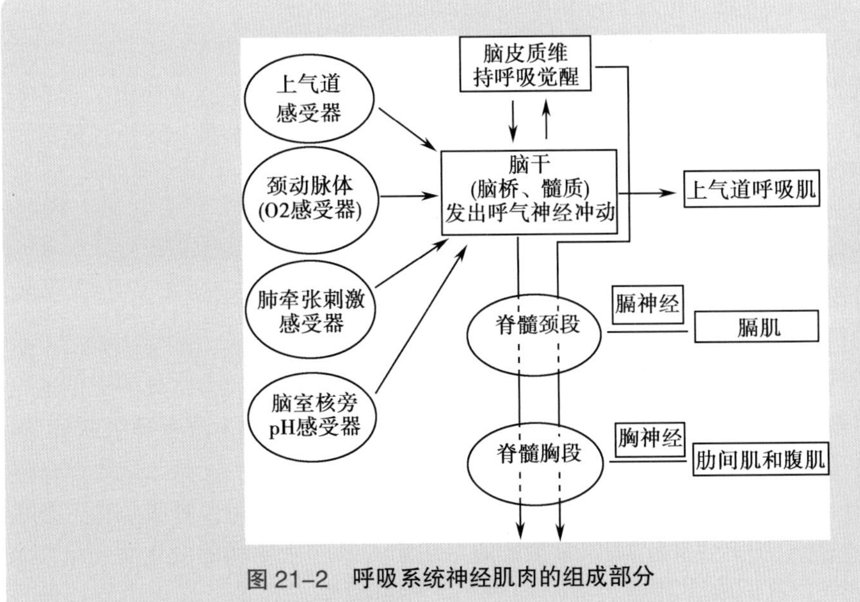


图 21-2 呼吸系统神经肌肉的组成部分

## 二、神经肌肉疾病的通气策略

神经肌肉疾病患者不都需要常规的机械通气支持，需要通气支持的常见神经肌肉疾病有：重症肌无力、肌萎缩脊髓侧索硬化症、肌肉萎缩症、脊髓灰质炎、吉兰—巴雷综合征、破伤风、颈椎脊髓损伤和肉毒杆菌中毒。当呼吸肌和（或）咽喉肌受累时会出现肺通气功能障碍，引起呼吸功能不全。呼吸功能不全是大部分神经肌肉疾病死亡的直接原因，也是此类疾病发展到晚期的重要标志。

肺活量（vital capacity，VC）是临床常用的肺功能检查指标，当其下降大于标准值的15%~20%时提示呼吸肌无力。最大吸气压（maximum inspiratory pressure，MIP）和最大呼气压（maximum expiratory pressure，MEP）也是评定呼吸肌力相对敏感的指标，当 MIP>-25cmH$_2$O、MEP<40 时，表示呼吸肌力严重损害。咳嗽峰流速（peak cough flow，PCF）也可测定呼气肌力及咽喉肌的损害程度，成人正常范围为 360~840L/min，小于 160L/min 会导致呼吸道分泌物清除障碍。

血气分析对呼吸肌力的变化并不敏感，早期呼吸功能衰竭时患者咽喉肌无力引起的上呼吸道梗阻，导致血氧分压（PaO$_2$）下降，呼吸频率增快，PaCO$_2$ 降低。但随着疾病的发展，膈肌无力引起的通气不足，会引起 PaCO$_2$ 升高，这通常提示疾病进一步发展，是预后不良的重要危险因素。正压或负压通气均可用于神经肌肉疾病的患者，改善患者的通气状况。正压通气较负压通气更为常用，也可以选择无创模式或有创模式。

### （一）无创正压通气

患者呼吸功能不全时，需要机械辅助通气缓解。早期应用无创正压通气（NPPV）可改善患者生理状况，避免插管及预防拔管后再插管，减少住院时间，提高生活质量和生活期望值，并显著延长患者生存期。有研究表明，当患者的 PCF 降低至 270L/min，但尚未发生呼吸窘迫时，无创正压通气可显著降低肺部感染的发生。

1. 适应证

（1）由肺通气不足引起的症状，例如疲劳、呼吸困难、晨起头痛。

（2）生理改变：日间 $CO_2$ 储留（$PaCO_2$>50mmHg）；夜间血氧饱和度 <88% 且持续大于 5 分钟；FVC<50% 预计值，或 MIP<60cm$H_2O$。

2. 禁忌证

（1）严重的生理损伤导致慢性吸入和反复发生的肺炎。

（2）呼吸道分泌物清除障碍。

（3）需长期的机械通气支持每天 >20 小时。

近年来，无创机械通气已在呼吸系统疾病中广泛应用。BiPAP 是较为常见的无创通气方式，它不仅可以帮助患者克服气道阻力，也可以明显减少呼吸做功，改善呼吸肌疲劳。研究显示，无创通气可有效治疗慢性神经肌肉疾病导致的呼吸衰竭。

在疾病的早期可选择自主呼吸模式，允许患者自主调节流速、容量及呼吸节律，显著提高人机协调性。但是应用 PSV 时，潮气量会随着气道阻力及呼吸驱动的变化而变化，容易导致通气量不均一。为了改善肺通气量不均一，一种新型模式容量目标压力支持通气（PSV-VTG）模式出现。它可通过调节最小肺泡通气量来满足患者的舒适度。从患者的呼吸节律及血气分析方面比较两种模式并没有太大区别。当患者自主呼吸频率不能满足通气需求时要及时切换至控制通气，以免进一步加重患者呼吸肌疲劳。控制通气时，压力起始设置 8~10cm$H_2O$ 或容量设置 10ml/kg，然后逐渐增加压力或潮气量直至预定的气体交换水平，一般压力最高设置 18~22cm$H_2O$。合适的模式及参数可显著改善无创通气的人机协调性，但患者配合度、合适的面罩及疾病的进展也是影响无创通气成功的关键因素。临床常见无创机械通气失败的原因及处理策略（表 21-8）。

对于神经肌肉疾病合并重度呼吸衰竭患者，无创治疗有很大的风险。患者呼吸肌疲劳，导致肺扩张受限、顺应性降低，气道分泌物清除障碍，是此类患者呼吸功能减退的主要因素。当通气功能不能满足患者需求时，要及时给予有创机械通气，避免延误病情，造成不良后果。

**表 21-8 无创机械通气失败的原因及处理策略**

面罩相关因素

- 面罩漏气——用绷带固定下颌
- 皮肤磨损或破损——定制个体化面罩
- 胃肠胀气——减少潮气量或吸气压力
- 鼻部阻塞或干燥——局部使用类固醇制剂

患者相关因素：

- 焦虑 / 幽闭恐怖症——更换小号面罩或心理疏导
- 信心毅力不足——良好的宣教引导

疾病相关因素：

- 疾病处于迅速进展期
- 延髓肌肉损伤
- 心力衰竭

### （二）有创正压通气

神经肌肉疾病患者的肺功能通常是正常或接近正常的，主要是呼吸肌无力导致的呼吸功能不全。由于呼吸肌麻痹常伴随咳嗽功能障碍，长期卧床、分泌物清除困难，最终导致肺不张和肺炎。特别是神经肌肉疾病患者的声门闭合反应较迟钝，吸入风险明显增加，致使患者反复住院，病死率显著升高。此时，采取积极有效的有创机械通气治疗呼吸衰竭，改善通气功能是抢救此类患者的重要措施。

**1. 适应证** 低氧血症和（或）二氧化碳储留是重症肌无力患者行机械通气的良好指征，但不是唯一指征。一旦患者无法自行清除气道分泌物，即使未发生低氧血症也应及时建立人工气道，切勿当气道分泌物聚集过多，肺部感染加重，再行插管，延误病情。

**2. 禁忌证** 一般无绝对禁忌证。

吉兰—巴雷综合征和重症肌无力是最常出现呼吸衰竭需要住院治疗的疾病。这些患者的肺功能通常是正常的，因此发生气压伤的风险相对较低。如果考虑容量控制通气模式，Vt 可设定在 12~15ml/kg，流速设定在 40~80L/min，方波或递减波有助于减轻气道平均压。脊髓损伤患者，需要完全通气支持；重症肌无力可部分通气支持，直至患者自主呼吸功能恢复。

神经肌肉疾病患者常用通气策略：①完全或部分支持的有创通气；②辅助 / 控制模式；③容积通气；④高潮气量（12~15ml/kg）；⑤ f 设定 8~12 次 / 分；⑥吸气流速≥ 60L/min；⑦方波或递减波；⑧ PEEP=5cmH$_2$O；⑨ FiO$_2$=21%。

有创机械通气虽然可以有效挽救患者生命，但长时间有创机械通气也会出现严重的并发症，如呼吸机相关性肺炎、气压伤、呼吸机依赖导致的撤机困难。当患者疾病改善，应尽早拔除气管插管，进行无创序贯通气治疗，缩短患者有创机械通气时间，提高脱机的成功率。总之，神经肌肉疾病患者的机械通气，要因人而异，制定个体化的治疗方案，密切观察患者病情变化，当患者病情恶化，及时采取气管插管有创通气。

## 三、长期机械通气

神经肌肉疾病患者出现呼吸机相关性肺炎等并发症时，气管切开可积极预防并发症，显著改善预后，这是维持此类患者生命的长期有效通气方式。气管切开可减少呼吸道无效腔，便于吸痰，适时机械通气。气管切开时机为分泌物较多、吞咽障碍、咳嗽无力、呼吸浅快、呼吸困难等。

大多数机械通气患者通气时间都少于 7 天，但神经肌肉疾病患者气管切开后根据其病情的变化，可能需要更长的时间。每日至少 6 小时且持续 30 天以上的机械通气称为长期呼吸机辅助通气。一般超过 4 周仍然依赖呼吸机的患者，脱机步骤要延缓，并且最终可能失败。长期机械通气患者的病死率很高，通常 2 年病死率为 57%，5 年病死率为 66% ~97%。

长期机械通气的目标是：①提升患者的生活潜能；②改善患者的身心功能；③降低致病率；④减少住院时间；⑤延长生命。气管切开—机械通气治疗可以延长晚期神经肌肉疾病导致呼吸衰竭患者的生存时间，但是一般只能在重症监护室（ICU）中完成，而长期在 ICU 治疗也会增加各种并发症，同时也增加患者和家属的经济负担和身心压力，给家庭和社会带来巨大的经济负担。而由于这些原因，有些家庭不得不放弃 ICU 治疗或者放弃患者的生命。当准备让呼吸机辅助通气的患者返家时，必须确定接受患者的场所能够满足患者和家属的要求，准备工作十分重要。在进行家庭和患者评估时，可以同时进行居家环境的准备，包括选择设备的过程、多种专业护理团队的协调、完整的出院方式以及对患者的宣教计划，都是确保患者安全转送至家中的必要条件。

对家属进行必要的卫教宣传，内容包括呼吸机的操作、心肺复苏术、简易呼吸气囊的使用、无菌吸痰术、气管切开护理、胸部物理治疗、雾化给药及沐浴。家属也应该具备识别呼吸道感染早期征象和症状的能力。

当患者转送至家中，设备的配置、使用方法就显得尤为重要。与医院不同，家中没有常用的抢救和治疗设备与药品，家属在患者出院前必须准备需要的设备与药品。表21-9提供了用于居家护理机械通气患者的基本设备清单。

表21-9 居家护理机械通气患者的设备清单

| | |
|---|---|
| 呼吸机及相关设备的准备 | 性能稳定的呼吸机及操作指南、呼吸机参数和报警设定、管路（一次性或重复性使用，以及清洁和安装说明）、温湿化器使用和清洁的说明、温度探测器、电源、呼吸机备用电池、简易呼吸气囊、患者与家属沟通的辅助用具、模拟肺、无创面罩 |
| 气道管理设备 | 吸痰机、适当尺寸的吸痰管、乳胶手套、气管切开管的使用说明、适当的清洁液和无菌生理盐水、水性润滑剂、注射器、抗生素软膏、安尔碘、无菌气管切开纱布 |
| 供氧的设备 | 制氧机、氧气瓶、氧气连接管 |

在居家机械通气方式的选择上，有研究显示可采用无创双水平正压通气对此类患者进行长期机械通气支持。应用呼吸阀改装后的无创呼吸机与有创呼吸机比较，患者的血气分析及主诉不适感并无明显差异，且能维持患者长期生存。呼吸阀改装后的无创呼吸机可取得与普通有创呼吸机同样的效果，既能通过良好的湿化解决患者通气和痰液引流问题，又可以不受治疗场地的限制，可居家长期使用。在较舒适的家庭环境中进行长期机械通气，不仅大大地降低医疗费用节约医疗资源，又可以提高患者生活质量及身心健康。但是家庭机械通气治疗在国内尚处于起步阶段，特别是用此种方法进行长期家庭机械通气的临床样本较少，属于早期探索性研究，有待于进一步的实践研究证实 。

（王胜昱）

## 第八节 睡眠呼吸疾患及相关呼吸支持治疗

### 一、睡眠呼吸疾患简介

睡眠呼吸疾患（sleep related breathing disorder，SBD）是一组较新的，与睡眠相关的呼吸疾病。由于SDB尤其是阻塞性睡眠呼吸暂停疾患的高发病率和对个人及公共健康的高危害性，在短短几十年，SDB的认识和研究得到了迅猛发展，已经成为临床医学中一个相对独立的领域，并得到医学界和社会的普遍重视。SDB尤其是阻塞性睡眠呼吸暂停疾患目前已经成为睡眠门诊的主要病患人群，它以睡眠中发生异常呼吸事件为特征。2014年，新颁布的国际睡眠疾患分类第3版（ICSD-3），美国睡眠医学会（AASM）针对睡眠中异常呼吸事件及综合征进行了新的分类，规范了SBD各亚组疾病的定义、临床特点、诊断标准和治疗，包括阻塞性睡眠呼吸暂停疾患（OSD，分为成人和儿童OSA）、中枢性睡眠呼吸暂停综合征（CSAS）、睡眠相关低通气疾患（SRHVD）、睡眠相关低氧疾患（SRHOD）以及单独症候群和正常变异（包括单纯鼾症和夜间呻吟）。由于篇幅所限，下面主要介绍成人OSA，CSAS中的中枢性睡眠呼吸暂停伴陈—施呼吸（CSA-CSB）及相关呼吸支持治疗，第九节主要介绍SRHVD中的肥胖低通气综合征（OHS）及相关呼吸支持治疗。

## 二、成人阻塞性睡眠呼吸暂停

### （一）概述

成人阻塞性睡眠呼吸暂停（obstructive sleep apnea adult，OSA）是一常见严重危害公众健康的疾患，成人中发病率为2%~4%，占睡眠门诊90%以上比例。随着社会经济迅猛发展，肥胖人群增多，OSA的发病率也明显增加。文献报道，美国30~70岁人群OSA的发病率男性34%，女性17%，我国也有快速增长趋势。OSA临床表现为睡眠时反复上气道部分或完全阻塞，继之反复低氧血症、高碳酸血症和睡眠片断，从而导致白日过度嗜睡、认知障碍、高血压及心脑肺等并发症和某些职业工作的危险性，是多种全身疾患的独立危险因素，严重影响患者的生活质量和寿命，已逐渐受到医学界的认识和重视。尽管成人OSA发病率高、合并症多、对健康危害大，但其是可以治疗的且疗效肯定。有效的治疗不但可以减轻甚至完全消除鼾声、呼吸暂停/低通气、睡眠时低氧和睡眠结构紊乱，还可以控制或治愈OSA引发的多系统并发症，减轻嗜睡，因此对OSA进行合理有效治疗非常必要。

自从1981年气道正压通气（positive airway pressure，PAP）成功地治疗OSA以来，目前气道正压通气已成为治疗OSA的首选方法。对OSA患者PAP治疗的指征包括：呼吸暂停低通气指数（apnea hypopnea index，AHI）大于15次/小时；AHI大于5次/小时，同时合并高血压、缺血性心脏疾病、脑卒中等心脑血管疾病，白日嗜睡，或情绪抑郁之一者。口腔矫治器可用于一些轻、中度OSAHS的治疗。而对于一些不能接受或不能耐受PAP或口腔矫治器治疗的患者，可以考虑选择上气道的外科手术治疗，同时还需要控制体重和戒烟戒酒。如果患者对以上的治疗方法不能接受或不能耐受，还有一些其他的治疗方法，譬如药物、减肥（包括行为和手术减肥）、体位治疗等可以减轻OSA程度。OSA患者应被告知所有的治疗方法及利弊，治疗方案的选择也应遵循规范化和个体化的原则。由于多部位阻塞的高发生率和个体的差异，应强调综合治疗的必要性。评价OSA的治疗效果不应该单纯根据AHI的降低/消除和睡眠血氧的提高，还应该综合评估患者白日嗜睡程度和心脑血管并发症改善的情况。对患者进行有计划的长期随诊也非常重要，不但可以了解患者的依从性和治疗效果，还可以评估各种治疗方法治疗OSA的远期疗效。在治疗开始后1周、1个月、3个月、半年和1年进行随访应成为常规，此间对患者存在的问题应进行解答和解决，包括治疗无效者对其他治疗措施的选择。

（二）危险因素及临床特点

1. 危险因素　诱发 OSA 的危险因素包括肥胖、年龄、性别、上气道解剖异常、遗传因素、长期大量饮酒、吸烟和（或）服用镇静催眠类或肌肉松弛类药物以及部分内分泌疾病（包括甲状腺功能低下、肢端肥大症）等。肥胖是 OSA 的最常见危险因素。体重超过标准 20% 者中有 2/3 患有 OSA，而 OSA 中 50% ~70% 以上为肥胖患者。肥胖，特别是中心型肥胖，可增加颈部、上气道脂肪或软组织的沉积，从而诱发睡眠时上气道塌陷及呼吸暂停。随着体重降低，上气道的开放性得以改善，OSA 减轻。另外，肥胖患者睡眠时呼吸控制功能低下在 OSA 的发生中也起重要作用；成年后随年龄增长发病率增加，70 岁以后发病率趋于稳定；男性患病率明显高于生育期内女性，但绝经后女性患病率与同年龄段男性大致相当；上气道解剖异常包括鼻腔阻塞（鼻中隔偏曲、鼻甲肥大、鼻息肉及鼻部肿瘤等），Ⅱ° 以上扁桃体肥大，软腭松弛，腭垂过长、过粗，咽腔狭窄，咽部肿瘤，咽腔黏膜肥厚，舌体肥大，舌根后坠，下颌后缩及小颌畸形等都可以诱发或加重 OSA；甲状腺功能低下、肢端肥大症患者中大约 1/4 并发 OSA。

2. 临床特点　成人 OSA 临床上主要表现为夜间睡眠过程中打鼾且鼾声不规律、断续；睡眠时反复出现呼吸暂停及觉醒，睡眠不宁，部分患者表现为失眠；睡眠时憋气、窒息感；夜尿增多，晨起头痛，口干，胃食管反流；白日乏力、头昏沉；白天嗜睡明显，记忆力下降；神经认知功能减退，严重者可出现心理、智力、行为异常。有少部分 OSA 患者可能无任何症状，仅被同屋或同床者目击到睡眠时打鼾和呼吸暂停。根据定义，单次的睡眠呼吸暂停或者低通气事件需要持续至少 10s 以上。大多数的呼吸紊乱事件在 10~30 秒，也有持续 1~2 分钟以上者。多数 OSA 在快眼动期（rapid eye movement，REM）和仰卧位时病情加重。

研究已发现，OSA 是高血压、冠心病、心力衰竭、心律失常、卒中等心脑血管病可干预的独立危险因素，且 OSA 与胰岛素抵抗及 2 型糖尿病密切相关。OSA 的 PAP 治疗可以减轻或者控制上述并发症，并降低心脑血管疾病的发生率和病死率。

（三）诊断

OSA 的诊断需综合病史、查体、问卷调查、合并症和睡眠呼吸监测。由于临床上 OSA 常常被患者和医生忽略和漏诊，诊断的第一步是提高医生和公众对 OSA 的认识。国外常用 Berlin、STOP、STOP-bang 等问卷来筛查 OSA。除了记录上述症状和病史，所有怀疑有 OSA 的患者都应该完成 ESS（Epworth Sleep Scale）问卷，用以评估嗜睡的程度。查体需重点关注身高、体重、颈围、下颌、咽腔、血压，必要时需检查动脉血气、肺功能、上气道影像及内分泌、神经系统检查以排除合并存在的其他系统疾患。完整的睡眠病史采集和体格检查（呼吸系统、心血管系统、内分泌系统、神经系统等）有利于鉴别诊断，并可以为下一步的检查提供选择依据。

有人值守、在睡眠实验室进行的多导睡眠图（polysomnography，PSG）是诊断 OSA 的金标准，但价格昂贵、费时、费力。为了缩短等待检查时间，节省人力、物力，为了患者能有更好的睡眠质量，近 10 余年来，家庭睡眠呼吸监测（out of center sleep testing，OCST）及便携式睡眠呼吸监测（即有限导联的睡眠监测）已经在临床上广泛用于 OSA 的诊断和严重程度的评估，并得到多个指南和研究的认可。部分重度 OSA，还可以进行分夜诊断和压力滴定，以便得到及时的诊断和治疗。每小时呼吸暂停（apnea）和低通气（hypopnea）的频率用于评估 OSA 的严重程度，通常称为呼吸暂停低通气指数（apnea-hypopnea index，

AHI）或呼吸紊乱指数（respiratory disturbance index，RDI），国外睡眠中心在计算阻塞性呼吸事件时还包括呼吸努力相关觉醒（respiratory effort-related arousals，RERAs）。

美国睡眠医学会 ICSD-3 关于成人 OSA 诊断标准定义如下：必须满足标准 A 和 B，或满足 C。

A. 存在一个或多个下列情况：①患者抱怨嗜睡、睡后精力未恢复、有疲劳或失眠等症状；②患者因为憋气、喘息或窒息而醒来；③同床伴侣或他人报告患者有睡眠时习惯性打鼾、呼吸中断或者两者同时存在；④患者被诊断患有高血压、情绪障碍、认知损害、冠状动脉疾病、卒中、充血性心力衰竭、房颤或 2 型糖尿病。

B. PSG 或 OCST：每小时 5 个或 5 个以上主要阻塞性呼吸事件（包括阻塞性和混合性呼吸暂停，低通气或者 RERAs）。

C. PSG 或 OCST：每小时 15 个或 15 个以上主要阻塞性呼吸事件（包括呼吸暂停，低通气或者 RERAs）。

目前没有更客观的指标或更好的 OSA 严重程度划分依据时，通常采用下面的标准来划分 OSA 的严重程度。轻度：AHI 5~15 次 / 小时；中度：AHI 16~30 次 / 小时；重度：AHI>30 次 / 小时。血氧饱和度亦可作为严重程度的判断指标，包括最低血氧饱和度、每小时氧减指数（oxygen desaturation index，ODI）和氧饱和度小于 90% 占睡眠时间的百分数。

### （四）治疗

由于 OSA 多部位阻塞的高发生率和个体的差异，应强调综合治疗的必要性。PAP 为首选，口腔矫治器可用于一些轻、中度 OSA 以及一些小下颌、下颌后缩重度 OSA 的治疗。而对于一些不能接受或不能耐受 PAP 或口腔矫治器治疗的患者，可以考虑选择上气道的外科手术治疗。同时辅以减肥（包括行为和手术减肥）、体位治疗，戒烟、酒，慎用镇静催眠及肌松药等，均可以减轻 OSA 程度。目前也有一些新的治疗方法，譬如呼气末正压鼻阻力器（EPAP），经口压力治疗（OPT），鼻咽气道支架（NAS），颏舌肌电刺激术等治疗 OSA 有一定效果，但由于其价格昂贵和（或）疗效不如 PAP、有创等问题，限制了其在临床上的应用。总之，OSA 患者应被告知所有的治疗方法及其利弊，治疗方案的选择也应遵循规范化和个体化的原则。评价 OSA 的治疗效果不应该单纯根据 AHI 的降低 / 消除和睡眠血氧的提高，还应该综合评估患者白日嗜睡程度和心脑血管并发症改善的情况。

因 PAP 具有无创、简便易行、疗效肯定和易被患者所接受等优点，目前已成为治疗 OSA 患者首选的治疗方法。其治疗模式包括持续气道正压通气（continuous PAP，CPAP），双水平气道正压通气（bilevel PAP，BiPAP），自动调定气道正压通气（automatic adjusting PAP，APAP），随着计算机和自动控制技术的发展，在 CPAP、BiPAP、APAP 基础模式上，发展了许多新的无创通气技术并应用于临床，比如 CPAP-Flex，自动双水平气道正压（auto BiPAP），自动三水平气道正压（auto-trilevel PAP）以期提高 OSA 患者的舒适度，从而增加其长期依从性。

PAP 用于临床治疗 OSA 已经有 30 多年，其疗效已在较大规模的临床研究中经过了反复探索和验证。根据现有的文献回顾，下面从 PAP（主要是 CPAP）治疗 OSA 的原理、指征、OSA 的压力滴定、OSA 的家庭 PAP 治疗、依从性、副作用等几个方面进行概述。

**1. PAP 治疗 OSA 原理** 其治疗的原理是在整个呼吸周期过程中，通过鼻罩 / 口鼻面罩向上气道输送一定的正压，使口咽部达到一定的压力，无论是在吸气状态下或呼气状态下都能保持一定的压力水平，使上呼吸道的压力平衡，不致发生口咽部气道的关闭。即类似一种“气态支架”效应，通过防止上气道塌陷和阻塞而达到治疗的目的。除了使上气道被动扩张外，PAP 还能增加功能残气量，并通过迷走神经的反馈和肺牵张感受器的调节来增加上气道的张力，主动使上气道扩张。PAP 长期应用还可以减轻因 OSA 所致上气道充血水肿；提高呼吸中枢的敏感性。

**2. PAP 治疗 OSA 的适应证** PAP 治疗 OSA 指征主要包括：①单纯 OSA 只要能耐受并能接受 PAP 治疗，无禁忌证，轻、中、重度 OSA 均可采用 PAP 治疗，尤其是 AHI ≥ 20 次 / 小时者。②单纯鼾症，尤其是合并白天疲乏者。③白天嗜睡而诊断不明者可进行试验性治疗。④ OSA 合并慢性阻塞性肺疾病（COPD）者，即“重叠综合征”患者：少数患者既有 OSA，又有慢性气流阻塞性疾病。其低氧程度明显重于单纯 OSA 者。对于有 $CO_2$ 储留的“重叠综合征”患者，临床治疗中须严加小心，常常采用 BiPAP 及氧疗。⑤ OSA 合并夜间哮喘。

**3. OSA 的压力滴定** 压力滴定是指通过逐渐调整 PAP，寻找并确定维持上气道所需最低有效治疗压力及最适压力的过程。压力滴定的目标是能够去除所有睡眠期及各种睡眠体位时出现的呼吸暂停、低通气、RERAs 及鼾声，尽可能消除上呼吸道气流受限，并维持整夜睡眠中氧饱和度在正常水平，恢复正常睡眠结构。这一最适压力可以在一个较小的范围内变动，并非一绝对数值。仰卧位睡眠、REM 睡眠期、体重增加、大量饮酒后、感冒或鼻炎发作时均需增高 PAP 压力。经过一阶段的治疗，特别是在体重明显减轻后，部分患者所需的压力水平降低。选择合适的压力是保证 OSA 长期 PAP 治疗成功的关键，为长期家庭 NPPV 治疗提供最适压力。

压力滴定包括人工压力滴定和自动压力滴定，部分重度 OSA 患者还可以进行分段压力滴定（即前半夜 PSG 诊断分析，后半夜压力滴定）。非 PSG 下的 APAP 自动压力滴定目前已广泛用于无严重合并症的中重度 OSA 患者。

（1）人工压力滴定：在睡眠实验室有人值守进行 PSG 监测下人工压力滴定是确定最适压力的标准程序。压力滴定过程如下：①应用鼻罩 PAP 治疗的第一夜，经过专业培训、有经验的技术员或护士或者注册睡眠多导图技师（RPSGT）应向患者仔细解释 PAP 治疗的意义，操作演示及选择合适的面罩，减少患者焦虑和“面罩幽闭恐怖症”。② CPAP 滴定压力从 4cm$H_2O$ 开始，BiPAP 从 IP（吸气压）8cm$H_2O$，EP（呼气压）4cm$H_2O$ 开始，每 5~10 分钟升高 CPAP 压力 1~2cm$H_2O$，逐渐升高直到所有睡眠时期以及各种睡眠体位时的呼吸紊乱事件（包括呼吸暂停、低通气、RERAs 及鼾声）被消除，此时的 PAP 值就是患者进行家庭 PAP 治疗的参考值。③一般来说，成人 CPAP ≤ 20cm$H_2O$（如为 BiPAP，IP ≤ 30cm$H_2O$），儿童≤ 15cm$H_2O$（IP ≤ 20cm$H_2O$），IPAP-EPAP 的差值最好在 4~10cm$H_2O$，如果 CPAP 滴定时患者明显不适或不能耐受较高压力，或者滴定压力已达 15cm$H_2O$ 仍有阻塞性呼吸事件，可试用 BiPAP 进行滴定治疗。④最适 PAP 治疗压力应使患者 AHI<5 次 / 小时，且最低 $SpO_2$ ≥ 90%，可接受的治疗压力应使患者 AHI ≤ 10 次 / 小时或者 AHI 下降幅度超过治疗前的 75%，特别是重度 OSA 患者。⑤如果没有达到上述滴定目标，或滴定时间不足 3 小时，应考虑重复压力滴定。

（2）APAP 自动压力滴定：人工压力滴定方法耗时，烦琐，花费多并需要在实验室进行，目前许多睡眠实验室多采用性能可靠的实验室或家用自动调定气道正压通气（APAP），亦称 auto-CPAP，可以在患者睡眠时根据其上气道阻力，自动施加合适的压力，以保持其上气道开放。第二天根据下载的数据即可给患者选择合适的长期家庭 PAP 治疗压力值。APAP 治疗 OSA 的原理与 CPAP 的类似，不同的是，APAP 可感知因呼吸暂停、低通气和打鼾所引起的气流振动以及上气道阻力和气体流量的改变，从而自动调整并输送出患者实际需要的治疗压力，从而降低了治疗的有效平均压力。APAP 设备可用于中重度单纯 OSA 在多导睡眠图监测下或者家庭的压力滴定，进行 APAP 压力滴定过程中应该注意的是：①大多数 APAP 通过感知因呼吸暂停、低通气和打鼾所引起的气流振动 / 上气道阻力 / 气体流量的改变来调整其输出的压力值。因此，对于不打鼾或经腭垂咽软腭成形术（uvulopalatopharyngoplasty，UPPP）后的 OSA 患者，还有中枢性睡眠呼吸暂停综合征（CSAS），均不建议 APAP 压力滴定。②不推荐 APAP 对充血性心衰，明显肺疾患（如慢性阻塞性肺疾病等），不完全由 OSA 所致的严重夜间氧减（如 OHS）。③目前不推荐 APAP 设备用于分夜诊断及压力滴定。④由于 APAP 压力的自动调定，仍可能会提高微觉醒，从而影响睡眠有效性。⑤采用 APAP 滴定的压力进行固定 CPAP 治疗或采用 APAP 治疗的患者必须密切随访其治疗的有效性和安全性。⑥如果采用 APAP 滴定的压力治疗或 APAP 治疗无效或症状无改善，需重新进行标准 PAP 压力滴定。

单纯 OSA 压力滴定时一般不需要同时加氧治疗，如果清醒时及低氧者应在睡眠实验室进行压力滴定，必要时需同时辅以氧疗。对于在压力滴定过程中入睡困难的 OSA 患者，可给予短效镇静安眠药诱导入睡。鼻充血、鼻塞可经鼻吸入皮质激素和缩血管剂。

对于少数经上述方法滴定失败的患者则收入病房，在医生及技师的密切监护下使用 PSG 监测下的 PAP 压力滴定，及时解决存在的问题。一般经过 3~4 天的学习、调定后，大部分患者能够取得良好治疗效果，1 周后即可出院。

**4. OSA 的家庭长期 PAP 治疗** OSA 进行 PAP 治疗的疗效依赖于其长期坚持佩戴呼吸机。OSA 家庭 PAP 治疗目前已广泛普及。没有合并其他疾病的单纯 OSA 首选 CPAP 治疗，APAP 可以提高部分 OSA 长期治疗的舒适性和依从性，BiPAP 可用于滴定的压力高于 $15cmH_2O$ 者或者 OSA 合并 COPD、OHS 和限制性肺疾患者。在 PAP 家庭治疗过程中，临床医生可定期随诊患者，检查 PAP 呼吸机和面罩。文献报道 OSA 患者 PAP 治疗的长期顺应性为 30% ~70%，由于呼吸机、鼻面罩的性能和质量不断改进和舒适度增加，患者 PAP 的依从性较前有所增加。PAP 治疗可以有效降低 AHI，改善睡眠结构、白日嗜睡程度、神经行为能力和心理效应，提高患者生活质量，减少心脑血管并发症，尤其是高血压。

PAP 治疗一段时间后，暂时不用呼吸机，也会出现呼吸暂停时间缩短，AHI 下降，缺氧程度减轻，在治疗的前 3~12 个月这种变化最明显。这是因为治疗后上气道的水肿减轻、上气道肌肉活动性增加，呼吸中枢调控能力增强，长期缺氧及 OSA 引起的内分泌代谢紊乱消失。但是除少数 OSA 在 PAP 治疗的同时减肥成功者外，大多数患者仍需终身 PAP 治疗。PAP 使用中最大的问题是部分患者依从性差，不能长期坚持使用。机器的性能、病情严重程度、对 OSA 危害性的认识程度、自身经济条件等均可影响其依从性。普及有关科普知识、经验丰富的技术支持、治疗过程中严密随诊、及时处理各种问题是保证患者长期应用的关键。

第一夜治疗效果不理想并不意味着治疗失败，由于不少 OSA 患者的记忆力、理解力减退，即使医生进行了指导，一般也需经过几个晚上甚至更长时间的试用及摸索才能得到治疗的效果。缩短这一时间的关键在于患者及家属的配合，及时解决使用过程中出现的问题。长期 PAP 治疗获得成功包括：①有效的压力滴定，最初几周或几个月的经验治疗、科普教育；②密切的追踪随访；③提供高质量医院外服务；④有一支有经验的家庭医疗队伍。

**5. 影响 PAP 治疗依从性的因素**　PAP 治疗的关键在于长期坚持佩戴呼吸机，也就是 OSA 患者对 PAP 治疗的依从性。PAP 治疗的依从性包括两个方面：对 PAP 机治疗的接受性和长期坚持性。也有研究者将依从性定义为使用 PAP 机≥ 70% 的晚上，每晚使用≥ 4 小时。实际上，OSA 主观依从性明显要高于客观依从性。影响 PAP 治疗依从性的因素包括：① OSA 的严重程度。PAP 治疗的长期客观依从性及 PAP 每晚使用小时数与治疗前 AHI 呈正相关。因此，AHI 是 PAP 治疗依从性的一个独立预测因素。②面罩类型。大多数患者认为鼻罩比口鼻全面罩更为舒适，因而其夜间 PAP 治疗的依从性要高于使用口鼻全面罩组。但是，对于 UPPP 后或鼻炎反复鼻塞不能耐受鼻罩的患者，可以试用口鼻全面罩进行 PAP 治疗。由于鼻枕（nasal pillow）副作用小，漏气少和对睡眠干扰小，患者更倾向于选择鼻枕来进行 PAP 治疗。③气道湿化。大多数研究认为 PAP 治疗时加用湿化器可以减轻 PAP 治疗时口咽鼻部的干燥不适，从而提高患者对 PAP 治疗的依从性。④教育和随访。对 OSA 患者的教育和密切随访可以提高 PAP 治疗的依从性。教育包括宣教、科普讲座及发放介绍 OSA 知识的宣传小册子。随访包括定期电话随访、家访等。

**6. PAP 治疗的副作用及处理**

（1）鼻罩漏气：鼻罩漏气是使用 PAP 呼吸机治疗 OSA 时常遇到的问题。使用的鼻罩大小不合适、头带的松紧度不合适、上下头带用力不均衡时，都会造成漏气。此外，如鼻罩上的测压孔未封闭也会产生漏气。防止漏气的关键在于选择大小合适的鼻罩，头带松紧适度。经口漏气者可采用口鼻全面罩治疗。

（2）皮肤过敏及鼻背溃疡：少数 OSA 患者在使用鼻罩时会发生皮肤过敏，这与鼻罩的过紧压迫也有一定关系。除了正确使用鼻罩、头带松紧适度外，可采取如下方法。①换用气泡型鼻罩；②额部垫海绵垫；③在皮肤及鼻罩放置软垫；④在每次用鼻罩之前应洗脸，清洗鼻罩；⑤换用鼻枕。如果出现了皮肤溃疡，应请教医生，必要时停用 PAP 呼吸机。

（3）眼部刺激或结膜发红：在使用 PAP 呼吸机时，少数患者会出现眼部不适、结膜充血，这与鼻罩上方漏气、气体刺激眼睛有关，严重时可发生结膜炎。需调整鼻罩的位置及头带的松紧度。

（4）口干：OSA 患者在治疗前大多存在口干的现象，与长期张口呼吸有关，应用 PAP 呼吸机后，如果使用得当，口干自然消失。但在使用 PAP 呼吸机时，少数患者仍有口干，与经口漏气有关。引起经口漏气的可能性有以下几种。① PAP 呼吸机压力不够，不能完全克服上气道的阻塞，因而出现经口呼吸，只需适当提高 CPAP 呼吸机的压力即可；② PAP 压力过高也可使患者感觉不适而张口呼吸，应适当减少压力，有时为了保证治疗效果，可换用 BiPAP 呼吸机；③部分患者习惯于张口呼吸，可加用下颌带。

（5）鼻塞及鼻干：应用 PAP 呼吸机时，15% ~45% 的患者会出现鼻部不适症状，主要的是感觉鼻塞、通气不畅，少数的表现为鼻内干燥。原因：①如患者原有鼻息肉、鼻中隔偏曲，会出现鼻部不适，应在手术矫正这些畸形后再应用 PAP 呼吸机，有严重鼻窦炎的患者也应先到五官科进行相应的治疗。② PAP 呼吸机产生的冷空气可以刺激鼻黏膜，引起血管扩张而出现黏膜充血水肿，有些过敏性鼻炎患者会急性发病。首先要加强湿化，甚至使用恒温湿化器，在睡眠时经鼻滴入麻黄碱等鼻黏膜收缩剂也有作用。③鼻干的症状有时可表现很突出，加强吸入气的湿化及温化效果较好。

（6）恐怖感：即"面罩幽闭恐怖症"。有些患者刚刚带上鼻罩，施加一个很小的CPAP呼吸机压力就感到十分害怕，自觉憋气不适。通过解释疏导，让患者努力调整自己的心态，心情平静，按自己平常的节律呼吸。此外，加用"压力延时"功能或换用BiPAP呼吸机后会减轻这种不适感觉。

（7）夜间自动去掉鼻罩中断治疗：有些患者很难整夜地应用PAP呼吸机，在睡梦中不知不觉地将鼻罩扯掉，这种现象多出现在治疗的初期（治疗后1周内），多发生在半夜2：00~3：00，是暂时性的。多与患者体型肥胖、病情重，需要的PAP压力较高有关，也有可能与压力过低、不能完全维持上气道开放有关，需增加PAP的压力，必要时换用BiPAP增加舒适度。也有的患者是由于设定的PAP压力太高而不能耐受，应该适当下调PAP压力。

（8）噪声：PAP呼吸机有一定的噪声，特别在夜深人静之时，有时会影响家人及患者自己的睡眠。减少噪声方法包括①换用低噪声的PAP呼吸机；②有些噪声是由于呼吸气流经出气口排出时产生的，可将小孔型的排气阀换成切口形排气孔；③可以将PAP呼吸机装入通气很好的隔音玻璃罩内，甚至将其置于壁橱内，但要注意保证有足够的新鲜空气流通；④睡觉时带耳塞。

### 7. 特殊OSA患者的PAP治疗

（1）上牙完全脱落者：鼻罩的下部有赖于上牙弓的支持，才能防止漏气。上牙全部脱落者镶牙或戴义齿后才能使用PAP呼吸机。

（2）甲状腺功能减退引起的呼吸暂停和低通气：服用甲状腺素是根本的治疗方法，在口服甲状腺激素之前先行PAP治疗可减轻缺氧、改善心脏功能，防止激素替代治疗致机体耗氧量增加时，呼吸暂停引起的低氧血症加重器官损害。甲状腺激素达到正常水平后，再次行睡眠呼吸监测，如呼吸暂停消失，可停用PAP治疗，如仍频发，则需长期应用PAP治疗。

（3）慢性阻塞性肺疾病（COPD）合并OSA：即重叠综合征，可在PAP治疗的同时予持续吸氧。COPD急性发作期，除了COPD的药物治疗，如$CO_2$明显升高，应选用BiPAP呼吸机，防止加重$CO_2$储留。

（4）OSA患者围术期的治疗：OSA患者术前麻醉及术后恢复过程中窒息的风险增加，均需要进行适当的监护及上气道保护，特别是行上气道及周围手术者更应注意。对行择期手术的重度OSA患者，可在术前进行1~2周的PAP治疗，以纠正患者的低氧及睡眠紊乱，改善合并的高血压等并发症。全身麻醉拔管后，可及时进行序贯PAP治疗。

（5）危重患者的治疗：少数OSA患者可能因病情突然加重或出现严重并发症，如急性呼吸衰竭、心脑血管疾病而入院，如果患者有$CO_2$储留、心力衰竭或极严重的夜间低氧血症（$SaO_2 \leq 50\%$）、缺血性心脏病，则应住院3~5天，以使PAP治疗取得成功。此类患者在治疗初几天，常常觉醒，去除面罩，故护士或技术人员应密切监护多数情况下无创通气。特别是BiPAP呼吸机治疗可以取得一定效果，对少数不能配合、呕吐、咳嗽剧烈或血压不稳定者，可能需要气管插管甚至气管切开，待病情稳定后转换为CPAP或BiPAP。特别注意的是，对病情危重者，应先积极治疗，而并非首先予睡眠呼吸监测。

（6）在PAP治疗过程中仍嗜睡者：此类患者可分为两大类，一是在PAP治疗初期嗜睡改善明显，但治疗一阶段后嗜睡再现；二是PAP治疗过程中嗜睡一直未改善。对此类患者首先应该对其PAP顺应性进行客观评价，其次应了解是否合并其他睡眠疾患，如发作性睡病、周期性腿动综合征。对少数排除了以上原因但仍有主观或客观嗜睡的患者，可同时服用能够改善嗜睡症状的药物，如莫达芬尼（modafinil）。

（7）睡眠呼吸暂停合并哮喘：合并哮喘的OSA患者中，打鼾和呼吸暂停为哮喘的强有力的激发因素，应用PAP治疗OSA可以大大改善夜间哮喘的症状。

除少数病情较轻者及不能配合者外，绝大多数OSA患者能够耐受PAP治疗，在睡眠实验室试机的成功率达90%以上。真正因为患者原因而引起治疗失败的可能性很小，多半是由于医生未能及时随诊而处理好患者遇到的问题所致。所以在确定一个患者是否能耐受PAP治疗之前，要积极寻找治疗失败的原因：①PAP使用不熟练或错误；②压力设定不当；③诊断是否正确；④机器性能不好，鼻罩的大小或结构不合理；⑤是否合并其他睡眠障碍性疾病；⑥是否饮酒或有未治疗的鼻部疾患。

对真正的治疗失败者考虑采取以下措施：①换用更舒适的BiPAP、APAP或CPAP C-Flex呼吸机；②颌骨手术、UPPP手术，甚至气管造口术等；③佩戴口腔矫治器。

综上所述，单纯OSA患者选择哪一种PAP治疗，需结合患者病情严重程度，身体状况，经济条件，自身主观意愿来综合考虑。CPAP是首选，如果治疗压力较高且不能耐受CPAP治疗者，可以试用C-Flex，APAP或BiPAP治疗来提高耐受性和顺应性。另外，选择合适而又舒适的面罩对提高耐受性和舒适性也非常重要。

总体来说，PAP是一种安全、有效的无创通气治疗。PAP并发症相当罕见，无绝对禁忌证，相对禁忌证包括 肺大疱和反复发作的鼻窦炎或中耳感染。

对患者进行有计划的长期随诊也非常重要，不但可以了解患者的依从性和治疗效果，还可以评估各种治疗方法治疗OSA的远期疗效。在治疗开始后1周、1个月、3个月、半年和1年进行随访应成为常规，此间对患者存在的问题应进行解答和解决，包括指导治疗无效者对其他治疗措施的选择。

## 三、中枢性睡眠呼吸暂停伴陈—施呼吸

中枢性睡眠呼吸暂停伴陈—施呼吸（central sleep apnea with Cheyne-Stokes breathing，CSA-CSB）是中枢性睡眠呼吸暂停综合征中最常见睡眠呼吸疾患。其特点是呼吸的周期性波动，有中枢性呼吸暂停或低通气，并伴随着呼吸幅度的逐渐增大和减少，一个周期持续大于40秒（通常45~90秒）。大多数出现在心功能不全的患者，通常和严重充血性心力衰竭有关，收缩性心功能不全者要重于舒张性心功能不全者；部分出现在神经系统疾病或神经调节功能不全的患者，脑血管疾病患者中较为多见。

### （一）易患因素和临床特点

充血性心力衰竭、神经系统疾病（尤其是脑血管疾病）是CSA-CSB的易患因素。少数为肾衰竭相关CSA-CSB和特发性CSA-CSB。在慢性充血性心力衰竭患者中发病率为25%~40%。在脑卒中急性期CSA-CSB发病率为26%~50%。一些患者可以同时合并OSA和CSA，且在PAP治疗时才出现CSA-CSB。在心力衰竭人群中，CSA-CSB好发因素包括年龄大于60岁，男性，心房颤动，日间低碳酸血症（比如$PaCO_2$低于38mmHg）。患

者常表现为白日嗜睡、夜间失眠、夜间呼吸困难。CSA-CSB 多发生在 N1 和 N2 期睡眠，在 REM 期减少，仰卧位时多于其他体位。CSA-CSB 通常在睡眠期间出现，严重者也可在清醒时观察到，通常提示预后不良。

（二）诊断

美国睡眠医学会 ICSD-3 关于 CSA-CSB 诊断标准定义如下：必须满足标准（A 或 B）+ C + D。

A. 存在一个或多个下列情况：①嗜睡；②入睡或者维持睡眠困难，频繁觉醒，睡后精力未恢复；③憋醒；④打鼾；⑤目击到的呼吸暂停。

B. 存在心房颤动 / 心房扑动，充血性心力衰竭或者神经系统疾病。

C. PSG（在诊断或者 PAP 压力滴定治疗期间）显示存在下列所有情况：①每小时 5 个或 5 个以上中枢性呼吸暂停和（或）中枢性低通气；②总的中枢性呼吸暂停和（或）中枢性低通气占所有呼吸暂停和低通气的 50% 以上；③呼吸模式满足 Cheyne-Stokes breathing（CSB）标准。

D. 该疾病不能被其他睡眠疾患，医源性药物（比如阿片类药物），药物滥用疾患所解释。

目前没有大规模的临床研究证实 CSA-CSB 的严重程度与病死率有关联。但部分研究报告收缩性心力衰竭合并 CSA-CSB、清醒时发生 CSA-CSB 的患者预后差。CSA-CSB 病死率增高可能与低氧和儿茶酚胺增加有关。

（三）治疗

**1. 原发病的治疗** 积极治疗原发病，如神经系统疾病、充血性心力衰竭。有效控制心力衰竭（利尿、强心、扩血管等）能明显减少 CSA-CSB；茶碱亦可减轻充血性心力衰竭所导致的 CSA-CSB。乙酰唑胺对 CSA-CSB 可能有一定的疗效，剂量 125~250mg，2~4 次 / 日，1~2 周。

**2. 氧疗** 夜间吸氧可以减少呼吸暂停频率和改善症状。

**3. 吸入 1%~4% $CO_2$** 可以增加并维持 $PaCO_2$ 浓度高于呼吸暂停阈值，兴奋呼吸中枢，改善通气和睡眠结构，减少呼吸暂停次数；副作用是面罩给患者带来不适、睡眠效率下降，设备受限等。适用于低碳酸血症 CSA-CSB 患者。

**4. 无创气道正压通气治疗** 经鼻或口鼻面罩 PAP 治疗可以改善 CSA-CSB 患者的心功能，大大地减少 CSA、CSB 次数，改善睡眠质量。CSA-CSB 的 PAP 压力滴定建议在实验室人工 PSG 压力滴定，不建议 APAP 滴定，压力滴定方式同 OSA 的压力滴定。CSA-CSB 压力滴定和长期家庭 PAP 治疗的呼吸机模式主要包括 CPAP、BiPAP 和匹配伺服通气设备（adaptive servo-ventilation，ASV）。理论上，ASV 能监测患者每次呼吸气流的大小，从而成比例提供相应同步压力辅助呼吸，尤其适用于有 CSB 的患者。部分研究显示 BiPAP 及 ASV 可能是替代 CPAP 治疗 CSA-CSB 的更好选择方案，特别是 ASV 较吸氧、BiPAP 及 CPAP 更能提高睡眠状态下的基础 $PaCO_2$ 水平。也有研究显示应用三水平 ASV（trilevel ASV）治疗 45 例 CSAS 慢性心衰患者，其中 38 例（84%）治疗有效。但目前系统性回顾资料显示 ASV 治疗慢性充血性心力衰竭所致的 CSA-CSB 有效，但较吸氧、BiPAP 及 CPAP 并没有明显的优势。CSAS 患者短期使用 CPAP 能减少室性心律失常发生的频率。夜间运用 CPAP 持续 3 个月能增加左室射血分数，减少二尖瓣反流、夜尿次数和白天血浆去甲肾上腺素水平，改善生活质量。同样，应用 CPAP 能降低 5 年内病死率及心脏移植概率。

1年之内每晚使用CPAP 3.6小时则能使AHI下降50%。更好、更有效的治疗CSA-CSB可以改善存活率，建议PAP被常规纳入心力衰竭CSA-CSB患者的标准治疗。

（黄 蓉 肖 毅）

## 第九节 肥胖低通气综合征及相关呼吸支持治疗

### 一、概述

肥胖低通气综合征（obesity hypoventilation syndrome，OHS）是一种以肥胖和高碳酸血症为特征的综合征，曾经亦被称为匹克威克综合征（Pickwickian syndrome）。临床主要表现为病态肥胖，静息状态下的低氧血症、高碳酸血症、重度嗜睡、肺动脉高压和慢性右心功能衰竭，通常与阻塞性睡眠呼吸暂停（OSA）合并存在，但较单纯OSA有更高的合并症和病死率。

OHS在普通人群中的准确发病率不清楚，有报道在肥胖OSA患者中发病率大为10%~15%，而在BMI>35kg/$m^2$的住院人群中发病率为31%。有学者估计其在人群的发病率是0.15%~0.6%，目前国内尚缺乏相关数据资料。

### 二、发病机制和临床特点

其发病机制可能与肥胖所致呼吸系统负荷过重，呼吸中枢调节异常，睡眠呼吸疾病、神经激素等有关。大约90%的OHS患者同时存在OSA（AHI ≥ 5次/小时）。OHS患者有特征性的持续夜间低氧血症，这一点与OSA不同。OSA患者的夜间低氧血症只是频繁的、间歇性的并与AHI相关。而OHS睡眠时的$PaCO_2$较清醒时加重，同时存在的氧饱和度持续减低不能用阻塞性呼吸暂停（apnea）和低通气事件（hypopnea）解释。睡眠时低通气在REM期较NREM期严重。值得注意的是，低通气事件不同于低通气，低通气事件是指OSAHS患者在多导睡眠图上所出现的阻塞性呼吸事件，表现为气流幅度的降低。临床上主要表现为重度嗜睡，晨起头痛，乏力，心情抑郁，记忆力和注意力下降，也有OSA所没有的呼吸困难、下肢水肿和清醒时的低氧血症，查体可有发绀、肺动脉高压、右心功能不全和肺心病的体征。同单纯的OSA相比，OHS生活质量更低、医疗费用更高和合并肺动脉高压的危险。有报道，严重的OHS住院患者中其病死率高达50%，包括猝死。与无低通气综合征、具有相同BMI的单纯肥胖患者相比，OHS患者入住ICU率增加（6%，40%），对无创通气的需要增加（0，6%），病死率增加（9%，23%）。无创正压通气治疗可减少OHS患者的医疗费用和入院率，重要的是要及时治疗，尽量避免因急性呼吸衰竭时的有创通气治疗。

### 三、诊断

美国睡眠医学会ICSD-3关于OHS诊断标准定义如下：必须满足标准A~C。

A. 清醒时存在低通气（$PaCO_2$ ≥ 45mmHg），通过动脉血$PaCO_2$，呼气末$PaCO_2$，或者

经皮 $PaCO_2$ 来测定。

B. 存在肥胖（$BMI>30kg/m^2$；儿童大于同年龄性别的第 95 个百分位）。

C. 排除其他疾病的引起低通气，如严重的阻塞性气道疾病，严重的间质性肺疾病，严重的胸壁疾病，医源性药物，严重的甲状腺功能减低，肢端肥大症，神经肌肉疾病和遗传性、先天性中枢性肺泡低通气综合征。

肥胖（$BMI>30kg/m^2$）和清醒时的二氧化碳储留（$PaCO_2 \geq 45mmHg$），是诊断的必备条件，通常伴有 $PaO_2<70mmHg$。但BMI在亚洲人或中国人诊断OHS所需的标准（$BMI>30kg/m^2$）尚需更多的流行病学资料以明确。

## 四、治疗

**1. 减轻体重** 必要时外科手术辅助减肥。体重减低将会有效地逆转 OHS，改善睡眠呼吸疾病、减轻清醒时的呼吸衰竭并且改善肺功能。

**2. 气道内正压通气** 无创或有创通气可以对 OHS 进行呼吸支持并逆转低通气。对由于急、慢性呼吸衰竭而住院的 OHS 患者，及时而正确的正压通气治疗是重要的。无论是否合并 OSA，气道正压治疗都应该作为 OHS 的首选和初始治疗，不能因为已经开始减重而推迟。在 PSG 监测下进行 PAP 人工压力滴定是 OHS 患者开始无创正压通气（NPPV）治疗确定最佳治疗压力的标准方法，部分病情较重的 OHS 患者可收住院在密切监护下进行 NPPV 参数设定和调整。针对 OHS 的无创正压通气模式主要包括了 CPAP、BiPAP 和 VPAPS-BiPAP，根据 OHS 的不同的特点和不同模式的优势选择无创通气的模式。在长期应用 CPAP 治疗前，尽可能对 OHS 患者进行人工压力滴定，稳定的 OHS 患者可以首先试用 CPAP，CPAP 压力逐渐增加至所有的呼吸暂停、低通气（hypopneas）、气流受限被消除；如果压力调至 $15cmH_2O$ 以上，仍有明显的低通气，则通气模式需要更改为 BiPAP，增加 IPAP 压力至氧饱和度维持在 90% 以上。如果气道阻塞解除，IPAP 和 EPAP 之差在 $8\sim10cmH_2O$，氧饱和度仍然持续低于 90%，则考虑加用氧疗或选用定容压力支持模式治疗。经过压力滴定治疗后，大多数 OHS 患者需要 IPAP 在 $16\sim20cmH_2O$，EPAP 需要在 $6\sim10cmH_2O$，两者之间的差在 $8\sim10cmH_2O$。没有 OSA 的 OHS 患者，EPAP 压力可置于 $5cmH_2O$，单纯通过增加 IPAP 压力来改善低通气。

NPPV 可以减少呼吸功，增加分钟通气量，在中枢性呼吸暂停事件期间提供通气（如果有备用频率），提高肺泡通气量，减少夜间 $PaCO_2$，恢复呼吸中枢对 $CO_2$ 的敏感性，降低白天 $PaCO_2$，从而改善 OHS 患者的临床症状，如晨起头痛、白天嗜睡和水肿。长期家庭无创通气治疗可以提高神经认知功能和生活质量，减少对住院的需求，降低病死率。

BiPAP 治疗 OHS 较 CPAP 有更多优势，但存在人机配合不良以及产生无效通气的缺点，所以进行压力滴定时临床医生必须格外认真仔细。此外，如果 S 模式的 BiPAP 治疗后出现较多的中枢性和混合呼吸事件和相关的氧饱和度下降，常常需要应用 BiPAP（S/T）模式，研究显示有后备频率 BiPAP（S/T）治疗 OHS 患者清除睡眠时低通气、中枢性呼吸暂停较 S 模式的 BiPAP 更有效且患者有更好的睡眠质量。

平均容量保证压力支持（average volume-assured pressure support，AVAPS）是近年来逐渐在 OHS 患者中应用的 NPPV 治疗的一种新 NPPV 模式。在这种模式中，除了常规设置 IPAP 和 EPAP，通常需要设置 7~10ml/kg 理想体重来达到一定的潮气量。一项随机对照研究显示：与CPAP相比，AVPAPS改善呼吸功能和夜间睡眠紊乱更明显。早期的研究显示，AVAPS和BiPAP都可以改善低氧、睡眠和生活质量，AVAPS较BiPAP对通气有更大的改善。因此，AVAPS可能是BiPAP的替代治疗，特别是当需要快速缓解高碳酸血症来预防OHS的失代偿。

**3. 气管切开术** 上气道阻塞在OHS中的发病是重要的因素，并且有证据表明气管切开术能有效解决上气道阻塞。因气管切开术严重影响患者的生活质量，须严格掌握适应证。此方法仅为气道内正压通气及吸氧治疗无效时的最后手段。

**4. 药物** 药物治疗可用来刺激呼吸中枢，但目前治疗上进展不大。

**5. 氧疗** 大约有一半以上的OHS患者在正压通气治疗的同时需要夜间吸氧治疗，夜间或白天吸氧可显著减少患者对正压通气治疗的依赖。但单纯氧疗而没有正压通气治疗是不够的，不能改善低通气，有可能增加高碳酸血症的风险。

总之，OHS的发病率会随着全球肥胖的流行而增加，需要我们提高对该疾病的认识并采取适当的治疗。当肥胖患者（BMI>30kg/m$^2$）有OSA的典型表现，如乏力、嗜睡、打鼾、夜间窒息和晨起头痛，也有OSA所没有的呼吸困难、下肢水肿和清醒时的低氧血症，甚至合并肺动脉高压、肺心病时，应高度警惕其是否为OHS；OHS不同于OSA，但同时合并不同类型的睡眠呼吸疾病，其诊断更多的是通过临床诊断，并需要测定动脉血气，而不仅仅是通过PSG来诊断。除了减肥外，无创通气治疗应作为OHS的首选和长期的家庭治疗。

（黄 蓉 肖 毅）

## 第十节 腹腔高压患者的正压通气

### 一、腹腔高压的定义

正常人腹腔内压力（intra-abdominal pressure，IAP）等于或低于大气压，正压通气时腹腔内压力接近呼气末正压值（PEEP）。成年危重症患者的IAP一般为5~7mmHg，与个人体型、腹部特征、肌肉张力有关。任何引起腹腔内容物体积增加的情况都可能导致腹腔内压力的增高。根据世界腹腔间隔室综合征联合会（World Society of the Abdominal Compartment Syndrome，WSACS）定义，腹腔内持续或反复的压力超过12mmHg称为腹腔内高压（intra-abdominal hypertension，IAH）。腹腔内压持续（至少测量两次，间隔1~6小时）超过20mmHg，伴或不伴腹腔灌注压小于60mmHg，并伴有新发的器官功能不全或衰竭时，称为腹腔间隔室综合征（abdominal compartment syndrome，ACS）。因此，IAH与ACS是同一病理过程的不同阶段，IAH是ACS的早期表现，急性IAH易导致ACS。

### 二、腹腔高压的病因

临床上许多疾病均可以引起IAP的急性增高。常见的原因有严重创伤，如骨盆创伤、腹腔或腹膜后大出血、腹部贯通伤，休克复苏时快速大量输液，呼吸机的不正确使用，胸腔压力升高和肺顺应性下降，颅脑创伤，长时间休克，肠腔缺血/再灌注损伤，重症胰腺炎，过度肥胖，腹腔手术如腹主动脉瘤破裂术后，肝移植术后，张力性关腹，产科出血和羊水栓塞等多种疾病。

## 三、腹腔高压的发病率

IAH 和 ACS 的发病率变化很大，这取决于对 IAH 及 ACS 的定义及研究对象的不同而不同。Malbrain 等调查了患者入 ICU 24 小时内 IAH 及 ACS 的发病情况，根据 WSACS 的定义，结果发现 IAH 的发病率为 58.8%，IAH 在内科 ICU 与外科 ICU 中的发病率差异并无显著性，分别为 54.4% 和 65.0%。ACS 的发病率为 8.2%，内科 ICU 为 10.5%，外科 ICU 为 5.0%。

## 四、腹腔高压患者的呼吸相关的病理生理改变

由于腹腔是一密闭腔，当 IAP 过高时，腹腔内的器官与邻近的组织都将受压缺血，导致一系列病理生理变化。Joynt 等报道，当 IAP 升高时，除肾上腺外，其他腹腔内及腹膜后脏器的血流量均有不同程度地减少。肝、肾、下腔静脉、腹主动脉被压，膈肌上抬都将影响心、肺，极大地扰乱了机体生理状况。

IAH 时膈肌上抬，会引起胸膜腔内压和气道内压力的增加，造成肺的限制性通气功能障碍。ACS 最常见的表现是吸气峰值压力升高和呼吸系统顺应性明显下降。肺泡受压表现为肺泡有效分钟通气量降低和高碳酸血症。IAH 的患者易发生局部肺不张，造成局部通气 / 血流比失调，出现低氧血症。ACS 患者通常都伴有低氧血症，而低氧血症进一步引起全身微血管内膜受损，加重病情，进而需要进行正压通气。同时，IAH 时大量细胞炎症因子释放入血，容易导致急性呼吸窘迫综合征（ARDS），出现呼吸窘迫和严重的低氧血症，为了保持基本的氧合状态，往往需要加用高水平呼气末正压（PEEP），其可导致腹腔内压进一步增高。

## 五、正压通气对腹腔内压的作用

由于正压通气的广泛使用，正压通气对 IAP 的影响也要充分考虑。正压通气增加了胸膜腔内压，通过膈肌的传导作用，势必会引起 IAP 的增大，从而可能加重腹腔内的生理紊乱。特别是 PEEP 的使用及不恰当的通气模式及参数的使用，将引起胃肠淤血，使腹腔内压进一步增加。因此，在机械通气过程中应合理设置通气参数以及采用特殊通气策略和通气模式，选择最佳的 PEEP，在提供基本氧合和通气的同时，尽量降低气道压力。

## 六、腹腔高压患者的正压通气策略

腹腔高压患者的正压通气策略，目前尚无统一的标准。根据腹腔高压的病理生理改变以及腹腔内压和正压通气的交互作用，IAH 的患者行正压通气治疗时应充分考虑到正压通气对患者血流动力学和机体内稳态的影响。有学者认为，对于 IAH 患者的正压通气，应采用小潮气量联合合理的 PEEP（肺保护通气策略）为基本策略，采用跨肺压为导向的参数设置为高级策略，采用血流动力学监测及腹腔内压监测为辅助策略来实施正压通气。下面分别介绍。

**1. 小潮气量通气**　小潮气量通气是以患者的理想体重潮气量小于等于 6ml/kg 的通气

方式。根据大量的动物研究和临床试验，采用大潮气量正压通气可以导致正常肺的损伤，加重肺的局部炎症反应，而且肺的过度膨胀带来大量炎症因子的释放入血，从而加重患者肺部的症状和肺外脏器损伤。IAH 患者由于肺容积减少，适当减少潮气量，有助于减缓受腹腔内压影响较小部分的肺组织过度通气，也避免充气肺组织和无气肺组织之间的较大张力。因此，IAH 的患者正压通气时应采用以小潮气量为核心的肺保护性通气策略，有利于改善肺部的气体交换，若不采用跨肺压监测的情况下，限制气道平台压≤ 30cm$H_2O$。

由于 IAH 的患者胸肺顺应性的下降及胸膜腔内压的上升，必然带来肺泡功能残气量的下降及肺泡有效肺容积的下降，在小潮气量的通气的策略下，可能带来肺泡有效分钟通气量的不足及二氧化碳的储留，发生急性高碳酸血症。根据相关研究，实行小潮气量通气时，一定程度的高碳酸血症是安全的（一般主张保持患者的动脉血 pH 大于 7.20），即允许性高碳酸血症。

**2. 设置合理的 PEEP 水平** 对于 IAH 患者，PEEP 的设置受到很多因素的影响，而设置的 PEEP 也会影响患者的其他相关重要指标。对于 PEEP 的具体设定，有条件 ICU 可以行食管压（胸腔内压）监测，通过监测相关压力值，使得设定相应的 PEEP 后，患者在呼气末跨肺压大于 0 且在吸气末跨肺压小于 27cm$H_2O$。且设置 PEEP 之后，我们需要兼顾患者腹腔内压（IAP）和患者心排血指数（CI）的情况，使得患者的 IAP 尽可能小，CI 尽可能在合理范围，以减少正压通气对患者病情的不利影响。

需要指出的是，有学者认为在患者进行 PEEP 的滴定前，对有条件的患者，可考虑先行肺复张（肺开放策略），尽可能打开陷闭的肺泡，以求降低对后期 PEEP 的需求。但肺开放策略对腹腔高压患者的影响目前尚不得而知，需要有更多的临床研究。

**3. 跨肺压导向的正压通气参数设置** 由于导致 IAH 的病因不同，不同的患者胸膜腔内压及腹腔内压的差异、肺泡内压及胸膜腔内压的差异，即跨膈压、跨肺压的不同，因此，呼吸机参数的设置应个体化。以跨肺压来指导正压通气参数设置，可防止肺泡的反复塌陷或过度扩张，以减少气压伤、剪切伤的发生，并尽可能减轻对循环的影响。

跨肺压（Ptp）为肺泡内压和胸腔内压力（食管压）的差值。分别通过吸气屏气和呼气屏气来监测气道压力，通过食管球囊置管法测定食管压（Pes，即胸腔内压），吸气跨肺压 = 气道压 - 食管压以及呼气跨肺压 = 呼气末正压 - 食管压。IAH 的患者肺的顺应性往往下降，膈肌的上抬会导致胸膜腔内压的增加，而胸膜腔内压高于肺泡压是导致肺泡塌陷的一个潜在因素，在严重 IAH 患者中，决定呼气末肺泡开放程度的压力不是呼吸机实际给予的 PEEP，而是呼气末跨肺压，因此 IAH 患者的正压通气的参数的设定应使得患者呼气末的压力高于胸膜腔内压的水平。应用食管球囊置管法来监测跨肺压，可用于指导 PEEP 的设定，使得 PEEP 的设定更加精确。

跨肺压的监测也可以用于 IAH 行正压通气患者的应力和应变的评估。临床上，与应力相对应的是跨肺压（Ptp），与应变相对应的是容量的改变量（$\Delta V$）与功能残气量（FRC）的关系：

Ptp（应力）= 肺弹性阻力 ×$\Delta V$/FRC（应变）。

$\Delta V$ 是在静息状态下功能残气量时增加 PEEP 和潮气量后容积的改变量，肺的弹性阻力相对恒定在 13.5cm$H_2O$ 左右。当应变的阈值超过 2 时就会引起肺损伤，此时应力对应的跨肺压阈值大约是 27cm$H_2O$，这与推荐的肺保护通气患者的跨肺压小于 30cm$H_2O$ 相吻合。在腹腔内压增加及胸膜腔内压增加的患者，高的平台压也许是安全的。在吸气末期监测患者的跨肺压，使得患者的跨肺压不超过 27cm$H_2O$，来防止肺泡的过度扩张。

对于 IAH 患者而言，腹腔高压导致胸腔内压增加，对于给定的气道压，胸腔内压的增高意味跨肺压的下降，因此需要应用更高的气道压来达到足够的跨肺压。而这也是建议胸肺顺应性降低的 IAH 患者行跨肺压监测的原因之一。跨肺压导向的呼吸机参数设置不会增加导致肺泡过度膨胀及增加呼吸机相关肺损伤（VILI）的发生。因此，腹腔高压的患者正压通气时，通过跨肺压监测可能更有利于呼吸机参数的合理设定。

**4. 血流动力学监测** 由于 IAP 的增高，压力传递及胸膜腔内压增加，会导致回心血量的下降，进而导致心排血量的下降。因此，IAH 患者通过跨肺压导向性的正压通气参数设置，必然会带来较高水平的 PEEP，而高水平的 PEEP 也会导致血流动力学的干扰，带来心排血量下降的风险。因此，所有 IAH 行正压通气的患者（尤其是 ACS 患者）在有条件下应进行血流动力学监测，必要时行有创的血流动力学监测（如 Swan-Ganz 漂浮导管或脉搏指示剂持续心排血量监测 PICCO）以保证组织相应的灌注和氧供。

### 七、腹腔高压患者的腹高压处理

IAH 且行正压通气的患者，其预后明显较 IAH 无正压通气或仅需正压通气而无 IAH 的患者的预后差。所以这类患者，我们不应该仅仅通过正压通气来解决患者的呼吸方面的问题，而同时要积极治疗导致 IAH 的原发病，解除导致 IAH 的原因，来降低 IAP。降低 IAP 能明显改善 IAH 患者的通气和换气功能，进而降低患者的呼吸支持力度，为患者的正压通气撤离做准备。降低 IAP 的手段主要有非手术治疗（排空胃肠内容物，解除腹腔占位，合理的液体管理，中医疗法等）及手术治疗（当 IAP 大于 20mmHg 且出现明显的生理指标异常时就需要及时手术干预减压）。

（孙辉明　赵蓓蕾）

## 第十一节　术后患者的呼吸支持

随着目前手术技巧及手术器械的改善，手术适应证不断扩大，特别是有心肺疾病的患者，老年人手术患者的增多，术后患者可能发生各种并发症，掌握其发生原因及临床表现，及时预防，一旦发生及时采取相应治疗措施，是术后患者管理的重要组成部分。术后并发症可由多种因素引起，包括原发病、术中情况及术后管理的因素。而术后患者的呼吸管理是术后患者能否脱机的关键，是术后患者管理的重点部分，本章节主要介绍与术后患者的呼吸病理生理的变化及术后患者的呼吸支持。

### 一、术后患者呼吸生理的变化

**1. 术前已存在呼吸功能不全** 主要见于老年人和既往罹患心肺疾病的急诊手术患者。与限制性通气相比，阻塞性通气障碍的患者更容易引发术后呼吸功能不全。术前测定患者呼吸功能有利于评估患者发生术后呼吸衰竭的可能性。研究显示，若术前 VC 小于预计值的 50% 或 $FEV_1$/VC 小于 70% 者，术后发生呼吸衰竭的可能性大。

**2. 术后存在通气障碍** 主要见于肺部分切除术导致的肺容积丢失和各种胸部手术后

胸膜粘连导致的限制性肺功能减退。通气障碍还可见于肌松剂及镇静药物的残留作用，可以抑制呼吸中枢和呼吸运动。胸腹部手术后刀口疼痛，限制患者吸气量。胸带及腹带的影响，限制呼吸运动幅度等。肺切除对肺功能的影响，主要取决于有效肺组织的丧失和剩余肺代偿程度，还与肺叶切除的部位也有关系。因此肺容积的下降常低于切除的肺容积，机体还可以通过呼吸频率的增加来进一步代偿肺功能。一般来说，机体肺的代偿能力很大，切除少量肺组织对肺功能影响有限。研究显示，肺叶切除术后患者，VC与MVV的下降幅度分别为23.1%及16.8%。当然，肺组织的代偿能力与年龄有显著关系，年龄越大，代偿功能越差。研究显示，肺叶切除术后，对于29岁以下的患者，VC和MVV分别减少23.1%和12.9%，对于30~39岁的患者，VC和MVV分别减少24.4%及16.7%；对于大于等于40岁患者，VC和MVV分别减少30.2%和23.6%。Vt或Ve的变化主要取决于横膈和下部胸廓的变化，双下肺叶运动产生的通气量大约占总Ve的2/3，每侧各约1/3；而双上肺和中叶仅占1/3。故下肺叶切除对肺容积的影响大，对通气量的影响更大；而上肺叶切除要小得多，这也是肺减容术仅做上肺而不是下肺的主要原因。

**3. 术后肺不张** 由于麻醉剂和肌松剂的影响，抑制了患者的咳嗽反射和咳嗽力度，或者由于手术创口的疼痛刺激使患者畏咳，致使分泌物阻塞气道，堵塞小支气管，造成局部肺不张。腹部手术后，肠麻痹造成膈肌上移，压迫肺底部，造成肺不张，手术后反应性胸膜炎对横膈活动的抑制作用，肺内分泌物进入健侧肺，引起阻塞。上述情况一般出现在术后48小时内最为明显，72小时后明显改善，1~2周恢复正常。因此术后72小时内是发生呼吸衰竭，分泌物阻塞最多的时期，此时的呼吸管理最重要，特别强调加强深呼吸锻炼，深呼吸的Vt应达到VC的70%~80%，一般每日4~6次，每次呼吸10~20下；加强翻身拍背，对于容易发生痰堵的高危患者应2~3小时唤醒1次进行咳痰。

**4. 术后肺水肿** 目前临床上术后出现肺水肿还是比较常见的。外科手术，特别是心外科手术会造成心脏泵功能衰竭，引起心源性肺水肿。另外，术中短时间内大量输血、输液也可以促发急性肺水肿和心力衰竭。严重颅脑外伤患者或急性颅内压升高患者也可以引起反射性神经源性肺水肿，需引起警惕。

**5. 术后肺部感染** 患者术前合并长期吸烟、慢性阻塞性疾病，术中气管插管，气道分泌物增多，排泄不畅以及胃内容物误吸入肺，都是引发术后肺部感染的因素。

**6. 开胸手术引起的生理紊乱** 开胸破坏了肺原来的生理结构，并使术侧肺处于开放性气胸中。手术期间一系列物理和化学刺激可通过神经受体干扰呼吸与循环。另外，吸气时健侧肺内压力低于大气压将导致术侧肺萎缩，纵隔移向健侧；呼气时健侧肺内压高于大气压，纵隔被推向术侧，部分呼出气进入术侧肺内使之扩张，导致周期性纵隔摆动和反常呼吸，使肺泡通气量减少。气道阻塞或陷闭越严重，纵隔摆动与反常呼吸也越严重。剖胸引起术侧肺萎缩，导致每分通气量减少，通气/血流比值降低。严重的纵隔摆动可干扰回心血流量。在呼吸紊乱产生严重低氧血症和$CO_2$储留情况下，心肌应激性增加，容易诱发心律失常。

## 二、术后患者呼吸衰竭的预防

**1. 术前预防措施** 对于有吸烟习惯的患者，术前2周应禁烟，并进行深呼吸和咳痰锻炼；经常发作哮喘的患者，术前给予地塞米松和解痉药，可以减轻支气管黏膜水肿和支气管痉挛程度，待病情稳定后再择期手术；对于 COPD 的患者，术前应使用麻黄碱或异丙肾上腺素雾化吸入治疗，以扩张支气管，增加肺活量，可以给予预防性抗生素应用；对于择期行开胸手术或上腹部手术的患者，术前应进行必要的肺功能测定，特别是术前已有肺部疾患的患者。需积极查清患者肺功能减退的性质、程度，以便有针对性地预防；充分估计手术对患者呼吸功能可能带来的不利影响，权衡利弊，选择对呼吸影响较小的手术方式和麻醉方法；对于有其他呼吸系统内科疾病的患者，手术前因进行内科治疗，改善肺功能状况。

**2. 术中预防措施** 尽量减少术中对肺组织的牵拉和损伤；麻醉中，尽量减少使用对呼吸有抑制作用的药物和麻醉方法；注意术中患者气道护理。

## 三、手术后常见的肺部并发症临床表现及处理

**1. 术后呼吸衰竭** 一般在术后短时间内发生，主要与手术前肺功能、手术后可能保留的肺功能，特别是手术后肺功能暂时性的下降有关。

处理原则：

（1）一般处理：加强翻身拍背、湿化，鼓励患者尽早活动，加强咳嗽和深呼吸锻炼，及早减量或停用镇静剂，特别是术后 72 小时内。

（2）预防性应用呼吸机辅助通气：使用机械通气的指征为呼吸频率过快（>40 次 / 分）或过慢（<5 次 / 分）；动脉血 $PaCO_2$>50mmHg 或吸入 40% 氧后，$PaO_2$ 仍低于 60mmHg；患者术后发生进行性呼吸困难，血氧下降较快而对氧疗反应不佳，应高度怀疑 ARDS 发生，应及时辅以机械通气及 PEEP 治疗，不必等典型肺水肿症状和 X 线片上的弥漫性浸润影出现，以免延误抢救时机。

（3）通气方式选择和注意事项：对于开胸手术、上腹部手术，因伤口疼痛而引起呼吸运动障碍的患者，首先要充分镇痛、镇静，可以采用较小的 VT 和较快频率的通气方式，但应给予 3~5cm$H_2O$ 的 PEEP 来预防肺不张；对于术后因麻醉药和肌松药残留作用而引起的呼吸频率减慢或通气参数不足，可给予 SIMV、MMV 或 PSV 辅助呼吸，并可以加用适量呼吸兴奋剂或麻醉性拮抗剂；对于肺和气道手术后的患者，应避免使用过多的正压通气，以免因肺内压过高而引起手术缝合口破裂；对于脑干或胸段脊髓手术引起的中枢性呼吸功能不全，应保留气管插管行机械辅助通气。若短时间内不能有效恢复的患者，应及早气管切开；术后剧烈腹胀及腹内压升高的患者，应进行胃肠减压，以降低吸气阻力；对于术前存在肺大疱及气胸的患者，切忌机械通气压力不宜过高，必要时可以用高频震荡通气或是高频喷射通气增加通气量；巨大颈部肿物的患者，术后应注意气管软化塌陷的发生，必要时建立人工气道，以保证安全；对于口、颌、面、咽、喉部大手术后的患者，为防止渗出物误吸，应早期行气管切开。

**2. 术后发生 ARDS** 与手术创伤的大小直接相关，多在术后 48 小时内发生，创伤、感染等因素可导致血液循环中多种炎症细胞及炎症介质的升高，导致 SIRS 发生，从而导致肺泡—毛细血管膜的直接损伤，形成 ARDS。疾病早期多表现为原发病和肺特异性症状，如外伤、手术创伤、肺部感染、干咳、呼吸增快、呼吸性碱中毒，轻度低氧血症，呼吸音增强、X 线呈毛玻璃样改变、肺门影正常，这与早期肺水肿有一定不同。干咳常常是肺间质水肿的最早症状。随后多在发病后 24~48 小时出现呼吸困难或窘迫，单纯高浓度吸氧难

以纠正的顽固性发绀，$PaO_2$进行性下降，胸片提示两肺小片散在浸润影。晚期表现为严重呼吸窘迫，发绀加重，神志淡漠或不清，胸片呈广泛毛玻璃样融合。

处理原则

（1）治疗原发病和诱发因素：迅速改善组织供氧，避免发生或加重多脏器功能衰竭，在此基础上应控制原发病和诱发因素，如尽早寻找感染灶，改善病灶的引流，针对病原菌选择敏感的抗生素，处理创伤，控制炎症反应对肺组织的进一步损伤。

（2）肺保护性通气策略：急性呼吸窘迫综合征的病理生理决定了ARDS的肺保护性机械通气策略。由于ARDS患者大量肺泡塌陷，肺容积明显减少，常规或大潮气量通气易导致肺泡过度膨胀和气道压力过高，加重肺及肺外器官的损伤。因此，为避免或减轻机械通气所致的肺损伤，主张对ARDS患者进行机械通气应采用小潮气量通气（4~6ml/kg），即保护性通气策略。并限制平台压在30cm$H_2O$以下。

（3）允许性高碳酸血症：由于急性呼吸窘迫综合征肺容积明显减少，实施肺保护性通气策略时，为限制平台压力，不得不将潮气量降低，允许动脉二氧化碳分压高于正常及允许性高碳酸血症。

（4）积极肺复张：限制气道平台压往往不利于已塌陷的肺泡复张，因此，在采用肺保护性通气策略同时，实施肺开放策略是非常必要的。目前采用的肺复张手法包括控制性肺膨胀、呼吸末正压递增法及压力控制法。

（5）最佳PEEP：肺复张后肺开放效应持续时间主要取决于肺复张后的呼吸末正压水平。急性呼吸窘迫综合征广泛肺泡塌陷不但可导致顽固低氧血症，而且部分可复张的肺泡周期性塌陷开放而产生的剪切力，会导致或加重呼吸机相关损伤。充分复张塌陷肺泡后应用适当水平呼吸末正压可防止呼气末肺泡塌陷，改善低氧血症，避免剪切力，减轻呼吸机相关肺损伤。

**3. 术后肺部感染**　一般在术后2~5天容易发生，手术后由于麻醉，镇痛药物或伤口疼痛等原因抑制低位肺组织通气，导致肺泡萎缩，而咳嗽反射、吞咽反射或其他呼吸道的自然防御功能减退，口咽部分分泌物吸入或胃—食管反流的机会增加，呼吸道分泌物引流不畅，常诱发肺部感染。术后48小时内，出现咳嗽，咳痰或咳痰性改变，有发热，肺部啰音与术前X线检查比较显示新的炎症病变，可以考虑肺部感染的发生。

处理原则：

（1）一般治疗：尽快去除胃管或人工气道；患者尽可能处于半卧位状态；避免饱胃；避免经鼻气管插管；定期处理呼吸机管路里的积水；持续声门下引流；保持人工气道气囊压力；控制应激性溃疡预防用药的使用；使用氯已定漱口液；限制抗生素过度使用；接触患者前充分洗手。

（2）抗生素治疗。

**4. 术后肺水肿**　肺水肿多在术后数小时至数日内发生，是目前围手术期常见并发症，容易被忽略。术后肺水肿常常是多种因素综合作用的结果，包括手术刺激导致的应激反应，机体分泌的糖皮质激素和抗利尿激素增多，手术中大量补液，老年人手术量增多等。一些特殊手术，包括心外科手术，肝移植手术等手术结束会有大量液体进入心脏和肺脏，特别容易发生肺水肿，这也是心脏手术后需要机械通气一段时间而不能立即拔管的原因。临床特点与心源性肺水肿类似，X线片上可见肺血管纹路增多、肺门影增大等表现。一旦出现咳大量白色或粉红色泡沫样痰，血压下降，心率增快，严重低氧血症，多属于中晚期阶段。预后较差。

处理原则：可参照急性心衰、心源性肺水肿的治疗原则。可适当延长拔管时间，或是使用无创呼吸机辅助通气。

（郭 强）

## 第十二节 严重颅脑损伤的正压通气

颅脑损伤包括创伤性脑损伤、急性缺血性卒中、颅内出血、蛛网膜下腔出血、颅内肿瘤术后等。严重颅脑损伤增加患者肺部并发症的风险，主要源于意识水平的降低导致气道保护功能的丧失，肺泡和肺间质内皮细胞结构性的损伤以及继发性的病理生理病变。研究显示，30%脑损伤患者会发生急性肺损伤或急性呼吸窘迫综合征（ARDS）。当这类患者需要呼吸机通气治疗时，如何设置合理的呼吸机模式和参数具有较大的挑战性，原因是呼吸力学和脑血流动力学存在紧密的相互作用，以及严重颅脑损伤患者肺功能障碍的潜在性，增加了医源性导致的继发性脑损伤或呼吸机相关性肺损伤。目前保护性通气治疗已经被推荐用于急性呼吸窘迫的患者，但是在脑损伤患者中的应用仍存在争议，甚至可能存在禁忌，因为保护性通气措施导致的允许性高碳酸血症或肺复张治疗产生的高气道压力可能会增加颅内压，因此，严重颅脑损伤患者的通气治疗措施需要更加谨慎地选择，需采用特定的通气策略。

### 一、严重颅脑损伤患者呼吸系统的变化

临床和动物实验研究证实，发生严重颅脑损伤不久后会并发急性肺损伤，甚至颅脑损伤患者在出现急性肺损伤临床或影像学表现前已经发生呼吸系统力学的改变，包括呼吸系统顺应性下降、气道阻力增高、低氧血症等。因此，通过对脑损伤患者的呼吸力学指标的早期测定以及机械通气期间呼吸力学变化的重复评估，能使临床医生早期识别肺损伤，从而制定合理的呼吸机设置，避免呼吸机相关性肺损伤发生。不同类型的脑损伤患者随着病情进展，颅内压增高，昏迷程度加深过程中，常伴存典型的异常呼吸模式。

**1. 潮式呼吸** 该呼吸模式表现为多变的呼吸频率和潮气量，有一定的周期性渐强到渐弱的变化模式，与两个大脑半球皮质之间的联系中断以及前脑内侧结构的功能紊乱有关。

**2. 长吸气呼吸** 表现为延长的吸气暂停，与脑桥被盖部病变相关。

**3. 丛集式呼吸** 不规则的快呼吸频率，经常出现长时间的呼吸停顿，与下脑桥或延髓的损伤有关。

**4. 共济失调性呼吸** 特点是呼吸节律性完全丧失，出现多变的潮气量和紊乱的呼吸节律，与延髓病变相关。

**5. 中枢性过度通气** 这种模式最常见，是由于弥漫性皮质和皮质下的损伤，导致大脑皮质有意识地向脑干呼吸中枢发指令造成的。

临床医生对该类患者通气治疗过程中，需早期识别和处理以上异常呼吸模式，从而避免以下情况导致的继发性脑损伤和呼吸机相关性肺损伤：自主呼吸的异常模式和深度导致

的肺泡氧合不足；二氧化碳分压和呼吸驱动之间的分离会导致意外的低或高碳酸血症；严重人机不协调 。

## 二、正压通气对脑器官系统的影响

**1. 氧（$O_2$）** 目前，我们已充分认识到缺氧对于全身器官，尤其是脑组织的危害性，但同时需要警惕氧浓度过高同样会导致不良后果。高氧疗法尚未被证明能改善神经损伤患者的预后，因此目前不被推荐。一项纳入 252 例蛛网膜下腔出血患者的前瞻性观察性队列研究发现，高氧血症与迟发性脑缺血高风险有相关性。高浓度氧治疗的患者迟发性脑缺血发病率升高和预后变差。因此，Jeon 等建议蛛网膜下腔出血后避免过量氧摄入。同时，另一项前瞻性研究评估了高浓度氧对脑氧代谢率（$CMRO_2$）的影响：对 5 例未经插管的患者在急性脑损伤后 12~24 小时内进行了 100%氧浓度通气同时分别测定 $CMRO_2$，结果发现在 100%氧浓度通气后，动脉血氧分压显著升高，动脉血氧含量轻微升高，但 $CMRO_2$ 无明显变化。这项研究表明，常压高浓度氧通气并不能改善脑氧代谢。Rincon 等研究表明，动脉氧浓度过高与院内病死率有独立相关性，同时氧浓度过高会影响患者的脑血流自动调节和 $CMRO_2$，从而降低脑卒中患者生存率。因此，应避免缺氧和氧浓度过高，从而降低病死率。

**2. 二氧化碳（$CO_2$）** 二氧化碳能起到血管扩张剂作用，控制性低碳酸血症曾被用来治疗颅内压升高的脑损伤患者。研究显示，低碳酸血症对脑器官系统的影响包括颅内压下降，脑灌注压增加，脑血流下降（$PaCO_2$ 大约每下降 1mmHg，脑血流下降 3%）。但是多项临床研究也表明，对于多种形式的脑损伤，低碳酸血症与不良临床结局密切相关，低碳酸血症可加重脑损伤和恶化临床结局。低碳酸血症能减少脑动脉平均血流速度。脑血流减少会增加脑缺血危险性，甚至导致脑组织不可逆性梗死。低碳酸血症同时会增加脑氧摄取、降低颈内静脉血氧饱和度以及增加动静脉血氧含量差。

相反，高碳酸血症可通过舒张脑血管来增加脑血流量，但也可能引起脑水肿和颅内压增高，导致脑血流灌注下降。但一项小型回顾性研究却发现对于蛛网膜下腔出血患者，允许性高碳酸血症与增加颅内压无相关性。目前关于高碳酸血症对临床结局影响的数据仍存在矛盾结果。大部分研究表明，高碳酸血症与不良预后有关，但有两个研究却发现，高碳酸血症和正常碳酸血浓度时的脑损伤患者预后无区别；而另一个研究显示，高碳酸血症和改善的神经预后有相关性。

**3. 呼气末正压（PEEP）** PEEP 增加胸膜腔内压和颈静脉压、降低静脉回流、平均血压和心排血量。升高的颈静脉压增加脑血容量导致颅内压升高，尤其是颅脑顺应性降低时。同时 PEEP 对静脉回流和心排血量的影响导致脑灌注压下降。当患者自动调节功能正常时，脑灌注压降低会引起机体代偿反应，出现脑血管扩张，导致颅内压增高；而自动调节功能受损时，PEEP 会降低脑灌注压，导致脑缺血。临床医生需要重视，通过简单抬高头部 30°~45° 能促进头部静脉回流，颅内静脉可以通过椎静脉通畅引流，从而缓解高颅内压，而且不受 PEEP 的影响。

ARDS 患者常需呼气末正压通气和增加的吸氧浓度纠正低氧血症，以维持目标血氧饱和度。对于并发严重颅脑损伤时，临床医生设定最佳呼吸机条件不但需要达到氧合目标，同时要避免呼吸机相关性肺损伤和 PEEP 相关性的颅内压升高。目前，PEEP 对颅内血流动力学和颅内压的影响仍存在争议。Videtta 等研究了不同的 PEEP 水平对脑损伤患者颅内压和灌注压的影响：PEEP 从 5cm$H_2O$ 提高到 15cm$H_2O$ 时，颅内压增加约 3mmHg，但脑灌注压不变。杨等调查重型颅脑损伤合并肺功能障碍患者颅内压对渐进变化 PEEP 的反应时，观察到了有趣的研究结果：PEEP 0~5cm$H_2O$ 组患者颅内压下降 6mmHg；PEEP 6~10cm$H_2O$ 组患者颅内压下降 8mmHg；PEEP 11~15cm$H_2O$ 组患者颅内压下降 12mmHg。然而，另一临床研究却发现，PEEP 对于颅内血流动力学和颅内压产生影响只出现在应用 PEEP 超过 15cm$H_2O$ 的低血容量患者中。Caricato 等的研究报道称，当患者存在低呼吸系统顺应性时 PEEP 水平对患者颅内血流和压力无影响。Mascia 等研究表明，PEEP 对颅内压的影响取决于 PEEP 导致肺泡复张或肺泡过度充气。当 PEEP 引起过度充气时，下降的肺顺应性和升高的二氧化碳导致颅内压增高，同时升高的 $PaCO_2$ 引起脑血管扩张，增加脑血流量；相反，PEEP 引起肺复张时对颅内压和灌注压没有影响。因此，对于严重颅脑损伤患者，PEEP 水平的安全应用有赖于严密监测和评估患者心、脑血管血流动力学和呼吸力学。

## 三、严重颅脑损伤患者通气治疗策略

**1. 保护性通气** 急性脑损伤患者机械通气策略的选择和管理使临床医生面临困境，必须在颅脑和肺之间保持平衡。传统的对严重脑损伤伴颅内高压的患者的复苏治疗旨在保护气道，优化脑组织氧输送，严格控制血液中二氧化碳分压，最小化应用呼气末正压以减少对颅内压的不良影响，因此会采取大潮气量、高吸入氧浓度、低或零呼气末正压等综合治疗策略。但大量研究显示，该通气策略会加重 ARDS 患者肺和全身系统炎症反应，对于非 ARDS 患者，高潮气量通气同样会导致不良的影响并产生呼吸机相关性肺损伤。同时根据脑、肺交互的“双打击”理论，脑损伤患者局部炎症反应可以改变全身免疫和炎症反应，此时肺部处于更加容易出现呼吸机相关性肺损伤的敏感状态。Mascia 等对 86 例创伤性脑损伤患者进行的前瞻性队列性研究发现，高潮气量和呼吸频率是导致脑损伤患者出现急性肺损伤的独立影响因素。另一项研究中，随机将 21 例急性脑损伤非 ARDS 患者分成两组：PEEP 水平为零和 8cm$H_2O$，分别监测患者在呼吸机通气第 1 天和第 5 天时的呼吸力学变化。结果显示，两组患者第 1 天呼吸系统阻力和弹性都增高（顺应性下降），无显著性差异；但第 5 天时，零 PEEP 组比高 PEEP 组进一步显著性增高。该研究显示，中等水平 PEEP 能有效预防急性脑损伤患者肺功能变差。甚至有研究显示，不合理的机械通气策略本身可对脑组织产生区域性损害。基于呼吸系统和脑循环之间的复杂相互作用，目前的临床研究结果并不能为脑损伤患者提供明确的通气策略。但可通过脑氧、颅内压、呼吸力学等多元监测去优化保护性通气治疗在这一群体中的应用。例如仔细分析颅内压曲线和颅内压—平均动脉压之间相互作用去评价脑器官的自动调节功能，个性化评价 PEEP 和肺复张对患者颅内灌注的作用。

**2. 肺复张** 研究显示，肺复张手法结合 PEEP 能打开塌陷的肺泡并维持开放，从而能改善顺应性和氧合。但是肺复张过程可增加胸腔内压，限制静脉血回流，容易导致血压下降和增加脑损伤患者颅内压。Bein 等观察了肺复张（将气道压升高至 60cm$H_2O$，维持 30 秒）对 11 例严重脑损伤合并 ARDS 患者的影响，结果发现患者颅内压增高，平均动脉压、脑灌注压、颈静脉氧浓度下降。因此，不推荐对脑损伤患者进行肺复张操作。但 Zhang 等的研究观察了另一种肺复张方法对 9 例脑损伤非 ARDS 患者的影响（以 3cm$H_2O$ 为间隔阶梯式升高和降低 PEEP 水平）。结果显示，颅内压、平均动脉压、脑灌注压在肺复张前后均无显著性区别。肺复张对颅内血流和压力的影响可能与以下因素有关：患者肺部病变状况，血流动力学的耐受性，复张手法种类。Nemer 等（153）比较了两种复张方法对脑损伤合并 ARDS 患者颅内压和灌注压的影响，一种方法是持续正压法（气道压维持在 $35cmH_2O$，持续40秒），另一种是压力控制法（支持压力为 $35cmH_2O$，PEEP 为 $15cmH_2O$，持续2分钟），结果显示，持续正压法导致颅内压升高更显著，同时灌注压降低更明显。

**3. 俯卧位通气** 俯卧位通气应用于治疗 ARDS 患者已 30 年。它已被证明可以通过不同的机制改善肺泡氧合，如复张塌陷肺泡，改善通气分布均匀性，降低呼吸机相关性肺损伤。临床研究已证明，俯卧位应用于严重缺氧 ARDS 患者获得了良好的临床结局和降低病死率。但俯卧位在脑损伤患者中应用的研究仍不足。Reinprecht 等对 16 例重症蛛网膜下腔出血并急性呼吸窘迫综合征的患者进行俯卧位治疗，结果发现血氧分压和脑组织氧分压有显著性改善。尽管同时出现了脑灌注压下降和颅内压力增加，但并不引起不良影响。Cristian 等回顾性分析了俯卧位对 119 例急性脑损伤合并 ARDS 患者颅内压的影响，发现几乎所有患者出现颅内压增高。因此，对该类患者进行俯卧位治疗时，必须密切监测颅内压和灌注压。

## 四、脱机和拔管

严重颅脑损伤患者及时脱机、拔管同样会获取众多益处，包括减少呼吸机相关性肺炎、肺损伤、气道损伤的风险，减少镇静剂的应用以及降低并发谵妄的风险。但目前仍缺少指导临床医生决定脑损伤患者脱机和拔管的明确的指征。部分脑损伤患者往往能容易脱离呼吸机后自主呼吸或只需要很低的正压通气条件，但未能短期内成功拔管，常见原因是该类患者的意识功能水平下降和气道保护功能障碍导致中枢性呼吸功能紊乱（驱动不足，呼吸节律紊乱）和膈肌失用等因素。但最近的多中心前瞻性观察性研究显示，昏迷评分（GCS评分）并不能预测脑损伤患者 72h 内的拔管失败。决定对脱机后脑损伤患者拔管前，强调要对其气道保护功能进行仔细的评估，如咳嗽反射，吞咽功能。

**（陈光强　周建新）**

## 参考文献


[1] Vogelmeier CF, Criner GJ, Martinez FJ, et al. Global strategy for the diagnosis, management, and prevention of chronic obstructive lung disease 2017 report. GOLD executive summary. Am J Respir Crit Care Med, 2017, 195(5): 557-582.

[2] Guan WJ, Ran PX, Zhong NS. Prevention and management of COPD in China : successes and major challenges. Lancet Respir Med, 2016, 4(6): 428-430.

[3] Wedzicha JA, Zhong N, Ichinose M, et al. Indacaterol/glycopyrronium versus salmeterol/fluticasone in asian patients with COPD at a high risk of exacerbations: results from the FLAME study. Int J Chro Obstruc Pulmon Dis, 2017, 12: 339-349.

[4] Kohnlein T, Windisch W, Kohler D, et al. Non-invasive positive pressure ventilation for the treatment of severe stable chronic obstructive pulmonary disease : a prospective, multicentre, randomised, controlled clinical trial. Lancet Respir Med, 2014, 2(9): 698-705.

[5] Struik FM, Lacasse Y, Goldstein RS, et al. Nocturnal noninvasive positive pressure ventilation in stable COPD: a systematic review and individual patient data meta-analysis. Respir Med, 2014, 108(2): 329-337.

[6] McEvoy RD, Pierce RJ, Hillman D, et al. Australian trial of non-invasive Ventilation in Chronic Airflow Limitation Study G: Nocturnal non-invasive nasal ventilation in stable hypercapnic COPD: a randomised controlled trial. Thorax, 2009, 64(7): 561-566.

[7] Rea H, McAuley S, Jayaram L, et al. The clinical utility of long-term humidification therapy in chronic airway disease. Respiratory medicine, 2010, 104(4): 525-533.

[8] Cranston JM, Crockett AJ, Moss JR, et al. Domiciliary oxygen for chronic obstructive pulmonary disease. Cochrane Database Syst Rev, 2005(4): CD001744.

[9] Long-Term Oxygen Treatment Trial Research G, Albert RK, Au DH, et al. A randomized trial of long-term oxygen for COPD with moderate desaturation. The N Engl J Med, 2016, 375(17): 1617-1627.

[10] Lindenauer PK, Stefan MS, Shieh MS, et al. Outcomes associated with invasive and noninvasive ventilation among patients hospitalized with exacerbations of chronic obstructive pulmonary disease. JAMA Intern Med, 2014, 174(12): 1982-1993.

[11] Bello G, De Pascale G, Antonelli M. Noninvasive ventilation. Clin Chest Med, 2016, 37(4): 711-721.

[12] Akashiba T, Ishikawa Y, Ishihara H, et al. The Japanese Respiratory Society Noninvasive Positive Pressure Ventilation (NPPV) Guidelines (second revised edition). Respir investig, 2017, 55(1): 83-92.

[13] Branson RD. Patient-ventilator interaction: the last 40 years. Respir Care, 2011, 56(1): 15-24.

[14] Ferrer M, Esquinas A, Arancibia F, et al. Noninvasive ventilation during persistent weaning failure: a randomized controlled trial. Am J Respir Critical Care Med, 2003, 168(1): 70-76.

[15] Majid A, Hill NS. Noninvasive ventilation for acute respiratory failure. Cur Opin Crit Care, 2005, 11(1): 77-81.

[16] Leatherman J. Mechanical ventilation for severe asthma. Chest, 2015, 147(6): 1671-1680.

[17] Pallin M, Hew M, Naughton MT. Is non-invasive ventilation safe in acute severe asthma? Respirology, 2015, 20(2): 251-257. Brenner B, Corbridge T, Kazzi A. Intubation and mechanical ventilation of the asthmatic patient in respiratory failure. J Emerg Med, 2009, 37(2 Suppl): S23-34.

[18] Carson KV, Usmani ZA, Smith BJ. Noninvasive ventilation in acute severe asthma: current evidence and future perspectives. Curr Opin Pulm Med, 2014, 20(1): 118-123.

[19] Nanchal R, Kumar G, Majumdar T, et al. Utilization of mechanical ventilation for asthma exacerbations: analysis of a national database. Respir Care, 2014, 59(5): 644-653.

[20] 朱蕾 . 机械通气 .3 版 . 上海:上海科学技术出版社, 2012.

[21] Martin J.Tobin. Principles and practice of mechanical ventilation. 3rd Ed. New York : McGraw-Hill Education / Medical, 2012.

[22] 金宇，戴山林 . 机械通气治疗支气管哮喘的生理学基础与策略 . 中华结核和呼吸杂志, 2014, 37(7): 549-551.

[23] 中华医学会呼吸病学分会哮喘学组 . 支气管哮喘防治指南（2016 年版）. 中华结核和呼吸杂志, 2016, 39(9): 675-697.

[24] 中华医学会呼吸病学分会危重症医学学组 . 急性呼吸窘迫综合征患者机械通气指南 . 中华医学杂志, 2016, 96(06): 404-424.

[25] 吴小静，夏金根，詹庆元．呼吸机相关肺损伤与驱动压．中华医学杂志，2016，96(01)：72–74.

[26] 黄琳娜，夏金根，李正东，等．急性呼吸窘迫综合征呼吸支持策略与方式选择．中华结核和呼吸杂志，2016，39(1)：51–54.

[27] Bernard GR, Artigas A, Brigham KL, et al. The American–European Consensus Conference on ARDS. Definitions, mechanisms, relevant outcomes, and clinical trial coordination. Am J Respir Crit Care Med, 1994, 149: 818–824.

[28] ARDS Definition Task Force, Ranieri VM, Rubenfeld GD, et al. Acute respiratory distress syndrome: the Berlin Definition. JAMA, 2012, 307(23): 2526–2533.

[29] Thille AW, Esteban A, Fernández–Segoviano P, et al. Comparison of the Berlin definition for acute respiratory distress syndrome with autopsy. Am J Respir Crit Care Med, 2013, 187(7): 761–767.

[30] Zhan Q, Sun B, Liang L, et al. Early use of noninvasive positive pressure ventilation for acute lung injury: a multicenter randomized controlled trial. Crit Care Med, 2012, 40(2): 455–460.

[31] The Acute Respiratory Distress Syndrome Network. Ventilation with lower tidal volumes as compared with traditional tidal volumes for acute lung injury and the acute respiratory distress syndrome. N Engl J Med, 2000, 342(18): 1301–1308.

[32] Guérin C, Reignier J, Richard JC, et al. Prone positioning in severe acute respiratory distress syndrome. N Engl J Med, 2013, 368(23): 2159–2168.

[33] Young D, Lamb SE, Shah S, et al. High–frequency oscillation for acute respiratory distress syndrome. N Engl J Med, 2013, 368(9): 806–813.

[34] Ferguson ND, Cook DJ, Guyatt GH, et al. High–frequency oscillation in early acute respiratory distress syndrome. N Engl J Med, 2013, 368(9): 795–805.

[35] Bein T, Weber–Carstens S, Goldmann A, et al. Lower tidal volume strategy (approximately 3ml/kg) combined with extracorporeal $CO_2$ removal versus 'conventional' protective ventilation (6ml/kg) in severe ARDS: the prospective randomized Xtravent–study. Intensive Care Med, 2013, 39(5): 847–856.

[36] Papazian L, Forel JM, Gacouin A, et al. Neuromuscular blockers in early acute respiratory distress syndrome. N Engl J Med, 2010, 363(12): 1107–1116.

[37] Ware LB, Matthay MA. Acute pulmonary edema. N Engl Med, 2008, 353(26): 2788–2796.

[38] Pilbeam SP, Cairo JM. Mechanical ventilation, St Louis MO: Mosby, 2006.

[39] Kay HE. Infection of immuno suppressed patients. Clin Pathol Suppl, 1979, 13: 26–29.

[40] Fishman JA. Infection in solid–organ transplant recipients. N Engl J Med, 2007, 357: 2601–2614.

[41] Sanders KM, Marras TK, Chan CK. Pneumonia severity index in the immunocompromised. Can Respir J, 2006, 13: 89–93.

[42] Brochard L, Isabey D, Piquet J, et al. Reversal of acute exacerbations of chronic obstructive lung disease by inspiratory assistance with a face mask. N Engl J Med, 1990, 323: 1523–1530.

[43] 中华医学会呼吸病学分会呼吸生理与重症监护学组．无创正压通气临床应用的专家共识．中华结核和呼吸杂志，2009，2：86–98.

[44] British Thoracic Society Standards of Care Committee. Noninvasive ventilation in acute respiratory failure. Thorax, 2002, 57: 192–211.

[45] Hilbert G, Gruson D, Vargas F, et al. Noninvasive ventilation in immunosuppressed patients with

pulmonary infiltrates, fever, and acute respiratory failure. N Engl J Med, 2001, 34: 481–487.

[46] Antonelli M, Conti G, Bufi M, et al. Noninvasive ventilation for treatment of acute respiratory failure in patients undergoing solid organ transplantation. JAMA, 2000, 283: 235–241.

[47] Johnson CS, Frei CR, Metersky ML, et al. Non-invasive mechanical ventilation and mortality in elderly immunocompromised patients hospitalized with pneumonia: a retrospective cohort study. BMC Pulmonary Medicine, 2014, 14: 7.

[48] Holanda MA, Reis RC, Paiva GR, et al. Influence of total face, facial and nasal masks on short-term adverse effects during noninvasive ventilation. J Bras Pneumol, 2009, 35(2): 164–173.

[49] Rocco M, Dell'Utri D, Morelli A, et al. Noninvasive ventilation by helmet or face mask in immunocompromised patients: a case-control study.Chest, 2004, 126: 1508 –1515.

[50] Piastra M, Luca D, Pietrini D, et al. Noninvasive pressure-support ventilation in immunocompromised children with ARDS: a feasibility study. Intensive Care Med, 2009, 35: 1420–1427.

[51] Hilbert G, Gruson D, Vargas F, et al. Noninvasive continuous positive airway pressure in neutropenic patients with acute respiratory failure requiring intensive care unit admission. Crit Care Med, 2000, 28: 3185–3190.

[52] Conti G, Marino P, Cogliati A, et al. Noninvasive ventilation for the treatment of acute respiratory failure in patients with hematologic malignancies: a pilot study. Intensive Care Med, 1998, 24: 1283–1288.

[53] Razlaf P, Pabst D, Mohr M, et al. Non-invasive ventilation in immunosuppressed patients with pneumonia and extrapulmonary sepsis. Respiratory Medicine, 2012, 106, 1509–1516.

[54] Molina R, Bernal T, Borges M, et al. Ventilatory support in critically ill hematology patients with respiratory failure. Critical Care, 2012, 16: R133.

[55] Bello G, De Pascale G. Antonelli M.Noninvasive ventilation for the immunocompromised patient: always appropriate?Curr Opin Crit Care, 2012, 18(1): 54–60.

[56] Schnell D, Timsit JF, Darmon M, et al. Noninvasive mechanical ventilation in acute respiratory failure: trends in use and outcomes. Intensive Care Med, 2014, 40(4): 582–591.

[57] Hilbert G, Gruson D, Vargas F, et al. Noninvasive continuous positive airway pressure in neutropenic patients with acute respiratory failure requiring intensive care unit admission. Crit Care Med, 2000, 28(9): 3185–3190.

[58] Festic E, Gajic O, Limper AH, et al. Acute respiratory failure due to pneumocystis pneumonia in patients without human immunodeficiency virus infection: outcome and associated features. Chest, 2005, 128(2): 573–579.

[59] ARDS Definition Task Force, Ranieri VM, Rubenfeld GD, et al. Acute respiratory distress syndrome: the Berlin Definition. JAMA, 2012, 307(23): 2526–2533.

[60] 中华医学会呼吸病学分会呼吸危重症医学学组. 急性呼吸窘迫综合征患者机械通气指南（2006 试行）. 中华医学杂志, 2016, 96(6): 404–424.

[61] Cross AM. Non-invasive ventilation in critical care. Intern Med J, 2012, 42 Suppl 5: 35–40.

[62] Kouraki K, Schneider S, Uebis R, et al. Characteristics and clinical outcome of 458 patients with acute myocardial infarction requiring mechanical ventilation. Results of the BEAT registry of the ALKK-study group. Clin Res Cardiol, 2011, 100(3): 235–239.

[63] 朱蕾，纽善福 . 机械通气 . 第 3 版 . 上海：上海科学技术出版社，2012.

[64] Wiesen J, Ornstein M, Tonelli AR, et al. State of the evidence : mechanical ventilation with PEEP in patients with cardiogenic shock. Heart, 2013, 99(24): 1812–1817.

[65] Mebazaa A, Tolppanen H, Mueller C, et al. Acute heart failure and cardiogenic shock: a multidisciplinary practical guidance. Intensive Care Med, 2016, 42(2): 147–163.

[66] Liu H, Wu X, Zhao X, et al. Intra-aortic balloon pump combined with mechanical ventilation for treating patients aged>60 years in cardiogenic shock : Retrospective analysis. J Int Med Res, 2016, 44(3): 433–443.

[67] Kontoyannis DA, Nanas JN, Kontoyannis SA, et al. Mechanical ventilation in conjunction with the intra-aortic balloon pump improves the outcome of patients in profound cardiogenic shock. Intensive Care Med, 1999, 25(8): 835–838.

[68] Hongisto M , Lassus J , Tarvasmaki T, et al. Use of noninvasive and invasive mechanical ventilation in cardiogenic shock: A prospective multicenter study. Int J Cardiol, 2017, 230: 191–197.

[69] Angus DC, Linde-Zwirble WT, Lidicker J, et al. Epidemiology of severe sepsis in the United States : analysis of incidence, outcome, and associated costs of care. Crit Care Med, 2001, 29(7): 1303–1310.

[70] Rhodes A, Evans LE, Alhazzani W, et al. Surviving sepsis campaign : international guidelines for management of sepsis and septic shock: 2016. Intensive Care Med, 2017, 43(3): 304–377.

[71] Schadler D, Elke G, Engel C, et al. Ventilatory strategies in septic patients. Results from a nationwide observational trial. Anaesthesist, 2013, 62(1): 27–33.

[72] Weber T, Tschernich H, Sitzwohl C, et al. Tromethamine buffer modifies the depressant effect of permissive hypercapnia on myocardial contractility in patients with acute respiratory distress syndrome. Am J Respir Crit Care Med, 2000, 162(4 Pt 1): 1361–1365.

[73] Sud S, Friedrich JO, Taccone P, et al. Prone ventilation reduces mortality in patients with acute respiratory failure and severe hypoxemia : systematic review and meta-analysis. Intensive Care Med, 2010, 36(4): 585–599.

[74] Pipeling MR, Fan E. Therapies for refractory hypoxemia in acute respiratory distress syndrome. JAMA, 2010, 304(22): 2521–2527.

[75] Brower RG, Matthay MA, Morris A, et al. Ventilation with lower tidal volumes as compared with traditional tidal volumes for acute lung injury and the acute respiratory distress syndrome. N Engl J Med, 2000, 342(18): 1301–1308.

[76] Meade MO, Cook DJ, Griffith LE, et al. A study of the physiologic responses to a lung recruitment maneuver in acute lung injury and acute respiratory distress syndrome. Respir Care, 2008, 53(11): 1441–1449.

[77] Vallabhajosyula S, Gillespie SM, Barbara DW, et al. Impact of new-onset left ventricular dysfunction on outcomes in mechanically ventilated patients with severe sepsis and septic shock. J Intensive Care Med, 2016: 1588969242.

[78] Serpa Neto A, Schultz MJ, Festic E. Ventilatory support of patients with sepsisor septic shock in resource-limited settings. Intensive Care Med, 2016, 42(1): 100–103

[79] Asfar P, Schortgen F, Boisrame-Helms J, et al. Hyperoxia and hypertonic saline in patients with septic

shock(HYPERS2S): a two-by-two factorial, multicentre, randomised, clinical trial. Lancet Respir Med, 2017, 5(3): 180-190.

[80] Brusselaers N, Monstrey S, Vogelaers D, et al. Severe burn injury in Europe: a systematic review of the incidence, etiology, morbidity, and mortality. Crit Care, 2010, 14(5): R188.

[81] Gulati A. Vascular endothelium and hypovolemic shock. Curr Vasc Pharmacol, 2016, 14(2): 187-195.

[82] Villarroel JP, Guan Y, Werlin E, et al. Hemorrhagic shock and resuscitation are associated with peripheral blood mononuclear cell mitochondrial dysfunction and immunosuppression. J Trauma Acute Care Surg, 2013, 75(1): 24-31.

[83] 中华医学会重症医学分会．低血容量休克复苏指南（2007）. 中国危重病急救医学, 2008, 20(3): 129-134.

[84] Gann DS, Drucker WR. Hemorrhagic shock. J Trauma Acute Care Surg, 2013, 75(5): 888-895.

[85] Taghavi S, Vora HP, Jayarajan SN, et al. Prehospital intubation does not decrease complications in the penetrating trauma patient. Am Surg, 2014, 80(1): 9-14.

[86] Lee ES, Smith WE, Quach HT, et al. Moderate hyperoxia(40%)increases antioxidant levels in mouse tissue. J Surg Res, 2005, 127(2): 80-84.

[87] Taghavi S, Jayarajan SN, Ferrer LM, et al. "Permissive hypoventilation" in a swine model of hemorrhagic shock. J Trauma Acute Care Surg, 2014, 77(1): 14-19.

[88] Douzinas EE, Betrosian A, Giamarellos-Bourboulis EJ, et al. Hypoxemic resuscitation from hemorrhagic shock prevents lung injury and attenuates oxidative response and IL-8 overexpression. Free Radic Biol Med, 2011, 50(2): 245-253.

[89] Kleopa KA, Sherman M, Neal B, et al. Bipap improves survival and rate of pulmonary function decline in patient with ALS. J Neurol Sci, 1999, 164(1): 82-88.

[90] Vianello A, Arcaro G, Barrile D, et al. Non-invasive ventilation in patients with progressive neuro-muscular disorders.Minerva Pneumologica, 2013, 52(1): 15-26.

[91] 彭伟，卜碧涛．神经肌肉疾病与呼吸功能不全．内科危重病症杂志, 2011, 17(1): 36-38.

[92] 朱华东，于春华，刘继海，等．神经肌肉疾病合并呼吸衰竭患者机械通气策略研究．中国综合临床, 2010, 26(12): 1284-1287.

[93] 殷剑，文诗广，于朋，等．无创式机械通气与有创式机械通气治疗重症肌无力危象．中国神经免疫学和神经病学杂志, 2008, 15(1): 19-22.

[94] 向平超，杨慧，郭伟安，等．无创双水平正压呼吸机对长期气管切开机械通气的肌萎缩侧索硬化症患者的效果．中华结核和呼吸杂志, 2009, 32(2): 107-110.

[95] 朱华东，于春华，刘继海，等．有创与无创序贯性通气在神经肌肉疾病合并呼吸衰竭中的应用研究．内科急危重症杂志, 2009, 15(5): 235-237.

[96] 李建园，陈瑞，罗惠秀，等．重症肌无力危象的机械通气治疗．中国神经精神疾病杂志, 2000, 26(6): 364-365.

[97] 李丙选，林妍．格林－巴利综合征伴呼吸肌麻痹 70 例分析．内科急危重症杂志, 1997(3): 119.

[98] American Academy of Sleep Medicine. International classification of sleep disorders.3rd Edition. Darien: American Academy of Sleep Medicine, 2014.

[99] Young T, Palta M, Dempsey J, et al . The occurrence of sleep-disordered breathing among middle-aged

adults. New Engl J Med, 1993, 328: 1230-1235.

[100] Kunisaki KM, Khalil W, Koffel E, et al . The comparative effectiveness, harms, and cost of care models for the evaluation and treatment of obstructive sleep apnea(OSA): a systematic review. Washington(DC): Department of Veterans Affairs (US), 2016 .

[101] 中华医学会呼吸病学分会睡眠呼吸障碍学组．阻塞性睡眠呼吸暂停低通气综合征诊治指南（2011年修订版）. 中华结核和呼吸杂志, 2012, 35 (1): 9-12.

[102] 阻塞性睡眠呼吸暂停低通气综合征诊治指南（基层版）写作组．阻塞性睡眠呼吸暂停低通气综合征诊治指南（基层版）. 中华全科医师杂志, 2015, 14 (7): 509-515.

[103] Qaseem A, Dallas P, 0wens DK, et a1.Diagnosis of obstructive sleep apnea in adults: a clinical practice guideline from the American college of Physicians.Ann Inten Med, 2014, 161 (3): 210-220.

[104] 中华医学会呼吸病学分会睡眠呼吸障碍学组．阻塞性睡眠呼吸暂停低通气综合征患者持续气道正压通气临床应用专家共识（草案）. 中华结核和呼吸杂志, 2012, 35 (1): 13-18.

[105] 中华医学会呼吸病学分会睡眠呼吸障碍学组．家庭无创正压通气临床应用技术专家共识．中华结核和呼吸杂志, 2017, 40 (7): 481-493.

[106] Nicolini A, Banfi P, Grecchi B, et al .Non-invasive ventilation in the treatment of sleep-related breathing disorders: A review and update. Rev Port Pneumol, 2014, 20 (6): 324-335.

[107] Kushida CA, Littner MR, Hirshkowitz M, et al. Practice parameters for the use of continuous and bilevel positive airway pressure devices to treat adult patients with sleep-related breathing disorders. Sleep, 2006, 29 (3): 375-380.

[108] Morgenthaler TI, Aurora RN, Brown T, et al. Practice parameters for the use of autotitrating continuous positive airway pressure devices for titrating pressures and treating adult patients with obstructive sleep apnea syndrome: an update for 2007. An American Academy of Sleep Medicine report. Sleep, 2008, 31 (1): 141-147.

[109] Rotenberg BW, Murariu D, Pang KP. Trends in CPAP adherence over twenty years of data collection: a flattened curve. J Otolaryngol Head Neck Surg, 2016, 45 (1): 43.

[110] Brack T, Randerath W, Bloch KE. Cheyne-Stokes respiration in patients with heart failure: prevalence, causes, consequences and treatments. Respiration, 2012, 83 (2): 165-176.

[111] Wang Y, Cao J, Feng J, et al.Cheyne-Stokes respiration during sleep : mechanisms and potential interventions. Br J Hosp Med (Lond), 2015, 76 (7): 390-396.

[112] Yang H, Sawyer AM.The effect of adaptive servo ventilation (ASV) on objective and subjective outcomes in Cheyne-Stokes respiration (CSR) with central sleep apnea (CSA) in heart failure (HF): A systematic review. Heart Lung, 2016, 45 (3): 199-211.

[113] Brown LK. Obesity hypoventilation syndrome. Curr Sleep Medicine Rep, 2015, 1: 241-250.

[114] Mokhlesi B, Tulaimat A, Faibussowitsch I, et al. Obesity hypoventilation syndrome : prevalence and predictors in patients with obstructive sleep apnea. Sleep Breath, 2007, 11 (2): 117-124.

[115] Nowbar S, Burkart KM, Gonzales R, et al. Obesity-associated hypoventilation in hospitalized patients: prevalence, effects, and outcome. Am J Med, 2004, 116 (1): 1-7.

[116] American Academy of Sleep Medicine . International classification of sleep disorders. Third Edition. Darien: American Academy of Sleep Medicine, 2014.

[117] Berry RB, Chediak A, Brown LK, et al. Best clinical practices for the sleep center adjustment of noninvasive positive pressure ventilation (NPPV) in stable chronic alveolar hypoventilation syndromes. J Clin Sleep Med, 2010, 6: 491–509.

[118] Argun Baris S, Tuncel D, Ozerdem C, et al. The effect of positive airway pressure therapy on neurocognitive functions, depression and anxiety in obesity hypoventilation syndrome. Multidiscip Respir Med, 2016, 11: 35. eCollection 2016.

[119] Piper AJ, Wang D, Yee BJ, et al. Randomised trial of CPAP vs bilevel support in the treatment of obesity hypoventilation syndrome without severe nocturnal desaturation. Thorax, 2008, 63 (5): 395–401.

[120] Contal O, Adler D, Borel JC, et al. Impact of different backup respiratory rates on the efficacy of noninvasive positive pressure ventilation in obesity hypoventilation syndrome: a randomized trial. Chest, 2013, 143 (1): 37–46.

[121] Piper A. Obesity hypoventilation syndrome: weighing in on therapy options. Chest, 2016, 149: 856–868.

[122] Storre JH, Seuthe B, Fiechter R, et a1. Average volume-assured pressure support in obesity hypoventilation: A randomized crossover trial. Chest, 2006, 130 (3): 815–821.

[123] Janssens JP, Metzger M, Sforza E. Impact of volume targeting on efficacy of bi-level non-invasive ventilation and sleep in obesity-hypoventilation. Respir Med, 2009, 103 (2): 165–172.

[124] Andrew WK, Derek JR, Jan DW, et al. Intra-abdominal hypertension and the abdominal compartment syndrome: updated consensus definitions and clinical practice guidelines from the World Society of the Abdominal Compartment Syndrome. Intensive Care Med, 2013, 39 (7): 1190–1206.

[125] Malbrain ML, Chiumello D, Pelosi P, et al. Prevalence of intra-abdominal hypertension in critically ill patients: a multicentre epidemiological study. Intensive Care Med, 2004, 30 (5): 822–829.

[126] Joynt GM, Ramsay SJ, Buckley TA. Intra-abdominal hypertension-implications for the intensive care physician. Ann Acad Med Singapore, 2001, 30 (3): 310–319.

[127] 吴晓燕，郑瑞强，林华，等．跨肺压导向的呼吸机参数设置对重症胰腺炎腹腔高压患者呼吸的影响．中华医学杂志, 2015, 95 (39): 3168–3172.

[128] Hess DR, Kacmarek RM. Essentials of mechanical ventilation. New York: McGraw-Hill Education Pte. Ltd, 2004.

[129] Eremenko A A, Egorov V M, Levikov D I. [Results of the treatment of cardiac surgery patients with postoperative acute respiratory distress syndrome by prone-position pulmonary ventilation].[J]. Anesteziol Reanimatol, 2000 (5): 42–45.

[130] Chen Y Y, Huang T W, Chang H, et al. Optimal delivery of follow-up care following pulmonary lobectomy for lung cancer. Lung Cancer (Auckl), 2016, 7: 29–34.

[131] Martin J B, Garbee D, Bonanno L. Effectiveness of positive end-expiratory pressure, decreased fraction of inspired oxygen and vital capacity recruitment maneuver in the prevention of pulmonary atelectasis in patients undergoing general anesthesia: a systematic review. JBI Database System Rev Implement Rep, 2015, 13 (8): 211–249.

[132] Arieff A I. Fatal postoperative pulmonary edema: pathogenesis and literature review. Chest, 1999, 115(5): 1371–1377.

[133] Ferguson N D, Fan E, Camporota L, et al. The Berlin definition of ARDS: an expanded rationale,

justification, and supplementary material. Intensive Care Med, 2012, 38(10): 1573–1582.

[134] Boev C, Kiss E. Hospital-acquired infections: current trends and prevention. Crit Care Nurs Clin North Am, 2017, 29(1): 51–65.

[135] Mogyorodi B, Dunai E, Gal J, et al. Ventilator-associated pneumonia and the importance of education of ICU nurses on prevention – Preliminary results. Interv Med Appl Sci, 2016, 8(4): 147–151.

[136] Ranieri VM, Suter PM, Tortorella C, et al. Effect of mechanical ventilation on inflammatory mediators in patients with acute respiratory distress syndrome: a randomized controlled trial. JAMA, 1999, 282(1): 54.

[137] Videtta W, Villarejo F, Cohen M, et al. Effects of positive end-expiratory pressure on intracranial pressure and cerebral perfusion pressure. Acta Neurochirungica Supplements, 2002, 81(81): 93.

[138] Steiner L A, Balestreri M, Johnston A J, et al. Sustained moderate reductions in arterial $CO_2$ after brain trauma time-course of cerebral blood flow velocity and intracranial pressure. Inten Care Med, 2004, 30(12): 2180–2187.

[139] Mascia L, Grasso S, Fiore T, et al. Cerebro-pulmonary interactions during the application of low levels of positive end-expiratory pressure. Intensive Care Medicine, 2005, 31(3): 373–379.

[140] Mascia L, Zavala E, Bosma K, et al. High tidal volume is associated with the development of acute lung injury after severe brain injury: an international observational study. Critical Care Medicine, 2007, 35(8): 1815–1820.

[141] Mascia L, Zavala E, Bosma K, et al. High tidal volume is associated with the development of acute lung injury after severe brain injury: an international observational study. Critical Care Medicine, 2007, 35(8): 1815–1820.

[142] Grasso S, Stripoli T, De MM, et al. ARDSnet ventilatory protocol and alveolar hyperinflation: role of positive end-expiratory pressure. Am J Respir Crit Care Med, 2007, 176(8): 761–767.

[143] Young N, Rhodes J K, Mascia L, et al. Ventilatory strategies for patients with acute brain injury Cur Opin Crit Care, 2010, 16(1): 45–52.

[144] Stevens RD, Lazaridis C, Chalela JA. The role of mechanical ventilation in acute brain injury. Neurologic Clinics, 2008, 26(2): 543–563.

[145] Nyquist P, Stevens RD, Mirski MA. Neurologic injury and mechanical ventilation. Neurocrit Care, 2008, 9(3): 400–408.

[146] Rangelcastilla L, Lara LR, Gopinath S, et al. Cerebral hemodynamic effects of acute hyperoxia and hyperventilation after severe traumatic brain injury. J Neurotrauma, 2010, 27(10): 1853–1863.

[147] Lee K, Rincon F. Pulmonary complications in patients with severe brain injury. Crit Care Res Pract, 2012, 2012(4): 207–247.

[148] Go SL, Singh JM. Pro/con debate: Should $PaCO_2$ be tightly controlled in all patients with acute brain injuries?. Criti Care, 2013, 17(1): 1–7.

[149] Gonzálezlópez A, Lópezalonso I, Aguirre A, et al. Mechanical ventilation triggers hippocampal apoptosis by vagal and dopaminergic pathways. Am J Respir Crit Care Med, 2013, 188(6): 693–702.

[150] Roth C, Ferbert A, Deinsberger W, et al. Does prone positioning increases intracranial pressure? A retrospective analysis of patients with acute brain injury and acute respiratory failure. Neurocrit Care,

2014,21(2):186-191.

[151] Jeon SB,Choi HA,Badjatia N,et al. Hyperoxia may be related to delayed cerebral ischemia and poor outcome after subarachnoid haemorrhage. J Neurol Neurosurg Psychiatry,2014,85(12):1301-1307.

[152] Rincon F,Kang J,Maltenfort M,et al. Association between hyperoxia and mortality after stroke : a multicenter cohort study. Criti Care Med,2014,42(2):387-396.

[153] Rabinstein A A. Critical care of aneurysmal subarachnoid hemorrhage : state of the art. acta neurochirurgica supplement,2015,120(120):239-242.

[154] Meng L,Gelb AW. Regulation of cerebral autoregulation by carbon dioxide. Anesthesiology,2015,122(1):196.

[155] Mrozek S,Constantin JM,Geeraerts T. Brain-lung crosstalk: Implications for neurocritical care patients. World J Crit Care Med,2015,4(3):163-178.

[156] Roberts B W,Karagiannis P,Coletta M,et al. Effects of $PaCO_2$ derangements on clinical outcomes after cerebral injury:A systematic review. Resuscitation,2015,91:32-41.

[157] Badenes R,Bilotta F. Neurocritical cares for intracranial haemorrhage : a systematic review of recent studies.Br J Anaesth,2015,115(suppl 2):ii68-ii74.

[158] Borsellino B,Schultz MJ,Abreu MGD,et al. Mechanical ventilation in neurocritical care patients : a systematic literature review.Expert Rev Respir Med,2016,10(10):1123.

[159] Oddo M,Citerio G. ARDS in the brain-injured patient: what's different? Intensive Care Med,2016,42(5):790-793.

[160] Tejerina E,Pelosi P,Muriel A,et al. Association between ventilatory settings and development of acute respiratory distress syndrome in mechanically ventilated patients due to brain injury. J Crit Care,2016:38.

# 呼吸支持技术

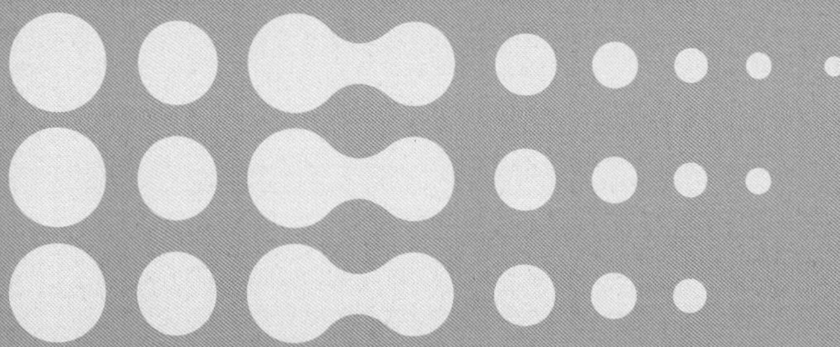

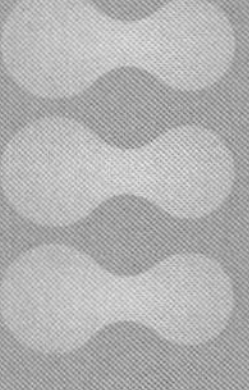

第六篇

# 体外生命支持技术

危重症医学的发展依赖心肺支持技术的进步，正压通气呼吸机的发明和改进使得严重呼吸衰竭的成功救治成为可能，尤其是大幅降低新生儿呼吸衰竭的病死率。但是，正压通气的婴儿可能会导致支气管、肺发育不良的并发症。

虽然在 1953 年，动脉氧合和灌注技术已经首次成功应用在体外循环心脏手术；但是直到 1956 年，气体交换膜的成功研发才使得体外膜氧合（extracorporeal membrane oxygenation，ECMO）长时间支持成为可能。世界上首例运用 ECMO 技术，成功救治一例多发伤导致的年轻 ARDS 患者是在 1971 年；4 年后，ECMO 在治疗新生儿呼吸衰竭上获得成功。但是在 ECMO 后续的研究中，却伴随着大量的失败病例，并最终导致 ECMO 在成人呼吸衰竭治疗中的应用停滞达数十年。然而，危重症医学专家和医疗器械工程师对 ECMO 的探索却没有停止。随着 ECMO 机器及管道等技术上的进步以医务工作者及对 ECMO 技术的熟悉及并发症的认识和处理能力提高，ECMO 再次引起大家关注，并且使用数量逐年增加。

体外生命支持（extracorporeal life support，ECLS）是指当机体出现心肺功能衰竭等待器官功能恢复或者等待器官移植过程中，使用机械设备来短暂（数天到数月）支持心肺功能（部分或者全部）的一种技术。ECLS 按回路方式不同分为静脉—静脉（VV）、静脉—动脉（VA）ECLS，即 VV-ECMO 和 VA-ECMO。目前最常用于严重呼吸衰竭治疗的是静脉—静脉 ECLS（VV-ECMO），而对于心功能不全或衰竭时，则使用静脉—动脉 ECLS（VA-ECMO），对于合并严重心肺功能不全患者还可以考虑两种模式的结合，如 VVA-ECMO 模式。

ECLS 是一项有创而且昂贵的技术，主要用于严重但潜在可逆的心肺疾病。ECLS 在儿童和成人中的适应证主要是：重症呼吸衰竭和严重心功能衰竭的患者，包括肺炎、ARDS、哮喘持续状态、误吸、肺栓塞、心脏术后心功能衰竭、急性心肌炎等。ECLS 的禁忌证包括：不可逆疾病（包括癌症等）、颅内出血。ECLS 的并发症包括出血、栓塞、感染、急性肾损伤、严重中枢神经损伤等。体外 $CO_2$ 移除（extracorporeal carbon dioxide removal，$ECCO_2R$）可作为 ECLS 的另一种替代方法。$ECCO_2R$ 主要目的是移除血液中的 $CO_2$，可改善因为保护性通气下低潮气量导致的呼吸性酸中毒。

本篇后续将有独立章节对 VV-ECMO 和 VA-ECMO 的原理，适应证和禁忌证，建立（包括用物准备，清单，操作程序与技术等），调节、管理与并发症的防治，撤离进行详细而有重点的阐述；也对 $ECCO_2R$ 技术进行简要阐述；撰写的学者均为长期工作在临床一线的专家，对 ECLS 有着非常深的认识和造诣，抢救了无数呼吸、循环衰竭等危重症患者。相信他们对 ECMO 及 $ECCO_2R$ 的阐述，将有促进初学者更好的掌握该项抢救技术提供极大的帮助和提升。

（黎毅敏）

# 第 22 章 体外生命支持技术概要

体外生命支持（extracorporeal life support，ECLS）是指当机体出现心肺功能衰竭，等待器官功能恢复或者等待器官移植过程中，使用机械设备来短暂（数天到数月）支持心肺功能（部分或者全部）的一种技术。该技术是通过引出患者的静脉血，然后通过带有泵的膜肺循环，再把氧合的动脉血回输到患者体内。体外膜肺氧合（extracorporeal membrane oxygenation，ECMO）是 ECLS 的一部分，但是临床上常常把二者相提并论。

## 一、历史

在心肺支持技术发展的同时，危重症医学也作为当时的新兴学科得以发展。正压通气模式的发明使得医生有机会去研究和治疗严重呼吸衰竭。呼吸机支持技术的不断改进可应用于新生儿，使得新生儿呼吸衰竭的病死率大幅下降。但是正压通气也会对心肺生理带来当时没有意料到的影响。在存活的患者中，很多患者出现支气管、肺发育不良的并发症。这就迫切地需要研究如何在挽救生命的同时避免长期的肺损伤。

1953 年 5 月，体外氧合和灌注技术首次成功应用在体外循环心脏手术。1956 年，气体交换膜的研发成功使得 ECMO 长时间氧合成为可能。1971 年，世界上首例运用 ECMO 技术，成功抢救多发伤导致的成人呼吸窘迫综合征（acute respiratory distress syndrome，ARDS）的年轻患者。1975 年，ECMO 在治疗新生儿呼吸衰竭上获得成功。

早期 ECMO 的探索是成功和失败交织。最早由美国 NIH 资助的一项 ECMO 救治 ARDS 的随机化研究中将 ECMO 和传统治疗方法进行对比。该项研究发现存活率没有明显差异，而且该研究病例完成不到计划的 1/3 就被提前中止。该项研究失败的原因可能包括：参与研究的医院缺乏 ECMO 经验、无法控制的出血以及大部分受试者是流感导致的肺炎等。同时，在患者选择和技术上也有很多需要改进。最终这项研究导致 ECMO 在成人呼吸衰竭治疗中的应用停滞达数十年。但是，人们对 ECMO 的探索并没有停止，并且后续有几项随机研究均发现，与传统治疗相比，ECMO 在严重呼吸衰竭中可以降低病死率，使患者获益。

1983 年，美国在 Virginia 医学院、Michigan 大学和 Pittsburgh 大学分别建立了 ECMO 中心。1989 年，体外生命支持组织（Extracorporeal Life Support Organization，ELSO）正式

在美国成立，同时成为目前国际上对ECMO相关数据进行汇总、分析、评价患者预后和进行学术交流的主要学术平台。随着ECMO技术水平的提高和心肺辅助装置的改进，自2008年来，特别是ECMO在甲型流感患者成功的呼吸支持被广泛认识之后，全球ECMO数量呈现出快速增长的势头。截至2017年，在ELSO注册的ECMO中心305个，其中也包括北京、上海、广州、中国香港和中国台湾等多家城市的大型医院。全球有86 287例患者得到ECLS支持。其中，大部分患者是新生儿（44.8%），另外有24.1%的儿童和31.1%成人。ECLS的类型包括呼吸支持（58.4%），循环支持（31.9%）以及体外心肺复苏（extracorporeal cardiopulmonary resuscitation，9.7%）。

ECMO对经传统治疗效果不佳的患者，提供短时间内的体外呼吸和（或者）循环系统支持，为当时恶化状态的恢复和临床治疗措施的实施寻求时间。目前ECMO的开展不仅仅局限于手术室，还延伸到ICU和院际间转运。

## 二、原理

一般来说，ECLS所有的装置包括插管、连接管路、血泵和气体交换装置（氧合器或膜肺）、热交换器和各种监测装置。通过留置管路把静脉血引出体外，经过氧合以及清除二氧化碳后回输体内，该过程需要进行全身抗凝，以减轻凝血机制与管道表面的相互作用。ECLS可以为新生儿、婴儿、儿童或成人心或肺功能衰竭的患者提供机械辅助支持。根据应用途径不同，ECLS可分为静脉—动脉模式（VA）、静脉—静脉模式（VV）或动脉—静脉模式（AV）。

## 三、ECLS的其他问题

ECMO使用过程中也存在相应的伦理问题，其中包括知情同意权、最大利益标准化、替代决定权、情感、有限时间内观察评估等。从临床医务工作者角度，我们需要关注有限时间内观察评估这个问题。ECMO治疗应该是一种有限时间内观察评估，在开始决定进行ECMO支持时，就应该与病患家属进行沟通，医疗团队也应该对患者需要接受多长时间ECMO支持才能使器官功能恢复进行估计。这个观察评估时间长短取决于器官功能损伤程度和预计恢复需要的时间。临床研究结果显示，心脏术后心衰进行ECMO时间超过3~5天预后多不佳，而呼吸衰竭需要ECMO支持超过2周者也提示肺部修复可能性较低。ECMO发展的早期，ECMO时间超过2周，患者生存率明显降低。后续的研究发现，尽管ECMO需要时间越长，生存率越低，但也有许多患者支持时间超过2周仍存活。因此，目前没有一个简单的时间界限划分ECMO是否有效。同时，应该告知家属ECMO支持可能会阶段性再评估，因此ECMO不会简单地成为人为的延缓死亡过程。每个ECMO计划在知情同意过程时，应该设定一个时间范围，并与患者家属每天交流这个问题，使之认识到，如果在一定特定时间范围内病情没有改善，应该转换目标并撤除ECMO。

有关ECLS的经济问题，现代ICU是一个充满高技术的地方，同时也是高消耗的科室。任何医学专业人员在ICU中工作都会感受到：尽管大部分患者都可以康复，但仍有部分患者在付出高昂的医疗费用后仍不可避免地死亡或即使可以出院也处于低生活质量中。常常都会碰到同样的问题：这样做值得吗？ECLS是一个反映这种矛盾心理的典型例子：在一位患者身上，我们能花费多少时间、精力和金钱？与器官移植、肿瘤化疗相比，ECMO

的花费并不十分巨大，相对便宜，且 ECMO 的花费是在一个较短时间内的固定花费。随着 ECMO 适应证扩宽，患者选择是 ECMO 是否具有较高费效比的因素之一。因此，有关 ECMO 是否值得进行的问题是在 ECMO 患者床边常需要考虑的问题。维持 ECLS 的成本包括：设备、耗材、人力和其他附加成本。ECLS 相关的其他成本包括团队成员培训费用（医生、护士、呼吸治疗师等）；动物实验培训费用；管理费用以及患者随访费用。

还需要特别关注 ECLS 相关的特别安全问题。安全使用任何技术的核心问题是发展和保存专业化。无论是简单的静脉输液泵，还是相对复杂的 ECMO 循环管道，使用者都必须非常熟练应用，能够鉴别和排除故障的才能达到安全使用的要求。对不经常使用该技术而希望保持专业化的方法是利用模拟训练来保持或发展该项技能。通过定期使用 ECMO 循环演习来保持和更新专业技能和熟练程度。特别是模拟一些诸如管道破裂或泵失灵的危急状况等，保持专业人员正确反应的能力。

无论是否意识到 ECMO 的复杂性，ECMO 支持的安全监督是一种团队行为。团队工作对每一步都是必要的，包括插管前对患者的复苏、稳定和评估，管道的准备、用药、输血等患者相关与 ECMO 相关技术维护等。ECMO 的安全启动、维持和撤离具有复杂性，并且在这些过程中出现问题时后果严重，因此，ECMO 很有必要进行团队训练。同时如果共同工作的团队成员具有不同程度的知识缺陷时，常常会导致交流障碍。这种障碍，加上传递信息的内容和方式的变化以及负反馈经验的不一致，可能导致对患者的医疗行为中出现一些本可预防的危险。例如在插管、拔管时，操作前应作简要介绍和汇报并分工。与航空飞行前的简要介绍类似，操作前的介绍有助于分享对可能影响结果信息的理解。这些信息包括患者病情、需要设备、手术器械、术中用药和用血，可能的并发症和其他相关信息。当此过程完成时，同一团队成员有机会观察他们工作做得怎么样和还有什么需要改进。考虑到 ECMO 插管、拔管的复杂性，在 ECMO 护理环境中执行简要介绍和汇报有一定的作用。结果是所有参与 ECMO 插管、拔管人员能共享各种关键的发现，避免每一位团队成员独自寻找问题的不足。

继发感染是 ECMO 已知的并发症。潜在危险因素包括基础疾病，心脏血管或者器官移植等大手术，插管破坏皮肤屏障，相关免疫抑制，用药，输血，采集化验标本和使用抗生素。因此，在使用 ECMO 维持生命的患者，需要高度重视医源性感染的风险，及时撤机，全方面护理，注意手卫生等问题都是十分关键的。还应该关注一些可能的医疗过错所致的危害对 ECMO 患者带来的风险。这些包括误诊、并发症、机械损伤等，临床上不少干预措施的风险可能超过了 ECMO 本身的风险。提高 ECMO 安全性是必要的，但对于更大的医疗环境而言，目前是存在很多不足的。因此，为了保证 ECMO 安全和医疗工作安全，还有大量的工作要做。

因为 ECMO 具有花费高、太复杂以及使用后容易导致患者严重出血，体外 $CO_2$ 移除（extracorporeal carbon dioxide removal，$ECCO_2R$）治疗应运而生，作为 ECLS 的另一种替代方法。$ECCO_2R$ 主要目的是移除血液中的 $CO_2$，可改善因为保护性通气下低潮气量导致的呼吸性酸中毒。与 ECMO 相比，$ECCO_2R$ 对氧合没有明显的改善作用，虽然该技术是从 ECMO 系统中衍生出来的，$ECCO_2R$ 的主要作用仅有 $CO_2$ 移除，因此只是部分体外生命支持。

（黎毅敏）

## 参考文献


[1] Extracorporeal Life Support Organization.ECLS registry report, international summary 2017. Available from: https://www.elso.org/Registry/Statistics/InternationalSummary.aspx. Accessed Jan 2017.

[2] Raoof S, Goulet K, Esan A, et al. Severe hypoxemic respiratory failure: part 2—nonventilatory strategies. Chest, 2010, 137(6): 1437-1448.

[3] Hill J D, O'Brien TG, Murray JJ, et al. Prolonged extracorporeal oxygenation for acute post-traumatic respiratory failure (shock-lung syndrome). Use of the Bramson membrane lung. N Engl J Med, 1972, 286 (12): 629-634.

[4] Maslach-Hubbard A, Bratton SL. Extracorporeal membrane oxygenation for pediatric respiratory failure: history, development and current status. World J Crit Care Med, 2013 (4): 29-39.

[5] Bartlett RH, Andrews AF, Toomasian JM, et al. Extracorporeal membrane oxygenation for newborn respiratory failure: forty-five cases. Surgery, 1985, 20(6): 684.

[6] O'Rourke PP, Crone RK, Vacanti JP, et al. Extracorporeal membrane oxygenation and conventional medical therapy in neonates with persistent pulmonary hypertension of the newborn: a prospective randomized study. Pediatrics, 1989, 84(6): 957.

[7] Australia and New Zealand Extracorporeal Membrane Oxygenation (ANZ ECMO) Influenza Investigators, Davies A, Jones D, et al.Extracorporeal membrane oxygenation for 2009 influenza A (H1N1) acute respiratory distress syndrome. JAMA, 2009, 302(17): 1888.

[8] Aharon AS, Jr DD, Churchwell KB, et al. Extracorporeal membrane oxygenation in children after repair of congenital cardiac lesions. Ann Thorac Surg, 2001, 72(6): 2095-2102.

[9] Waters GS, Geisinger KR, Garske DD, et al. Sentinel lymph node mapping for carcinoma of the colon: a pilot study.Am Surg, 2000, 66(10): 945-946.

[10] Frenckner B, Palmér P, Lindén V. Extracorporeal respiratory support and minimally invasive ventilation in severe ARDS. Minerva Anestesiologica, 2002, 68(5): 381-386.

[11] Cove ME, Maclaren G, Federspiel WJ, et al. Bench to bedside review: extracorporeal carbon dioxide removal, past present and future. Crit Care, 2012, 16(5): 232.

# 第 23 章
# VV-ECMO

## 第一节 原　　理

ECMO 通过泵（其作用类似人工心脏）将血液从体内引至体外，经膜式氧合器（其作用类似人工肺，简称膜肺）进行气体交换之后再将血回输入体内，完全或部分替代心和（或）肺功能，并使心肺得以充分休息。按照治疗方式和目的，ECMO 主要有静脉—静脉 ECMO（VV-ECMO）和静脉—动脉 ECMO（VA-ECMO）两种。VV-ECMO 适用于仅需要呼吸支持的患者，VA-ECMO 可同时进行呼吸和循环支持。对于呼吸衰竭，VV 方式的并发症和病死率略低于 VA 方式，故最为常用。此外，一种通过动脉—静脉压驱动的 AV-ECMO（pumpless ECMO）也逐渐在临床得到应用，但其提供的血流量较低（一般不超过 1L/min），对氧合有轻度改善作用，主要用于 $CO_2$ 的清除，属低流量体外静脉—静脉 $CO_2$ 清除（low-flow extracorporeal $CO_2$ removal，$ECCO_2R$）的一种。VV-ECMO 主要通过改善氧合与通气及肺休息发挥治疗作用。

### 一、改善氧合与通气

#### （一）改善氧合

VV-ECMO 引血端（多为股静脉）及回血端（多为颈内静脉）均位于腔静脉内，相当于人工膜肺与患者肺串联，从而使患者动脉血氧含量得以改善，改善程度与以下因素相关：ECMO 血流量、静脉回心血量、再循环血流量、混合静脉血氧饱和度及患者残存肺功能。

**1. ECMO 血流量与静脉回心血量**　现有氧合器能将静脉血（$PvO_2$<40mmHg，$SvO_2$<60%）氧合为动脉血（$PaO_2$>400mmHg，$SaO_2$ 100%），若 ECMO 每分钟血流量达到 4~5L，Hb 维持在 10~120g/L，即可向机体提供 150~180ml/min 的氧气，可满足全身氧需要的 60%~80%。此时，若患者尚有一部分残存肺功能，即能基本满足患者对氧的总体需求。由于 ECMO 血流与一部分未经体外氧合的静脉回心血共同构成心排血量，因此实际监测的 $SaO_2$ 受两部分血流量的共同影响。研究表明，若要维持 $SaO_2$ 90%，ECMO 血流量 / 心排量需超过60%。

**2. 再循环血流量** 引血端及回血端之间距离过近造成的部分血流再循环至ECMO引血端，这种再循环血流会减少经膜肺充分氧合的血液进入肺循环，从而影响氧合。再循环血流量受ECMO流量、右心房血容量、右心功能及引血端与回血端相对位置的影响。对于股静脉－颈内静脉ECMO，要求引血端与回血端开口分别位于下腔静脉与上腔静脉汇入右心房处。临床上可以初始分别置入43~45cm（股静脉）及15~17cm（颈内静脉），再通过胸片或超声进行定位，再以血气分析检测膜肺前血含氧状态以进一步确认。

**3. 患者残存肺功能** 由于现在临床的膜肺很难完全满足全身对氧的需求，因此，维持患者残存肺功能十分重要。临床上需要采取多种手段以避免ECMO后肺泡进一步萎陷所致的严重氧合功能障碍：选择较高水平的PEEP、肺复张（RM）、俯卧位通气、高频振荡动气等。

### （二）改善通气

ECMO在显著改善氧合的同时，对于$CO_2$的清除效率更高，很低的流量即可满足全身的需求。$CO_2$由需氧细胞呼吸作用产生，通过以下3个主要途径经血液从组织到肺，90%的$CO_2$通过$HCO_3^-$输送，后者由碳酸解离和$CO_2$水合之间作用（$H^+ + HCO_3^- \leftrightarrow H_2O + CO_2$）产生。剩下10%的$CO_2$在血液中以自由溶解（5%）、与血红蛋白等烟酰胺循环蛋白间相互作用产生氨基甲酰化合物等形式进行输送。生理条件下全身代谢产生$CO_2$（$VCO_2$）的量是200ml/min，在病理状态下还可再增加30%。因此$CO_2$在动脉血中的浓度约为480ml/L，在混合静脉血中$CO_2$浓度上升10%达520ml/L，分别相当于二氧化碳分压（$PaCO_2$）达到40和45mmHg。1L血液里大概包含全身在1min内产生$CO_2$总量的2倍。理论上根据系统的具体效率，在体外支持中通过500ml/min的血流量过滤清除250ml/min的$CO_2$是可行的。由此得出，低于1L/min的血流量并给予膜肺新鲜气流来维持人工肺$CO_2$梯度就能实现$CO_2$清除。

## 二、肺休息

ECMO治疗期间，膜肺可进行有效的二氧化碳排除和氧的摄取，在显著改善氧合与通气的同时，可通过降低潮气量、通气频率、吸入气氧浓度使肺得到充分的休息，减少正压通气所致肺损伤，从而有利于肺损伤的修复。有试验研究发现，在大鼠的肺损伤模型中，潮气量由12ml/kg降至6ml/kg，甚至是3ml/kg时，有助于减少肺泡上皮细胞及内皮细胞的损伤，改善预后，因此逐渐提出“超”保护肺通气策略，相比于6~8ml/kg的“传统”肺保护通气策略，进一步将潮气量降至2~4ml/kg，平台压≤20~25cmH$_2$O，并使用高PEEP维持肺泡开放。2013年Bein等应用超小潮气量（3ml/kg）联合体外二氧化碳清除技术治疗重度ARDS，同时对比6ml/kg机械通气组，虽然两组之间的病死率、ICU住院天数、28天及60天非机械通气时间无显著差异，但严重低氧组（$PaO_2/FiO_2 \leq 150$）应用ECMO治疗后其机械通气时间明显缩短，并未明显增加相关并发症的发生，可以保持pH及$PaCO_2$稳定，炎性因子IL-6浓度亦明显改善，同时减少了镇痛镇静药物的应用，改善了患者的自主呼吸。在临床上，在重症ARDS急性期使用ECMO可有效降低患者对正压通气的需求，对于早期防止肺损伤的进一步加重具有重要作用；而在后期出现明显肺纤维化时，肺休息显得更为重要。

（詹庆元）

## 第二节 适应证和禁忌证

ECMO主要用于部分或完全替代患者心肺功能，使心肺得以充分休息，从而为原发病的治疗争取时间。虽然ECMO在发达国家已成为一项床旁可及的生命支持技术，但在我国国内则起步较晚，前期主要应用于心脏病领域，在呼吸衰竭领域的应用则开始于2009年新型H1N1在国内的大流行，目前多家医院已开始着手将ECMO应用于重症呼吸衰竭的救治。笔者认为，欲成功开展ECMO，在经过一定数量的病例积累，熟练掌握其操作与管理之后，最重要的仍然是ECMO指征的把握，这需要特别明确ECMO的治疗目标，并全面考虑影响ECMO疗效的多种因素。

### 一、ECMO的治疗目标

ECMO治疗的基本目标是提供相对于常规机械通气更为有效和安全的通气与氧合支持，从而为诊断和治疗原发病争取更多的时间。主要包含以下几个方面：

1. 挽救治疗（rescue therapy） 对于常规呼吸支持手段不能维持足够氧合与通气需求的重症呼吸衰竭，以ECMO可以获得部分或完全的呼吸支持，使患者不至于因缺氧或$CO_2$储留而死亡。目前大多数ECMO患者属于此类范畴。

2. 早期干预 对于部分重症患者，以常规呼吸支持可以维持相对稳定的通气与氧合，但需要较高的气道压及$FiO_2$。为减少气压伤和高浓度氧的风险，可早期给予ECMO。与需要挽救治疗者相比，这类患者的病情相对轻，ECMO介入的时机相对较早。随着ECMO技术的日益完善，将会有更多这类病例应用ECMO。

3. 过渡治疗（bridge） 最常见于心肺移植患者，为等待供体而行ECMO。

4. 为介入或外科手术提供围术期支持治疗

### 二、综合考虑影响ECMO疗效的多种因素

在选择ECMO患者时，应基于上述ECMO的治疗目标，并综合考虑影响ECMO疗效的多种因素，反复权衡利弊。

**1. 疾病潜在可逆性** 与常规机械通气一样，ECMO作为一种脏器支持治疗手段，对原发病本身没有直接治疗作用，因此，在决定是否给患者行ECMO治疗之前，应综合判断原发病的潜在可逆性，同时应综合考虑所在单位及当地对这种疾病的综合诊治能力。比如肺炎所致ARDS，由于肺炎的病原学十分复杂，如果所在单位或当地不具备完善的病原学检测条件，要在有限的时间内开展有针对性的治疗是很难做到的。再如，如果不能开展肺移植，对于慢性终末期肺病（如COPD、间质性肺疾病、肺动脉高压等），如果贸然上ECMO，患者一定不会有好的结果。

**2. 原发疾病病情的严重程度及进展情况** 应对患者的呼吸衰竭严重程度进行较为客观地评估，如测定氧合指数（$PaO_2/FiO_2$）、呼吸系统静态顺应性、气道阻力、气道压力、内源性呼气末正压（PEEPi）等。如果患者病情确实很重，并有加重的趋势，在优化目前机械通气治疗的情况下仍不能维持满意的通气和（或）氧合，可考虑行ECMO。

**3. 合并症与并发症** 如果在严重呼吸衰竭的基础之上再合并严重的合并症（如高血压、糖尿病、冠心病、脑血管病、出凝血功能障碍等）及并发症（如多个脏器严重功能不全），将会大大地增加治疗的难度，从而显著降低ECMO的成功率，因此在入选患者时应全面评估其病情。

**4. 社会—经济因素** ECMO的治疗成本昂贵，并发症较多，总体成功率受多种因素影响，因此需要患者家属充分理解治疗的意义、费用及整个过程的困难程度，取得其积极配合，方可最大限度地提高成功率，以避免半途而废或不必要的医患纠纷。

**5. 管理经验与团队建设** 一个完整的ECMO团队需包括呼吸、危重症医学、心胸外科、血管外科、超声科、输血科等多个学科的配合，并且能及时到位；而ECMO患者的管理涉及全身各个脏器系统，要求相关人员在呼吸、循环、血液、营养、感染等各个领域均有丰富的经验。建议在开始进入临床应用之前进行必要的动物实验与演练，并对每例患者进行总结。

**6. 禁忌证** ECMO没有绝对禁忌证。如患者具有上述不利因素（原发病可逆性小，具有多种严重的合并症与并发症，患者存在严重影响ECMO操作的社会—经济因素），应视为相对禁忌证。此外，以下情况应特别注意：①有应用肝素的禁忌或相对禁忌，如严重凝血功能障碍，合并有近期颅内出血，对肝素过敏，具有肝素诱导的血小板减少症（heparin-induced thrombopenia，HITT）等；②ECMO前机械通气时间过长（表明原发病处理较为困难，或者合并有严重气压伤、呼吸机相关肺部感染等并发症），其ECMO的成功率越低，因此高通气支持水平（气道平台压>30cmH$_2$O，FiO$_2$>0.8）应用大于7~10天的患者行ECMO需谨慎；③高龄往往作为一个独立因素与ECMO的成功率及病死率相关；④对于体重>1kg/cm或BMI>45kg/m$^2$的患者，目前的模肺所提供的氧供尚不能满足这类患者的需求。

## 三、ECMO治疗呼吸衰竭的具体指征

**1. ARDS** 挽救治疗参考标准：采用肺保护性通气（Vt 6~8ml/kg，PEEP ≥ 10cmH$_2$O）并且联合NO，肺复张，俯卧位通气，高频振荡通气等处理，在吸纯氧条件下，氧合指数（PaO$_2$/FiO$_2$）<100，或肺泡动脉氧分压［$P_{(A-a)}O_2$］>600mmHg；或通气频率>35次/分时pH<7.2且平台压>30cmH$_2$O；年龄<65岁；机械通气时间<7天；无抗凝禁忌。ARDS的基础病因较为复杂，ELSO的数据表明，sepsis患者的预后低于其他原因所致ARDS。

**2. 肺移植** ECMO应用于肺移植不但可以维持通气与氧合，还可以避免气管插管所带来的肺部感染等相关并发症，保证术前康复锻炼，使患者有足够长的时间等待供肺，并提高移植的成功率。此外，术中在阻断一侧肺动脉或行单肺通气时不能维持通气和氧合，或肺动脉压力急剧升高致严重血流动力学障碍，采用ECMO可保证手术顺利进行，从而避免了体统体外循环（CPB）。而术后因严重再灌注肺水肿、急性排斥、感染或手术并发症致严重呼吸衰竭，也可采用ECMO进行过渡。

**3. 支气管哮喘** 相关报道很少，但据ELSO的资料显示，与ARDS相比，哮喘患者的ECMO成功率高达79.3%（23/29）。因此，对于平台压>35cmH$_2$O同时伴有严重呼吸性酸中毒（pH<7.1）或血流动力学难以维持者，若无ECMO禁忌，可积极行ECMO或AV-ECMO。

**4. 肺栓塞** 对于伴有严重血流动力学障碍而又不宜常规溶栓者，或者需要手术迅速解除梗阻者，行VA-ECMO以迅速减少右心负荷，稳定血流动力学，并改善氧合。

**5. 大气道阻塞** 由于新生物或异物所致大气道阻塞往往需要气管切开或气管镜介入

治疗，以 ECMO 支持可以保证上述操作安全进行，大部分报道均取得较好的疗效。

**6. 慢性阻塞性肺疾病（COPD）** 病例对照研究表明，VV-ECMO 可使大部分需要有创通气的重症 COPD 避免插管，并维持较好的通气与氧合，但与传统有创通气相比，并不改善 28 天及 6 个月生存率。

总之，当面对一名极危重的呼吸衰竭患者时，ECMO 的选择是技术与艺术的结合，需要经验和智慧，有时还需要勇气，更需要耐心。应充分理解 ECMO 的治疗目标，并综合考虑上述多种因素，而不能简单地以生理学指标去筛选患者。

（詹庆元）

## 第三节 建 立

### 一、建立与相关操作

**1. 术前准备** ECMO 的建立相对复杂，表 23-1 为经皮穿刺途径建立 ECMO 用物清单。本表参考北京朝阳医院现行表格设计，不同单位会有所差异，此处供参考。

表 23-1 经皮穿刺途径建立 ECMO 用物清单

| 主体部分 | | 离心泵，膜肺，管路组成（穿刺针盒 2 套，静脉导管 21F 或 23F，动脉导管 15F 或 17F，血管套路包），变温水箱，ACT/APTT 监测仪，手术灯 |
|---|---|---|
| 管路预冲 | | 治疗车，点滴架 1 个，管钳 3 把，无菌治疗盘 1 套，0.9%盐水 1000ml 1 袋（生理盐水 500ml 2 袋），布胶布 1 个，绷带 1 卷，剪刀 1 个，一次性弯盘，碘伏，无菌纱布，导电糊 |
| 床边手术用物 | 人员用物 | 无菌手术衣 5 件，无菌手套（合适型号）10 副，一次性帽子多个，外科口罩 1 包 |
| | 备皮 | 皂液，一次性弯盘，纱布，备皮刀（双侧颈部和腹股沟）（提前备皮） |
| | 消毒 | 导管包 1 个，治疗车，碘伏（足够量），垃圾桶 |
| | 铺巾 | ECMO 专用大敷口 1 个，小敷口 2 个，4 包治疗巾 |
| | 局麻 | 注射器 5ml 多个，10ml 注射器多个，利多卡因 1 支 |
| | 穿刺 | 手术刀片，负压吸引管路 1 套（提前备好），肝素 1 支，生理盐水 1 袋，（肝素盐水提前备好），（打开穿刺针盒，打开 2 根导管，预冲好的管路已在床旁，已接好变温水箱，将离心泵接电源，打开开关，将泵速调为 0，调节流速报警），遵医嘱给予全身肝素化，穿刺，连接管路 |
| | 引血 | 调节泵速，检查最大血流量，连接氧流量管 |
| | 缝合 | 三棱皮针，慕丝线（0 号线），血管缝合针线 |
| | 固定 | 美后不粘敷料（9cm × 30cm）2 个，大 3M 贴膜 1 个，胶布，止血钳 2 个 |

续表

| 备用药物 | 肌松剂（阿端 10 支），镇静剂（力月西常规配制好，静安 2 支），肝素盐水（配置：2ml 肝素 +8ml 盐水抽至 10ml 注射器中，打 1ml 稀释液至 100ml 生理盐水备用，剩余的 9ml 遵医嘱静推 6ml），其他（备血，万汶，林格，盐水，多巴胺等） |
|---|---|
| 注意事项 | 1．V-V 模式一般优先选择右股静脉和右颈内静脉置管<br>2．病房环境宽敞，将不必要的物品推至病房外<br>3．患者右侧空间足够大，无点滴架，无输液泵等物品<br>4．提前备皮，铺好尿垫，给予溃疡贴保护骶尾部和骨突处皮肤<br>5．患者处于平卧位，备好大单垫于枕下<br>6．备好氧流量表，另备一套干净的负压吸引装置<br>7．备好 3 个以上静脉通路，最好于左侧肢体。备好足够的输液泵和输液泵及其管路<br>8．最好提前放置有创动脉血压监测<br>9．良好足够的电源插座 |

**2. 血管通路的选择与准备** VV-ECMO 的引血端静脉插管通常选择经股静脉置入，回血端静脉插管通常选择经颈内静脉置入（左侧颈内静脉走行稍有弯曲、有损伤胸导管的风险，通常优先选择右侧颈内静脉）。如应用双腔置管，常规选择右侧颈内静脉。

ECMO 插管前的准备基本步骤与常规的深静脉穿刺类似。常备静脉切开包，以便在穿刺置管不成功时随时改静脉切开置管；如条件允许，穿刺前可应用床旁超声定位血管走行，预先标定位置，或在超声引导下定位穿刺，以减少失败率和反复穿刺损伤。

术前应补足血容量，尽可能降低穿刺过程中气体进入静脉的风险。常规准备 800ml 悬浮红细胞，400~800ml 的血浆或相应容量负荷的白蛋白、人工胶体。另外，考虑到 ECMO 穿刺时无菌敷料需完全覆盖床单位，穿刺前应做好的其他床旁工作还包括：充分吸痰，清除气囊上滞留物，延长静脉通路以便在操作过程中需要应用肝素、血管活性药物等治疗时毋需影响到操作区域。

**3. 操作要点** 目前条件下，绝大部分的 ECMO 置管能在床旁通过穿刺方式建立，毋需切开。穿刺方式通常采用 Seldinger 技术，通过穿刺套管针置入 ECMO 置管专用导丝。为保证颈内静脉导管远端达到右房开口上方 1~2cm，颈内静脉穿刺点通常位于颈部中段；而股静脉穿刺时，穿刺点的位置通常沿股静脉稍下移，在腹股沟韧带下 3~4cm 左右，以避免置管时套管远端刚进入血管，套管鞘恰好卡在腹股沟韧带下，难以进入。

应用穿刺套盒中的逐级扩张管，沿导丝对置管皮肤和皮下通道经行逐级扩张，扩张过程中，根据需要，可应用无菌刀片轻微挑开皮肤，保证扩张管置入顺畅。通常情况下，股静脉置入 21~23F 插管时，皮肤切开范围不超过 5mm，而颈内静脉或股动脉等置入 15~17F 管路时，皮肤切开范围 2mm 左右即可。切口不宜太大、太深，切口太大不利于置管后护理，增加出血和皮下隧道感染的风险；切口太深最大的问题是皮下软组织损伤，出血风险大增，尤其是颈内血管穿刺时，由于局部血管丰富，出血发生情况明显增加。

将完成预冲、夹闭循环并连接、固定好的 ECMO 系统转移至床旁，接通电源与氧气，也可此时连接好水箱并提前稳定运行于 37℃水温。有辅助人员将 ECMO 系统无菌的引血、回血管路递给操作者。操作者根据 ECMO 系统与患者的相对位置，在保证足够灵活性前提下，尽可能减少体外循环管路长度，修剪管路，理顺对应关系后，将引血管路和回血管路分别和引血、回血穿刺导管相连，连接一定切实可靠。连接时，两端连接管路的开口部分可能会有空气，应予以排出。应注意患者低血容量时容易出现引血困难，空气回流入血管产生气体栓塞，甚至危及生命。

ECMO 系统开机运行前，应及时补充悬浮红细胞和胶体，以避免或减少开机后立即出现的低血压状态。全面、仔细检查 ECMO 系统管路，连接无误，牢固可靠后，打开离心泵达到 1500 转 / 分，打开体外管路上的管钳，能观察到血液迅速由引血管路流出，经过血泵和膜肺，最后由回血管路返回体内。

缝扎固定血管内导管于患者皮肤。通常在插管进入皮肤的部位进行荷包缝合，并距穿刺点 1~2cm 固定血管内导管。此外，根据导管直径和长度选择缝扎固定的位置和点数。固定完毕后，再次仔细消毒，干燥后无菌敷料覆盖。

如 ECMO 系统运行前没有连接水箱，此时应连接水箱。连接前应闭合水箱回路，开启水箱，将其温度设定到 37.5℃左右自运行一段时间，待水温稳定后再与 ECMO 系统的温度交换装置连接运行。应避免将未预热达的水箱接入 ECMO 系统，当水温与患者血液温度的差别过大时，开机瞬间有诱发严重心律失常的风险。

## 二、设备与管路的管理

ECMO 的核心设备为血泵、膜肺（氧合器）和管路，另外需要氧气气源及水箱等辅助设备。

**1. 血泵** 目前临床上最常用的血泵为离心泵。离心泵运转时能耗低，不会产生过大的正压或负压，也能捕获少量气体并使其滞留在泵头中，因而安全性能优越；其主要缺点为流量不稳定，低流速时溶血风险增大。每台血泵均应该配有备用电源，或自带蓄电池，以保证在外界电力故障时至少运行 1 小时以上。另一必备的配套设备是手摇柄，保证在血泵故障时启用手摇柄驱动血泵泵头。

**2. 膜肺** 膜肺是 ECMO 系统的另一核心部件，为进行气体交换的装置。目前市场上膜肺的材料有固体硅胶膜、微孔中空纤维膜（聚丙烯）或固体中空纤维膜（聚甲基戊烯，PMP）。常用的固体中空纤维膜结合以上两种膜的优点，克服了血浆渗漏的缺点，使临床使用时间明显延长。

**3. 氧供气流（sweep gas）** 通常情况下，氧供气流为 100% 的纯氧或二氧化碳与氧气的混合气（含 5% 二氧化碳及 95% 氧气）。常规设置氧供气流流速与血流速度相等（1:1）。增加氧供气流流速可以增加二氧化碳的清除，对氧合影响较小。如果 ECMO 仅用于清除二氧化碳（如体外二氧化碳清除），可选用较小的膜肺，血流速可低至 0.75L/（min · $m^2$），氧供气流常选用氧气，气流与血流速度之比通常为 10:1。水蒸气可凝集于膜肺内，间断提高氧供气流的流速，可以避免水蒸气凝集形成“肺水肿”导致的膜肺功能下降。

**4. 管路** ECMO 系统运行过程中，患者通过管路与 ECMO 的主要部件，如血泵和膜肺连接。ECMO 管路由 PVC 管制成，分为体外部分和血管内导管。

成人常用体外管路的尺寸为 3/8 英寸。基本的原则是：在充分考虑连接和转运便利等因素下，管路的长度越短越好；管路中的接头越少越好，因为每个接头都增加湍流的可能，该部位血栓形成风险相应增加；条件允许，应选择制造商初始设计完善的管路，以减少使用时的修剪。

血管内导管（ECMO 插管）是 ECMO 系统中提供理想血流量的主要限制因素。通常在给予充分支持时，ECMO 系统的血流量在 60~120ml/（kg·min）。通常成人患者，静脉引血端插管的大小在 21~23F，回血端插管的大小在 15~17F。

**5. 水箱** 水箱与上述连接于膜肺后管路中或整合在膜肺中的热交换器以闭合循环管路相连，并以水进行循环加热（或冷却），以保证回流到体内的血液达到合适的温度。一般情况下，水箱水的温度应在 40℃以下，通常保持在 37℃。水箱中的水不是无菌的，循环水流和循环血液极少发生直接接触。但当循环水中发现少量血细胞或蛋白、或出现无法解释的溶血或感染时，应警惕发生血液与水的混合，这往往与膜肺破损有关，需立即更换。

**6. 模式与参数调节** VV-ECMO 与人肺通气原理相同，通常将氧供气流（纯氧）和血流速度设置于相同水平，使其通气血流比为 1∶1。如需要提高氧合，则增加 ECMO 血流量，而如果要降低二氧化碳的水平，则增加氧供气体的流量。

**7. ECMO 系统的更换** 开始 ECMO 系统运行后，随时间的延长，可能出现氧合器功能下降、管路血栓形成、溶血等情况，如有必要，须考虑更换除血管内导管外的整套管路（泵头和氧合器）或仅更换氧合器。除毋需进行血管穿刺置管的相关操作外，准备阶段与初上 ECMO 类似，而更换阶段由于涉及 2 套系统的卸装，可能更为复杂，牵涉更多的辅助人员。

（孙　兵）

## 第四节 调节、管理与并发症的防治

### 一、患者管理

**1. 机械通气管理** ECMO 的主要作用是替代肺脏的通气和氧合功能，让肺脏有充分康复时间，而此时机械通气的主要目标就是“肺休息”，降低或避免呼吸机诱导肺损伤（VILI）的发生，因此其机械通气参数的调节有别于常规机械通气。

（1）潮气量的调节：虽然目前“肺保护性通气”策略能显著改善 ARDS 的临床转归，但对于部分重症患者仍存在危害。有研究显示，对于肺部存在大量肺泡实变或不张的重症 ARDS 患者，即使给予小潮气量通气（6ml/kg，平台压小于 30cmH$_2$O），仍有 33% 患者会出现肺组织过度充气的现象发生，同时肺部炎性反应也随之增强。最新的一篇应用正电子放射断层造影术监测肺部炎性细胞的代谢活性发现，平台压与炎性细胞的代谢活性显著相关，而且平台压超过 26~27cmH$_2$O 后炎性细胞代谢活性会显著增强。为降低此时 VILI 的发生，必须进一步降低潮气量或吸气压，但这种做法必然会出现肺通气和氧合功能的严重恶化，如 $CO_2$ 严重潴留、pH 明显降低等。此时，传统的呼吸支持手段不能维持患者的生命稳定，但在 ECMO 支持下，我们就可以降低此类患者的潮气量或吸气压力，以避免或降低 VILI 的发生，同时还可以纠正患者的酸中毒。Terragni 等在临床研究中发现，应用 ECMO 治疗重症 ARDS 后，患者的潮气量可以由 6ml/kg 降低至 4ml/kg，并且肺损伤的程度亦明显降低。在其他的一些个案报道中亦可见此情况的发生。因此，在 ECMO 治疗重症呼吸衰竭时，我们需降低患者的潮气量或吸气压，减轻肺组织的应力和应变，对肺组织实施更加具有保护性的通气策略（“超保护性通气策略”）。建议实施 ECMO 后逐渐降低吸气压或潮气量，维持吸气峰压低于 20~25cm$H_2O$ 。

（2）呼气末正压的调节：随着潮气量的显著减低，ECMO 患者的肺组织可能会出现肺不张或实变加重的情况。在一项关于 35 例 ECMO 患者胸部影像学改变的临床研究中，Jamadar 等发现，48%的患者在接受 ECMO 后胸部 X 线出现透过度的明显降低，并且严重的透过度降低与病死率明显相关。肺不张不仅导致肺顺应性降低，还会增加肺泡毛细血管通透性和降低右心功能。因此如何维持呼吸末肺容积是 ECMO 患者机械通气时需考虑的另一重要问题。目前关于高低 PEEP 选择的随机对照研究中均未显示两者的区别，但在最近一篇大样本的荟萃分析中发现，高 PEEP 能显著改善重症 ARDS 患者的 ICU 病死率。在最近的一篇关于 ARDS 的动物研究中发现，采用小潮气量通气（6ml/kg）时，虽然肺开放通气（PEEP 14~16cm$H_2O$）组和肺休息组（PEEP 8~10cm$H_2O$）具有相似的肺损伤程度，但肺开放组在细胞凋亡和肺细胞的超微结构损伤方面更具有优势。对于 ECMO 患者，降低潮气量后若 PEEP 较之前降低，呼吸功能会出现明显恶化。如在 Dembinski 等研究中，他们发现在使用无泵 ECMO 降低潮气量（3ml/kg）后，较低的 PEEP（5cm$H_2O$）水平会导致肺部通气血流比明显失调，主要表现为低通气血流比区域血流量增加。为了证实适当高 PEEP 的重要性，在另外一篇对健康肺组织实施 ECMO 的动物模型中发现，当使用准静态的通气设置（潮气量 2ml/kg，呼吸频率 4 次 / 分和吸氧浓度 1.0）时，只有 PEEP 大于 10cm$H_2O$，ECMO 才能达到改善气体交换的目的，而且血流动力学未出现紊乱的情况。Terragni 等在临床研究中亦未发现 ECMO 时降低潮气量后增加 PEEP 会导致血流动力学、气压伤等并发症发生。因此，ECMO 患者机械通气时应该使用一定中高水平的 PEEP，降低低通气导致的肺不张和实变的发生。但具体的设置方法目前未有定论，推荐使用 10~20cm$H_2O$。

（3）呼吸频率：推荐初始呼吸频率设置 4~10 次 / 分。

（4）吸氧浓度：推荐 ECMO 时降低吸氧浓度至 50%以下。

（5）机械通气的模式选择：国外 ECMO 中心，机械通气时保留自主呼吸，降低镇静剂的用量和使用压力支持通气模式能改善 ECMO 患者存活率。

**2. 气管插管的拔除** 国外很多中心开始尝试 ECMO 支持下可尝试早期拔除气管插管以减少机械通气相关并发症，如呼吸机相关肺炎的发生，增加患者的机体活动，但无相关的文献证实其益处。

**3. ECMO 患者的镇静问题** 适度镇静，维持 Ramsay 评分 3~4 分。一项临床研究显示，吗啡和芬太尼的吸收量在不同厂家的 ECMO 回路中波动于 30% ~60%。在离体的研究中还发现不同镇静药物的吸收率存在明显差异，药物的吸收率大小依次为丙泊酚、地西泮（安定）、咪达唑仑和劳拉西泮。最近一项 RCT 研究发现，机械通气的患者若尽早进行肢体功能锻炼、下床活动和职业训练能明显改善患者最终的临床转归。减少镇静剂的用量和每日唤醒对改善危重症患者的临床转归也起到非常重要的作用。

**4. 血流动力学与容量管理** 在 V-V ECMO 时，患者通过自身的生理机制调节血流动力学，可通过药物和补液治疗保证心排血量、血管阻力和血压。如果患者对利尿剂反应不佳，难以达到液体负平衡，或者患者出现肾衰竭，可在体外循环管路上加持续血液滤过治疗以维持液体与电解质平衡。

5. **持续肾脏替代治疗** 如上所述，应通过自发性利尿或药物利尿，直到患者达到干体重，在维持充足组织灌注的前提下尽量保持液体负平衡，这有利于心功能衰竭或呼吸衰竭的恢复，减少 ECMO 的时间。利尿剂或血滤不会引起肾衰竭，如果发生了肾衰竭，可能与原发疾病相关，需要 CRRT 治疗。此外，ECMO 过程中血液循环中的多种炎症因子明显增高，增高的程度与 ECMO 的血流量和运行时间成正相关。这些炎症因子可对肺及其他组织有一定的损伤作用，最终削弱了改善气体交换带来的益处，故可通过联合 CRRT 清除细胞因子及炎症介质等中分子物质，这种联合方案对于患者最终转归的影响尚不清楚。CRRT 一般采用静脉—静脉途径或通过在 ECMO 泵后管路的分支进行，100~150ml/min 的血流量足以保证内环境的稳定。

6. **营养支持** Scott 等对成人 VV-ECMO 的呼吸衰竭患者进行了单中心回顾性研究，研究结果表明，启动 VV-ECMO 支持治疗的 24~36 小时内开始肠内营养是安全的，并且耐受性良好，在这些患者中并未发生与肠内营养相关的严重不良事件。对于无法进行肠内营养的患者，如果存在营养不良，应立即启动肠外营养。

7. **ECMO 相关感染** ECMO 支持过程中合并感染将导致 ECMO 支持时间和 ECMO 撤离后的机械通气撤离时间明显延长，病死率和并发症显著增加，因此，在 ECMO 支持过程中需要高度重视感染的诊断、治疗和预防。

（1）发生率、高危因素及病原学：ECMO 支持时间超过 14 天是 ECMO 患者发生感染的最高危因素。VV 模式支持的患者由于多数同时接受有创机械通气，原发病多为呼吸道感染，所需 ECMO 支持时间较长，因而比 VA 模式感染的发生率高。

感染部位以血流感染、泌尿系和下呼吸道感染最常见，外科手术部位和其他部位感染亦有报道。念珠菌是成人 ECMO 患者最常分离出的微生物。在 ECMO 患者合并 sepsis 时，应提高对酵母菌感染的诊断意识并积极抗真菌治疗。曲霉菌感染在 ECMO 患者中亦有报道，且多为非经典免疫抑制患者，需要提高诊断意识。

（2）ECMO 感染的诊断：诊断感染常用的体温、白细胞计数等在 ECMO 支持的患者中受到极大限制。

环境温度可降低 ECMO 患者体外循环管路内的血温，而血液在回到体内之前被水箱加热至相对正常水平，因此 ECMO 患者在严重炎症反应时无法表现出应有的体温上升和发热反应。

ECMO 患者难以用感染来解释白细胞升高或降低。当 ECMO 支持数天且状态稳定的患者出现白细胞计数骤然升高时不应忽视感染的可能，但如果 ECMO 患者的白细胞仅呈中等程度地升高或降低时，不能轻易将其视为感染的征象。

急性期蛋白，如降钙素原（PCT）对 ECMO 患者感染的诊断价值尚不明确。PCT 可能有助于判断 ECMO 患者是否发生感染，与 CRP 联合应用可提高诊断感染的敏感度。监测 PCT 的动态变化趋势可能比单纯观察其具体数值是否达到阳性标准更具有指导诊断和判断抗生素疗效的价值。

在胸片助益不大的情况下，需要严密观察患者气道分泌物的性状和量，也可行气管镜检查气道情况并协助清洁气道内的分泌物，并留取合适的下呼吸道标本进行病原学培养以指导进一步的治疗。建议采取适当的诊疗措施，包括胸腹部 CT 和气管镜，对具有感染高危因素、迟发穿孔和脓肿形成等情况的患者，针对其创口和体内空腔脏器进行反复评价。

（3）ECMO 患者感染的治疗：明确存在感染的 ECMO 患者与普通感染患者的治疗原则相同。需注意 ECMO 患者体内药物的分布容积并选择适当的药物剂量，并监测药物浓度等；避免导致药物中毒或治疗失败。

如针对性抗感染治疗后血培养持续阳性或 sepsis 的临床征象持续不缓解，需要考虑存在隐匿的感染灶并进行相应的检查；由于感染过程中 ECMO 管路可能发生病原体定植，需考虑更换整套 ECMO 管路。

（4）抗生素预防：无培养或病理学证据提示感染时，不推荐 ECMO 患者常规持续预防性使用抗生素。早期应用广谱抗生素并未显著降低感染发生率。

## 二、抗凝与出血的处理

**1. 抗凝药物选择** 普通肝素为 ECMO 最常用抗凝药物。在置入套管前应以负荷剂量给药（50~100U/kg），此后在 ECMO 运行过程中持续静脉注射维持。对于少数合并 HITT 者，阿加曲班（argatroban）通常是备选药物。

**2. 抗凝效果监测**

（1）活化凝血时间（activated clotting time，ACT）调节肝素注射的速度，保持全血活化凝血时间（activated clotting time，ACT）处于预定水平（通常为 ACT 检测系统正常值的 1.5 倍）。ACT 是纤维蛋白单体激活剂作用下反应的全血凝血时间（以秒计算）。各种 ACT 检测装置对于正常血液样本均存在各自特异的正常值上限（大多数检测装置为 120~140 秒）。应每 2~4 小时监测一次 ACT，当 ACT 波动较大时可增加监测的频率。

（2）活化部分凝血活酶时间（activated partial thromboplastin time，APTT）：是不含钙离子的血浆在纤维蛋白单体激活剂联合钙离子作用后形成血栓的时间（以秒计算）。一般而言，ECMO 抗凝所用肝素剂量较心胸手术 CPB 时的剂量小很多，血中的肝素浓度较低，此时 APTT 较 ACT 更加敏感。

（3）血栓弹力图（thromboelastography，TEG）：TEG 能对一份血样进行从凝血开始至血凝块形成及纤维蛋白溶解的全过程，对凝血因子、纤维蛋白原、血小板聚集功能以及纤维蛋白溶解等方面进行凝血全貌的检测和评估，其结果不受肝素类物质的影响。可用于 ECMO 时复杂性出血的监测。

**3. 凝血、抗凝及纤溶之间的平衡** ECMO 抗凝的基本目标是：不出血、适度抗凝、适度纤溶。为达此目标，需进行如下操作：①每日监测 1~2 次 PT，保证 PT 延长不超过 3~5 秒，否则提示患者凝血功能障碍，可给予输注新鲜冰冻血浆；②如上所述，保证 APTT 60~80s，或 ACT 140~180 秒；③如果血小板计数低于 $20\times10^9$/L，即可发生自发性出血，此时应常规输注血小板，使血小板计数维持在 $80\times10^9$/L 以上；④如纤维蛋白原低于 100mg/dl，应考虑输注新鲜冰冻血浆或纤维蛋白原将其维持 200~300mg/dl；⑤若使用大剂量肝素仍然发生血栓形成，需考虑血浆抗凝血酶Ⅲ（AT Ⅲ）水平较低的可能，可输注新鲜冰冻血浆，直至血栓形成得到控制；⑥原发病或管路血栓形成可以诱发纤溶反应，并导致循环中出现纤维蛋白降解产物。这些分子发挥抗凝剂的作用，并可以增加出血的风险。当检测到纤维蛋白降解产物和（或）当出血程度较严重时，可以使用氨基己酸抑制纤溶；⑦肝素诱发的血栓性血小板减少（HITT）：在极少数情况下可能发生 HITT，该并发症以动脉内多发白色血栓形成和血小板计数低于 $10 \times 10^9$/L 为特点。如果一例 ECMO 患者确实存在 HITT，则在输注血小板之后，其血小板计数仍将持续低于 10 000。在这种情况下，如果找不到其他原因可以解释血小板减少，则有理由选择肝素之外的抗凝剂，阿加曲班通常是备选药物。

**4. 出血的预防与处理** 出血是 ECMO 最常见的并发症，在 ECMO 过程中预防出血尤为重要，为此需特别注意：①首先应按上述抗凝基本目标对体内出凝血功能进行调整，保证血液系统具有较好的凝血功能；②应尽量减少静脉穿刺、手指针刺、气管内吸痰、经鼻腔或尿道留置导管、胸腹腔穿刺等操作，以避免由此导致的难以控制的出血；③血标本可以从 ECMO 循环管路上的接口进行采集，或在 ECMO 建立之前常规放置动脉导管以备采血和监测血压，尽量减少穿刺采血；④如果进行了血管穿刺，应对穿刺点进行加压止血，确认无出血后方可减压；⑤吸痰和留置导管时需十分小心；⑥应在确保患者处于最适的抗凝状态时进行上述操作。如果必须进行侵入性操作；⑦每日监测血常规 2 次；⑧严密监测出血相关临床表现。

常见的出血原因包括：凝血功能异常（凝血因子消耗性、血小板数量与功能降低、纤维蛋白原含量与功能降低等），抗凝剂过量，纤溶亢进，DIC 形成，手术或穿刺部位出血等。出血处理的基本原则与程序是：①通过实验室检查及临床表现，积极寻找出血原因；②控制出血始于将凝血状态尽量恢复至正常范围：可输注新鲜冰冻血浆或特异的凝血因子、血小板、纤维蛋白原；③如果确定发生纤维蛋白溶解，或疑似存在纤溶反应（尤其是近期大手术之后），应给予 α－氨基己酸；如果为继发于 ECMO 系统血栓导致的纤溶，应立即更换 ECMO 系统；④如果仍无法止血，可在加大 ECMO 流量的同时部分或完全停用肝素，但这会导致主要循环管路中血栓形成，所以当停用肝素时，应该准备好完成预冲的管路时刻备用；⑤同时局部止血（加压，缝合结扎，止血胶等）；⑥外科性出血需要外科积极处理，方可从根本上止血。

插管位置出血：插管处是最常见的出血位置，尤其是通过直接切开进行插管的部位更易出血。为了尽量减少出血，可以在不使用全身肝素的情况下进行切开，如果患者情况允许，在切开后等待数分钟再行插管。插管部位出血表明插管松动或正在脱出。随时都要警惕脱管的可能。插管位置出血通常是缓慢渗血，这是皮肤或皮下组织小血管破裂所致。局部加压常常可以控制出血，但要注意避免加压时对插管的压迫。如果通过直接切开方式插管后持续出血，应再次对切口进行探查。

颅内出血或脑实质出血：是 ECMO 最严重的并发症，这种出血通常是致命的。如果患者存在手术指征，且通过提高呼吸机支持力度和调整药物用量的条件下，患者能断开 ECMO，则应行开颅手术引流血液。

（孙　兵）

## 第五节　撤　离

### 一、评估

VV-ECMO 的撤离较 VA-ECMO 简单，多数 VV-ECMO 患者不存在心功能衰竭或心功能异常，未对血流动力学造成严重影响，因此在 VV-ECMO 撤离过程中只需评价患者肺功能恢复情况即可。但是，对于肺功能恢复的评估指标，目前仍无具体标准，包括 ELSO 指南中亦未提供明确参考指标，仅提示当 ECMO 支持水平低于心肺功能总体的 30%（2~2.5L/min）可考虑撤除 ECMO，更多的撤机评估仍有赖于各临床中心的经验。但总的原则应包括：原发病的有效控制、呼吸力学的改善、影像学的改善、机械通气支持条件的下调，当上述条件满足的情况下可考虑撤除 VV-ECMO 装置。撤离前的呼吸机条件应保持在：吸入氧浓度 <40%，气道峰压 <25cm$H_2O$，呼吸频率 <30 次 / 分，高于此条件多提示患者肺功能仍未有效改善，应延迟撤离 VV-ECMO。

而对于出现严重并发症，如颅内出血、消化道出血、导管相关血流感染（高度怀疑 ECMO 置管导致）、穿刺部位感染、病情不可逆、不可逆的意识障碍等问题时，也应考虑撤离 VV-ECMO。

## 二、具体步骤

### （一）试验性脱机

1. 调节呼吸机参数至可接受水平。
2. VV-ECMO 血流量不变，抗凝不变。
3. 关闭空氧混合器气流。
4. 监测 $SaO_2$、$PaCO_2$、气道压力、呼吸频率、潮气量等变化。
5. 监测时间 >1 小时。
6. 对于各项指标符合要求的患者，可考虑拔管。对于氧合无法达标的患者，相对脱机失败较高，建议调整至原参数，待病情进一步好转后再次评估。但临床中部分患者在脱机过程中表现为氧合满意、$PaCO_2$ 出现快速升高、呼吸频率增快，同样提示试验性脱机失败，而对于此类患者，可采取缓慢下调 ECMO 装置空氧混合器流量，使机体能够适应 $PaCO_2$ 的缓慢上升并出现机体的代偿反应，以达到短期内撤离的目的。

### （二）拔管

**1. 肝素** ELSO 指南中，要求拔管前停用肝素至少 30~60 分钟，以减少拔管过程中及拔管后出血风险。但对于停用肝素的时机仍存有争议，立即停用肝素将导致凝血功能的快速失衡，引起机体凝血加强，形成血栓的风险大大增加。因此根据我们的经验，拔管前不必立即停用肝素，而应逐渐减量，使机体的凝血功能能够形成新的平衡，以减少相关并发症的产生，而后继续给予低分子肝素抗凝。

**2. 管路的撤除**

（1）外科血管切开留置的管路，应用外科修补后拔除。

（2）经皮穿刺留置的管路，可局部压迫穿刺口后拔除，但压迫力量不宜过大，以避免插管远端的可能存在的血栓脱落，用力大小以拔管瞬间有少量血液随拔管溢出为宜。

（3）对于腔静脉压力较低或自主呼吸较强的患者，拔管过程可造成气体经穿刺通道入血造成气体栓塞的风险，对于此类高风险患者可较管路尽量放平、使用机械通气的吸气末暂停、短暂应用肌松剂等方法。

（4）局部压迫 30 分钟以上，期间切勿反复观察出血情况，压迫 30 分钟后仍有出血需继续压迫 20~30 分钟。

（5）撤除后 6 小时以内应①保持平卧；②减少曲腿、翻身；③翻身采用平板滚动；④前 2 小时以内每半小时检查伤口渗血情况，以后每 1 小时检查一次。

（顾思超）



## 参考文献


[1] 中华医学会呼吸病学分会危重症医学学组．体外膜氧合治疗成人重症呼吸衰竭临床操作推荐意见．中华结核和呼吸杂志，2014，37(8)：572-578.

[2] 詹庆元，李绪言，孙兵．体外膜式氧合（ECMO）治疗成人重症呼吸衰竭的指征．中华结核和呼吸杂志，2013，36(6)：479-480.

[3] Brogan TV, Thiagarajan RR, Rycus PT, et al. Extracorporeal membrane oxygenation in adults with severe respiratory failure: a multi-center database. Intensive Care Med, 2009, 35(12): 2105-2114.

[4] Schuerer DJ, Kolovos NS, Boyd KV, et al. Extracorporeal membrane oxygenation: current clinical practice, coding, and reimbursement. Chest, 2008, 134(1): 179-184.

[5] Peek GJ, Mugford M, Tiruvoipati R, et al. Efficacy and economic assessment of conventional ventilatory support versus extracorporeal membrane oxygenation for severe adult respiratory failure (CESAR): a multicentre randomised controlled trial. Lancet, 2009, 374(9698): 1351-1363.

[6] Nosotti M, Rosso L, Tosi D, et al. Extracorporeal membrane oxygenation with spontaneous breathing as a bridge to lung transplantation. Interact Cardiovasc Thorac Surg, 16(1): 55-59.

[7] Fuehner T, Kuehn C, Hadem J, et al. Extracorporeal membrane oxygenation in awake patients as bridge to lung transplantation. Am J Respir Crit Care Med, 185(7): 763-768.

[8] Tamari Y, Lee-Sensiba K, Leonard EF, et al. The effects of pressure and flow on hemolysis caused by Bio-Medicus centrifugal pumps and roller pumps. Guidelines for choosing a blood pump. J Thorac Cardiovasc Surg, 1993, 106(6): 997-1007.

[9] Peek GJ, Killer HM, Reeves R, et al. Early experience with a polymethyl pentene oxygenator for adult extracorporeal life support. ASAIO J, 2002, 48(5): 480-482.

[10] Ventilation with lower tidal volumes as compared with traditional tidal volumes for acute lung injury and the acute respiratory distress syndrome. The Acute Respiratory Distress Syndrome Network. N Engl J Med, 2000, 342(18): 1301-1308.

[11] Terragni PP, Rosboch G, Tealdi A, et al. Tidal hyperinflation during low tidal volume ventilation in acute respiratory distress syndrome. Am J Respir Crit Care Med, 2007, 175(2): 160-166.

[12] Bellani G, Guerra L, Musch G, et al. Lung regional metabolic activity and gas volume changes induced by tidal ventilation in patients with acute lung injury. Am J Respir Crit Care Med, 2011, 183(9): 1193-1199.

[13] Hager DN, Krishnan JA, Hayden DL, et al. Tidal volume reduction in patients with acute lung injury when plateau pressures are not high. Am J Respir Crit Care Med, 2005, 172(10): 1241-1245.

[14] Terragni PP, Del Sorbo L, Mascia L, et al. Tidal volume lower than 6ml/kg enhances lung protection: role of extracorporeal carbon dioxide removal. Anesthesiology, 2009, 111(4): 826-835.

[15] Mauri T, Foti G, Zanella A, et al. Long-term extracorporeal membrane oxygenation with minimal ventilatory support: a new paradigm for severe ARDS? Minerva Anestesiol, 2012, 78(3): 385-389.

[16] Johnson P, Frohlich S, Westbrook A. Use of extracorporeal membrane lung assist device (Novalung) in H1N1 patients. J Card Surg, 2011, 26(4): 449–452.

[17] Gattinoni L, Carlesso E, Langer T. Towards ultraprotective mechanical ventilation. Curr Opin Anaesthesiol, 2012, 25(2): 141–147.

[18] Maclaren G, Butt W, Best D, et al. Extracorporeal membrane oxygenation for refractory septic shock in children: one institution's experience. Pediatr Crit Care Med, 2007, 8(5): 447–451.

[19] Jamadar DA, Kazerooni EA, Cascade PN, et al. Extracorporeal membrane oxygenation in adults: radiographic findings and correlation of lung opacity with patient mortality. Radiology, 1996, 198(3): 693–698.

[20] Fanelli V, Mascia L, Puntorieri V, et al. Pulmonary atelectasis during low stretch ventilation: "open lung" versus "lung rest" strategy. Crit Care Med, 2009, 37(3): 1046–1053.

[21] Mercat A, Richard JC, Vielle B, et al. Positive end-expiratory pressure setting in adults with acute lung injury and acute respiratory distress syndrome: a randomized controlled trial. JAMA, 2008, 299(6): 646–655.

[22] Meade MO, Cook DJ, Guyatt GH, et al. Ventilation strategy using low tidal volumes, recruitment maneuvers, and high positive end-expiratory pressure for acute lung injury and acute respiratory distress syndrome: a randomized controlled trial. JAMA, 2008, 299(6): 637–645.

[23] Briel M, Meade M, Mercat A, et al. Higher vs lower positive end-expiratory pressure in patients with acute lung injury and acute respiratory distress syndrome: systematic review and meta-analysis. JAMA, 2010, 303(9): 865–873.

[24] Dembinski R, Hochhausen N, Terbeck S, et al. Pumpless extracorporeal lung assist for protective mechanical ventilation in experimental lung injury. Crit Care Med, 2007, 35(10): 2359–2366.

[25] Jungebluth P, Iglesias M, Go T, et al. Optimal positive end-expiratory pressure during pumpless extracorporeal lung membrane support. Artif Organs, 2008, 32(11): 885–890.

[26] McMullen SM, Meade M, Rose L, et al. Partial ventilatory support modalities in acute lung injury and acute respiratory distress syndrome-a systematic review. PLoS One, 2012, 7(8): e40190.

[27] Linden V, Palmer K, Reinhard J, et al. High survival in adult patients with acute respiratory distress syndrome treated by extracorporeal membrane oxygenation, minimal sedation, and pressure supported ventilation. Intensive Care Med, 2000, 26(11): 1630–1637.

[28] MacLaren G, Combes A, Bartlett RH. Contemporary extracorporeal membrane oxygenation for adult respiratory failure: life support in the new era. Intensive Care Med, 2012, 38(2): 210–220.

[29] Bein T, Wittmann S, Philipp A, et al. Successful extubation of an "unweanable" patient with severe ankylosing spondylitis (Bechterew's disease) using a pumpless extracorporeal lung assist. Intensive Care Med, 2008, 34(12): 2313–2314.

[30] Javidfar J, Brodie D, Iribarne A, et al. Extracorporeal membrane oxygenation as a bridge to lung transplantation and recovery. J Thorac Cardiovasc Surg, 2012, 144(3): 716–721.

[31] Wildschut ED, Ahsman MJ, Allegaert K, et al. Determinants of drug absorption in different ECMO circuits. Intensive Care Med, 2010, 36(12): 2109–2116.

[32] Mulla H, Lawson G, von Anrep C, et al. In vitro evaluation of sedative drug losses during extracorporeal

membrane oxygenation. Perfusion, 2000, 15(1): 21-26.

[33] Schweickert WD, Pohlman MC, Pohlman AS, et al. Early physical and occupational therapy in mechanically ventilated, critically ill patients: a randomised controlled trial. Lancet, 2009, 373(9678): 1874-1882.

[34] Augustes R, Ho KM. Meta-analysis of randomised controlled trials on daily sedation interruption for critically ill adult patients. Anaesth Intensive Care, 2011, 39(3): 401-409.

[35] Combes A, Bacchetta M, Brodie D, et al. Extracorporeal membrane oxygenation for respiratory failure in adults. Curr Opin Crit Care, 2012, 18(1): 99-104.

[36] Selewski DT, Cornell TT, Blatt NB, et al. Fluid overload and fluid removal in pediatric patients on extracorporeal membrane oxygenation requiring continuous renal replacement therapy. Crit Care Med, 2012, 40(9): 2694-2699.

[37] Graulich J, Walzog B, Marcinkowski M, et al. Leukocyte and endothelial activation in a laboratory model of extracorporeal membrane oxygenation (ECMO). Pediatr Res, 2000, 48(5): 679-684.

[38] Scott LK, Boudreaux K, Thaljeh F, et al. Early enteral feedings in adults receiving venovenous extracorporeal membrane oxygenation. JPEN J Parenter Enteral Nutr, 2004, 28(5): 295-300.

[39] Buck ML, Ksenich RA, Wooldridge P. Effect of infusing fat emulsion into extracorporeal membrane oxygenation circuits. Pharmacotherapy, 1997, 17(6): 1292-1295.

[40] Buck ML, Wooldridge P, Ksenich RA. Comparison of methods for intravenous infusion of fat emulsion during extracorporeal membrane oxygenation. Pharmacotherapy, 2005, 25(11): 1536-1540.

[41] Meyer DM, Jessen ME, Eberhart RC. Neonatal extracorporeal membrane oxygenation complicated by sepsis. Extracorporeal Life Support Organization. Ann Thorac Surg, 1995, 59(4): 975-980.

[42] Bizzarro MJ, Conrad SA, Kaufman DA, et al. Infections acquired during extracorporeal membrane oxygenation in neonates, children, and adults. Pediatr Crit Care Med, 2011, 12(3): 277-281.

[43] 孙兵，王春婷，吴珺，等. 体外膜氧合治疗重症急性呼吸衰竭的临床疗效分析. 中华结核和呼吸杂志, 2012, 35(11): 804-808.

[44] Pieri M, Greco T, De Bonis M, et al. Diagnosis of infection in patients undergoing extracorporeal membrane oxygenation: a case-control study. J Thorac Cardiovasc Surg, 2011, 143(6): 1411-1416.

[45] Aubron C, Cheng AC, Pilcher D, et al. Infections acquired by adults who receive extracorporeal membrane oxygenation: risk factors and outcome. Infect Control Hosp Epidemiol, 2013, 34(1): 24-30.

[46] Gardner AH, Prodhan P, Stovall SH, et al. Fungal infections and antifungal prophylaxis in pediatric cardiac extracorporeal life support. J Thorac Cardiovasc Surg, 2012, 143(3): 689-695.

[47] Garcia X, Mian A, Mendiratta P, et al. Aspergillus Infection and Extracorporeal Membrane Oxygenation Support. J Intensive Care Med, 2012.

[48] Steiner CK, Stewart DL, Bond SJ, et al. Predictors of acquiring a nosocomial bloodstream infection on extracorporeal membrane oxygenation. J Pediatr Surg, 2001, 36(3): 487-492.

[49] Kaczala GW, Paulus SC, Al-Dajani N, et al. Bloodstream infections in pediatric ECLS: usefulness of daily blood culture monitoring and predictive value of biological markers. The British Columbia experience. Pediatr Surg Int, 2009, 25(2): 169-173.

[50] Rungatscher A, Merlini A, De Rita F, et al. Diagnosis of infection in paediatric veno-arterial cardiac extracorporeal membrane oxygenation: role of procalcitonin and C-reactive protein. Eur J Cardiothorac

Surg, 2013, 43(5): 1043–1049.

[51] Elerian LF, Sparks JW, Meyer TA, et al. Usefulness of surveillance cultures in neonatal extracorporeal membrane oxygenation. ASAIO J, 2001, 47(3): 220–223.

[52] Lidegran MK, Ringertz HG, Frenckner BP, et al. Chest and abdominal CT during extracorporeal membrane oxygenation: clinical benefits in diagnosis and treatment. Acad Radiol, 2005, 12(3): 276–285.

[53] Buck ML. Pharmacokinetic changes during extracorporeal membrane oxygenation: implications for drug therapy of neonates. Clin Pharmacokinet, 2003, 42(5): 403–417.

[54] Veinstein A, Debouverie O, Gregoire N, et al. Lack of effect of extracorporeal membrane oxygenation on tigecycline pharmacokinetics.J Antimicrob Chemother, 2012, 67(4): 1047–1048.

[55] Hsu MS, Chiu KM, Huang YT, et al. Risk factors for nosocomial infection during extracorporeal membrane oxygenation. J Hosp Infect, 2009, 73(3): 210–216.

[56] Extracorporeal Life Support Organization(US). ELSO guidelines general v1.3(general guidelines for all ECLS cases)[Internet]. Available at http : // www.elso.org/Resources/Guidelines.aspx [accessed on 1 May 2015].

[57] 中华医学会呼吸病学分会危重症医学学组. 体外膜氧合治疗成人重症呼吸衰竭临床操作推荐意见. 中华结核和呼吸杂志, 2014, 37(8): 572–578. DOI: 10.3760/cma.j.issn.1001–0939.2014.08.004.

[58] Aokage T, Palmer K, Ichiba S, Takeda S. Extracorporeal membrane oxygenation for acute respiratory distress syndrome. J Intensive Care, 2015, 3: 17–24.

# 第24章 VA-ECMO

近年来，随着体外膜肺氧合技术（extracorporeal membrane oxygenation，ECMO）相关设备的改良和临床经验的积累，其临床应用不断扩展，已成为各种原因导致的急性循环和（或）呼吸衰竭患者抢救性辅助治疗的首选形式。本章将从VA-ECMO（veno-arterial ECMO）辅助原理、适应证和禁忌证、VA-ECMO的建立、辅助期间管理、并发症的防治和撤机等方面做简要介绍。

## 第一节 原　　理

VA-ECMO依靠泵（离心泵或滚压泵）提供动力，从患者的静脉引流血液至体外，进行气体交换（氧合和排除二氧化碳）后回输体内。相当于在患者衰竭的自身心肺循环基础上，并联了一套人工“心”和“肺”装置，暂时替代病变的心肺，为组织与器官提供稳定的血流供应，给衰竭的心脏和（或）肺脏恢复功能争取宝贵时间。

VA-ECMO根据其插管途径，可分为外周（股部、颈部和锁骨下）和中心（右心房和升主动脉）插管两种。其中股静脉—股动脉是成人辅助最常用的转流途径。VA-ECMO静脉插管从右心房引流患者体内大部分血液进入ECMO环路，直接作用是减轻右心室前负荷、降低肺动脉压力，肺动脉高压患者可直接获益。静脉血经ECMO环路后经股动脉回输体内，沿降主动脉逆行性供血，图24-1为VA-ECMO环路示意图。有研究发现，外周VA-ECMO辅助期间可能存在“分水岭”现象，即患者自身的病变心脏射血与来自ECMO的射血，在主动脉内相遇时出现分层现象。其界线平面取决于自身心脏功能和VA-ECMO辅助流量。随着自身心脏功能的逐渐恢复以及VA-ECMO辅助流量的减低，其交汇平面有逐渐下移趋势。通常，患者的右上肢、大脑和冠脉血供仍来自于自身心脏射血（低氧合血）。而患者的左上肢、内脏器官、肾脏和双下肢的血液供应主要来自于VA-ECMO射血（高氧合血）。因此，VA-ECMO辅助期间，应通过监测患者右侧手指氧饱和度动态变化，来观察自身心肺功能状态。

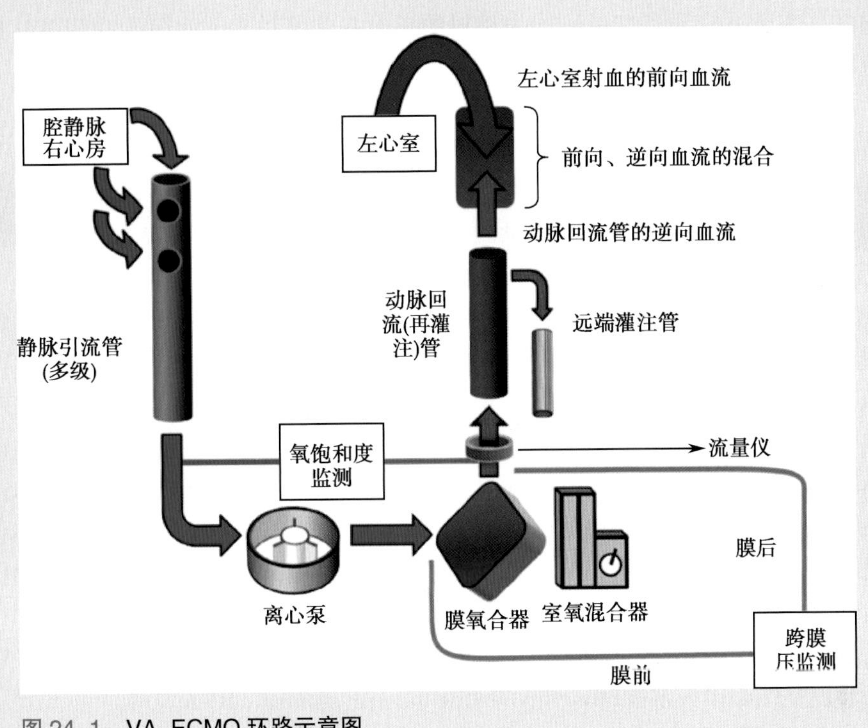


图 24-1　VA-ECMO 环路示意图

股动静脉 VA-ECMO 并不能完全使衰竭的左心室完全卸负荷，可能进一步增加衰竭的左心室后负荷、增加心肌耗氧量。因此，不一定有利于病变左心室恢复。VA-ECMO 辅助期间，一些左心室功能较差的患者，超声心动检查提示左心室明显扩张、心室壁心肌运动明显减低、主动脉瓣开放困难，称为心肌顿抑（myocardial stunning，MS）现象。大部分患者 MS 现象为一过性、可恢复性。少部分患者可能出现左心室内血流缓慢、淤滞，导致出现左室血栓形成、严重肺水肿和肺出血等并发症，此时应积极进行左心减压措施，促进心脏功能恢复。

心源性休克（cardiogenic shock，CS）患者接受股动静脉 VA-ECMO 辅助时，如患者同期合并自身肺脏功能较差时，由于分水岭效应，可能出现“南—北”综合征现象。大脑持续处于缺血、缺氧状态，严重影响辅助效果。其解决方法主要有：将 ECMO 静脉引流插管上调或增加颈静脉回输管（即将 VA-ECMO 形式转为 VA-V ECMO 形式）来增加大脑高氧合血的供应，缓解大脑缺血、缺氧状态。

## 第二节　适应证和禁忌证

VA-ECMO 既能提供循环辅助，又可提供呼吸辅助。因此，循环和（或）呼吸衰竭患者，均可考虑接受 VA-ECMO 辅助。随着 VA-ECMO 辅助临床应用范围不断扩展，越来越多的危重症患者获得了较好的临床效果。VA-ECMO 辅助的临床适应证与禁忌证处于动态变化之中，通常其临床适应证和禁忌证均为相对的，而并非绝对。下面简要介绍 VA-ECMO 的临床适应证与禁忌证，以供参考。

## 一、VA-ECMO 辅助临床适应证

**1. VA-ECMO 循环辅助临床适应证（血流动力学支持）** VA-ECMO 具有安装快捷、价格相对低廉、同时提供双心室联合肺辅助作用、且安装不受地点限制，可以在医院内、医院外任何地点建立。近年来广泛用于急性、严重心源性休克（cardiogenic shock，CS）的辅助治疗。CS 是指由于心脏功能减低、心排血量不足而引起的全身组织和器官低灌注现象，其血流动力学诊断标准有：收缩压 <90mmHg 持续超过 30 分钟；与基础值相比较，平均动脉压下降 >30mmHg；心脏指数（cardiac index，CI）<1.8L/（min · $m^2$）或使用机械循环辅助装置（mechanical circulatory support，MCS）时 CI<2.2L/（min · $m^2$）；肺毛细血管楔压（pulmonary capillary wedge pressure，PCWP）>15mmHg。合并器官低灌注表现，如神志淡漠、外周皮肤湿冷、无尿或少尿（<30ml/h）和血浆乳酸水平进行性升高（>2mmol/L）等。临床常见 CS 的病因主要常见有：急性心肌梗死（acute myocardial infarction，AMI）、心脏术后难治性低心排（postcardiotomy cardiogenic shock，PCS）、心脏移植术后心脏功能障碍、急性重症暴发性心肌炎、急性大面积肺栓塞、严重心肌病、重度感染、心脏骤停复苏后综合征和难治性室性心律失常（refractory ventricular arrhythmias，RVA）等。

目前认为 CS 是由一种炎性反应介导的从组织器官血流灌注不足到严重休克状态等一系列病变过程。尽早启动 VA-ECMO 辅助，能够逆转 CS 的病变过程，取得较好的临床效果。目前，VA-ECMO 辅助的介入时机仍然没有统一标准，也无较大规模的 RCT 研究提供指导性意见，相关研究仍处于进行之中（ECMO-CS 试验，注册号：02301819）。目前仅有单中心临床经验报道和 ELSO 组织的回顾性总结。由于缺乏相关的 RCT 研究来证实 VA-ECMO 用于 CS 患者的有效性和安全性，欧美国家的相关指南中并没有明确提出 CS 患者开始行 VA-ECMO 辅助的合适时机，仅提出对于双心室功能衰竭联合肺功能衰竭患者，可以考虑行 VA-ECMO 辅助。临床工作中，CS 患者经传统常规治疗手段，如补充足够血容量、使用大剂量血管活性药物 / 正性肌力药物和主动脉内气囊反搏（intra-aortic balloon pump，IABP）辅助等情况下，仍然难以维持血流动力学平稳，需在出现持续性恶化的组织器官低灌注损伤之前（组织或器官功能恶化、血浆乳酸水平升高或混合静脉血氧饱和度下降等），就应该考虑 VA-ECMO 辅助。

**2. VA-ECMO 呼吸辅助临床适应证** 近年来，严重呼吸功能不全、急性肺损伤（acute lung injury，ALI）或急性呼吸窘迫综合征（acute respiratory distress syndrome，ARDS）患者接受呼吸机正压通气时，可引起呼吸机相关肺损伤（ventilator-induced lung injury，VILI），如持续性气压伤、容量伤、萎陷伤和氧中毒等，严重影响患者临床预后。部分呼吸衰竭患者，接受 ECMO 辅助后，能够降低呼吸机参数，实施保护性肺通气，积极避免 VILI 的发生，有可能改善患者临床预后。另外，少部分重度呼吸衰竭患者，可能同时合并不同程度心脏功能障碍，接受 VA-ECMO 辅助后，允许患者采取保护性肺通气策略，降低呼吸机参数，等待病变的肺脏功能恢复。

目前已有多个指标可以评估 ALI 的严重程度，在较高的呼吸机辅助通气参数情况下，

患者出现动脉氧肺泡氧比率低于 0.15，且持续 12~72 小时；肺泡动脉氧分压差 >450，且持续 24 小时；氧合指数（oxygenation index，OI）=（平均气道压力 × 吸氧浓度 ×100）/ 动脉血氧分压 >40 等，就应考虑 VA-ECMO 辅助。另外，Murray 评分系统除了包括患者低氧程度、胸部 X 线表现之外，还考虑到 PEEP 水平和肺耐受性，可以更好地评估肺损伤程度。通常 Murray 评分 >3.0 或者 >2.5，且患者病情迅速恶化，同时合并吸气压较高时，即可考虑 ECMO 辅助。

**3. 心脏骤停（cardiac arrest，CA）抢救性辅助治疗** 近年来，随着便携式 ECMO 设备与环路应用于临床，越来越多的院内（in-hospital cardiac arrest，IHCA）、院外（out-hospital cardiac arrest，OHCA）患者能够有机会接受 ECMO 辅助治疗，即体外心肺复苏（extracorporeal cardiopulmonary resuscitation，ECPR）技术。自台大医学院陈益祥教授发文证实 ECPR 能够提高 IHCA 患者出院存活率的里程碑式研究，引起了世界范围内 ECPR 的广泛开展，与其相关的临床与基础研究也成为热点。欧美国家近期发布的 CA 患者 CPR 抢救指南中，提出对于常规 CPR 持续 30min，仍不能恢复有效自主循环患者，可考虑启动 ECPR 抢救流程，实施 ECMO 辅助。受到院内 ECPR 抢救成功的影响，国外已有多家单位开展 OHCA 患者的 ECPR 抢救工作，但目前相关的回顾性研究结果存在一定争议。部分 ECMO 中心对 OHCA 积极实施 ECPR 抢救仍然持保守态度。总之，ECPR 患者的临床转归主要与患者 CA 开始到建立有效 ECMO 辅助的时间间隔、是否进行后续冠脉造影或介入治疗有关。一项法国进行的关于 OHCA 常规 20~30 分钟 CPR 恢复自主循环失败患者，院外建立 ECMO 辅助与转至医院内安装 ECMO 辅助的临床效果比较研究（ACPAR2，NCT02527031），其结果公布后可能对 OHCA 患者有一定的指导作用。

### 二、VA-ECMO 禁忌证

当患者出现以下任何一种情况时，可认为不适合进行 VA-ECMO 辅助：不可逆性中枢神经系统损伤，如大面积脑梗死、严重颅内出血（> Ⅱ级）；伴有重度预后不良性疾患，如终末期癌症、肝功能衰竭（重度门脉高压或肝硬化）；免疫抑制性疾患；多器官功能衰竭状态。高龄（年龄 >70 岁）、合并出血倾向、长时间心肺复苏（>120 分钟）患者为相对禁忌证，部分患者接受 VA-ECMO 辅助仍然可以取得较好的临床效果。

## 第三节 建　立

危重症患者接受 VA-ECMO 辅助时，快速、安全的建立 VA-ECMO 辅助是患者取得较好临床预后的前提。股静脉、股动脉由于其位置表浅，易于穿刺或解剖，成为成人建立 VA-ECMO 辅助时的首选部位（也适合于体重 >30kg 儿童）。近年来，随着 ECPR 技术的不断增多，更多的医院外心脏骤停、常规心肺复苏失败患者，需要进行 ECPR 抢救性辅助治疗，也对 VA-ECMO 的建立提出了更高的要求。除股静脉和股动脉外，可以用于成人外周 VA-ECMO 辅助还有颈内静脉、腋动脉和锁骨下动脉，这些部位插管感染并发症发生率较低，患者也能够小范围活动，进行康复训练，多用于“桥”对肺移植患者。本节主要介绍外科切开进行股静脉—股动脉置管来建立 VA-ECMO 辅助。

## 一、ECMO 环路及插管

需要结合患者具体情况，如预计需要的辅助流量、插管部位、可能的辅助时间来选择合适的插管与 ECMO 环路。由于静脉插管大小直接影响 VA-ECMO 辅助流量，静脉插管尽可能选择较大型号插管（19~25F）。而为降低插管侧下肢缺血发生风险，通常股动脉选择较细插管（15~19F）。

## 二、VA-ECMO 辅助插管策略

北京安贞医院自 2004 年开展 ECMO 技术以来，已建立较为成熟的、多学科组成的专业 ECMO 团队，主要由 ECMO 治疗小组负责 ECMO 的安装、转运和患者日常管理等工作。并设有专门 ECMO 库房，存放 ECMO 安装车 1 辆、ECMO 战车 7 辆、ECMO 转运车 3 辆和 ECMO 相关耗材，定期由专人负责查看，补齐相关物品，确保随时能够开展 ECMO 辅助工作。

每天 24h 由 ECMO 小组成员值班，接到 ECMO 求救电话后，快速对危重患者进行评估，符合 VA-ECMO 辅助适应证，也无明显禁忌证，即可启动 ECMO 安装工作流程。值班人员准备相关一次性耗材，推着 ECMO 安装车和 ECMO 战车，快速达到患者床旁。查视患者，在取得家属知情同意后，即开始安装 ECMO。其置管方式有经皮穿刺置管（Seldinger 技术）和外科切开两种方式，下面主要以医院床旁外科切开方式置管，安装 VA-ECMO 为例，介绍用品准备、物品清单和安装操作技术等。

### 1. 物品准备

（1）ECMO 安装车：ECMO 安装器械包（甲状腺拉钩 1 个、线剪 1 把、普通镊子 1 个、组织剪 1 把、无损伤镊子 2 个、持针器 1 把、中弯 2 把、蚊氏钳 4 把、刀柄 1 个、直角钳 1 把、艾力斯 2 个、小乳突 2 个、直头阻断钳 3 把和管钳 4 把，共计 28 件）；ACT 测定仪；电刀；刀片；负压吸引器头和连接管；电刀和电极板；针线若干；头灯（两套）；进口三通；无菌铺单包、手术衣和手套。

（2）ECMO 战车：离心泵；手摇柄；空氧混合仪；变温水箱；连续血细胞比容和血氧饱和度监测仪；电源插座；管钳（6 把）。

（3）一次性 ECMO 耗材：ECMO 股动、静脉插管；穿刺套盒；远端灌注管；肝素化管路；连续血氧饱和度监测玻管；ECMO 套包（或离心泵 + 膜式氧合器，临时组装 ECMO 环路）；ECMO 环路预充用品（注射用生理盐水、注射器（5ml、10ml 和 50ml）输液器、消毒剪刀）等。

**2. 股部置管技术** 患者仰卧位，大腿呈稍外展、外旋。先于腹股沟中点下方、外侧触摸股动脉搏动，沿缝匠肌内侧缘做弧形切口，切开深筋膜，暴露股动脉鞘。切开外膜，并游离出股动脉上段及其后内侧的股深动脉，通常可以在其后内侧找到股静脉。使用血管阻断带分别绕过股动、静脉，并套入乳胶管，用 5-0proline 线于股动脉表面置双重荷包、股静脉表面置一荷包、远端股动脉表面置一荷包备用。再与距离股部切口下方 1cm 处一小切口，使用蚊氏钳扩开皮下组织，与股部切口相通。使用穿刺针，沿小切口进入，刺进股静脉荷包内。再沿着穿刺针，向上送入导丝，直到出现心律失常，表明导丝已达心室腔。拔出穿刺针同时，按压穿刺点，再使用一小一大扩张器，扩张两次，置入股静脉插管，收紧荷包线，打结固定。同样方式，置入股动脉插管。接着将股动静脉插管与ECMO环路相连接，认真核对，确保连接正确后，即可启动VA-ECMO辅助。开始VA-ECMO辅助后，逐渐增加离心泵转速，观察辅助流量是否增加以及是否出现股静脉插管抖动现象。如出现抖动，应分析是否存在有效血容量不足、管口贴壁或插管位置过深等现象。认真调整静脉插管位置，直到出现流量增加而辅助转数下降时，说明插管位置合适，即可开始固定插管。最后常规放置下肢远端灌注管，积极预防下肢缺血。逐层缝合股部切口，并将ECMO管路妥善固定在患者插管侧肢体，严防脱落发生。置入股动静脉插管时，需静脉给予肝素（0.5mg/kg），积极预防血栓形成。

不同的ECMO中心可根据自己的临床经验选择合适的插管方式。可选择外科切开置管和经皮穿刺置管。ECMO小组成员中最好有经验丰富的心血管外科医生待命，随时准备应对经皮穿刺失败而改为切开方式置管。建立VA ECMO辅助时，插管相关并发症（出血、血肿形成、血管逆撕、夹层和穿孔等）往往是致命的，需谨慎。确保穿刺针在血管腔内，送导丝和置动脉插管期间，务必动作轻柔，遇到阻力时，应从容应对，分析可能的原因，妥善处理。切忌暴力操作，出现严重并发症。

近年来，随着ECPR技术临床应用逐渐增多，积累了一定的临床经验。院内、院外ECPR抢救患者时，应争取在最短的时间内建立VA-ECMO辅助，需要强调ECMO团队协作的重要性，降低意外发生，保障抢救质量，挽救危重症患者生命。

## 第四节 管理与并发症的防治

成功建立VA-ECMO辅助后，患者血流动力学稳定，组织与器官能够得到稳定的血液供应，等待自身心肺功能恢复。期间应加强患者各个系统功能维护，积极预防和处理相关并发症，提高VA-ECMO辅助成功率。

### 一、VA-ECMO患者管理

**1. 合适的辅助流量和心脏功能维护** CS患者氧供—需严重失衡，接受VA-ECMO辅助后，其辅助流量能够维持患者氧供—需平衡即可（$SvO_2$>70%）。近年来逐渐认识到股静脉－股动脉VA-ECMO辅助可能存在增加衰竭的左心室后负荷、增加左心室室壁张力、增加心肌耗氧量，减少冠脉血流量，并不利于衰竭的左心室功能恢复等缺陷。且VA-ECMO辅助流量越大，此现象越明显。VA-ECMO辅助开始后，如果流量平稳，患者循环稳定（收缩压≥65mmHg），即可减停缩血管药物，维持较低剂量正性肌力药物，使衰竭的左心室保持一定的收缩功能。通过超声心动检查，观察左心室室壁运动和左心室是否过度膨胀。当监护仪显示外周（桡动脉）动脉脉压≤10mmHg时，有可能出现MS现象。如主动脉瓣开放困难、左心室膨胀、室壁运动较差持续存在并难以缓解时，应积极行左心室减压。临床常用方法有：早期积极联合IABP辅助；开胸经右上肺静脉或心尖部放置左心减压引流管，并入VA-ECMO静脉环路（需注意维持一定的左心减压引流管流量，积极预防因流量较小而出现血栓栓塞现象）；经股静脉房间隔穿刺造瘘左心减压；联合Impella辅助装置进行左心减压等。不同的左心减压方法均存在一定的优缺点，应针对患者VA-ECMO的具体情况，采取合适的措施。但目前合适的左心减压时机仍然不明确，相关问题有待于进一步研究。

**2. 积极纠正原发病** 心脏解剖畸形得到充分矫正是心脏功能得以恢复的基础，也是VA-ECMO辅助能够取得良好效果的前提。VA-ECMO辅助期间最好由固定的资深超声科医生，每日至少行一次床旁超声检查，评估心脏功能、心室壁运动情况。明确有无心包积液，判断心脏解剖畸形矫正是否满意，如心脏瓣膜狭窄或关闭不全（重度）、瓣膜置换术后是否存在瓣周漏和先天性心脏病是否达到解剖矫正。必要时，再次行开胸探查。冠脉搭桥患者积极评估桥血管情况，必要时再次行冠脉搭桥手术，才能促进衰竭的心脏功能恢复。

**3. 抗凝策略** VA-ECMO辅助期间，血液与大面积非生物相容性表面持续接触，激活大量凝血因子，患者机体处于一种持续性消耗性高凝状态。因此，有必要给予一定强度的抗凝。VA-ECMO辅助期间出血和血栓栓塞发生率较高，但目前仍然没有统一标准化的VA-ECMO辅助抗凝策略。肝素因其易于获取、起效迅速、价格便宜、抗凝效果易于拮抗，所以作为ECMO的常用抗凝剂。VA-ECMO辅助期间静脉持续泵入肝素仍然是目前临床最常用的抗凝方法。但肝素的抗凝效果，不同的个体差异较大，其抗凝强度一般通过测定激活凝血酶原时间（activated clotting time，ACT）或激活的部分凝血酶时间（activated partial thromboplastin time，APTT）值来反应。因此，临床需要根据患者情况，采取个体化抗凝策略。如何在血栓栓塞与出血之间找到平衡点，是一门学问，更是一门艺术。

PCS患者难以脱离体外循环（cardiopulmonary bypass，CPB），接受VA-ECMO辅助时，不同的ECMO中心使用不同比例的鱼精蛋白来中和肝素（50%~100%）。北京安贞医院推荐使用100%的鱼精蛋白来中和肝素。患者回ICU后，每4h监测一次ACT值，待ACT值恢复正常生理值水平，再结合患者胸腔、纵隔引流量≤100ml/h时，开始静脉泵入肝素，维持ACT处于180~220秒。

有研究发现，VA-ECMO辅助期间肝素用量与出院存活率存在正相关。临床实际工作中，泵入的速度为20~50U/（kg·h）。当输入血小板或联合CRRT时，需要增加肝素剂量。使用肝素抗凝期间出现ACT测定值过高或过低时，需要考虑除肝素之外的其他因素导致的ACT值异常。如可测定抗凝血Xa水平，提供更多的肝素抗凝效果的信息，并指导肝素抗凝程度。但患者个体对肝素反应性差异较大，有条件的ECMO中心可以直接测定肝素浓度（0.3~0.7U/ml），评估其抗凝效果。除测定ACT水平外，还可以通过测定APTT水平评价肝素的抗凝效果，维持APTT为正常基础值的1.5~2.5倍。对出血较严重患者，可以通过血栓弹力图（thromboelastogram，TEG）来判定出血的原因，并给予相应处理。使用肝素抗凝时，需警惕出现肝素诱导的血小板减少（heparin-induced thrombocytopaenia，HIT），多见于复杂心脏手术术后渗血较多患者（夹层动脉瘤），有报道使用比伐卢定可以取得较好效果。

VA-ECMO患者辅助期间需要对患者进行有创操作，如气管切开、胸腔闭式引流和下肢骨筋膜室综合征切开引流时，可暂停肝素抗凝。患者心脏功能有所恢复，流量减低至1.5L/min时，可以适当增加肝素剂量，增加抗凝强度。VA-ECMO辅助期间，需维持血小板数量>50000个/μL，必要时输入血小板。

**4. ECMO患者的转运** 成功安装VA-ECMO辅助是患者取得良好临床效果的基础和前提，患者是否能够存活出院有赖于医疗单位的整体医疗水平。以医院危重症中心为平台，专业的ECMO团队为核心，相关科室提供技术支持为保障，是ECMO患者取得良好辅助效果的关键。国外有研究报道，危重患者接受 ECMO 辅助也存在量—效关系，与 ECMO 辅助治疗经验不足（<6 例 / 年）单位相比较，ECMO 辅助经验丰富的 ECMO 中心（≥ 30 例 / 年），患者出院存活率较高。因此，很有必要将 VA-ECMO 循环辅助患者转运至经验较为丰富的 ECMO 辅助中心。根据中国 ELSO 组织统计数据显示：2015 年 ECMO 辅助超过 30 例的医疗单位有 7 家，均分布在经济较为发达地区，而绝大部分单位年开展 ECMO 辅助例数较少。ECMO 患者转运时，应根据其转运距离，选择合适的转运方式，积极预防转运途中可能发生的一切意外。

## 二、VA-ECMO 并发症的防治

尽管第二代 ECMO 系统已应用于临床，ECMO 相关设备的生物相容性有所提高。但人体血液持续与 ECMO 环路非血管内皮细胞表面接触，仍然激活强烈的炎性反应，引起相应的器官功能损伤，导致相关并发症。ECMO 相关并发症主要分为 ECMO 环路相关并发症和患者相关并发症两个部分。第二代 ECMO 环路用于临床以后，ECMO 环路相关并发症有所下降。本节主要介绍 VA-ECMO 辅助患者相关并发症的预防与处理。最新的 ELSO 组织统计结果显示，如表 24-1 所示，给出了不同年龄段 VA-ECMO 辅助相关并发症的发生率。积极预防、尽早发现并及时处理这些并发症是提高患者临床效果的重要保障。随着 ECMO 环路设备的不断更新和辅助临床经验的积累，相应的并发症有所降低。研究报道，有些并发症影响患者的临床转归，如出血、感染、下肢缺血、肾脏功能衰竭需要血液透析治疗、神经系统并发症、心脏功能衰竭等。

**表 24-1 VA-ECMO 循环辅助相关并发症发生率**

| 并发症名称 | 新生儿和婴幼儿（%） | 儿童（%） | 成人（%） |
|---|---|---|---|
| ECMO 环路机械并发症 | | | |
| 泵失灵 | 1.5 | 1.8 | 0.8 |
| 氧合器功能障碍 | 6.1 | 7.2 | 6.6 |
| 患者相关并发症 | | | |
| 插管部位出血 | 10.7 | 15.6 | 18.5 |
| 外科切口出血 | 29.3 | 28.9 | 20.2 |
| 肺出血 | 5.2 | 5.3 | 3.1 |
| 脑出血 | 11.3 | 5.3 | 2.2 |
| 脑梗死 | 3.4 | 5.0 | 3.8 |
| 肾衰竭 | 12.3 | 7.2 | 12.3 |
| 高胆红素血症 | 4.9 | 7.2 | 12.2 |
| 感染 | 7.1 | 11.0 | 13.0 |

注：肾衰竭（血浆肌酐 >1.5 或 3.0mg/dl）；高胆红素血症（总胆红素 >2mg/dl 或间接胆红素 >15mg/dl）。

**1. 出血** 出血是VA-ECMO辅助常见并发症之一，以ECMO辅助插管和手术切口部位最多见。另外，消化道、气管和颅内也可能出血。出血并发症重在预防，VA-ECMO辅助期间应尽可能避免任何有创或外科操作，维持血小板 >100×$10^9$/L、纤维蛋白原 >200mg/L和凝血酶原比率 <1.5。对于易出血患者，VA-ECMO辅助流量较高时，可降低抗凝强度，甚至暂停使用肝素。出血严重时，可考虑使用新型抗凝药物，如比伐卢定等。

**2. 感染** 有研究将VA-ECMO辅助期间感染定义为出现败血症或血培养结果阳性，PCS患者接受VA-ECMO辅助感染并发症发生率较其他原因接受VA-ECMO辅助患者发生率较高。感染可以发生在多个部位（血液、下呼吸道、泌尿系统和手术切口），常见致病微生物主要有革兰阴性杆菌和葡萄球菌。北京安贞医院成人PCS患者接受VA-ECMO辅助后，应积极联合使用强抗生素预防感染，辅助期间可根据细菌培养结果，调整抗生素。有条件的医疗单位可通过测定抗生素的血药浓度，根据测定结果，指导抗生素用量。

**3. 下肢缺血** VA-ECMO置管侧下肢血流明显减少；患者外周血管有粥样斑块病变，可能导致不同程度狭窄；CS时使用大剂量血管活性药物，使外周血管不同程度收缩，这些因素均可能造成患者出现不同程度的下肢缺血。目前仍然没有明确的CS患者VA-ECMO辅助下肢缺血的分级诊断标准。有报道成人下肢缺血发生率为10.7%。CS患者接受股部插管VA-ECMO辅助时，需要仔细观察下肢血运情况，常规行下肢血管超声检查，及时发现问题，尽早处理。严重下肢缺血，需要外科干预的发生率为2.9%~6.0%，这部分患者预后较差。

**4. 肾衰竭接受CRRT治疗** CS患者接受VA-ECMO辅助时，部分患者如果出现急性肾脏功能损伤（acute kidney injury，AKI），需要持续性肾脏替代治疗（continuous renal replacement therapy，CRRT），预后较差。其可能的原因有VA-ECMO辅助前长时间低血压，肾脏已遭受缺血性损伤；VA-ECMO辅助开始后，肾脏又经历再灌注损伤；另外，VA-ECMO辅助为持续平流血液灌注，也可能加重肾脏功能损伤。CRRT能够改善VA-ECMO辅助患者液体平衡，预防电解质和酸碱平衡紊乱。VA-ECMO患者联合CRRT治疗有多种形式可以选择，但合适的CRRT介入时机并不明确。目前北京安贞医院正在进行的一项循环衰竭患者接受ECMO辅助同时联合CRRT治疗是否能够改善患者的临床预后的RCT研究（注册号：02870946），其结果可能给出指导意见。

**5. 神经系统并发症** VA-ECMO辅助期间神经系统并发症主要有脑死亡、脑出血、脑梗死、癫痫或惊厥等。有研究回顾性分析世界ELSO组织1992—2013年间成人VA-ECMO辅助4522例患者临床资料，其中66.5%为循环辅助，19.4%患者属于ECPR，14.1%为呼吸辅助。结果15.1%患者出现神经系统并发症，包括脑死亡7.9%、脑梗死3.6%、癫痫1.8%和脑出血1.8%。患者出现神经系统并发症时，住院病死率高达89%，而无神经系统并发症患者为57%。年龄、ECMO之前心脏骤停史、ECMO之前使用正性肌力药物和ECMO辅助期间出现低血糖是发生神经系统并发症高危风险因素。对于合并发生神经系统并发症风险因素的患者，尤其是ECPR抢救性辅助治疗者，视患者的循环情况，可尽早停镇静类药物，对患者的神经系统功能进行评估。必要时行头颅CT检查，评估神经系统并发症及严重程度，以指导下一步治疗。

**6. 心脏功能衰竭** 尽管循环衰竭患者接受VA-ECMO辅助时成功撤机率高达50%~80%，但出院存活率仅为16%~50%。其中大部分患者死于心脏功能衰竭、感染或多器官功能衰竭。国外报道，有条件的 ECMO 救治中心，对于 ECMO 辅助期间，衰竭的心脏功能恢复可能性较小时，经充分评估后，部分患者可考虑“桥”对长期心室辅助装置（ventricular assist device，VAD）或“桥”对心脏移植，提高出院存活率。



## 第五节　撤　离

尽管 VA-ECMO 能够为危重患者提供循环和呼吸辅助，但对机体创伤性较大。随着辅助时间的延长，患者出院存活率将明显下降。因此，一旦患者自身心肺功能有所恢复，应尽早考虑撤离 VA-ECMO 辅助。但目前各个 ECMO 中心循环辅助患者撤机时机与策略并无统一标准。临床实际工作中开始辅助前 48 小时内，不考虑进行撤机试验。通常在较低血管活性药物或较低的呼吸机辅助参数情况下，患者血流动力学仍然稳定，即可逐渐减低辅助流量，考虑撤机。

### 一、撤机前准备与心肺功能评估

VA-ECMO 辅助减低流量和开始撤机时，均需要对患者的自身心肺功能做出充分的评估，判断自身心脏功能是否能够承担机体血液循环任务。其中包括自身心脏功能评估、呼吸机和血管活性药物的调整等。

**1. 呼吸机准备**　患者应具有较好的肺功能，呼吸机可以在较低设定参数下能为机体提供气体交换，如潮气量 <6 ml/kg、气道峰压 <30cmH$_2$O、呼气末正压 <12 cmH$_2$O；当呼吸机吸入氧浓度（FiO$_2$）<60%时，动脉血气分析结果示氧分压（PaO$_2$）>70mmHg 或氧合指数（PaO$_2$/FiO$_2$）>200mmHg，酸碱度（pH）>7.3，二氧化碳分压（PaCO$_2$）<50mmHg。VA-ECMO 辅助期间，部分患者可在 ECMO 辅助撤机之前，提前拔除气管插管，这部分特殊患者只需定期复查血气即可。

**2. 调整血管活性药物**　血管活性药物用量较低，能够维持循环稳定，无外周组织和器官灌注不足表现，如四肢末端湿冷、少尿或无尿、谵妄或神志不清等。有研究报道，PCS 患者接受 VA-ECMO 辅助期间，撤机时血管活性药指数（IS=[ 多巴胺 μg/（kg · min）×1］+［多巴酚丁胺 μg/（kg · min）×1］+［米力农 μg/（kg·min）×15］+［肾上腺素或去甲肾上腺素 μg/（kg · min）×100）]<10 或者多巴胺和多巴酚丁胺剂量 <10μg/（kg · min），米力农 <0.5μg/（kg · min）情况下，患者成功撤机率和出院存活率较高。

**3. 心脏功能评估**　CS 患者接受 VA-ECMO 辅助期间，心脏经历缺血 — 再灌注损伤，其功能恢复通常需要 48~72 小时。因此，循环衰竭接受 VA-ECMO 辅助开始后的前 48 小时内，一般不考虑撤机。VA-ECMO 辅助期间，监护仪有创血压监测显示有脉压（收缩压—舒张压 >20mmHg），当联合 IABP 辅助时，暂停 IABP 辅助，也可观察到此现象。患者右手指氧饱和度数值出现先降低后升高现象，说明患者自身心肺循环血量逐渐增多，心脏功能呈现出一定程度恢复迹象。有 ECMO 专家建议，VA-ECMO 辅助期间，最好能够由一位固定的、经验丰富的超声医生，每日进行心脏功能评估，判断心脏各室壁运动情况，根据心脏功能恢复程度来指导逐步减低 VA-ECMO 辅助流量。

## 二、撤机策略

VA-ECMO 辅助期间，患者自身心肺功能有一定恢复，能够承担自身血液循环时，可以考虑撤离 ECMO。目前循环辅助 VA-ECMO 撤机有“快撤机”和“慢撤机”两种，多数 ECMO 中心选用后者。即 VA-ECMO 撤机期间，逐渐缓慢减低辅助流量 1.5L/（min·kg），在无或血管活性药物剂量较低，患者循环稳定，复查血气、电解质和内环境基本平稳至少持续 2h。需注意患者除心脏功能恢复外，肺功能基本良好。较低 ECMO 辅助流量，呼吸机吸氧浓度较低（<60%）时，OI 基本正常。如 OI<100mmHg，应考虑将 VA-ECMO 转为 VV-ECMO 辅助。如较低流量辅助下，患者循环稳定，心肺功能良好，即可开始撤机试验。在 VA-ECMO 辅助的动—静脉管路之间安装侧支，即可开始进行 ECMO 撤机试验。撤机试验期间，交替钳夹 VA-ECMO 辅助动—静脉管路和“桥”，观察患者循环是否稳定以及全身其他器官血液供应情况，是否出现肢体末梢灌注不良，如发冷、湿汗等现象。有研究指出，撤机试验期间如观察到左心室射血分数（left ventricular ejection fraction，LVEF）>35%~40%，主动脉瓣瓣口血流流速与时间积分（velocity-time integral，VTI）>10cm 时，即可以考虑撤离。撤机试验期间，应适当增加静脉泵入肝素剂量，维持 ACT250s 左右。

另外，有学者提出 VA-ECMO 撤机试验期间，除观察左、右心功能之外，同时也需要注意肺功能状态，维持指氧饱和度处于合适水平，并实时监测动脉压、中心静脉压、心律和心率变化。当 ECMO 全流量辅助时，即开始评估左、右心功能。心脏功能恢复可，逐渐减低 ECMO 辅助流量。至 ECMO 半流量时，评估心室功能和容量状态。每减一次流量，需观察和监测至少 30min。减流量期间，如出现左、右心明显扩张或低血压发生，应停止撤机试验，恢复 ECMO 辅助流量。当 ECMO 流量减为最低（1.2~1.5L/min）时，进行液体负荷测试，即输注 5%浓度白蛋白 10ml/kg，持续观察患者的血流动力学是否平稳。最后，使用多巴胺和（或）米力农，评估左、右心功能，并持续观察 >1 小时。如在较小剂量血管活性药物［肾上腺素 <0.02μg/（kg·min）和（或）多巴胺 <5μg/（kg·min）］作用下，即可维持血流动力学［CI>2.4/（min·$m^2$）和 PCWP<18mmHg］稳定，可考虑撤除 ECMO 辅助。对于少数危重患者，撤机前联合使用左西孟旦增强左心室心肌收缩力，提高撤机成功率。

对于 PCS 患者接受 VA-ECMO 辅助的撤机时机与策略，北京安贞医院成人心脏危重症中心推荐如下：VA-ECMO 辅助期间每日评估患者心肺功能；患者心脏功能有一定恢复，床旁超声检查结果提示心脏解剖畸形矫正满意，无心脏压塞；室壁运动良好，左心室射血分数 >35%，且左心室与右心室运动协调。VA-ECMO 辅助期间逐渐减低辅助流量，当 VA-ECMO 辅助流量为 1.5L/min 时，且在较低的血管活性药物作用下，心脏收缩良好（左心室 EF >35%），患者循环平稳（收缩压 90>mmHg，脉压 >20mmHg），外周组织、器官灌注良好（$SvO_2$>70%、有尿），胸部 X 线无明显异常，血气分析正常，无电解质及酸碱平衡紊乱，可考虑进行撤机试验。撤机试验持续约 90min，期间各指标满意，可停止 VA-ECMO 辅助。撤除 ECMO 股动静脉插管，股动脉插管处进行修复，股静脉切口直接“荷包”缝合。对于高危患者，可保留 VA-ECMO 环路自循环 24 小时。如患者撤离 ECMO 辅助后，再次出现 CS 时，可继续辅助。

## 三、VA-ECMO 循环辅助临床效果

尽管 VA-ECMO 用于急性循环和（或）呼吸衰竭的辅助治疗挽救了部分危重症患者生命。但 VA-ECMO 用于循环辅助的有效性和安全性仍然没有相关的 RCT 研究来证实。与传统治疗方法相比较，ECMO 能够提高难治性低心排、心脏骤停患者的出院存活率。相关研究均为单中心、小规模的回顾性研究分析，不同 ECMO 中心辅助临床适应证也存在一定差异。急性心肌炎或 AMI 导致 CS 相比较，急性失代偿性 CS 患者辅助效果较差。研究报道，急性暴发性心肌炎辅助效果最好，出院存活率能够达到 70%，而 ECPR 患者出院存活率较低，约 20%。

ECMO 技术是挽救急性危重症患者生命的重要手段，但患者接受 ECMO 辅助后可能发生严重并发症，患者出院存活率仍然不高。因此，很有必要提出 ECMO 辅助结果的预测评价系统，早期对患者的临床转归进行评价。近期有学者提出 SAVE-ECMO 评分系统，根据患者接受 ECMO 辅助前 13 项参数进行评分（表 24-2），可以较为准确地预测患者接受 ECMO 辅助后的出院存活率（表 24-3），但需要注意该评分系统并不能用于 ECPR 患者。

表 24-2 SAVE 评分系统

| 项目 | 分值 | 项目 | 分值 |
|---|---|---|---|
| 病因学（一个或多个） | | ECMO 辅助前机械通气时间（h） | |
| 心肌炎 | 3 | ≤ 10 | 0 |
| 难治性 VT/VF | 2 | 11~29 | –2 |
| 心脏或肺移植术后 | 3 | ≥ 30 | –4 |
| 充血性心力衰竭 | –3 | 吸气峰压≤ 20cm$H_2O$ | 3 |
| 其他原因 | 0 | ECMO 辅助前心脏骤停史 | –2 |
| 患者年龄（岁） | | 舒张压≥ 40mmHg | 3 |
| 18~38 | 7 | 脉压≤ 20mmHg | –2 |
| 39~52 | 4 | $HCO_3^-$ ≤ 15mmol/L | –3 |
| 53~62 | 3 | 矫正计算基础值 | –6 |
| ≥ 63 | 0 | | |
| ECMO 辅助前器官功能衰竭（一个或多个） | | | |
| 肝衰竭 | –3 | | |
| 中枢神经系统功能障碍 | –3 | | |
| 肾衰竭 | –3 | | |
| 长期慢性肾衰竭 | –6 | | |

表 24-3 SAVE 评分系统分级（SAVE 分值 -35~17）

| 分值 | 危险程度分级 | 预计出院存活率（%） |
|---|---|---|
| >5 | Ⅰ | 75 |
| 1~5 | Ⅱ | 58 |
| -4~0 | Ⅲ | 42 |
| -9~5 | Ⅳ | 30 |
| ≤ -10 | Ⅴ | 18 |

ECMO 能够为严重 CS 患者提供有效的心肺功能辅助，但 ECMO 技术本身对患者衰竭的心肺功能疾病并不具有特殊的治疗作用，只是为患者衰竭的心肺功能恢复赢得宝贵时间。对于“顿抑心肌”、急性暴发性心肌炎合并 CS 时，接受 ECMO 辅助后，患者自身的心脏功能通常能够恢复。然而，对于接受 ECMO 辅助后，自身病变的心脏功能恢复可能性较小时，可以考虑桥对心室辅助装置（相对较长时间辅助）或心脏移植。

## 四、小结

总之，VA-ECMO 已广泛用于急性循环和（或）呼吸衰竭的辅助治疗，但危重症患者接受 VA-ECMO 辅助时，其住院病死率和相关并发症的发生率仍然相对较高。许多问题仍然有待于进一步大规模前瞻性多中心临床研究来解决，如 CS 患者合适的 VA-ECMO 辅助介入时机、ECPR 有效性和安全性、VA-ECMO 撤机指征和后续治疗问题、VA-ECMO 患者早期康复治疗效果等。另外，VA-ECMO 导致衰竭的左心室功能后负荷增加的机制仍未阐明，均需要进一步深入研究，以期待更多的危重症患者能够真正从 VA-ECMO 技术中获益，而又尽可能避免这一高消耗性医疗资源过度浪费现象。目前，我国 ECMO 技术广泛开展，发展迅猛。但 ECMO 技术仍然处于起步阶段，各医疗单位水平参差不齐，相关专业人才严重缺乏。近期由北京安贞医院牵头成立的中国医师协会体外生命支持专业委员会将致力于建立全国性的 ECMO 患者数据库、ECMO 技术培训、专业化 ECMO 技术人才培养，不断规范化和标准化 ECMO 技术，挽救更多危重症患者生命。

（杨　峰　侯晓彤）

## 参考文献


［1］Thiagarajan RR, Barbaro RP, Rycus PT, et al. Extracorporeal life support organization registry international report 2016. ASAIO, 2017: in press.

［2］Lim HS, Howell N, Ranasinghe A. Extracorporeal life support: physiological concepts and clinical outcomes. J Cardiac Fail, 2017, 23: 181-196.

［3］Burkhoff D, Sayer G, Foshi D, et al. Hemodynamics of mechanical circulatory support. J Am Coll Cardiol, 2015, 66: 2663-2674.

［4］Baruteau A, Barnetche T, Morin L, et al. Percutaneous balloon atrial septostomy on top of venoarterial extracorporeal membrane oxygenation results in safe and effective left heart decompression. Euro Heart J Acute Cardiovascular Care, 2017, in press.

[5] Lawler PR, Silver DA, Scirica BM, et al. Extracorporeal membrane oxygenation in adults with cardiogenic shock. Circulation, 2015, 131: 676–680.

[6] Combes A, Brodie D, Chen Y, et al. The ICM research agenda on extracorporeal life support. Intensive Care Med, 2017, in press.

[7] Abrams D, Combes A, Brodie D. Extracorporeal membrane oxygenation in cardiopulmonary disease in adult. J Am Coll Cardiol, 2014, 63: 2769–2778.

[8] Schmidt M, Burrell A, Roberts L, et al. Predicting survival after ECMO for refractory cardiogenic shock: the survival after veno–arterial–ECMO (SAVE)–score. Eur Heart J, 2015, 36: 2246–2256.

[9] Ouweneel DM, Schotborgh JV, Limpens J, et al. Extracorporeal life support during cardiac arrest and cardiogenic shock: a systematic review and meta–analysis. Intensive Care Med, 2016, 42: 1922–1934.

[10] Werdan K, Gielen S, Ebelt H, et al. Mechanical circulatory support in cardiogenic shock. Eur Heart J, 2014, 35: 156–167.

[11] Hou X, Yang X, Du Z, et al. Superior vena cava drainage improves upper body oxygenation during veno–arterial extracorporeal membrane oxygenation in sheep. Crit Care, 2015, 19: 68.

# 第 25 章
# 体外 $CO_2$ 清除技术

体外二氧化碳清除技术（extracorporeal carbon dioxide removal，$ECCO_2R$）是通过体外气体交换装置，将血液中的二氧化碳（$CO_2$）排出体外的一种生命支持方式，包括静脉—静脉（VV）和动脉—静脉（AV）两种模式。早在20世纪80年代，Gattinoni将这项技术用于急性呼吸窘迫综合征（ARDS）患者的超保护肺通气，近年来，随着该项技术在设备、器材上的不断更新和进步，$ECCO_2R$逐步用于慢性阻塞性肺疾病急性加重期（AECOPD）、肺移植过渡期等领域的治疗。全面地了解$ECCO_2R$的治疗原理、实施方法及并发症的防治，针对不同的患者选择合适的治疗时机及$ECCO_2R$模式，对于患者的最终预后十分重要。

## 一、$ECCO_2R$ 的工作原理

生理状态下，血液中几乎所有的氧气均由血红蛋白携带，呈现“S”型血氧饱和曲线，而大部分的$CO_2$是以碳酸氢盐的形式溶于血液中，并且呈直线的动力学而无饱和现象。此外，$CO_2$因为有更好的溶解性而比氧气更容易从膜肺中弥散出来。1L血液中含有约500ml的$CO_2$，人体$CO_2$的产生率为200~250ml/min，理论上0.5L/min的血流量即可有效清除人体所产生的$CO_2$。因此与传统的体外膜肺氧合（extracorporeal membrane oxygenation，ECMO）需要高血流量相比，目前临床上$ECCO_2R$系统一般应用相对较低的血流量（300~1500ml/min）。在$ECCO_2R$系统中，高流量气体产生的弥散梯度成为$CO_2$能够清除的基础，气体流量越大，清除$CO_2$的能力越强。在实际应用过程中，$CO_2$的清除还取决于血液$CO_2$的含量以及膜肺的交换功能。整体而言，低流量的$ECCO_2R$系统大约能有效清除人体产生的25%的$CO_2$，但因为血流量的限制，对于改善患者氧合作用十分有限。

## 二、$ECCO_2R$ 的设备组成

**1. 管路的放置** 当患者的动脉压充足，可以采用无泵系统，通常将两根插管在导丝引导下分别置入股动脉和股静脉，由心脏作为驱动泵，使血液从患者的动脉导管输出，再从静脉导管输回，称为动静脉二氧化碳清除（AV-$ECCO_2R$）。无泵系统引起较少的血细胞损伤，但需要较大管径的管路和充足的心排血量。另外一种方式，通常选择双腔静脉导管

置于股静脉或颈内静脉，由体外泵提供动力，将去除 $CO_2$ 后的血液泵回患者体内，血流量一般可达到 300~1500ml/min（不同的设备、置管方式有所不同），称为静静脉二氧化碳清除（VV-ECCO$_2$R）。

**2. 泵** ECCO$_2$R 早期采用滚压泵，如血液透析中的应用，价格合理且运行稳定，但容易损伤血细胞。目前的 ECCO$_2$R 设备基本采用旋转泵，主要形式为离心式和对角线式的血流泵。离心泵应用回转叶轮产生的涡旋压力，吸引血液至泵的中心并向外旋转，成为离心力并转化成为驱动力。最先进的离心泵叶轮是悬浮在电磁场中，减少驱动轴的使用和热量的生成，使血细胞损伤最小化并降低机械损伤的发生。对角线式的血流泵，其叶轮设计成径向和轴向混合的几何形，叶轮与驱动轴相连，支持产生旋转力。对角线式的血流泵可产生高压力和高血流速，提供较高的血流量，必要情况下，可发挥 VV-ECMO 的功能，在一定程度上满足患者的氧合需求。

**3. 膜肺** 膜肺使长时间的体外气体交换成为可能。目前非微孔聚甲基丙烯（PMP）材料已被广泛应用，它可提供更好的气体交换、生物相容性和减少血浆的渗漏，同时膜表面加上共价键结合的肝素能够提高生物相容性。3 个主要因素影响气体的交换：弥散梯度，血液与膜的接触时间及膜的弥散特点。含 $CO_2$ 的血液被泵出至膜肺中，膜肺只能使气体通过而血液不能通过，同时在膜肺的另一侧有少量或没有 $CO_2$ 的气流，以保证 $CO_2$ 弥散的梯度，最终使得 $CO_2$ 通过弥散作用被清除。

## 三、ECCO$_2$R 的技术实施

现有的 ECCO$_2$R 设备分类、技术参数及实施方式见表 25-1。

**表 25-1 ECCO$_2$R 设备分类、技术参数及实施方式**

| 模式 | 设备 | 泵 | 膜肺材质 | 膜肺面积（$m^2$） | 血流量（L/min） | 清除体积（ml） |
|---|---|---|---|---|---|---|
| AV-ECCO$_2$R | Novalung iLA®（Novalung，Germany） | 无 | 聚甲基丙烯 | 1.3 | <1.5 | 240 |
| VV-ECCO$_2$R | Novalung iLA Activve®（Novalung，Germany） | 对角旋转泵 | 聚甲基丙烯 | 1.3 | 0.5~4.5 | 240 |
| | Alung Hemolung® | 离心泵 | 多孔聚丙烯，硅氧烷和肝素涂层 | 0.59 | 0.35~0.55 | 259 |
| 联合 CRRT | Hemodec DecapSmart® | 滚压泵 | 多孔聚丙烯 | 1.35 | <0.5 | 140~160 |
| 气体交换导管 | IVOX（intravenocaval oxygenator and carbondioxide removal device） | 无 | 多孔聚丙烯 | 0.2~0.5 | 2.0~3.0 | 40 |

**1. 动静脉二氧化碳清除（AV-ECCO$_2$R）** 以 Novalung iLA®（Novalung，Germany）为典型代表，无离心泵装置，膜肺阻力低，使血液借助自身的动静脉压力差进行流动。通常选择股动脉（13~15F）和股静脉（15~17F）插管。要求患者循环稳定，通常需要平均动脉压 >70mmHg 或动静脉间压力差 >60mmHg，心脏指数 >3L/（min · $m^2$）。美国的 Affinity NT（Medtronic Minneapolis，USA）也开发出相似的系统。临床上血流动力学不稳定或心力衰竭的重症患者往往限制了 AV-ECCO$_2$R 技术的应用。

**2. 静静脉二氧化碳清除（VV-ECCO$_2$R）** 以 Hemolung（Alung Technologies，Pittsburgh，USA）为典型代表，这项装置的膜肺和离心泵结合在一起，通过离心泵驱动血液流动。膜肺表面积小，但清除 $CO_2$ 效率高，血流量仅为 0.35~0.55L/min，可使用更小的双腔静脉导管（15.5Fr）置于股静脉或颈内静脉。同时硅氧烷和肝素涂层的管路系统有利于预防血栓形成。德国的 Novalung iLA Activve®（Novalung，Germany）也是类似产品，通过将膜肺和对角线式的血泵结合在一起，可提供较大范围稳定的血流量，在高血流量时可提供 VV-ECMO 的功能。

**3. 联合 CRRT** 以 DecapSmart® 系统（Hemodec，Salerno，Italy）为典型代表，该装置中同时有滚压泵、膜肺和血液滤器。血液滤器可以减少膜肺产生的气泡，同时所产生的超滤液在进入膜肺前已经输回血液中，通过血浆再循环的方式，加强溶解于血液中 $CO_2$ 的清除，因此 $CO_2$ 清除效率高，较传统的 ECCO$_2$R 应用更低的血流量（<0.5L/min）。抗凝策略与静静脉血液透析相同。

**4. 气体交换导管** 这种装置将中空纤维膜肺装在导管中，将直径 <15mm 的导管置于腔静脉，兼有氧合和 $CO_2$ 清除的双重作用。IVOX 的膜表面积为 0.2~0.5$m^2$，$CO_2$ 持续清除率约为 40ml/min，但氧输送不稳定，临床试验结果不一，总体而言，气体交换有诸多限制，置管过程出血和血栓等并发症高，商业研发相继终止。

## 四、ECCO$_2$R 技术的临床应用

**1. ECCO$_2$R 技术在 ARDS 患者中的应用** 有创机械通气（invasive mechanical ventilation，IMV）是 ARDS 患者的主要治疗策略，但不恰当的呼吸支持会引起呼吸机相关肺损伤（VILI），同时增加炎症因子的释放，影响肺外器官功能。保护性肺通气策略已被证实可以明显改善 ARDS 患者预后。然而 Terragni 等研究显示，即使按照 ARDSNet 设定的肺保护性通气策略（潮气量 <6ml/kg）仍有 1/3 的 ARDS 患者有发生 VILI 的风险。进一步的降低潮气量，减少 VILI，可能降低患者病死率，但进而发生的高碳酸血症常难以避免。VILI 减少带来的潜在益处以及临床中清除 $CO_2$ 的必要性，促使 ECCO$_2$R 成为一项辅助治疗策略应用于 ARDS 患者。

ECCO$_2$R 首次于 1979 年有关成人重度急性呼吸衰竭应用 ECMO 的 RCT 研究中提出。但在之后的研究中，并未得到 ECCO$_2$R 改善患者预后的有力证据。2013 年 Bein 等研究者设计了一项随机对照试验，实验组联合应用 AV-ECCO$_2$R 和超保护肺通气（潮气量 ≤ 3ml/kg），对比传统保护性肺通气策略（潮气量 6ml/kg）对患者预后的影响。由于样本量小，主要终点事件机械通气时间无显著差异，但重度低氧患者（$PaO_2/FiO_2$<150）联合应用 ECCO$_2$R 可以缩短机械通气时间。集合 4 个研究（495 例）的 Meta 综述也进一步证实，ECCO$_2$R 是可行的、有效的呼吸辅助策略，可以缩短 ARDS 患者的机械通气时间，然而不

能提高患者的生存率。

根据目前现有的研究，证明 $ECCO_2R$ 技术可以保证超保护性肺通气策略的实施，降低呼吸机相关损伤，成为 ARDS 患者有效的治疗手段。目前仍有多项临床研究注册的多中心研究正在进行，希望可以得到更多有价值的临床资料。

**2. $ECCO_2R$ 技术在 COPD 患者中的应用** 无创机械通气（noninvasive mechanical ventilation，NIV）已成为治疗 COPD 急性加重呼吸衰竭的标准，但仍有 15%~26% 的患者 NIV 治疗失败需要转为 IMV，并且 NIV 失败的患者要比直接实施 IMV 有更高的病死率。而 IMV 不可避免带来许多风险，包括气压伤、脱机困难、呼吸机相关性肺炎等。有数据分析及观察研究表明，IMV 的住院病死率高达 25%~39%。同时 IMV 有较高的风险，如脱机时间延长或者脱机失败等。

目前研究证实，AECOPD 患者应用 $ECCO_2R$ 可以明显增强 $CO_2$ 的清除率，从而降低呼吸频率、肺过度通气及内源性呼气末正压（PEEP）的产生。此外，$ECCO_2R$ 通过降低呼吸频率，可以有效地减少氧耗，降低呼吸肌做功及 $CO_2$ 的产生，从而更进一步降低 $PaCO_2$。Burki 等研究 20 例 COPD 并发高碳酸血症的患者应用 $ECCO_2R$（血流量 430ml/min），结果提示 $ECCO_2R$ 可以改善高碳酸血症及呼吸性酸中毒，避免了 9 例应用 NIV 的患者气管插管，辅助 2 例 NIV 治疗失败患者顺利脱离 IMV，对于持续 IMV 的患者，也能达到脱离呼吸机或减低呼吸支持条件的效果。最近 Del sorbo 等报道了 25 例 NIV 存在高风险失败的 COPD 患者应用 $ECCO_2R$（血流量 177~333ml/min）治疗，与匹配的历史对照相比，$ECCO_2R$ 组患者插管率和住院病死率显著降低。此外，Abrams 等应用 $ECCO_2R$ 成功为 5 例 COPD 并发急性呼吸性酸中毒 IMV 患者 24h 内成功脱机，48h 下床活动且所有患者存活出院。

目前一系列的临床观察性研究显示，对 AECOPD 患者实施 $ECCO_2R$，可以有效地避免气管插管及 IMV，或者辅助拔除气管插管撤离 IMV，从而降低机械通气相关并发症，减少镇静药物的不良反应，如血流动力学紊乱、拔管时间延长及神经系统紊乱等。此外，可以鼓励患者自主活动，便于更积极的物理康复治疗，从而改善生活质量。期待未来有更高质量的 RCT 研究证实 $ECCO_2R$ 在 AECOPD 患者中的有效性和安全性。

**3. $ECCO_2R$ 在肺移植中的作用** 供体紧缺一直是肺移植技术进步的一个瓶颈，很多需要器官移植的患者都需要漫长的时间等待供体的出现，等待肺移植过程中肺功能急性恶化需要 IMV 的患者与不需要 IMV 的患者相比，前者病死率明显增加。应用 $ECCO_2R$ 可避免气管插管，从而减少机械通气带来的损伤。此外，应用 $ECCO_2R$ 可以避免机械通气镇静，并进行积极的物理康复治疗，维持患者的呼吸肌功能。Schellongowski 等进行的回顾性研究，调查了 20 例由于闭塞性细支气管炎综合征、囊性纤维化和特发性肺纤维化需进行肺移植的患者，应用 $ECCO_2R$ 12h 后改善呼吸性酸中毒，95%的患者成功移植，75%的患者存活出院。其他类似观察性研究也证实在肺移植术前应用 $ECCO_2R$ 可能能够提高患者的生存率。

**4. $ECCO_2R$ 在胸外科手术中的应用** $ECCO_2R$ 也可用于择期或急诊胸外科手术，在肺功能明显受损且术中需要单肺通气的情况下，$ECCO_2R$ 可保障手术的安全实施。在 Wiebe 的一项观察性研究中，对 10 例呼吸功能严重受损的患者实施胸科手术，术中给予无泵 $ECCO_2R$（novalung）辅助，可观察到 novalung（血流量 1.58 ± 0.3L/min）增加氧供有限（49.2 ± 4.4ml/min），但可有效清除 $CO_2$（121 ± 18ml/min），动脉二氧化碳水平由

58.4 ± 27mmHg 降至 37 ± 9mmHg，可明显改善酸中毒。在另一组 ARDS 患者需要行支气管胸膜瘘修补手术的观察研究中，Hommel 发现在 $ECCO_2R$ 的支持下，患者潮气量可由 5.1ml/kg 降至 2.8ml/kg，平台压也由 32.4cm$H_2O$ 降至 27.6cm$H_2O$，有效地保证了超保护性肺通气的实施，并明显地降低了发生呼吸机相关肺损伤的风险。

## 五、$ECCO_2R$ 相关并发症

虽然 $ECCO_2R$ 可以有效清除 $CO_2$、改善呼吸性酸中毒，实施较传统 ECMO 更为简便，但并发症的发生仍不可忽视，主要表现为患者相关并发症、插管相关并发症及机械相关并发症（表 25-2）。

表 25-2 $ECCO_2R$ 相关并发症

| 并发症类型 | |
|---|---|
| 患者相关并发症 | 低氧血症 |
| | 抗凝相关的出血 |
| | 溶血 |
| 插管相关并发症 | 插管部位出血 |
| | 插管位置不当、置换 |
| | 插管血栓 |
| 机械相关并发症 | 血肿形成 |
| | 动脉瘤 / 假性动脉瘤形成 |
| | 泵功能障碍 |
| | 膜肺功能障碍 |
| | 热交换器功能障碍 |
| | 血栓形成 |
| | 空气栓塞 |

低氧血症在 $ECCO_2R$ 患者中并不少见。在 Fanelli 等报道的 ARDS 患者中，应用 $ECCO_2R$ 后出现潮气量不同程度的下降，需要提高吸氧浓度来补偿肺泡氧分压的降低，同时需要提高 PEEP 来防治肺泡萎陷，部分患者需要 IMV、俯卧位通气或改为 ECMO 辅助。Branue 报道的 COPD 患者当中，约 28% 的患者存在同样的问题。$ECCO_2R$ 应用时的严重低氧可能的原因有：①呼吸衰竭的临床病程进行性进展；②过度的 $CO_2$ 清除使呼吸中枢驱动减弱，导致潮气量及分钟通气量明显降低，并增加了肺不张的风险；③对于存在肺部感染，尤其痰液引流不畅的患者，$ECCO_2R$ 本身并无直接治疗作用。因此，严重低氧可能是 $ECCO_2R$ 治疗的一大缺陷。

插管相关的并发症多由动脉或静脉插管引起，其风险主要取决于插管的类型、型号及

插管部位。Bein 等报道应用 15F 股动脉插管后，出现 1 例短暂性的下肢缺血及 2 例假性动脉瘤。选择导管直径小于血管直径 70% 可能减少缺血的发生。

$ECCO_2R$ 系统由于泵血流量需求低，临床中需要肝素抗凝维持系统的正常运行。小的出血事件是常见并发症，虽不影响患者的血流动力学及最终预后，但增加输血风险。大的出血事件时有报道，在近期 Branue 的报道中，9 例患者发生了 11 起大型出血事件（36%）。这部分高危患者可能存在高龄、肝肾功能不全、溶血、血小板减少等情况，也可能与肝素抗凝及系统的机械破坏相关。因此临床中应注意抗凝治疗的精确性，密切监测出血的发生。

机械并发症主要由血栓形成引起，大面积的膜肺血栓及离心泵血栓是比较严重的并发症，影响系统运转，明显减低 $CO_2$ 的清除效率，必要时需快速更换 $ECCO_2R$ 系统。$ECCO_2R$ 插管打折也会导致血流减慢，增加插管血栓及膜肺血栓风险，临床应用中应妥善固定。此外，需注意离心泵负压端各连接口是否稳固，避免负压端漏气造成空气栓塞等严重后果。

## 六、小结

随着技术、设计和材料的不断进步，$ECCO_2R$ 作为一种有效的体外呼吸支持手段，已在国外较为普遍地开展，越来越多的病例系列与观察性研究正在支持 $ECCO_2R$ 技术的有效性及优势。目前 $ECCO_2R$ 主要应用于 COPD 急性加重期、实施超保护肺通气策略以及肺移植过渡期治疗等方面。作为国内尚未普及的新型治疗手段，需谨慎评估患者的临床状况、$ECCO_2R$ 的应用时机，选择合适的 $ECCO_2R$ 装置及模式进行辅助，密切监测 $ECCO_2R$ 的潜在并发症。此外，$ECCO_2R$ 实施过程中，对于患者的气道管理及综合治疗等方面有着更高的要求。

（李　敏）

## 参考文献


[1] Maclaren G, Combes A, Bartlett RH, et al. Contemporary extracorporeal membrane oxygenation for adult respiratory failure: life support in the new era. Intensive Care Med, 2011, 38: 210-220.

[2] Reul HM, Akdis M. Blood pumps for circulatory support. Perfusion, 2000, 15: 295-311.

[3] Khoshbin E, Roberts N, Harvey C, et al. Poly-methyl pentene oxygenators have improved gas exchange capability and reduced transfusion requirements in adult extracorporeal membrane oxygenation. ASAIO J, 2005, 51: 281-287.

[4] Toomasian JM, Schreiner RJ, Meyer DE, et al. A poly-methyl pentene fiber gas exchanger for long term extracorporeal life support. ASAIO J, 2005, 51: 390-397.

[5] Bein T, Weber F, Philipp A, et al. A new pumpless extracorporeal interventional lung assist in critical hypoxemia/hypercapnia. Crit Care Med, 2006, 34: 1372-1377.

[6] Zimmermann M, Bein T, Arlt M, et al. Pumpless extracorporeal interventional lung assist in patients with acute respiratory distress syndrome: a prospective pilot study. Crit Care, 2009, 13: R10.

[7] Conrad SA, Green R, Scott LK, et al. Near-fatal pediatric asthma managed with pumpless arteriovenous

carbon dioxide removal. Crit Care Med,2007,35:2624-2629.

[8] Batchinsky AI,Jordan BS,Regn D,et al. Respiratory dialysis : reduction in dependence on mechanical ventilation by venovenous extracorporeal $CO_2$ removal. Crit Care Med,2011,39:1382-1387.

[9] Livigni S,Maio M,Ferretti E,et al. Efficacy and safety of a low-flow venovenous carbon dioxide removal device:results of an experimental study in adult sheep. Crit Care,2006,10:R151.

[10] Gentilello LM,Jurkovich GJ,Gubler KD,et al. The intravascular oxygenator(IVOX): preliminary results of a new means of performing extrapulmonary gas exchange. J Trauma,1993,35:399-404.

[11] Murdoch LJ,Boyd OF,Mackay J,et al. The peri-operative management of surgical insertion and removal of the intravenous oxygenator device(IVOX). A report of nine cases. Anaesthesia,1993,48:845-848.

[12] Conrad SA,Eggerstedt JM,Grier LR,et al. Intravenacaval membrane oxygenation and carbon dioxide removal in severe acute respiratory failure. Chest,1995,107:1689-1697.

[13] Terragni PP,del Sorbo L,Mascia L,et al. Tidal volume lower than 6ml/kg enhances lung protection: role of extracorporeal carbon dioxide removal. Anesthesiology,2009,111(4):826-835

[14] Bein T,Weber-Carstens S,Goldmann A,et al. Lower tidal volume strategy(≈ 3 ml/kg)combined with extracorporeal $CO_2$ removal versus 'conventional' protective ventilation(6ml/kg)in severe ARDS : the prospective randomized Xtravent-study. Intensive Care Med,2013,39(5):847-856.

[15] Quinnell TG,Pilsworth S,Shneerson JM,et al. Prolonged invasive ventilation following acute ventilatory failure in COPD: Weaning results,survival,and the role of noninvasive ventilation. Chest,2006,129 : 133-139.

[16] Chandra D,Stamm JA,Taylor B,et al. Outcomes of non-invasive ventilation for acute exacerbations of COPD in the United States,1998-2008. Am J Respir Crit Care Med,2012,185:152-159.

[17] Tabak YP,Sun X,Johannes RS,et al. Mortality and need for mechanical ventilation in acute exacerbations of chronic obstructive pulmonary disease: development and validation of a simple risk score. Arch Intern Med, 2009,169:1595-1602.

[18] MacIntyre N,Huang YC. Acute exacerbations and respiratory failure in chronic obstructive pulmonary disease. Proc Am Thorac Soc,2008,5:530-535.

[19] Schönhofer B,Euteneuer S,Nava S,et al. Survival of mechanically ventilated patients admitted to a specialized weaning centre. Intensive Care Med,2002,28:908-916.

[20] Burki NK,Mani RK,Herth FJF,et al. A novel extracorporeal CO(2)removal system: results of a pilot study of hypercapnic respiratory failure in patients with COPD. Chest,2013,143(3):678-686.

[21] Del Sorbo L,Pisani L,Filippini C,et al. Extracorporeal $CO_2$ removal in hypercapnic patients at risk of noninvasive ventilation failure: a matched cohort study with historical control. Crit Care Med,2015,43(1): 120-127.

[22] Abrams DC,Brenner K,Burkart KM,et al. Pilot study of extracorporeal carbon dioxide removal to facilitate extubation and ambulation in exacerbations of chronic obstructive pulmonary disease. Ann Am Thorac Soc, 2013,10(4):307-314.

[23] Schellongowski P,Riss k,Staudinger T,et al. Extracorporeal $CO_2$ removal as bridge to lung transplantation in life-threatening hypercapnia. Transplant Int, 2015,28(3):297-304.

[24] Wiebe K. Thoracic surgical procedures supported by a pumpless interventional lung assist. Ann Thorac Surg,

2010,89(6):1782-1788.

[25] Hommel M. Bronchial fistulae in ARDS patients: management with an extracorporeal lung assist device. Eur Respir J,2008,32(6):1652-1655.

[26] Fanelli V,Ranieri MV,Mancebo J,et al. Feasibility and safety of low-flow extracorporeal carbon dioxide removal to facilitate ultra-protective ventilation in patients with moderate acute respiratory distress sindrome. Crit Care,2016,20:36.

[27] Braune S,Sieweke A,Brettner F,et al. The feasibility and safety of extracorporeal carbon dioxide removal to avoid intubation in patients with COPD unresponsive to noninvasive ventilation for acute hypercapnic respiratory failure(ECLAIR study). Intensive Care Med,2016,42:1437-1444.

[28] Zimmermann M,Bein T,Arlt M,et al. Pumpless extracorporeal interventional lung assist in patients with acute respiratory distress syndrome: a prospective pilot study. Crit Care,2009,13:R10.

# 呼吸支持技术

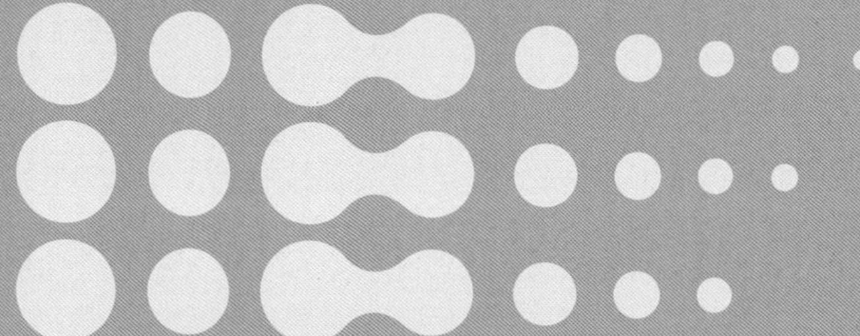

第七篇

# 呼吸支持技术相关临床问题



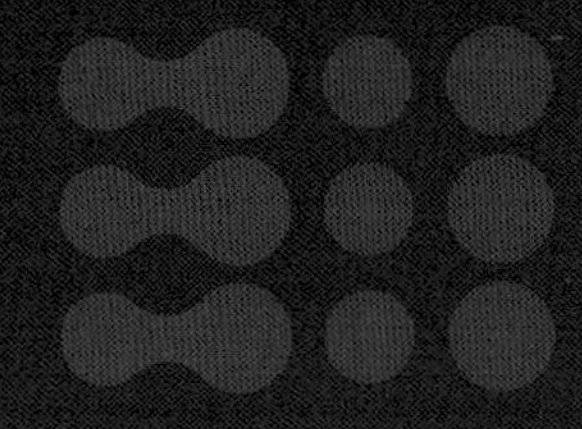

呼吸衰竭患者的治疗是综合治疗，在合理使用呼吸支持技术的同时，镇痛、镇静与肌松剂的合理应用、营养支持、康复治疗以及床旁超声检查、转运及呼吸机管路的更换与消毒都可能与呼吸衰竭患者的预后相关。

# 第 26 章

# 镇静、镇痛与肌松剂在危重症患者中的应用

重症监护病房（ICU）的危重患者因为病情本身、治疗方案以及 ICU 的特殊环境，使得镇痛、镇静成为一项基本的治疗措施，而且越来越受到人们的关注。机械通气患者通常需要镇痛、镇静，在一些情况下甚至需要加用肌松剂。这一章我们将讨论机械通气患者的镇痛、镇静及肌松治疗的相关问题，并介绍常用的药物。

## 一、镇痛

疼痛定义为与实际发生或潜在组织损伤相关的一种不愉快的感觉和情感经历。该定义强调了疼痛的主观特性，并提出当经历此感受的患者报告时即认为存在疼痛。行机械通气的患者在治疗过程中可能导致疼痛的发生，从而产生痛苦的经历，在这种情况下，通常要使用镇痛，而不能仅仅使用镇静剂，否则会导致镇静剂的用量过度。

**1. 疼痛评估**　机械通气患者可能会产生疼痛，医生如果没有认识到可能是疼痛导致的情绪激动，就会不合理地使用镇静剂，因此，在机械通气患者镇静治疗前，应该积极控制疼痛。

尽管镇痛治疗很重要，但也应该认识到不是所有机械通气患者都会经历疼痛，一项回顾性研究调查了 171 例患者在 ICU 住院期间自行报告疼痛的经历，仅仅 40% 的患者报告有疼痛，从这个研究中我们获得一个重要的信息，尽管疼痛常见，但并不普遍。因此，确定一例患者是否有疼痛是极其关键的，以免滥用镇痛剂。

对 ICU 患者疼痛的评估和治疗依赖于医生的执行能力。患者自我报告的疼痛是“金标准”，ICU 医生应该首先让患者来评估自身的疼痛。目前研究认为，在几种疼痛强度评定量表中，0~10 的水平数字评定量表（表 26-1）法是方便、有效的办法。

**表 26-1 水平数字评定量表**

| 0 | 1 | 2 | 3 | 4 | 5 | 6 | 7 | 8 | 9 | 10 |
|---|---|---|---|---|---|---|---|---|---|---|
| 无痛 | | | | | | | | | | 剧痛 |

注：0. 无痛；1~3. 轻度疼痛；4~6. 中度疼痛； 7~10. 重度疼痛

由于疼痛的主观性，当患者不能交流的时候，如何及时发现疼痛、充分治疗疼痛是很大的挑战。在这种情况下，行为反应及面部表情可以作为评估患者疼痛的方法，只要患者的运动功能是完整的，ICU 医生就可以把患者的行为反应作为疼痛控制的指标。行为疼痛量表（behavioral pain scale，BPS）利用面部表情、上肢运动和对机械通气的依从情况来评估 ICU 患者的疼痛；BPS 对于中度以上镇静的患者是有效的；重症监护疼痛评估表（critical-care pain observation tool，CPOT）对于重症病房中气管插管与非气管插管的患者都适用。

对于无法交流的 ICU 患者，BPS（表 26-2）和 CPOT（表 26-3）均被认为是评估疼痛有效和可靠的评估量表。

**表 26-2 行为疼痛量表（behavioral pain scale，BPS）**

| 项目 | 1 | 2 | 3 | 4 |
|---|---|---|---|---|
| 面部表情 | 放松 | 面部部分绷紧（比如皱眉） | 面部完全绷紧（比如眼睑紧闭） | 扭曲，表情痛苦 |
| 上肢运动 | 无活动 | 部分弯曲（移动身体或很小的移动身体） | 手指、上肢完全弯曲 | 完全回缩，肢体处于一种紧张状态 |
| 呼吸机依从性（插管） | 完全能耐受 | 呛咳，大部分时间能耐受 | 人机对抗 | 不能控制通气 |
| 发声（非插管） | 无疼痛相关发声 | 呻吟 <3 次 / 分且每次持续时间 <3s | 呻吟 >3 次 / 分或每次持续时间 >3s | 咆哮或使用“哦”、“哎哟”等言语抱怨，或屏住呼吸 |

注：总分：3~12 分；3 分代表没有疼痛相关行为反应；12 分表示最强的疼痛行为反应

表 26-3 重症监护疼痛评估表（critical-care pain observation tool，CPOT）

| | 分值 | | 描述 |
|---|---|---|---|
| 面部表情 | 放松、平静 | 0 | 未见面部肌紧张 |
| | 紧张 | 1 | 存在皱眉耸鼻或任何面部变化（如睁眼或疼痛时流泪） |
| | 表情痛苦 | 2 | 所有之前的面部变化加上双目紧闭（患者可能口腔张开或者紧咬气管导管） |
| 身体活动度 | 活动减少或者保持正常体位 | 0 | 完全不动（不代表没有疼痛）或正常体位（因为疼痛或防卫而产生的运动） |
| | 防护状态 | 1 | 缓慢小心的移动，轻抚痛处，通过移动身体引起别人注意 |
| | 焦躁不安 | 2 | 拉扯气管导管，试图坐起，在床上翻来覆去，不配合指示，袭击工作人员，试图翻越床栏 |
| 人机协调（针对气管插管患者） | 人机协调 | 0 | 通气顺畅，无呼吸机报警 |
| | 呛咳但尚可耐管 | 1 | 呛咳，呼吸机报警触发、疼痛时自主呼吸暂停 |
| | 人机对抗 | 2 | 人机不同步、呼吸机频繁报警 |
| 或者（二者选一）<br>发声（针对无气管导管患者） | 语调平稳或不出声 | 0 | 说话时语调平稳或不出声 |
| | 叹息、呻吟 | 1 | 叹息、呻吟 |
| | 哭喊、抽泣 | 2 | 哭喊、抽泣 |
| 肌紧张<br>当患者处于休眠状态时，对其上肢进行被动弯曲和伸展动作，并作出评估；或者被动翻身时，作出评估 | 放松 | 0 | 对被动运动无抵抗 |
| | 紧张，僵直 | 1 | 抵抗被动运动 |
| | 非常紧张，僵直 | 2 | 对被动运动强烈抵抗，无法完成被动运动 |
| | 分值： | | 目标分值：0~1 |

使用说明：

1. 患者必须在休息 1 分钟后再进行观察，以获得 CPOT 基线值。
2. 应该在患者处于疼痛状态时观察其反应（如翻身、吸痰、更换伤口敷料等）。
3. 应该在对患者使用镇痛剂前和镇痛剂达到峰值效应时进行评估，评估其是否有效减轻患者疼痛。
4. 在对患者观察期间，对 CPOT 的等级评定应选择对应的最高分值。
5. 在对患者进行 CPOT 等级评定中，肌紧张应被作为最后的评估项目，因为即使患者处于安静休息状态时，触碰刺激（手臂被动屈伸运动）也可以导致某些行为反应。
6. CPOT 总分为 0~8 分，评分 >3 分为判定疼痛的截止值。

2. **镇痛药物** ICU中常用镇痛药物包括麻醉性镇痛药、非甾体类消炎药、局部麻醉药等。机械通气患者最常用麻醉性镇痛药主要是阿片类药物，如吗啡、芬太尼、瑞芬太尼等。因为此类药物不仅镇痛，还有镇静和呼吸抑制作用，故适用于机械通气患者。在ICU中，我们也应该考虑使用一些非药物性的镇痛方法，例如气管插管的导管位置异常（气管插管触碰到气管隆嵴）很容易纠正。患者卧床休息可以缓解背痛、胸部引流导管痛等。尽管医生要适当地注意非药物性的镇痛方法，但是大多数患者还是需要使用镇痛药物。

3. **给药方法** 对大多数患者来说，静脉注射阿片类镇痛药是较好的给药途径。不推荐使用肌内注射，因为肌内注射不仅可以引起疼痛，而且对于焦虑患者的吸收效果难以预测。阿片类药物静注的给药策略包括持续静脉滴注和间歇给药策略，间歇给药策略又可以分为3种：按预计时间给药、按需给药及患者自控镇痛。按需给药可能会导致患者在镇痛不足和镇痛过度之间波动。经皮给药适用于长期接受阿片类药物治疗的患者，但经皮吸收的效果在重症患者难以预料，这种途径不适用于机械通气患者。

4. **常用药物**

（1）吗啡（morphine）：吗啡是ICU最常用的阿片类药物，大多数ICU医生都熟悉它的药理学特性，而且价格低廉。吗啡用于静脉注射起效时间大约为5~10min，因为吗啡脂溶性差，所以吗啡通过血脑屏障缓慢。吗啡单独静脉注射后持续作用时间大约为2~4小时。吗啡主要经过肝脏代谢，其代谢物通过肾脏排出体外，其活性代谢物吗啡-6-葡萄糖苷酸会在体内蓄积，尤其是肾功能不全的患者，所以肾功能不全时吗啡作用时间可能延长。吗啡还具有抗焦虑的特性，但是没有诱导遗忘的作用。

（2）芬太尼（fentanyl）：芬太尼是一种人工合成的阿片类药物，不同于吗啡，它的脂溶性较好，能够快速通过血脑脊液屏障。芬太尼会在外周组织中重新分布，因此单次静脉注射后其持续作用时间短（0.5~1小时）。芬太尼的镇痛作用比吗啡强80~100倍，芬太尼没有活性代谢产物，不会引起组胺的释放。

（3）瑞芬太尼（remifentanil）：瑞芬太尼也是一种人工合成的阿片类药物，其脂溶性好，起效快。它可以被体内非特异性酯酶水解而快速代谢，其药代动力学不受肝肾功能的影响。由于瑞芬太尼代谢速度快，建议其给药方式为持续静脉滴注。瑞芬太尼基础代谢速度快，患者容易清醒，不会加重患者的呼吸衰竭，因此瑞芬太尼常被用于术后呼吸衰竭患者的短期镇痛。

（4）药物不良反应：所有的阿片类药物都可以抑制呼吸。在血流动力学方面，阿片类药物的副作用为血容量减少，大多数阿片类药物可减弱交感神经兴奋性，导致心率减慢。吗啡可以引起组胺释放，但是吗啡导致血流动力学变化并不常见。瑞芬太尼可能导致心动过缓和低血压，尤其合并具有扩张血管作用的药物时，例如联合丙泊酚。瑞芬太尼使用后会出现高血压，但并不常见。

## 二、镇静

镇静可以增加患者的舒适感（如减轻焦虑、促进睡眠、消除不良记忆）、减少机械通气时的人机对抗，便于床边诊断操作和治疗，还可以减少谵妄和认知功能障碍的发生。

1. **镇静评估** 镇静之前首先要对患者进行充分的镇静评估，目前常用的镇静评分量表有Ramsay镇静评分量表（ramsay sedation score，RSS）（表26-4），Ricker镇静躁动评分量表（sedation agitation scale，SAS）（表 26-5）和 Richmond 镇静躁动评分量表（Richmond agitation sedation scale，RASS）（表 26-6），在这几个量表中，RASS 是最常用的。在对患者进行评估时，个体化镇静评估非常重要，护士的建议是非常有用的，因为经常是她们首先发现患者镇静水平的变化。从理论上讲，最佳的镇静水平是患者全部的临床表现都能被察觉，并且清醒时可以和床边护理人员充分沟通，但是这很难实现。

镇静水平的客观监测对机械通气患者镇静治疗是非常必要的，电脑双频指数（bistectral index，BIS）监测是目前比较常用的客观监测技术，这种技术的原理是将原始脑电图信号变成数字，从 0（没有皮压活动）到 100（完全清醒）。这种监测技术曾经用于全身麻醉时的意识水平监测，有研究表明，脑电双频指数监测与 RASS 之间有关联，然而，肌电图干扰等问题限制了这种监测技术在 ICU 的广泛使用。

**表 26-4** Ramsay 镇静评分量表（ramsay sedation score，RSS）

| Ramsay 镇静评分量表 |
|---|
| 1 级　清醒：患者焦虑、不安或烦躁 |
| 2 级　清醒：患者合作、定向力良好或安静 |
| 3 级　清醒：患者仅对命令有反应 |
| 4 级　睡眠：患者对轻叩眉间或强声刺激反应敏捷 |
| 5 级　睡眠：患者对轻叩眉间或者强声刺激反应迟钝 |
| 6 级　睡眠：患者对轻叩眉间或者强声刺激无任何反应 |

注：充分镇静：Ramsay 评分 2、3 级；诊断和治疗性操作：Ramsay 评分 5、6 级

**表 26-5** Ricker 镇静躁动评分量表（sedation agitation scale，SAS）

| 分值 | 描述 | 定义 |
|---|---|---|
| 7 | 危险躁动 | 拉拽气管内插管，试图拔除各种导管，翻越窗栏，攻击医护人员，在床上辗转挣扎 |
| 6 | 非常躁动 | 需要保护性束缚并反复语言提示劝阻，咬气管插管 |
| 5 | 躁动 | 焦虑或身体躁动，经言语提示劝阻可安静 |
| 4 | 安静合作 | 安静，容易唤醒，服从指令 |
| 3 | 镇静 | 嗜睡，语言刺激或轻轻摇动可唤醒并能服从简单指令，但又迅速入睡 |
| 2 | 非常镇静 | 对躯体刺激有反应，不能交流及服从指令，有自主运动 |
| 1 | 不能唤醒 | 对恶性刺激无或仅有轻微反应，不能交流及服从指令 |

注：恶性刺激指吸痰或用力按压眼眶、胸骨或加床 5s

表 26-6 Richmond 镇静躁动评分量表（Richmond agitation sedation scale，RASS）

| 分值 | 状态 | 描述 |
|---|---|---|
| 4 | 有攻击性 | 有暴力行为 |
| 3 | 非常躁动 | 试着拔出呼吸管，胃管或静脉点滴 |
| 2 | 躁动焦虑 | 身体激烈移动，无法配合呼吸机 |
| 1 | 不安焦虑 | 焦虑紧张，但身体只有轻微的移动 |
| 0 | 清醒平静 | 清醒自然状态 |
| -1 | 昏昏欲睡 | 没有完全清醒，但可保持清醒超过 10s |
| -2 | 轻度镇静 | 无法维持清醒超过 10s |
| -3 | 中度镇静 | 对声音有反应 |
| -4 | 重度镇静 | 对身体刺激有反应 |
| -5 | 昏迷 | 对声音及身体刺激都无反应 |

注：镇静目标：白天 0~2，夜间 -1~3

**2. 镇静药物** 常用的药物（表 26-7）为苯二氮䓬类镇静药，如地西泮、咪达唑仑。中枢性 $\alpha_2$ 受体兴奋剂右美托咪定目前受到许多指南的推荐，使用前景广泛，另外还有丙泊酚。巴比妥类的硫喷妥钠现已极少用。

（1）苯二氮䓬类药物：苯二氮䓬类药物是 ICU 常用镇静药物，这类药物与 γ- 氨基丁酸（GABA）受体结合后抑制中枢神经系统，其抗焦虑、催眠、抗惊厥、遗忘等作用对危重患者的镇静具有协同作用。在美国，地西泮和咪达唑仑是最常用的。

1）地西泮（diapam）：1959 年首次合成，具有高度脂溶性，清除半衰期较长（24~40 小时），地西泮单次给药时，起效时间为 1~3 分钟，持续作用时间 30~60 分钟。使用地西泮可能会延长患者意识恢复的时间，尤其是老年人和肝肾功能受损患者。由于地西泮对患者恢复时间的影响，使得其在 ICU 中难以常规使用。

2）咪达唑仑（midazolam）：1978 年合成，起效快，清除半衰期较短（1~4 小时），对于危重患者，尤其是肝功能不全的患者，其清除半衰期可能会延长（4~12 小时）。由于咪达唑仑具有 pH 依赖的水溶性特点，所以其静脉注射时对血管刺激小，在 ICU 广泛使用。

（2）丙泊酚（propofol）：是一种与脂肪乳剂配制的高度脂溶性静脉麻醉药，虽然丙泊酚具有催眠、遗忘和抗焦虑等特点，但其没有镇痛作用，因此不推荐单独作为机械通气患者的初始镇静药物。此药呈高度脂溶性，静脉注射后可迅速通过血脑脊液屏障，产生镇静作用。丙泊酚主要在肝脏代谢，半衰期 4~7 小时，且代谢产物无活性。已有报道 ICU 中长期使用丙泊酚会导致高甘油三酯血症，提示在这些患者中应该监测血清甘油三酯水平。在光照下，丙泊酚的脂质体溶液中细菌及真菌会快速生长，因此严格的无菌技术对于预防感染是非常必要的。长时间输注丙泊酚的 ICU 患者并发急性胰腺炎目前已有文章报道。“丙泊酚注射综合征”十分罕见，表现为心律失常、心力衰竭、代谢性酸中毒、高钾血症和横纹肌溶解。

表 26-7 ICU 中常用的镇静药物

| | 丙泊酚 | 右美托咪定 | 咪达唑仑 | 芬太尼 |
|---|---|---|---|---|
| 负荷量 | 5μg/（kg·min），大于 5min | 1μg/（kg·min），大于 10min | 0.01~0.05mg/kg | 1μg/（kg·min），持续 10min |
| 输注剂量 | 每 5~10min，增加 5~10μg/（kg·min）标准范围 5~50μg/（kg·min），或更高 | 0.2~0.7μg/(kg·h)，临床上使用剂量可高达 1.5μg/（kg·h） | 0.02~0.1mg/（kg·h） | 1~8μg/（kg·h），通常用量为 1~2μg/（kg·h） |
| 代谢特点 | 分布于脂肪和肌肉中（仅限短期给药）；经肝脏代谢 | 在肝内经葡萄苷酸化和细胞色素 P450 介导代谢 | 在肝内被结合后经 P40 CPY3A4 代谢成有活性的代谢物，无活性的代谢物经肾排出 | 经肝脏代谢是多方面的，主要通过 CYP3A4 介导，首过代谢高 |
| 妊娠类别 | B | C | C | C |
| 作用持续时间 | 通过剂量滴定，哪怕是长期用药，也会在 10~15min 内清醒；经过 10d 的连续注射用药后的终末半衰期是 1~3d | 静脉推注后分布半衰期为 6min，在稳定状态的终末半衰期为 2h | 1.2~2.4h，在危重病、充血性心衰、肝功能不全的患者中会有所延长 | 终末消除半衰期为 219min |
| 器官衰竭时的剂量调整 | 在慢性肝脏或肾脏功能不全时毋需改变剂量 | 在肝功能不全或年龄 >65 岁的患者中应减少剂量，无肾脏剂量调整 | 对于严重肝或肾功能不全、充血性心衰、血容量不足、低体温、依赖升压药者及危重病患者需要减少剂量 | 对肝功能不全者需减少剂量，对肾功能不全者应用剂量更小 |
| 禁忌证和警告 | 在对大豆或鸡蛋过敏的患者中，可引起过敏反应 | 可引起心动过缓、血管扩张及负性肌力作用，FDA 警告在应用 24h 后副作用出现会明显增加及快速耐受 | 对闭角性青光眼患者，或与 CYP3A 抑制剂合用时需减量 | 与 CPY3A4 抑制剂合用应减少剂量 |

注：该表是对制造商提供的 ICU 内使用的镇静药物剂量和药动学数据的一个总结，除非另有说明，数据来自参考文献。

（3）右美托咪定（dexmedetomidine）：右美托咪定是选择性中枢 $\alpha_2$ 受体兴奋剂，具有较强的镇痛、镇静、抗焦虑、抑制交感神经活性等药理作用。右美托咪定的特点是在不需要停止药物输注的情况下，部分患者可以快速从镇静状态转为清醒状态，有利于配合各种神经病学的检查。与咪达唑仑相比，右美托咪定可以降低谵妄的发生率。右美托咪定的副作用为心动过缓、低血压等。2013 年美国重症学会发布的"成人患者疼痛、躁动和谵妄治疗实践指南（PAD）"推荐使用右美托咪定作为基础的药物方案进行浅镇静，但对于特殊人群（神经外科手术、严重创伤、老年患者）的浅镇静，右美托咪定的适用性及优越性则仍需要研究和探讨。

**3. 危重症患者的镇静策略** 每日镇静中断策略（DSI）在 2002 年美国发布的镇静指南中被推荐，这个推荐来自于一项单中心研究，在这项纳入 128 例患者的研究中发现，DSI 能够明显缩短 ICU 患者机械通气时间和 ICU 住院时间，但之后的研究并未得到一致结果，而且其他研究发现，DIS 与浅镇静策略（TSS）相比，DIS 需要更多阿片类和苯二氮䓬类药物，并且护士的工作量也明显增加。

2013 年美国重症学会发布的"成人患者疼痛、躁动和谵妄治疗实践指南（PAD）"中对于浅镇静治疗给予了强力的推荐，即推荐滴定调整药物剂量，以维持浅镇静而非深镇静，除非有临床禁忌。在行浅镇静策略（TSS）的过程中所有 ICU 患者均应评估和记录镇静评分（RASS 或 SAS），至少 2~3 小时一次。然而不同的疾病具有不同的特点，同一疾病在病情不同阶段具有不同的病理生理改变，一概而论的给予单一镇静目标，可能会违背患者的病理生理改变，并且带来不利影响。邱海波教授在总结大量文献的基础上提出以疾病为导向的镇静策略，譬如急性呼吸窘迫综合征（ARDS）患者在轻度时建议保留自主呼吸，维持轻度镇静可能，而重症 ARDS 患者建议深度镇静，镇静联合肌松；慢性阻塞性肺疾病急性加重期患者建议充分镇痛，慎用镇静；在休克患者给予镇静之前要维持足够的血容量等。

2016 年欧洲危重症医学会前主席 Vincent 提出了关于镇痛、镇静的新理念，强调了"以患者为中心"的镇痛、镇静目标。此理念可概括为"eCASH"，即早期（early）、舒适化（comfort）、以镇痛（analgesia）为基础、最小镇静（minimal sedation）并给予患者充分的人文关怀（maximal human care）。该理念的提出是希望 ICU 患者在不存在深镇静指征的前提下，使用最小化镇静从而达到最优的舒适度，减少因不恰当的镇静深度所导致的不良事件。但这一理念尚待通过高质量临床研究来验证其可行性与有效性。

## 三、肌松药

肌松药（表 26-8）在 ICU 中用于严重呼吸衰竭患者的气管插管，可使气管插管过程更加顺利，也可用于那些尽管已使用镇痛、镇静剂，但仍有人机对抗的患者。破伤风患者可能需要肌松剂，因为胸壁僵直会阻止有效的胸壁运动及通气。肌松药在使用时最严重的并发症是肌无力，可持续数十天，导致机械通气时间延长、恢复时间延长。

**1. 药物选择**

（1）去极化肌松药：肌松药作用于乙酰胆碱受体致终板去极化而干扰神经—肌肉的兴奋传递，称为去极化肌松药，临床唯一可用的为琥珀胆碱。

琥珀胆碱（succinylcholine）起效快，作用时间短，在给药 60 秒内可以充分起效，常在气管插管时使用，该药有血钾升高、颅内压升高等不良反应。

（2）非去极化肌松药：肌松药作用于乙酰胆碱受体，并与乙酰胆碱竞争乙酰胆碱受体而干扰神经—肌肉的兴奋传递，称为非去极化肌松药。临床常用的非去极化肌松药较多，有泮库溴铵、维库溴铵、罗库溴铵、阿曲库铵等。

1）泮库溴铵（pancuronium bromide）：为中等时效的肌松药，无组胺释放，有抗迷走神经作用，常规剂量可以引起心率加快、血压升高，有支气管哮喘的高危人群可首选此药。

2）维库溴铵（vecuronium bromide）：为中短时效的肌松药，无组胺释放作用，因此可用于支气管哮喘的患者。此药 50%通过胆汁排泄，30%通过肾脏排泄，肝、肾功能不全的患者会出现作用时间延长。

3）罗库溴铵（rocuronium bromide）：起效时间快，在 60~90 秒内起作用，因此需要快速气管插管，而琥珀胆碱有禁忌时，此药可以代替琥珀胆碱。对心血管系统无明显影响。

4）阿曲库铵（atracurium）：为中短时效肌松药，可能会引起组胺释放。此药经霍夫曼途径消除，故肝肾功能异常不会影响此药的作用时间。

5）顺式－阿曲库铵（cisatracurium）：顺式－阿曲库铵是阿曲库铵的同分异构体，与阿曲库铵具有相同的药理学结构，它不会引起组胺释放。它和阿曲库铵相似，经霍夫曼途径消除，其半衰期短，持续用药才会起作用，对于 ICU 行机械通气患者，这种药物是目前最常用的肌松药。

**表 26-8　ICU 内常用的肌松药**

| | 苄异喹啉 | | 氨基甾类 | |
|---|---|---|---|---|
| | 顺式阿曲库铵 | 阿曲库铵 | 罗库溴铵 | 维库溴铵 |
| 起始推注剂量 | 0.15mg/kg 或 15mg；对于 PVD 可能需要 20mg | 0.4~0.5mg/kg | 0.6mg/kg，在快速序贯气管插管时 1.2mg/kg | 0.08~0.1mg/kg |
| 开始维持速度 | 3μg/（kg·min） | 11~13μg/（kg·min） | 10~12μg/（kg·min） | 1μg/（kg·min） |
| 标准稳态速度 | 0.5~10.2μg/（kg·min） | 4.5~29.5μg/（kg·min） | 4~16μg/min；6~9h 后，剂量减 40% | 1.26~2.27μg/（kg·min） |
| 肾脏代谢 | 无 | 无 | 作用的持续时间影响最小 | 3%~35%经尿排泄 |
| 肝脏代谢 | 微量 | 无 | 主要经肝胆管 | 25%~50%经胆汁排泄 |

续表

| | 苄异喹啉 | | 氨基甾类 | |
|---|---|---|---|---|
| | 顺式阿曲库铵 | 阿曲库铵 | 罗库溴铵 | 维库溴铵 |
| 其他代谢 | 血浆；80%霍夫曼消除 | 血浆；非特异性酯酶及霍夫曼消除 | 组织再分配占初始代谢的80% | N/A |
| 清除时间 | 清除半衰期20~29min，>75 % TOF比值在50~55min内恢复（范围20~170min） | 清除半衰期20min，>75 % TOF比值在32~108min内恢复（平均60min） | 全麻清除半衰期84~144min；平均终末半衰期337min，恢复第四次肌颤所需时间60min（范围15~155min） | 清除半衰期65~75min；在ICU，全部神经肌肉功能恢复平时时间为20~36min |
| 新的副作用 | N-甲基罂粟碱的代谢引起一过性低血压和CNS兴奋可能 | N-甲基罂粟碱的代谢引起一过性低血压和CNS兴奋可能 | 可能增加肺血管阻力 | — |
| 器官功能不全时的剂量调整 | 无 | 无 | 肝功能不全时持续时间延长，ERDS时浓度轻微上升 | 肾衰时轻微延长，在肝功能不全及胆汁淤积时持续时间延长 |
| 副作用 | 组胺释放，支气管痉挛，低血压 | 皮肤潮红，在剂量>0.6mg/kg时引起组胺释放 | 一过性低血压或高血压，过敏反应 | 变态反应 |
| 妊娠分类 | B | C | C | C |

注：CNS：中枢神经系统；ERDS：终末期肾病；PVD：人机不同步；TOF：四个成串刺激

总之，镇痛、镇静和肌松已成为重症患者治疗中的重要组成部分，在实现器官功能保护的前提下，镇痛、镇静和肌松的策略应以疾病为导向，根据不同的疾病特点、疾病的不同阶段实施不同的镇痛、镇静及肌松策略。当然，所有的镇痛、镇静及肌松剂都具有不同程度的呼吸、循环抑制，需要严密监测。

**（施熠炜）**

## 参考文献


[1] Hall JB, Schmidt GA, H. Wood LD. Principles of critical care. New York: McGraw-Hill Professional, 1998.

[2] Kress JP, Pohlman AS, O'Connor MF, et al. Daily interruption of sedative infusions in critically ill patients undergoing mechanical ventilation. N Engl J Med, 2000, 342: 1471-1477.

[3] Jacobi J. Clinical practice guidelines for the sustained use of sedatives and analgesics in the critically ill adult. Crit Care Med, 2002, 30: 119-141.

[4] 中华医学会重症医学分会. 中国重症加强治疗病房患者镇痛和镇静治疗指导意见(2006). 中华外科杂志, 2006, 44: 1158-1166.

[5] Jones C, Bäckman C, Capuzzo M, et al. Precipitants of post-traumatic stress disorder following intensive care: a hypothesis generating study of diversity in care. Intensive Care Med, 2007, 33: 978-985.

[6] Mercat A, Richard JC, Vielle B, et al. Positive end-expiratory pressure setting in adults with acute lung injury and acute respiratory distress syndrome: a randomized controlled trial. JAMA, 2008, 299: 646-655.

[7] Schweickert WD, Pohlman MC, Pohlma AS, et, al. Early physical and occupational therapy in mechanically ventilated, critically ill patients: a randomised controlled trial. Lancet, 2009, 373: 1874-1882.

[8] Devlin JW, Roberts RJ. Pharmacology of commonly used analgesics and sedatives in the ICU: benzodiazepines, propofol, and opioids. Criti Care Clin, 2009, 25: 431-449, vii.

[9] Riker RR, Shehabi Y, Bokesch PM, et al. Dexmedetomidine vs midazolam for sedation of critically ill patients: a randomized trial. JAMA, 2009, 301: 489-499.

[10] Peek GJ, Mugford M, Tiruvoipati R, et al. Efficacy and economic assessment of conventional ventilatory support versus extracorporeal membrane oxygenation for severe adult respiratory failure (CESAR): a multicentre randomised controlled trial. Lancet, 2009, 374: 1351-1363.

[11] Chlan LL, Weinert CR, Skaar DJ, et al. Patient-controlled sedation: a novel approach to sedation management for mechanically ventilated patients. Chest, 2010, 23: 605-611.

[12] Girard TD, Pandharipande PP, Carson SS, et al.Feasibility, efficacy, and safety of antipsychotics for intensive care unit delirium: the MIND randomized, placebo-controlled trial. Criti Care Med, 2010, 38: 428-437.

[13] Jesen V, Rappaport BA. The reality of drug shortages--the case of the injectable agent propofol. N Engl J Med, 2010, 363: 806-807.

[14] Gan TJ, Berry BD, Ekman EF, et al. Safety evaluation of fospropofol for sedation during minor surgical procedures.J Clin Anest, 2010, 22: 260-267.

[15] Heeremans EH, Proost JH, Eleveld DJ. Population pharmacokinetics and pharmacodynamics in anesthesia, intensive care and pain medicine.Curr Opin Anaesthesiol, 2010, 23: 479-484.

[16] Ringdal M, Plos K, Ortenwall P. Memories and health-related quality of life after intensive care: a follow-up study. Crit Care Med, 2010, 38: 38-44.

[17] Hopkins RO.Haunted by delusions: Trauma, delusional memories, and intensive care unit morbidity. Crit Care Med, 2010, 38: 300-301.

[18] Martin J, Heymann A, Basell K, et al. Evidence and consensus-based German guidelines for the

management of analgesia, sedation and delirium in intensive care - short version.Ger Med Sci, 2010, 8: Doc02.

[19] Tobin MJ. Principles and practice of mechanical ventilation. New York: McGraw-Hill Professional, 2012.

[20] 邱海波 . 重症患者的镇痛和镇静:以疾病为导向 . 中华内科杂志, 2013, 52:279-281.

[21] Barr J, Fraser GL, Puntillo K, et al. Clinical practice guidelines for the management of pain, agitation, and delirium in adult patients in the intensive care unit. Crit Care Med, 2013, 41:263-306.

[22] Bello G, De Pascale G, Antonelli M.Advances in mechanical ventilation. Clin Chest Med, 2016, 37(4): 711-721.

[23] Vincent JL, Shehabi Y, Walsh TS, et al.Comfort and patient-centred care without excessive sedation: the eCASH concept. Intensive Care Med, 2016, 42:962-971.

# 第 27 章 呼吸衰竭患者的营养支持

呼吸衰竭患者常伴有营养不良，尤其是住院或者 ICU 患者。越来越多的证据显示营养不良会导致呼吸衰竭预后不佳。营养筛查显示呼吸衰竭患者存在营养风险。COPD 患者营养不良发生比例可达 30% ~70%。住院患者容易发生营养状态恶化，需要机械通气的患者中营养不良发生率可以高达 75%，营养不良与病死率相关。营养支持治疗是呼吸衰竭患者不可或缺的治疗组成部分。营养不良会导致一系列不良后果，会减弱呼吸肌肌力，改变肺通气能力及抑制机体免疫功能，导致呼吸功能的下降。而营养状况的恢复能改善受损肺功能，改善预后。

## 1. 呼吸衰竭患者营养不良的常见原因

（1）胃肠道功能不全：呼吸衰竭通常导致右心功能不全，进而出现胃肠道淤血、水肿，部分患者还容易出现消化道出血。COPD 和哮喘患者还会出现膈肌下移，导致腹部压力增大，影响胃肠道蠕动。这些都会影响胃肠道功能。

（2）摄入不足：低氧血症会直接导致进食无力，使得不能摄入足够的食物。另外多数呼吸衰竭患者使用无创和有创通气，直接影响胃肠内进食。

（3）呼吸功增加：气道阻力增加、肺顺应性下降等引起肺通气和换气功能障碍，导致呼吸功效率下降，为了维持正常的通气和换气功能，呼吸肌必须做功明显增加。

（4）应激：感染、缺氧、发热、系统性炎症以及其他脏器功能衰竭等一系列应激都会是呼吸衰竭患者处于高代谢状态。

## 2. 营养支持的目的

（1）供给细胞代谢所需要的能量与营养底物，维持组织器官结构与功能。

（2）通过营养素的药理作用调理代谢紊乱，调节免疫功能，增强机体抗病能力，从而影响疾病的发展与转归，这是实现重症患者营养支持的总目标。

（3）合理的营养支持可减少净蛋白的分解及增加合成，改善潜在和已发生的营养不良状态，防治其并发症。

（4）营养不良对预后的影响：增加感染等并发症的发生率、延长住 ICU 与住院时间（LOS）、增加病死率、增加医疗花费。

所有的呼吸衰竭患者应该接受营养评估，目前推荐使用的评分工具有 NRS-2002（表 27-1、表 27-2）和 NUTRIC（表 27-3、表 27-4）两种评分系统，NUTRIC 评分系统更适合 ICU 患者。

**表 27-1　NRS-2002 评分**

<table>
<tr><td rowspan="5">第一步</td><td></td><td colspan="3">筛查项目</td><td>是</td><td>否</td></tr>
<tr><td>1</td><td colspan="3">BMI<18.5kg/m²</td><td>□</td><td>□</td></tr>
<tr><td>2</td><td colspan="3">患者在过去 3 个月体重是否下降？</td><td>□</td><td>□</td></tr>
<tr><td>3</td><td colspan="3">患者在过去 1 周内饭量减少了吗？</td><td>□</td><td>□</td></tr>
<tr><td>4</td><td colspan="3">患者有严重疾病吗？</td><td>□</td><td>□</td></tr>
<tr><td colspan="7">任一问题回答：<br>□是，进入第二步；□否，则每周复筛一次</td></tr>
<tr><td rowspan="8">第二步</td><td colspan="3">营养不良状况</td><td colspan="3">疾病严重程度（营养需求增加程度）</td></tr>
<tr><td colspan="2">营养状况正常</td><td>0 分□</td><td colspan="2">营养需求正常</td><td>0 分□</td></tr>
<tr><td colspan="2">3 个月内体重丢失 >5%<br>或前 1 周进食正常需求的 50% ~75%</td><td>1 分□</td><td colspan="2">慢性疾病急性加重、慢性疾病发生骨折、肿瘤、糖尿病、肝硬化、血液透析、COPD、一般胰腺炎、风心病、高心病</td><td>1 分□</td></tr>
<tr><td colspan="2">2 个月内体重丢失 >5%<br>或前 1 周进食正常需求的 25% ~50%</td><td>2 分□</td><td colspan="2">比较大的腹部手术、卒中、严重肺炎、恶性血液肿瘤、重度哮喘、重症胰腺炎</td><td>2 分□</td></tr>
<tr><td colspan="2">1 个月内体重丢失 >5%<br>或前 1 周进食正常需求的 0~25%</td><td>3 分□</td><td colspan="2">脑损伤、骨髓移植、ICU 患者（APACHE>10）</td><td>3 分□</td></tr>
<tr><td colspan="3">营养不良状况得分：____</td><td colspan="3">疾病严重程度得分：____</td></tr>
<tr><td colspan="4">年龄：年龄大于等于 70 岁加 1 分</td><td colspan="2">总分：____</td></tr>
</table>

**表 27-2　2002 评分解读**

<table>
<tr><td>年龄评分：</td><td>年龄≥ 70 岁加 1 分</td></tr>
<tr><td colspan="2">营养不良状况评分 + 营养需求增加程度评分之和加年龄分 = 总分</td></tr>
<tr><td>评分总分大于 3 分</td><td>患者处于营养风险中需进行营养支持</td></tr>
<tr><td>评分总分小于 3 分</td><td>每周进行营养的再评估</td></tr>
</table>

表 27-3 NUTRIC 评分（无 IL-6）

| | 0 | 1 | 2 | 3 | 得分 |
|---|---|---|---|---|---|
| 年龄（岁） | □ <50 | □ 50~75 | □≥ 75 | | |
| APACHE II | □ <15 | □ 15~20 | □ 20~28 | □≥ 28 | |
| SOFA | □ <6 | □ 6~10 | □ 10 | | |
| 合并症 | □ 0~1 | □≥ 2 | | | |
| 入 ICU 前住院天数 | □ 0~1 | □≥ 1 | | | |
| 总分：__________ | | | | | |

注：NTRIC 评分大于 5 分：患者处于营养风险中需进行营养支持

表 27-4 NUTRIC 评分（IL-6）

| | 0 | 1 | 2 | 3 | 得分 |
|---|---|---|---|---|---|
| 年龄（岁） | □ <50 | □ 50~75 | □≥ 75 | | |
| APACHE II | □ <15 | □ 15~20 | □ 20~28 | □≥ 28 | |
| SOFA | □ <6 | □ 6~10 | □ 10 | | |
| 合并症 | □ 0~1 | □≥ 2 | | | |
| 入 ICU 前住院天数 | □ 0~1 | □≥ 1 | | | |
| IL-6 | □ 0~400 | □≥ 400 | | | |
| 总分：__________ | | | | | |

注：NTRIC 评分大于 6 分：患者处于营养风险中需进行营养支持

**3. 营养支持途径** 分为肠外营养支持（PN）和肠内营养支持（EN）。随着临床营养支持的发展，营养支持方式已由 PN 为主要的营养供给方式，转变为通过鼻胃 / 鼻空肠导管或胃 / 肠造口途径为主的肠内营养支持（EN）。PN 与感染性并发症的增加有关，而接受 EN 患者感染的风险比要接受 PN 者为低。早期 EN 使感染性并发症的发生率降低，住院时间缩短。

**4. 营养支持原则** 对于不能维持自主进食的急性呼吸衰竭患者在 24~48 小时内通过早期 EN 开始营养支持治疗。对于需要营养支持治疗的急性呼吸衰竭患者，首选 EN 而非 PN 的营养供给方式。在血流动力学不稳定时，应当暂停 EN 直至患者接受了充分的复苏治疗和（或）病情稳定。对于正在撤除升压药物的患者，可以考虑谨慎开始或重新开始 EN。营养风险较低及基础营养状况正常、疾病较轻（例如 NRS-2002 ≤ 3 或 NUTRIC 评分≤ 5）的患者，即使不能自主进食，住 ICU 的第 1 周内不需要特别给予营养治疗。

对于急性呼吸窘迫综合征（ARDS）患者以及预期机械通气时间≥ 72 小时的患者，我们推荐给予滋养型（10~20kcal/h 或 500kcal/d）或充分的肠内营养，这两种营养补充策略对患者住院第 1 周预后的影响并无差异。高营养风险患者（如 NRS-2002>3 或不考虑 IL-6 情况下 NUTRIC 评分≥ 5）或严重营养不良患者（NRS-2002>5），应在 24~48h 达到并耐受目标喂养量；监测再喂养综合征。争取于 48~72 小时提供 >80% 预计蛋白质与能量供给目标，从入院第 1 周的 EN 中获益。再喂养综合征是指在长期饥饿后提供再喂养（包括经口摄食、肠内或肠外营养）所引起的、与代谢异常相关的一组表现，包括严重水电解质失衡、葡萄糖耐受性下降和维生素缺乏等。遵循"先少后多、先慢后快、先盐后糖、多菜少饭、逐步过渡"20 字原则，1 周后再恢复至正常需要量。充分的（大剂量的）蛋白质供给。蛋白质需求预计为按照实际体重 1.2~2.0g/（kg · d）。

应每日监测 EN 耐受性。应当避免不恰当地中止 EN。患者在接受诊断性检查或操作期间，应当尽可能缩短禁食状态（NPO）的医嘱，以免肠梗阻加重，并防止营养供给不足。不应当把 GRV 作为接受 EN 的 ICU 患者常规监测的指标。应当避免在 GRV<500ml 且无其他不耐受表现时中止 EN。对于存在误吸高风险的患者，一旦临床情况允许，即给予药物促进胃肠蠕动，如促动力药物（甲氧氯普胺或红霉素）。采取相应护理措施降低误吸与 VAP 的风险。对于接受 EN 且有气管插管的所有 ICU 患者，床头应抬高 30° ~45° ，每日 2 次使用氯己定进行口腔护理。无论食物蓝染或其他染色剂，均不能作为判断 EN 误吸的标记物，也不建议在 ICU 使用葡萄糖氧化酶试纸检测误吸。

对于低营养风险（如 NRS-2002 ≤ 3 或 NUTRIC 评分≤ 5）、不适宜早期肠内营养、且入 ICU 7 天仍不能保证经口摄食量的患者，7 天后给予 PN 支持。无论低或高营养风险患者，接受肠内营养 7~10 天，如果经 EN 摄入能量与蛋白质量仍不足目标的 60%，应考虑给予补充型 PN。在开始 EN7 天内给予补充型 PN，不仅不能改善预后，甚至可能有害。对于高营养风险或严重营养不良、需要 PN 支持的患者，建议住 ICU 第 1 周内给予低热量 PN［≤ 20kcal/（kg · d）或能量需要目标的 80%］，以及充分的蛋白质补充≥ 1.2g/（kg · d）。危重病患者开始 PN 的第 1 周，应暂缓或限制大豆油基础的静脉脂肪乳剂输注，如果考虑必需脂肪酸缺乏，其最大补充剂量为每周 100g（常分 2 次补充）。

患者的血糖控制目标：140~180mg/dl 或 150~180mg/dl。

对于 ICU 内急性呼吸衰竭患者，不使用特殊配制的高脂低糖营养配方，用于调节呼吸商以减少二氧化碳的产生。

对于急性呼吸衰竭的患者，特别是容量负荷较高的患者，建议给予高能量密度的肠内营养以限制液体入量。密切监测血磷，必要时适当地补充磷酸盐。

下面选取两个有代表性的疾病来具体说明呼吸衰竭患者的营养支持治疗。

（1）慢性阻塞性肺疾病营养支持原则：慢性阻塞性肺疾病（COPD）是常见病多发病，是具有代表性的一类疾病。患者多数合并营养不良，并存在营养不良风险，发生率可达 20% ~60%，有人称之为"肺性恶病质"。其发生原因多与以下因素有关：高代谢状态、摄入减少、炎症介质和糖皮质激素治疗。

大部分 COPD 患者处于高代谢状态。机体每日能量的消耗包括静息能量消耗（REE）、食物特殊动力学效应（DIT）以及活动相关能量消耗。由于呼吸困难静息时经常存在，REE 在重度 COPD 时显著升高（特别是无特别原因盗汗患者）。相当部分患者存在对营养物质的利用降低，使得 DIT 较正常增高 20%左右。COPD 患者发生营养不良的明显标志就是体重减轻。COPD 患者在病程早期即有脂肪和肌肉组织的消耗，但患者可以保持正常体重；而后期的 COPD 患者与恶性肿瘤的恶病质患者类似，出现明显的体重减轻。体重减轻是 COPD 患者病情急性加重和死亡的一项独立危险因素。

营养支持原则：COPD 合并呼衰患者应尽早给予营养支持，并首选肠内营养。COPD 患者营养支持中，应适当降低非蛋白热量中糖类的比例。

（2）ARDS 营养支持原则：急性呼吸窘迫综合征（ARDS）不同于其他类型的急性呼吸衰竭（如急性肺栓塞，支气管哮喘急性发作），ARDS 是一种剧烈的全身和肺部炎症反应。

ARDS 时的代谢特点：ARDS 患者存在严重的高分解代谢，短期内即可出现混合型营养不良。ARDS 患者 REE 可达到预计值的 1.5~2 倍。ARDS 继发于急性重症胰腺炎、脓毒症、创伤等疾病时，伴有 REE 不同幅度的明显增加。ARDS 患者组织大量分解，各种结构及功能蛋白被迅速消耗，并同时伴随着血糖的升高，机体对糖的利用减低，血清白蛋白下降，谷氨酰胺明显减少，血中氨基酸比例的失调。ARDS 治疗过程中常因限制液体的输入而影响早期的营养支持。大量含磷的能量物质（ATP）被消耗，各种离子消耗的增加，摄入的不足，分布的异常，可使患者出现低钾、低钙、低磷、低镁、低钠、低氯等表现和对某些微量元素的需求增加。

营养支持原则：基本原则和前述的通用原则一致。有关 ARDS 与严重 ALI 患者使用含有抗感染作用的脂肪（例如 ω-3 FOs，琉璃苣油）及抗氧化剂的肠内营养制剂，目前临床资料相互矛盾，因此不推荐使用。

（陈淑靖　蒋进军）

## 参考文献


[1] Marik PE, Zaloga GP. Early enteral nutrition in acutely ill patients：A systematic review. Crit Care Med, 2001.29:2264-2270.

[2] Braunschweig CL, Levy P, Shee an PM, et al. Enteral compared with parenteral nutrition：a meta-analysis. Am J Clin Nutr, 2001, 74:534-542.

[3] Akner G, Cederholm T.Treatment of protein-energy malnutrition in chronic nonmalignant disorders. Am J Clin Nutr, 2001, 74:6-24.

[4] Cai B, Zhu Y, Ma Y, et al. Effect of supplementing a high-fat, low-carbohydrate enteral formula in COPD patients. Nutrition, 2003, 19:229-232.

[5] Efthimiou J, Mounsey PJ, Benson DN, et al. Effect of carbohydrate rich versus fat rich loads on gas exchange and walking performance in patients with chronic obstructive lung disease. Thorax, 1992, 47(6): 451-6.

[6] Ferreira IM, Verreschi IT. The influence of 6 months of oral anabolic steroids on body mass and respiratory muscles in undernourished COPD patients.Chest, 1998, 114:19-28.

[7] Mentec H, Dupont H, Bocchetti M, et al. Upper digestive intolerance during enteral nutrition in critically ill patients: freqency, risk factors, and complications. Crit Care Med, 2001, 29:1955-1961.

[8] Nelson JL, DeMichele SJ, et al. Effect of enteral feeding with eicosapentaenoic acid, gamma-linolenic acid, and antioxidants on antioxidant status in patients with acute respiratory distress syndrome. JPEN

J Parenter Enteral Nutr,2003,27:98-104.

[9] Pacht ER,DeMichele SJ. Enteral nutrition with eicosapentaenoic acid,gamma-linolenic acid,and antioxidants reduces alveolar inflammatory mediators and protein influx in patients with acute respiratory distress syndrome.Crit Care Med,2003,31:491-500.

[10] Nathens AB,Neff MJ. Randomized,prospective trial of antioxidant supplementation in critically ill surgical patients. Ann Surg,2002,236:814-822.

[11] Gadek JE,DeMichele SJ. Effect of enteral feeding with eicosapentaenoic acid,gamma-linolenic acid,and antioxidants in patients with acute respiratory distress syndrome. Enteral Nutrition in ARDS Study Group. Crit Care Med,2001,29:1569-1574.

[12] Suchner U,Katz DP,et al. Effects of intravenous fat emulsions on lung function in patients with acute respiratory distress syndrome or sepsis. Crit Care Med,2001,29:1644-1645.

[13] Warren M,McCarthy MS,Roberts PR. Practical application of the revised guidelines for the provision and assessment of nutrition support therapy in the adult critically ill patient: a case study approach. Nutr Clin Pract,2016,31(3):334-341.

# 第 28 章
# 重症监护室的肺康复治疗

重症监护病房的康复治疗应包括肢体训练和肌肉训练，而肢体训练无论主动还是被动训练，四肢训练都优于单一的上肢或下肢训练，高强度训练优于低强度训练，能够明显改善患者的预后；在康复过程中还要对患者进行密切监测，一旦出现反应迟钝、大汗、面色苍白、疲劳、呼吸频率较基线加快 10 次 / 分、脉氧饱和度低于 90%、失去平衡等症状，应立即终止康复。康复过程中一定要严格质量控制，这是保证康复治疗效果的重要手段。重症监护病房中专业团队的合作和重症病房中关于肺康复文化的建立有助于患者治疗的最大获益。

伴随着科技的进步和现代医学诊疗水平的提高，危重症患者救治成功率大大地提高，然而，重症监护病房（intensive care unit，ICU）患者仍然较普通病房患者有着更高的病死率和严重的 ICU 获得性功能障碍（ICU–acquired weakness，ICU–AW），这导致了患者机械通气时间和住院时间延长，严重影响患者预后，是高病死率的重要原因之一。

长久以来，康复在人们的认知中是临床治疗后期才开始介入的，这个观点是非常错误的，康复必须要贯穿在整个临床治疗的始终。早期康复治疗的目标是使心肺功能最优化，减少甚至阻止卧床或制动带来的相关神经肌肉功能损害，预防功能退化、功能障碍以及并发症的发生，最大限度地降低残损、残疾的发生。重症肺康复治疗已经被纳入对重症监护患者的综合管理方案之中，它所发挥的作用已扩展至如何使重症患者快速而安全地撤离呼吸机、拔出气管插管、机械通气相关问题的处理和纤维支气管镜的应用，如何评估处理“危险期患者”以及如何将重症肺康复治疗融入急救医疗团队等方面。因此，重症监护病房的肺康复治疗的最终目标应该包括以下两个方面的内容：

1. 尽可能地使患者回归他们发病前的功能水平或更高的水平。
2. 减少并发症、病死率以及总体 ICU 住院时间。

本章将讨论肺康复团队如何在重症监护病房参与多学科团队的合作，以及重症肺康复的评估和治疗内容。

**1. 重症肺康复的概述** 重症肺康复是康复治疗的一个亚专业。重症肺康复兴起于 20 世纪 50 年代，在 1950 年 Graham 研究发现 27 例接受间歇性正压呼吸（intermittent positive pressure breathing，IPPB）治疗的患者和 27 例接受肺康复治疗的患者在治疗效果上存在明显的差异，这些接受肺康复的患者在肺部并发症发生率上明显低于未接受肺康复治疗的患者。从此，重症肺康复开始越来越多地进入到临床的实践和研究。然而很长一段时间肺康复被狭义地定义为对重症患者进行气道的管理，比如叩拍、体位引流和吸痰。但是，这显然不是重症肺康复的全部。随着对康复的重新定义和运动治疗的倡导，重症肺康复才回归到关注于优化患者功能这一本质上。要实现这一目标的前提，首先是与最大化氧的转运有关；第二就是使骨骼肌肉和神经系统功能最优化。为了保证ICU患者早期康复的安全性及有效性，要建立以临床医生为主导，以康复科医生、物理治疗师、呼吸治疗师、专科护士为核心，有心理医生、营养师、运动医学专家共同参与的多学科康复治疗小组。在对患者进行充分评估的前提下，制定出个性化的康复治疗方案。

重症监护病房患者的评估要点除年龄和原发病外，还应包括 $SpO_2<90\%$ 或 $FiO_2>60\%$、血小板计数、心脏指数、血尿素氮、血肌酐和肾脏功能。另外，还应考虑如下情况：腹膜透析或血液透析，抗心律失常药物的持续滴注、酸碱失衡、意识障碍、疼痛和心脏骤停。因此，对重症监护患者实施肺康复时的临床决策和患者的优化管理应基于3个方面：病理生理学知识、生理学知识和干预治疗的科学依据；临床诊断和治疗方案；完善的评价体系对肺康复结果进行评估，从而进一步调整治疗方案。高质量重症肺康复是这三个领域知识和技术的综合。循证实践和出色解决问题的能力会带来最佳的康复效果，使康复干预的收益—风险最大化。

**2. 重症肺康复的评估内容和方法** 重症监护患者的很多康复评估要素与那些急症但是不需要呼吸支持和机械通气的患者是相似的。最主要的区别是，对于重症监护患者在氧气转运通路过程中的各个环节都是需要密切监护的。严密监测、评估患者的各个器官系统的功能和状态，并根据患者的反应及时调整治疗方案。密切关注随着唤醒和认知状态恢复过程的重要临床指标，其中包括：疼痛（视觉模拟评分：visual analogous scale，VAS）、神经系统（里士满躁动—镇静评分：the Richmond Agitation-Sedation Scale，RASS和重症监护室混淆评估方法：the Confusion Assessment Method for the ICU，CAM-ICU）、肌肉骨骼系统（肌力评估：The Medical Research Council scale，MRC）和功能状态。功能状态的评估是从最小范围活动开始，例如：有支撑的床上坐位、独立的床边坐位、床边站立、原地踏步以及行走。在功能评估的过程中也可能会涉及使用辅助工具，比如助行架。相关实验室检查也应该被记录在康复评估中，包括心电图、影像学检查、血气分析、血糖水平、电解质以及其他跟疾病相关的特殊的实验室检查。以下是实施肺康复的常用评估内容，以及重症肺康复治疗前需掌握的具体信息（表28-1）。

（1）一般情况

患者全身情况是否稳定，对治疗的反应如何？

入院以来或者上次治疗以来的病史（比如气管插管、静脉置管）。

医疗团队救治时正常生理指标的标准是什么？

注意患者身上连接的监测和治疗设备，比如监护线、输液器、引流管。

患者的体位或者活动是否受限？（如由于固定在身上的器械设备受限或者由于脊椎稳定性的问题而受限）

（2）心血管系统

患者心率和心律如何，是否影响到血压？治疗效果如何？

血流动力学是否稳定，是否使用血管活性药物？

（3）中枢神经系统

患者是否使用了镇静剂或者肌松剂？

患者意识水平的分级？（镇静评分、AVPU 评分、GCS 评分）

是否充分镇痛，以保证患者完成全面检查和治疗？

是否有其他的神经功能损伤，如果有，吞咽、咳嗽反射是否受到了影响？

（4）生化检查

血红蛋白。

凝血功能？（查血小板、INR、PT、APTT）

是否有感染/脓毒血症征象？（WBC、CRP、乳酸）

（5）肾功能

当前尿量？出入量是否平衡？

患者是否在接受肾脏支持治疗？（利尿剂、血液透析）

（6）呼吸系统

通气方式及给氧方式？

呼吸机设置？

血氧水平？氧饱和度？

患者是否咳嗽？是否需要吸痰？痰的颜色、量和黏稠度？痰是否容易吸出？

胸腔引流管是否在原位？引流的情况如何？

除此之外，还需考虑如下因素：

焦虑：有充分证据显示，即便使用了镇静剂，患者仍能听见周围发生的事情，所以，不管患者的镇静水平如何，为了最大限度减轻焦虑，应该向患者解释所有的诊治措施。

家属：重症监护病房的环境会使患者和家属感到压抑，医生应该保持冷静和专业，认真地倾听，良好的沟通，让家属及患者积极配合治疗。

**表 28-1 重症肺康复治疗前需掌握的具体信息**

- 患者历史病历记录的详细资料，包括入院时到重症监护病房的相关的诊断和治疗过程
- 发病前的状态，有关膈肌功能、残疾和健康的分类
- 详细了解患者所使用的药物知识，这些药物的适应证、副作用（特别是那些对康复治疗有影响的副作用）
- 了解关于生命体征的稳定性，包括心率和心律、呼吸频率、血压、皮肤颜色、温度、血流动力学等
- 详细了解有关实验室的检查结果，包括动脉血气分析、实验室检查、心电图、影像学检查、胸腔穿刺、中心静脉压、左心房压力、肺动脉楔压、微生物及生化报告和尿检分析
- 详细了解机械通气模式的基本原理和使用参数
- 针对患者的具体情况进行彻底的、详细的康复评估，包括胸部的视诊、触诊、叩诊、听诊以及神经肌肉骨骼系统的评定。排除任何心肺功能障碍的次要影响因素和建立康复预防策略
- 确立重症肺康复的诊断和问题条目，依次排好治疗目标的优先顺序和总体治疗计划
- 确定最佳疗效评估的方法
- 密切监测患者生命体征的变化
- 详细记录患者对肺康复治疗的反应（主客观），及时调整治疗目标及方案

**3. 重症肺康复的治疗内容和方法** 重症肺康复治疗将针对每个器官系统的状态做出准确的判断，为重症监护病房的患者提供预防性和治疗性的两方面干预。其目的是避免、减少或尽可能减少长时间使用呼吸支持。使患者快速脱离呼吸支持转入普通病房并最大化保持功能才是重症肺康复的核心内容。由于长期卧床所导致的ICU获得性功能障碍（ICU–Acquired Weakness，ICU–AW）和出监护室综合征，往往这些因素反过来也会影响重症患者的康复效果，导致在监护病房停留时间延长或者病死率增加，形成恶性循环。

经过对患者的充分评估，制定目标明确的肺康复方案，体位摆放、活动、运动是重症肺康复方案中必不可少的要素，是改善患者氧转运的有效措施，同时还要包含气道廓清技术、呼吸肌训练和机械通气的撤离。

（1）体位摆放：临床上会优先考虑体位摆放模拟重力的正常生理效应，体位变化对氧转运的治疗效果是其他治疗无可替代的。“直立和活动”是基本的生理体位。患者因疾病或损伤无法做到持续的直立和活动来满足日常生活需求时，物理治疗师需要在安全允许的范围内通过各种特定体位模拟患者的直立和活动。根据患者的状态和需求，来决定患者的体位是由患者主动还是由物理治疗师被动摆放。尽管直立位常见于生理和解剖体位，但直立位构成的正确生理体位与活动结合（例如步行、自行车或坐位活动）要与日常活动要求相一致。直立站位能够使肺容积和肺容量达到最大化。功能残气量（functional residual capacity，FRC）站立位比坐位高，并超过仰卧位接近50%。直立时，主气道的直径略有增加。如果气道阻塞，即使仰卧位引起的轻度气道狭窄，都会增加气道阻力。当一个人直立时，垂直重力梯度是最大的，胸廓前后径距离是最大的，而心脏和肺脏压力最小；同时，膈肌纤维缩短的位置会反射性地促进神经中枢驱动呼吸。另一个逆转正常胸腔内压力梯度的因素是机械通气。机械通气在呼吸衰竭患者管理中是必要的，机械通气可以通过多种方式改善低氧血症。首先，它逆转了正常的胸腔内压力梯度，导致肺顶部优先通气。因为底部肺会被优先灌注，所以V/Q不匹配。正压通气会出现胸腔内压增高、静脉回流和心脏输出减少的合并症。这些因素，除了所需负压打开吸气阀外，可以增加与机械通气相关的呼吸做功。体位改变看似简单，但是重症患者对于小的外界刺激可能都会出现致命的反应，改变重症患者体位时需要注意的事项，见表28–2。

**表28–2 重症监护病房患者体位改变的注意事项**

| 参数 | 范围 | 注意事项 |
|---|---|---|
| 心率 | 50~100次/分 | • 超过范围，注意血流动力学，是否稳定<br>• 与医生交流 |
| 血压 | SBP 90~180mmHg | • 结合手术和症状<br>• 与医生交流 |
| 血氧饱和度 | >90% | • COPD患者>87% |
| 呼吸频率 | 12~25次/分 | • 呼吸模式，是否启用辅助呼吸肌 |
| 体温 | 36~39℃ | • 从卧位活动至床边，最高温度不超过39℃ |

续表

| 参数 | 范围 | 注意事项 |
|---|---|---|
| 辅助循环装置 | | |
| 主动脉内球囊反搏（IABP） | 半卧位 <30° | • 置管侧肢体制动 |
| 体外膜肺氧合 | 半卧位 <30° | • 操作侧肢体制动 |
| 起搏器 | 无限制 | • 在监测下，给予高强度训练 |
| 右心导管 | 收缩压 PAP（肺动脉压）<40mmHg | • 在监测下，患者可在关节活动度允许的最大范围内活动 |
| 左心辅助装置 | 无限制 | • 在活动之前监控蓄电池 |
| 儿茶酚胺 | 剂量依赖性 | • 与医生沟通 |
| 辅助呼吸装置 | | |
| 插管 | 床边活动，只限于站立 | • 安全固定好插管 |
| 气管切开 | 无限制 | • 安全固定好气管切开位置 |
| 无创通气 | 无限制 | • 无限制 |
| 胸腔闭式引流管 | 不可超过引流水平位置 | • 注意管道有空气进入<br>• 避免引流液反流 |
| 导管置入和连接点 | | |
| 中心静脉置管 | 无限制 | • 安全固定，避免脱落 |
| 股静脉导管 | 无限制 | • 避免引起脱管的训练 |
| 颈内 / 锁骨下静脉导管 | 无限制 | • 避免引起脱管的训练 |
| 心导管 | 半卧位 <30° | • 置管侧肢体制动 |
| 右心房 / 股动脉 | 无限制 | • 避免引起脱管的训练 |
| 心导管术后加压包扎 | 无限制 | • 进行 4h 机械压迫固定并卧床休息 |
| 主动脉内球囊反搏后加压包扎 | 无限制 | • 进行 4h 机械压迫固定并卧床休息 |

（2）活动和运动：对于重症监护病房的患者，卧床静养几乎是一种常态，更极端的情况是医护人员还可能提供约束性的制动。虽然制动带来的消极影响已经是众所周知的事实，但是令人惊讶的是，重症监护病房的医护人员出于各种理由，尤其是安全的借口，重症监护病房的患者早期活动和运动几乎被严重的忽略。对于危重症患者，早期活动和运动的目标也是用来评估患者对氧气转运储备能力的反应重要指标，并使用这些评估结果作为患者早期活动和运动的基础。重症患者的病情越危急，我们越需要评估患者的最大摄氧量与氧气运输之间的关系。临床上对于监护病房特定类别的患者可能存在不同的训练方案。虽然重症患者通常不能进行高强度训练，但是在卧床期间，推荐患者进行仰卧位有氧功率自行车训练。在所有运动训练的参数中，训练强度对卧床引起功能障碍的恢复是一个独立

重要因素。其次是运动的频率。阻力训练虽然无法逆转重症患者因卧床引起的功能障碍。但有证据表明，在患者卧床期间，等长训练可以延缓 $VO_{2peak}$ 下降和保持肌肉完整性，且效果比等张运动更好。例如，仰卧起坐，对于虚弱的个体来说，需要相对强劲的腹部收缩，而且要求可以引出一个较强的抗阻收缩或等长收缩。反过来，胸内的压力也会增加，每搏量也会减少。因此，在制定腹部锻炼处方之前，应对患者进行风险因素筛选，桥式运动应该非常谨慎使用。重症患者活动及运动分级、总结见表 28-3。

**表 28-3 对重症患者活动和运动的分级及总结**

禁忌证：①心肺系统不稳定：MAP<60mmHg 或者 $FiO_2$>60% 或者 $PaO_2/FiO_2$<200 或者 RR>35bpm 或者未控制的严重心脏疾病；②神经系统不稳定；③体温 >40℃；④活动性出血；⑤其他不稳定情况。

未通过基本评估不建议康复治疗。通过基本评估，依据 RASS 和 MRC 评分，可做以下物理治疗：

| 运动等级 | RASS评分 | MRC | 措施 | 频率 | 目的 |
| --- | --- | --- | --- | --- | --- |
| 0 级 | -3~-5 | 0~1 | • 被动肢体关节活动<br>• 体位管理（优化氧合体位 / 易化膈肌活动体位 / 预防压疮体位 /2h 翻身）<br>• 如有必要进行手法呼吸物理治疗和 NMES | • 至少 1 × 15min/d<br>• 至少 1 × 15min/d<br>• —— | • 维持正常关节活动度<br>• 增加气道廓清能力<br>• 改善通气血流比 / 优化氧合 / 减少呼吸做功<br>• 预防血栓 / 肺炎 / 压疮发生 |
| Ⅰ级被动 | -1~-3 | 1~2 | • 体位管理：半卧位大约 45°，心脏适应的高度<br>• 被动肢体关节活动 / 床上被动简易脚踏车<br>• 如有必要进行手法呼吸物理治疗和 NMES | • 至少 1 × 15min/d<br>• 至少 1 × 15min/d<br>• —— | • 维持 / 增加关节活动度<br>• 增加气道廓清能力<br>• 改善通气血流比 / 优化氧合 / 减少呼吸做功<br>• 预防血栓 / 肺炎 / 压疮发生 |
| Ⅱ级辅助 | -3~2 | 1~3 | • 体位管理<br>• 辅助床上规律的变换体位→床上上下肢活动→床上坐起→床边坐起<br>• 患者清醒时，每两 h 进行一组深呼吸和有效咳嗽<br>• 向患者解释术后防止牵拉胸骨的动作，以及教会患者支持性的咳嗽<br>• 四肢辅助关节活动度训练 / 床上辅助简易脚踏车<br>• 如有必要进行手法呼吸物理治疗和 NMES | • 至少每次 2h<br>• 至少 1 × 15min/d<br>• 至少每次 2h<br>• ——<br>• 至少 1 × 15min/d<br>• —— | • 增加心肺储备能力<br>• 增加气道廓清能力<br>• 改善肺通气能力 / 增加肺容量<br>• 改善外周血流量 / 肌肉泵功能 / 增加回心血流量<br>• 非药物状态下减少疼痛<br>• 为患者提供心理疏导支持<br>• 预防制动带来的其他并发症 |

续表

| 运动等级 | RASS 评分 | MRC | 措施 | 频率 | 目的 |
|---|---|---|---|---|---|
| Ⅲ级辅助/主动 | -1~2 | 3~4 | • 四肢抗阻训练<br>• 主动适应短时间的最小程度帮助的床边活动<br>• 床上到椅子转移训练<br>• 坐椅子<br>• 尝试站立（两人或一人辅助）<br>• 继续呼吸训练<br>• 如有必要进行手法呼吸物理治疗和 NMES | • 2 × 10min/d<br>• 1 × 10min/d<br>• ——<br>• 1 × 10min/d<br>• ——<br>• ——<br>• —— | • 增加心肺储备能力/运动耐力<br>• 提高气道廓清能力/提高 PEP<br>• 改善外周血流量/肌肉泵功能/增加回心血流量<br>• 降低呼吸做功<br>• 非药物状态下减少疼痛<br>• 预防制动带来的其他并发症<br>• 增加因体位适应性带来的其他好处 |
| Ⅳ级主动 | 0~3 | 4~5 | • 随意坐在床边<br>• 四肢抗阻训练<br>• 在最小程度的帮助下移动脚步从椅子上站起（一人辅助/自行站立但需要辅助设备）<br>• 助行器/助行车帮助行走<br>• 如有必要进行手法呼吸物理治疗和 NMES<br>• 进一步指导患者更多独立技巧 | • ——<br>• 2 × 15min/d<br>• ——<br>• 2 × 15min/d<br>• ——<br>• —— | • 同上 |
| Ⅴ级主动 | 0~1 | 5 | • 随意坐在床边<br>• 四肢抗阻训练<br>• 自行或需要辅助设备移动脚步从椅子上站起<br>• 独立（但需要监督）/助行器/助行车帮助行走<br>• 如有必要进行手法呼吸物理治疗和 NMES<br>• 进一步指导患者更多独立技巧 | • ——<br>• 2 × 15min/d<br>• ——<br>• 2 × 15min/d<br>• ——<br>• —— | • 同上 |

注：RASS：richmond agitation-sedation scale；MRC：the medical research council scale

（3）气道廓清技术：重症病房患者的气道廓清需要特别关注液体平衡，仔细观察患者的气道湿化是否合适，因为重症患者常常需要接受机械通气或者高流量吸氧，而且还可能存在全身脱水的情况。浓厚的分泌物常常预示患者气道湿化不充分。在监护病房会常常使用体位引流联合叩拍的方法以促进气道分泌物的排出。但是对于这些生命体征不稳定的患者，这种常规的康复方法应该谨慎使用，因为这些方法已经被证明可能是无效的，甚至是有害的，尤其表现在会加重患者的去血氧饱和度和诱发心律失常。在重症病房，现在更常用的气道廓清方法是徒手过度通气联合振动/肋骨弹跳。用复苏球囊进行人工过度肺通气的目的是在治疗过程中提供额外的呼吸，来维持呼吸末正压，并增加肺的顺应性，并使痰液由外周向中央聚集，利于吸痰和患者更容易地把痰液咳出来，并且也能预防吸痰可能带来的潜在的肺不张。

（4）呼吸肌训练：呼吸肌在维持和促进健康中的作用越来越被引起重视。在重症监护病房需要呼吸机支持的患者可能会出现呼吸机诱导膈肌功能障碍综合征。它不仅仅会导致患者肺容量减少，而且还会导致肺部相关并发症的发生以及呼吸机撤离失败的风险增加。大多数对重症患者的呼吸肌训练计划均使用的是吸气阈值负荷装置。目前国际常用的吸气阈值负荷装置有5种：Threshold IMT（Philips Respironics，Murrysville，Pennsylvania），POWERbreathe（HaB International，Southam，Warwickshire，United Kingdom），PowerLung（PowerLung，Houston，Texas），Respifit S（Biegler，Mauerbach，Austria） 和 Orygen Dual（FORUMED，S.L，Catalonia，Spain）。现有的研究并没有证据标明哪种训练方式比另一种方式更好；因此，选择何种训练方式主要考虑的主要因素是：患者的喜好、价格、操作难易程度、感染管理。

重症监护病房的康复治疗应包括肢体训练和肌肉训练，而肢体训练无论主动还是被动训练，四肢训练都优于单一的上肢或下肢训练，高强度训练优于低强度训练，能够明显改善患者的预后；在康复过程中还要对患者进行密切监测，一旦出现反应迟钝、大汗、面色苍白、疲劳、呼吸频率较基线加快10次/分、脉氧饱和度低于90%、失去平衡等症状，应立即终止康复。康复过程中一定要严格质量控制，这是保证康复治疗效果的重要手段。重症监护病房中专业团队的合作和重症病房中关于肺康复文化的建立有助于患者治疗的最大获益。

（喻鹏鸣　赵红梅）

## 参考文献


[1] Batt J, dos Santos CC, Cameron JI, et al. Intensive care unit-acquired weakness: clinical phenotypes and molecular mechanisms. Am J Respir Crit Care Med, 2013, 187(3): 238-246.

[2] Puthucheary ZA, Rawal J, McPhail M, et al. Acute skeletal muscle wasting in critical illness. JAMA, 2013, 310(15): 1591-1600.

[3] Appleton RT, Kinsella J, Quasim T. The incidence of intensive care unit-acquired weakness syndromes: a systematic review. J Intensive Care Soc, 2015, 16(2): 126-136.

[4] Kress JP, Hall JB. ICU-acquired weakness and recovery from critical illness. N Engl J Med, 2014, 370(17):

1626–1635.

[5] Ntoumenopoulos G, Presneill JJ, McElholum M, et al. Chest physiotherapy for the prevention of ventilator-associated pneumonia. Intensive Care Med, 2002, 28: 850–856.

[6] Hermans G, De Jonghe B, Bruyninckx F, et al. Clinical review: critical illness polyneuropathy and myopathy. Crit Care, 2008, 12(6): 238.

[7] Berney SC, Harrold M, Webb SA, et al. Intensive care unit mobility practices in Australia and New Zealand: a point prevalence study. Crit Care Resusc, 2013, 15(4): 260–265.

[8] Hermans G, Van Mechelen H, Clerckx B, et al. Acute outcomes and 1-year mortality of intensive care unit-acquired weakness: a cohort study and propensity-matched analysis. Am J Respir Crit Care Med, 2014, 190(4): 410–420.

[9] Jolley SE, Moss M, Needham DM, et al. Point prevalence study of intensive care unit mobility across the acute respiratory distress syndrome network [abstract]. In: Moving the Needle on ICU associated Neuromuscular Weakness. American Thoracic Society; Am J Respir Crit Care Med, 2015. A6349.

[10] Hermans G, Wilmer A, Meersseman W, et al. Impact of intensive insulin therapy on neuromuscular complications and ventilator dependency in the medical intensive care unit. Am J Respir Crit Care Med, 2007, 175(5): 480–489.

[11] De Jonghe B, Bastuji-Garin S, Sharshar T, et al. Does ICU-acquired paresis lengthen weaning from mechanical ventilation? Intensive Care Med, 2004, 30(6): 1117–1121.

[12] De Jonghe B, Bastuji-Garin S, Durand MC, et al. Respiratory weakness is associated with limb weakness and delayed weaning in critical illness. Crit Care Med, 2007, 35(9): 2007–2015.

[13] TEAM Study Investigators, Hodgson C, Bellomo R, et al. Early mobilization and recovery in mechanically ventilated patients in the ICU: a bi-national, multi-centre, prospective cohort study. Crit Care, 2015, 19: 81.

[14] Wieske L, Dettling-Ihnenfeldt DS, Verhamme C, et al. Impact of ICU-acquired weakness on post-ICU physical functioning: a follow-up study. Crit Care, 2015, 19: 196.

[15] Sricharoenchai T, Parker AM, Zanni JM, et al. Safety of physical therapy interventions in critically ill patients: a single-center prospective evaluation of 1110 intensive care unit admissions. J Crit Care, 2014, 29(3): 395–400.

[16] Zafiropoulos B, Alison JA, McCarren B. Physiological responses to the early mobilisation of the intubated, ventilated abdominal surgery patient. Aust J Physiother, 2004, 50(2): 95–100.

[17] Zanni JM, Korupolu R, Fan E, et al. Rehabilitation therapy and outcomes in acute respiratory failure: an observational pilot project. J Crit Care, 2010, 25(2): 254–262.

[18] Sommers J, Engelbert RH, Dettling-Ihnenfeldt D, et al. Physiotherapy in the intensive care unit: an evidence-based, expert driven, practical statement and rehabilitation recommendations. Clin Rehabil, 2015, 29(11): 1051–1063.

[19] Burtin C, Clerckx B, Robbeets C, et al. Early exercise in critically ill patients enhances short-term functional recovery. Crit Care Med, 2009, 37(9): 2499–2505.

[20] McWilliams D, Weblin J, Atkins G, et al. Enhancing rehabilitation of mechanically ventilated patients in the intensive care unit: a quality improvement project. J Crit Care, 2015, 30(1): 13–18.

[21] Hodgson CL, Stiller K, Needham DM, et al. Expert consensus and recommendations on safety criteria for

active mobilization of mechanically ventilated critically ill adults. Crit Care, 2014, 18(6): 658.

[22] Chaboyer W, Gass E, Foster M. Patterns of chest physiotherapy in Australian intensive care units . J Crit Care, 2004, 19(3): 145-151.

[23] Ntoumenopoulos G, Gild A, Cooper DJ. The effect of manual lung hyperflation and postural drainage on pulmonary complications in mechanically ventilated trauma patients. Anaesth Intensive Care, 1998, 26: 492-496.

[24] Bruells CS, Bergs I, Rossaint R, et al. Recovery of diaphragm function following mechanical ventilation in a rodent model. Plos One, 2014, 9: 3-10.

[25] Vassilakopoulos T, Petrof BJ. Ventilator-induced diaphragmatic dysfunction. Am J Respir Crit Care Med, 2004, 169(3): 336-341.

# 第 29 章

# 机械通气中床旁超声检查

机械通气是呼吸衰竭患者的重要支持手段，而超声是重要的医学可视化技术。20 世纪 80 年代前，超声很少用于肺和胸膜疾病的检查评估，随着肺和胸膜的超声伪像被逐一描述，超声开始被用于肺部疾病的检查和治疗（如超声引导下胸腔积液穿刺和肺活检等），肺脏超声联合心脏超声在危重病和机械通气中有着广泛应用，包括呼吸困难的快速鉴别、肺通气情况评估、辅助设置呼吸机参数、识别撤机失败的高风险患者、体外膜肺氧合时判断管路位置等。本章将简单介绍机械通气时床旁超声的应用。

## 一、肺脏超声的基本知识

胸廓是由肋骨及胸骨构成其基本的骨性结构，肋骨与肋骨间由外向内依次由皮肤、软组织层和肌肉覆盖，相对于肋骨内侧表面覆有壁层胸膜，肺脏表面覆有脏层胸膜，后者随着呼吸与前者产生相对滑动，胸膜液在脏层胸膜表面形成薄层有助于其滑动，量极少，超声无法显示。脏层胸膜的深部是成千上万充满气体的肺泡，它们位于小叶内，被小叶间隔所包绕。

对胸廓进行超声扫描获得的图像主要起自胸膜线，脏层和壁层胸膜在超声下清晰可见。正常情况下，充气的肺泡能完全散射声波，超声下无法见到包绕肺泡的小叶间隔。当小叶间隔因静水压力增高、炎性液体浸润、炎症刺激引起增生等原因增宽时，声波可以沿着小叶间隔传播，形成特殊的伪像。两侧胸膜多位点依次检查，可以构成超声的“肺部成像图”。以下对于肺部超声的主要征象进行简单描述。

### （一）肺滑动征

正常肺脏超声检查时可以看到随着呼吸运动出现的壁层胸膜和脏层胸膜相对滑动，二维超声表现为一条细的高回声亮线随呼吸的闪动，即为“肺滑动征”。

### （二）A 线

A 线是与胸膜线平行、等距离重复出现的高回声亮线，由近及远逐渐衰减。它是超声波束在高反射的胸膜线和探头之间来回反射形成的混响伪影。

### （三）B 线

B 线是垂直于胸膜线的高回声亮线，具有 7 个特点：彗星尾样伪像、起源于胸膜线、高回声、边界清晰、由近及远无衰减、取代A线、随着肺滑动而滑动。各种原因引起包绕在肺泡周围的胸膜下小叶间隔增厚（如炎症刺激引起渗出增加），即可出现B线。不同的病理状态下肺内的气/液比出现变化，即可引起超声征象的变化。

## 二、指导实践

传统床旁胸片提供的信息量有限、有一定辐射，胸部CT能提供较多的信息而机械通气患者转运存在风险，而且短时间内不宜反复进行，超声的即时性、便携性、便于动态观察、无射线危害等优势在危重症患者的救治中显得尤为突出。本节简单介绍肺脏超声联合心脏超声在机械通气患者中的应用。

**协助设置呼吸机参数**

**1. 肺通气评分** 在疾病状态下，例如ARDS，肺内病变不一定分布均一，也不一定呈重力依赖性，某些区域的肺脏充气良好、而某些区域的肺脏出现肺水增加甚至实变。肺脏超声可以对其作出鉴别。肺某一区域内的气/液比正常时，超声表现为A线；当液体增多，则表现为B线；当液体渗出进一步增多或者气体减少，进展到完全的实变时，超声下的表现是局部肺脏呈组织样回声伴动态支气管充气征，标记为C（表29-1）。

**表29-1 肺通气评分表**

| 肺部征象 | 结果判读 | 标示 | 得分 |
| --- | --- | --- | --- |
| 肺滑动征伴A线或小于2条独立B线 | 正常 | N | 0 |
| 多条边界清晰的B线 | 肺通气减少 | B1 | 1 |
| 多条融合B线 | 肺通气严重减少 | B2 | 2 |
| 组织样回声伴动态支气管充气征 | 肺实变 | C | 3 |

对前、侧、后胸壁上下共12点进行肺通气评分并计算其总和，可以简单地判断肺脏通气的情况。一般而言，得分越低，肺通气越好。但值得注意的是，分值并不是越低越好，因为过度通气和通气正常的超声表现均为A线，分值低同样可能意味着过度通气，尤其是肺内病变不均一时。若患者存在慢性疾病引起的小叶间隔增厚，也可以表现为局部B线，并且这种征象不会随着机械通气参数的调整而改变。所以，单独一次的肺通气评分其临床意义十分有限，需要动态评估或者联合其他临床检查方能显示其价值。

**2. 呼气末正压（PEEP）调节和肺复张** 在ARDS的机械通气中，小潮气量、限制平台压的通气策略可以降低病死率，目前这种保护性肺通气策略已经得到广泛认可，但另一主要通气参数——PEEP的选择却仍存在争议。临床调节PEEP的方法众多，除了$FiO_2$-PEEP关联表、应力指数法、静态压力—容积曲线法、食管测压法等方法以外，还可以根据肺水和肺充气情况来调节PEEP，例如在超声下对比不同水平的PEEP时肺充气情况，从而选择更合适的PEEP。

对于标记为C的区域增加PEEP时，局部肺脏的含气量增加，可以见到实变区缩小，转变为B2或者B1；而标记为B2或B1的区域可以表现为B线减少甚至转变为A线；对于原本正常的局部肺脏，增加 PEEP 可以引起过度通气，仍表现为 A 线。对比不同水平的 PEEP，可以计算其总体的肺通气评分变化情况，判断不同 PEEP 下肺脏的充气量的变化。

表 29-2 超声下肺再通气评分表

| 充气增加的定量化评分 | | |
|---|---|---|
| 1 分 | 3 分 | 5 分 |
| B1 → N | B2 → N | C → N |
| B2 → B1 | C → B1 | |
| C → B2 | | |

超声下肺再通气评分计算：第一步，在相应呼吸机条件下快速检查并判断前、侧、后胸壁上下各两点、共计 12 点的肺通气标示（N、B1、B2 或 C），然后调节参数后再次进行同样的检查操作并判断新参数下的肺通气标示，根据表 29-2 计算每一区域的肺通气变化得分，总和即是整体的通气变化得分。

随着 PEEP 水平增高，呼气末肺容积增加，肺部超声可见肺实变消失、B 线减少，超声下通气变化得分增加。文献报道通气变化得分大于 8 分或以上时，肺容积可增加 600ml 以上；通气变化得分大于 4 分时，增加 PEEP 引起的肺容积增加约 75~400ml。超声下肺通气评分的变化和压力—容积曲线法描记得出的肺容积变化相关性良好，肺通气评分变化越大，对应压力变化引起的肺容积变化越大。因此，临床可以利用超声下通气评分的变化来判断增加 PEEP 和肺复张的效果是否显著。另外，如果初次进行肺通气评分时发现肺内改变严重不均一，仅局部表现为实变而大多通气正常时，提示肺复张导致充气过度的可能性较大，会增加气压伤的风险。

通过形态学改变来判断肺充气程度变化的金标准是胸部 CT 检查，但是受到辐射暴露、需要转运、不便于多次反复检查、数据处理烦琐等多种限制，目前仍未得到广泛应用。超声下肺通气变化和 CT 的通气变化相关性良好，是有力的替代工具。但是，肺部超声无法显示过度充气和正常充气的区别，所以一般不单用超声来判断 PEEP 水平，可能存在压力设定过高、气压伤增加等风险。床旁肺部超声多用于协助选择合适的 PEEP 水平，可作为传统 PEEP 调节依据的有益补充。

## 三、机械通气时的心肺相互作用

机械通气是正压通气，它可以引起胸腔内压改变和肺容积增加。胸腔内压的改变不仅影响心房充盈（前负荷）和心室排空（后负荷），而且压力的改变还会向心包、心脏、大血管传递。当呼吸模式从自主呼吸（负压）转变为机械通气（正压）时，可以出现前负荷降低、后负荷降低，对于心功能不全的患者可以迅速改善症状。

严重的呼吸系统疾病如 ARDS，不仅会出现肺泡损伤，还会影响肺循环，引起肺血管阻力升高，甚至肺动脉高压，进一步引起右室每搏做功指数升高。急性肺心病时，肺循环的容量负荷和压力负荷过大，在超声中可以表现为右室增大、室间隔运动障碍，是右室功能障碍的终末表现。某些患者还可以出现卵圆孔再开放，甚至分流，导致血流动力学不稳定，增加病死率。这种情况下，右室功能受机械通气参数影响较大，合适的机械通气参数有助于维持合适的呼气末肺容积、保证氧合，从而降低肺血管阻力、减轻右心后负荷，改善临床表现。研究表明，右室功能障碍和气道平台压或呼气末正压呈明显的负相关，俯卧位时右心功能可以得到部分改善。因此，在传统的肺保护性通气策略基础上提出“右室保护性通气策略”，在机械通气前 3d 每天做一次心脏超声以评估右室功能，结合右心情况调节机械通气参数。

不论是经胸或经食管超声都可以观察到心肺交互作用引起的血流动力学改变。胸腔内压影响心脏前负荷和后负荷，而超声可以监测 PEEP 或肺复张对心脏大小和功能的影响和效果。普通经胸心脏超声的二维图像即可观察右室扩大和室间隔运动情况。在心尖四腔切面可以形象地观察到右室扩大，而胸骨旁短轴切面可以观察到室间隔变平直，甚至出现室间隔矛盾运动。室间隔变平的程度和右室收缩压升高成正相关。M 超测量三尖瓣环收缩期位移可以定量评估右室收缩功能。还可以通过测量三尖瓣反流速度估算肺动脉收缩压，定量评估肺循环压力升高的情况，并对比不同机械参数条件对肺循环压力的影响。因此，床旁心脏超声联合肺部超声有助于对 ARDS 的严重程度进行更为全面地评估，并能够可视化地观察机械通气参数对血流动力学影响。

## 四、辅助撤机

撤离机械通气时，肺脏和心脏的功能都会突然出现改变，正压通气转变负压通气，心脏的回心血量增加、后负荷升高，对于心肺功能均是挑战。而机械通气时间的延长对病死率有着直接的影响，相较于经验性脱机，目前已经有了完善的脱机实施流程，而超声可以作为辅助手段协助判断撤机的风险，并为困难撤机提供病因分析。

### （一）评估呼吸功能

**1. 整体评估** 现在常通过自主呼吸试验来评价患者脱离呼吸机的可能性，采用的方法多是断开呼吸机予以 T 管吸氧或低水平的压力支持，观察患者是否出现呼吸增快、心率增快、氧合下降等。如今，还可以使用超声来判断撤机失败的风险。

在自主呼吸试验前后使用超声判断肺充气程度的变化并进行肺通气评分，若自主呼吸试验结束时肺通气评分明显升高，提示肺通气减少，患者自主呼吸情况下难以维持正常的通气，即使心率、血压、氧合没有明显波动，出现撤机后呼吸困难的风险仍较高，提示为撤机失败的高风险人群。

**2. 局部评估** 撤机的首要条件是引起呼吸衰竭的原发病已得到纠正，在此基础上进行多部位的肺部超声检查有助识别是否存在其他可纠正的病因，如胸腔积液、肺不张等，有助于提高撤机成功率。

### （二）评估膈肌

在机械通气的早期可能会使用控制通气模式缓解呼吸肌疲劳。随着机械通气时间的延长，长时间使用控制通气模式会导致膈肌失用性肌萎缩、膈肌肌力降低，可能和膈肌蛋白氧化应激、蛋白水解、脂质过氧化等多种因素有关。控制通气时间越长、膈肌肌力降低越明显。膈肌功能障碍是撤机失败的常见原因之一。膈肌超声有助于识别撤机失败的高危人群。

**1. 膈肌厚度（diaphragmatic thickness，tdi）** 膈肌的肌容量不论收缩还是舒张时都保持不变，因此膈肌厚度变化主要与膈肌强度、肌肉收缩有关。正常人群中，平静呼气末（功能残气量时）膈肌厚度的正常范围是1.8~3mm，是反映膈肌强度的良好指标。从残气容积（RV）到肺总量（TLC），随着肺容积的增加，tdi平均增加54%。但是呼气末膈肌厚度的个体差异较大，而且随着机械通气时间的延长，膈肌萎缩程度不一，差异进一步增大，机械通气时呼气末膈肌厚度的临床意义有限。

**2. 膈肌增厚分数（index of diaphragmatic thickening，Δtdi%）** 分别测量平静自主呼吸的吸气末和呼气末膈肌厚度，可以计算出膈肌增厚分数。计算公式：

Δtdi% =（吸气末膈肌厚度 - 呼气末膈肌厚度）/ 呼气末膈肌厚度。

文献报道，在自主呼吸试验时，若膈肌增厚分数大于30%对撤机成功有良好的预测价值，而且膈肌增厚分数预测撤机成功的准确性可能高于浅快呼吸指数等传统指标。

**3. 膈肌位移** 选择较低的肋间隙，取肝脏或者脾脏作为透声窗，以便在整个呼吸周期都可以清楚地观察到膈肌。吸气时膈肌收缩，向骶尾方向移动，靠近探头；呼气时膈肌向头侧移动，远离探头。膈肌功能障碍的定义为平静呼吸（潮气量6~12ml/kg）时，一侧膈肌位移小于10mm或膈肌矛盾运动（吸气时膈肌向头侧运动，呼气时膈肌向骶尾运动）。单侧膈肌功能障碍更常见。不论是单侧或双侧膈肌功能障碍，均会导致机械通气时间延长，撤机失败率升高。但是，膈肌位移受诸多因素影响：潮气量、主观因素、疼痛刺激、药物等都可以引起呼吸幅度改变，导致呼吸过深或过浅；邻近器官结构的阻力，例如手术后局部粘连、胸腔积液等，甚至腹部顺应性都会对膈肌位移产生影响，从而影响膈肌位移的测量值。临床应用价值尚不明确。

### （三）评估心脏功能

撤离机械通气后，胸腔内压由正压转为负压，胸腔内压的骤然降低使静脉回流和左室后负荷骤然增加。多种因素导致左室充盈压升高，可能会诱发心源性肺水肿甚至心肌缺血。

在自主呼吸试验时进行普通的经胸心脏超声检查，使用脉冲多普勒测量舒张期（E峰）和心房收缩期（A峰）的峰流速以及组织多普勒成像测量二尖瓣环舒张早期运动峰速度（Ea）并计算E/A和E/Ea比值，对比自主呼吸试验前后二者的变化，联合起来可以准确预计肺动脉楔压的变化，从而预测是否可能出现撤机诱导的心功能不全。另外，左室的每搏量和E峰减速时间对于预测撤机成功也有一定意义。使用心脏超声对患者的心脏大小和结构进行评价，利用其他测量手段评价心肌收缩、瓣膜功能和充盈压等，联合肺部超声评价肺内通气情况、膈肌功能和是否存在尚未处理的积液、实变等，全面地对患者心肺功能进行评估，有助于提高撤机成功率。

超声并不是患者能否成功撤机的决定因素，而是识别撤机失败高风险患者的辅助工具，并能够进一步分析导致撤机失败可能的原因，从而指导干预措施以提高成功撤机的可能性。在临床预测患者是否存在撤机困难时，超声可以提高预测的准确性；而在其他情况下，超声有助于识别撤机失败的病因。

（冯莹莹）

## 参考文献

[1] Soni NJ, Arntfield R, Kory P. 床旁即时超声. 尚游，袁世荧译. 北京:人民卫生出版社, 2015.

[2] Bouhemad B, Brisson H, Le-Guen M, et al. Bedside ultrasound assessment of positive end-expiratory pressure-induced lung recruitment. Am J Respir Crit Care Med, 2011, 183(3): 341-347.

[3] Soummer A, Perbet S, Brisson H, et al. Ultrasound assessment of lung aeration loss during a successful weaning trial predicts postextubation distress. Crit Care Med, 2012, 40(7): 2064-2072.

[4] Matamis D, Soilemezi E, Tsagourias M, et al. Sonographic evaluation of the diaphragm in critically ill patients. Technique and clinical applications. Intensive Care Med, 2013, 39: 801-810.

[5] Lamia B, Maizel J, Ochagavia A, et al. Echocardiographic diagnosis of pulmonary artery occlusion pressure elevation during weaning from mechanical ventilation. Crit Care Med, 2009, 37(5): 1696-1701.

[6] DiNino E, Gartman EJ, Sethi JM, et al. Diaphragm ultrasound as a predictor of successful extubation from mechanical ventilation. Thorax, 2014, 69(5): 423-427.

# 第30章 危重症患者的转运

过去的几十年里，重症监护病房（intensive care unit，ICU）及病床数迅猛增加，重症患者转运是ICU的重要工作内容之一，美国20例患者中就有1例需要转运到其他医院进一步治疗；近期的一项研究显示，患者转运至条件更好的医院，每年可多挽救4000例患者的生命。但转运途中患者可出现生命体征恶化和不良事件的风险增加，甚至死亡；并发症的风险因素包括转运时间、转运前病情或损伤严重程度及转运医护人员的经验不足等。

重症患者转运分为院内转运及院际转运；院内转运是指在同一医疗单位不同医疗区域之间的转运；院际转运是指在不同医疗单位之间的转运。尽管大多数院内和院际的重症患者转运能安全、有效实施，但尚无大规模随机对照临床研究对保证安全转运的有效措施进行评估。20世纪90年代国外已经制定重症患者转运指南，但1999年的一项综述报道并发症发生率仍高达70%。此后虽有多项临床指南的推荐，但重症患者院际转运的并发症仍难以避免，2005年Haji-Michael分析了该现象的重要原因：①转运医生非患者负责医生；②不愿对工作方式作出改变；③没有充分证据表明指南推荐有益。

**1. 转运前准备** 转运前应该充分评估转运的获益及风险。如果不能达到上述目的，则应重新评估转运的必要性。转运前稳定患者病情是降低转运途中不良事件发生率最行之有效的预防措施。转运前应评估患者的气道安全性，对于高风险的患者，为确保气道的通畅，应积极建立人工气道，给予适当镇痛、镇静，转运途中不推荐使用喉罩。转运前应保持两条通畅的静脉通路。低血容量患者难以耐受转运，转运前必须控制活动性出血等导致低血容量的病因，进行有效的液体复苏，必要时使用血管活性药物维持患者循环功能稳定。待血流动力学基本稳定[收缩压（SBP）≥ 90 mmHg，平均动脉压（MAP）≥ 65mmHg]后方可转运。

转运前的评估处理虽耗费时间，但不会影响患者的预后，只有充分的准备，才能保证转运的安全有效实施。院内转运由主管医生决定，院际转运则需由转出医院主管医生和接收医院共同商议，并且最终应由接收医院主管医生决定。转运前应将转运的必要性和潜在风险告知，获取患者的知情同意并签字。患者不具备完全民事行为能力时，应当由其法定代理人签字；患者因病无法签字时，应当由其授权的人员签字。紧急情况下，为抢救患者的生命，在法定代理人或被授权人无法及时签字的情况下（例如挽救生命的紧急转运），可由医疗机构负责人或者授权的负责人签字。接收方应保证所有准备工作就位，一旦患者到达能及时接受监测治疗或检查。

**2. 转运护送人员** 为保证患者转运前后治疗的连续性，重症患者转运应由接受过专业训练，具备重症患者转运能力的医务人员实施；并根据转运的具体情况选择恰当的转运人员。转运人员至少有1名具备重症护理资格的护士，并可根据病情需要配备医生或其他专业人员（如呼吸治疗师、普通护士等）。病情不稳定的患者，必须由1名医生参与转运；病情稳定的重症患者，可以由受过专门训练的护士完成。有证据表明，医生陪同的转运安全性较高。转运人员应进行基本生命支持、高级生命支持、人工气道建立、机械通气、休克救治、心律失常识别与处理等专业培训，能熟练操作转运设备。有研究证实，对转运人员进行简单的专业培训，即可改善转运质量；因此，转运护送人员在承接转运任务前有必要接受专业培训，以助于规范重症患者转运过程，提高转运安全性，减少不良事件的发生。

必须指定1名转运人员作为转运过程的负责人，转运过程中的所有决策均应由该负责人员做出。如果没有医生参加转运，必须指定1名医生作为紧急情况的联系人（此人通常就是决定转运患者的主管医生）。患者到达接收科室/医院后，应与接收人员进行全面交接。如患者未移交（如行CT检查等），转运人员需要一直陪护患者直至返回病房。

**3. 转运方式** 院内转运通常由转运病床完成。

院际转运运输方式的选择需要综合考虑患者的疾病特征、转运距离、转运缓急、转运环境、护送人数、携带设备、准备时间、路况和天气以及患者的经济承受能力等。转运方式通常包括陆路转运及飞行转运。

陆路转运的优点是花费少、启动迅速、不易受不良天气状况的影响、转运途中易于监测、发生生理紊乱的可能性更低、护送人员更熟悉转运环境。陆路转运通常由救护车完成，如条件许可，大规模灾难期间成批重症伤员转运亦可考虑铁路运输。

飞行转运更适合长程转运，当陆路通行困难或要求更快时间内转运时可以考虑。救护车、直升机和固定翼飞机是院际转运的交通工具。许多创伤患者救治的研究表明，空中转运可节约时间，但飞行转运的准备时间较陆路转运明显延长，且起飞前及着陆后仍需要车辆转运，这些因素均可能拖延转运，有研究显示飞行转运的时间优势仅比陆路转运快27分钟。直升机转运多用于陆路难以到达的特殊情况，而固定翼飞机多用于长途转运。

**4. 转运设备** 所有转运设备都必须能够通过转运途中的电梯、门廊等通道，转运人员须确保所有转运设备正常运转并满足转运要求。转运设备包括常用的监测治疗仪器，如监护仪、呼吸机、输液泵等；附加设备如氧气瓶、电池等及紧急病情处理设备，如除颤仪、胸腔闭式引流管等。

重症转运床除具有普通转运床的功能外，还应该能够携带监护仪、呼吸机、输液泵、氧气瓶、负压吸引设备、除颤仪、药品等，所有设备应该固定在与患者同一水平面或低于患者水平面。转运床应与救护车上的担架系统匹配。所有电子设备都应能电池驱动并保证充足的电量。

院际转运的药物配备强调紧急抢救复苏时用药以及为维持生命体征平稳的用药，病情特殊者还应携带相应的药物。所有设备力求轻便，利于转运。

**5. 不良事件预防** 重症患者即便不转运，其病情也会时刻变化。转运的目的是使患者得到更高水平的 ICU 治疗，同时防止病情恶化或不良事件发生。不良事件可分为医疗相关和技术相关两类（表 30–1）。医疗事件大多数为心血管或呼吸不良事件。常见的心血管并发症有血压过高 / 过低、心动过速 / 过缓及心律失常等，发生率为 6% ~24%。常见的呼吸系统并发症是通气不足或氧合降低等，发生率为 0~15%。

设备故障或医疗技术失误约占不良事件的 46%。通过对仪器操作的培训，由专业化医护人员转运可降低医疗技术失误。大多数不良事件是可以避免的，有研究报道 91%的事件是可预防的。转运安全的相关因素包括：专业化医护人员、团队协作好、转运前患者充分评估、设备准备充足、良好的沟通等。

**表 30–1** 不良事件分析

| | 医疗相关 | | 技术相关 |
|---|---|---|---|
| | 心血管系统 | 呼吸系统 | |
| 发生率 | 6% ~24% | 0~15% | 9% ~36% |
| 常见并发症 | 血压过高 / 过低 | 通气不足 | 电源不足 |
| | 心动过速 / 过缓 | 氧合降低 | 氧气气源故障 |
| | 心律失常 | | 仪器丢失 |
| | | | 仪器损害 |

注：31%的不良事件为重大事件，79%的事件需干预，52% ~91%的事件是可预防的

**6. 转运质控研究** 转运质控和改进措施管理的研究需基于准确、可靠的数据。现有报道的不良事件发生率 3% ~75%，原因是不良事件定义的不同，导致发生率不等。如 Pilpot 等将以下情况定义为不良事件：意外脱离气管插管、困难气管插管、静脉通路脱出、医疗差错、气胸等。其他研究则将仪器保险丝熔断、转运延迟等都定义为不良事件。此外，由于转运前患者的基础状态较差及转运后治疗策略的不同，不能武断地将不良事件归因于转运。

**7. 小结** 尽管没有明确的研究证据，目前仍建议由经过专业化培训的医护人员进行转运护送，以保证转运的安全有效实施；许多转运相关的不良事件可通过充分的组织和转运以避免。转运过程不能影响重症患者的监护治疗，护送人员应包括 1 名转运医生和 ICU 护士；转运医生负责转运前的评估及转运期间的病情管理。转运过程中，应更注重转运安全，而非转运速度。概而言之，重症转运，我们还有很多工作要做。

（李绪言）

## 参考文献


[1] Iwashyna TJ, Christie JD, Kahn JM, et al. Uncharted paths: hospital networks in critical care. Chest, 2009, 135: 827-833.

[2] Kahn JM, Linde-Zwirble WT, Wunsch H, et al. Potential value of regionalized intensive care for mechanically ventilated medical patients. Am J Respir Crit Care Med, 2008, 177: 285-291.

[3] Kanter RK, Tompkins JM. Adverse events during interhospital transport: physiologic deterioration associated with pretransport severity of illness. Pediatrics, 1989, 84: 43-48.

[4] Guidelines for the transfer of critically ill patients. Guidelines Committee of the American College of Critical Care Medicine; Society of Critical Care Medicine and American Association of Critical-Care Nurses Transfer Guidelines Task Force. Crit Care Med, 1993, 21: 931-937.

[5] Haji-Michael P. Critical care transfers-a danger foreseen is half avoided. Crit Care, 2005, 9: 343-344.

[6] Pearl RG, Mihm FG, Rosenthal MH. Care of the adult patient during transport. Int Anesthesiol Clin, 1987, 25: 43-75.

[7] Borrows EL, Lutman DH, Montgomery MA, et al. Effect of patient- and team-related factors on stabilization time during pediatric intensive care transport. Pediatr Crit Care Med, 2010, 11: 451-456.

[8] Wong K, Levy RD. Interhospital transfers of patients with surgical emergencies: areas for improvement. Aust J Rural Health, 2005, 13: 290-294.

[9] Iwashyna TJ. The incomplete infrastructure for interhospital patient transfer. Crit Care Med, 2012, 40: 2470-2478.

[10] Britt RC, Novosel TJ, Britt LD, et al. The impact of central line simulation before the ICU experience. Am J Surg, 2009, 197: 533-536.

[11] 中华医学会重症医学分会. 中国重症患者转运指南（2010)(草案). 中国危重病急救医学, 2010, 22(6): 328-330.

[12] Inglis A, Daly S. Interhospital patient transfer infrastructure. Crit Care Med, 2013, 41: e20-21.

[13] Brown JB, Stassen NA, Bankey PE, et al. Helicopters improve survival in seriously injured patients requiring interfacility transfer for definitive care. J Trauma, 2011, 70: 310-314.

[14] Whiteley S, Macartney I, Mark J, et al. Guidelines for the transport of the critically ill adult (2011). 2011. [http: //www.ics.ac.uk/ intensive_care_professional/standards_and_guidelines/transport_of_the_critically_ill_adult]

[15] Borst GM, Davies SW, Waibel BH, et al. When birds can't fly. J Trauma Acute Care Surg, 2014, 77: 331-337.

[16] Safford SD, Hayward TZ, Safford KM, et al. A cost and outcomes comparison of a novel integrated pediatric air and ground transportation system. J Am Coll Surg, 2002, 195: 790-795.

[17] Vos GD, Buurman WA, van Waardenburg DA, et al. Interhospital paediatric intensive care transport: a novel transport unit based on a standard ambulance trolley. Eur J Emerg Med, 2003, 10: 195-199.

[18] Wiegersma JS, Droogh JM, Zijlstra JG, et al. Quality of interhospital transport of the critically ill: impact of a mobile intensive care unit with a specialized retrieval team. Crit Care, 2011, 15: 1122-1125.

[19] Papson JPN, Russell KL, Taylor DM. Unexpected events during the intrahospital transport of critically ill patients. Acad Emerg Med, 2007, 14: 574–577.

[20] Hatherill M, Waggie Z, Reynolds L, et al. Transport of critically ill children in a resource–limited setting. Intensive Care Med, 2003, 29: 1547–1554.

[21] Flabouris A, Runciman WB, Levings B. Incidents during out–of–hospital patient transportation. Anaesth Intensive Care, 2006, 34: 228–236.

[22] Philpot C, Day S, Marcdante K, et al. Pediatric interhospital transport: diagnostic discordance and hospital mortality. Pediatr Crit Care Med, 2008, 9: 15–19.

[23] Droogh JM, Smit M, Hut J, et al. Inter–hospital transport of critically ill patients ; expect surprises. Crit Care, 2012, 16: R26.

# 第 31 章 呼吸机管路的更换与消毒

呼吸机管路的更换和消毒是呼吸机使用管理过程中重要的质控环节，直接影响到医院感染的发生风险与患者最终的转归。众所周知，呼吸机相关性肺炎（VAP）是机械通气患者常见且严重的并发症之一，不仅导致治疗成本增加及人力资源浪费，更可导致患者的病死率增高。而在导致 VAP 发生的诸多因素中，呼吸机管路的更换与消毒管理不当是其重要因素之一。目前临床在此方面的管理亟待规范，应引起临床相关人员及部门的足够重视，因此本章将就此方面相关知识进行阐述。

## 一、呼吸机管路的更换

2012 年《中华人民共和国卫生行业标准 - 呼吸机临床应用》中关于呼吸机管路方面的要求：呼吸机外置管路及附件应达到一人一用一消毒或灭菌；如临床怀疑使用呼吸机患者的感染与呼吸机管路相关时，应及时更换清洗、消毒处置管路及附件，必要时对呼吸机进行消毒。该行业标准中就终末消毒及可疑感染作出了要求，对于呼吸管理是否更换及更换期限并未作出相应规定。而目前各医院采取较多的方式均为定期更换呼吸机管路，周期参差不齐，1~2 周居多。

最早发现呼吸机管路的污染与 VAP 相关源于 20 世纪 60 年代 Reinarz 等的研究，从此各医院开始每天更换管路。1982 年 Craven 等将其关于呼吸机管路的研究结果发表于 *N Engl J Med*，24 小时与 48 小时更换呼吸机管路相比管路细菌培养的阳性率无显著差异，该结果使很多医院从此开始由 24 小时转变为 48 小时更换呼吸机管路，节约了医院大量的人力及物力。并且由此之后，大量关于呼吸机管路更换周期的临床研究开始涌现，更换周期不断被延长至 29 天，结果均表明，降低呼吸机管路更换频率，延长更换周期未导致患者不良影响的发生，而且降低了 VAP 的发生风险。但是目前呼吸机管路的最长安全使用时间尚未研究。

此外，在更换呼吸机管路过程中，各单位甚至是操作人员操作方式各不相同，因此可能导致在更换管路过程中出现管路污染的情况，但目前尚未有统一的临床操作规范，因此各单位在操作时应依据科室情况制定相应的操作流程及规范，更换管路时应严格按制定的操作规范执行保障管路的无菌化，包括部分伺服型湿化器所使用的加热导丝、加热电缆及温度探头等配件，均应避免在更换过程中发生污染。

现行的临床实践指南推荐每位患者使用一套管路，使用后进行终末消毒，不推荐单纯以控制感染为目的周期性更换管路，当管路被可见分泌物污染时需及时更换。对于长期机械通气患者，建议 1 个月给予更换管路。

## 二、呼吸机管路消毒

临床使用呼吸机管路种类、材质及相应配件繁多，因此无法按统一的消毒方式消毒，依据中华人民共和国原卫生部《消毒技术规范》“一般诊疗用品消毒”中规定“通过管路间接与浅表体腔黏膜接触的器具如氧气湿化瓶、呼吸机等，可在清洁的基础上，耐高温的管路与引流瓶可采用压力蒸汽灭菌，不耐高温的部分可清洁后浸泡在含氯或含溴消毒剂 500ml/L 浸泡 30 分钟后，清水冲净、晾干、清洁干燥封闭保存备用。有条件的医院可采用洗净消毒装置进行洗净、80~90℃消毒、烘干自动完成，清洁干燥封闭保存备用。”

不管用何种消毒方法，其基本原则应是除去管路微生物并且确保消毒过程对管路及零件无损坏，消毒后管路无残留有害物质。管路消毒前应充分清洗，各连接部位拆分开，用清水彻底洗净任何可见分泌物、血渍、血痂及各种残留物。依据《消毒技术规范》，目前医院对呼吸机管路主要采用的合理消毒方法主要包括以下几种：化学消毒剂消毒法、机械清洗热力消毒法、环氧乙烷灭菌法。

**1. 化学消毒剂消毒法** 化学消毒剂消毒法是呼吸机管路消毒中最常用也最传统的方法。其特点是操作简单，且不需要特定设备，因此成本较低。消毒时在指定消毒处置间放置一个配制好药液的大容器，将管路完全充分浸泡其中一定时间即可。化学消毒剂消毒时需要注意事项为所有可拆分零件全部拆分完全浸泡入消毒液，管腔内气泡排尽，浸泡时间应达到既定时间，浸泡后用蒸馏水冲洗，以免消毒剂残留。目前常用的化学消毒剂主要为含氯消毒剂、戊二醛溶液、过氧乙酸。

（1）含氯消毒剂：次氯酸钠是含氯消毒剂的有效杀菌成分，具有广谱、高效、成本低等特点，对细菌、病毒芽孢均具有快速的灭活效果，常见产品如健之素、漂白粉、84 消毒液等。临床研究报道，使用 1‰含氯消毒液进行呼吸管路浸泡 30 分钟消毒，经过细菌培养检测可达到满意的阴性效果。而对于感染如抗酸杆菌阳性患者使用后的呼吸机管路，有建议使用浓度较高 1.5‰ ~2‰甚至时间延长至 2 小时，杀菌率可高达 100%。

（2）戊二醛溶液：戊二醛属广谱高效灭菌剂。一般以酸性形式储存运输，在使用时需加入碱性强化剂激活其杀菌活性，pH 在 7.5~8.5 其杀菌效果最强。常用浓度为 2%，美国感染和流行病专业协会建议最低有效浓度为 1%，用于消毒时需浸泡 20~45 分钟，用于灭菌则一般需要 10 小时以上。

戊二醛具备一定毒性，消毒后必须用灭菌蒸馏水冲洗 3 次以上。

（3）过氧乙酸：过氧乙酸常用消毒方法为将呼吸机管路浸泡于 0.5%过氧乙酸溶液 30 分钟，用灭菌蒸馏水冲洗晾干。但过氧乙酸由于其易分解不稳定，可导致效果欠佳。

化学消毒剂消毒对溶液的配制及每个操作步骤的无菌要求和空间要求严格，并且浸泡时极易出现管腔气体残留致消毒液填充不满的情况，易对消毒物品造成一定腐蚀作用，而且冲洗后残留物难以完全清除，使得管路存在刺激气味，导致部分患者难以耐受。浸泡后晾干是临床科室质控的难点和重点，受诸多因素如室温、湿度、采光、时间等的影响，并且晾干时无保护措施极易致污染，因此建议有条件的单位进行封闭烘干。

**2. 热力机械清洗消毒法** 目前，国内大型医院使用热力机械清洗消毒较多，主要是全自动清洗机消毒，其温度范围一般为80~93℃。自动清洗机主要工作程序包括浸泡、预洗、主洗、烘干，且该过程中不添加清洗剂、消毒剂等。因此该方法消毒的呼吸机管路无刺激气味，对患者无任何不良影响。同时，自动化的清洗消毒程序一旦设定后，机器即可自动工作至消毒完毕，可以大大地降低医务人员消毒的工作量，同时也更容易进行质控管理。

**3. 环氧乙烷灭菌法** 环氧乙烷灭菌法是最常用的气体熏蒸法。环氧乙烷可杀灭各种微生物、细菌芽孢及较大的病毒，且无腐蚀性。环氧乙烷熏蒸前应对管路进行充分清洁处理，由于环氧乙烷具有致癌性，因此使用环氧乙烷消毒后的管路不可立即使用，须待1周时间驱除环氧乙烷残留。

以上三种消毒方式各有其优缺点，化学浸泡消毒方法其主要缺点在于呼吸机管路浸泡在消毒液中时，管路内部由于气体存在，不易完全充分浸泡，且管路过长导致晾干困难，且晾干过程易受污染，可能会直接影响消毒效果；而热力机械清洗消毒对于某些难以耐受该温度材质的管路，可能会导致管路变形、老化甚至损坏的情况；而环氧乙烷熏蒸成本较高，且一般基层医院不具备配备条件。

因此在选择呼吸机消毒方法时，需要在遵循保证消毒效果的原则前提下，根据各家医院和科室的条件选择合适的消毒方法，并建立规范的质量控制标准，定期抽样检测以保证消毒质量。

此外，除呼吸机管路需要消毒外，临床所用的呼吸机相关的诸多配件也需要消毒处理，如Maquet Servo呼吸机的呼气盒、Dreager呼吸机的呼气流量传感器、PB840的呼气端过滤器、费雪派克MR850湿化器使用的加热电缆、温度流量探头、加热导丝等，临床对此类配件的细菌检测均发现阳性结果。但由于该类配件的消毒要求各不相同，且可直接影响呼吸机参数的监测，因此消毒时应严格遵循厂家提供的消毒方案进行处理。

（李正东）

## 参考文献


[1] Han J, Liu Y. Effect of ventilator circuit changes on ventilator-associated pneumonia: a systematic review and meta-analysis. Respir Care, 2010, 55(4): 467-474.

[2] Muscedere J, Dodek P, Keenan S, et al. Comprehensive evidence-based clinical practice guidelines for ventilator-associated pneumonia: prevention. J Crit Care, 2008, 23(1): 126-137.

[3] Dodek P, Keenan S, Cook D, et al. Evidence-based clinical practice guideline for the prevention of ventilator-associated pneumonia. Ann Intern Med, 2004, 141(4): 305-313.

[4] Craven DE, Connolly MGJr., Lichtenberg DA, et al. Contamination of mechanical ventilators with tubing changes every 24 or 48 hours. N Engl J Med, 1982, 306(25): 1505-1509.

[5] Kollef MH, Shapiro SD, Fraser VJ, et al. Mechanical ventilation with or without 7-day circuit changes. A randomized controlled trial. Ann Intern Med, 1995, 123(3): 168-174.

[6] Berthelot P, Grattard F, Mahul P, et al. Ventilator temperature sensors: an unusual source of Pseudomonas cepacia in nosocomial infection. J Hosp Infect, 1993, 25(1): 33-43.
[7] 中华人民共和国卫生行业标准 . 呼吸机临床应用 .WS392-2012.
[8] 中华人民共和国卫生部 . 消毒技术规范 .2002:162-171.